AF458037

Calculs du Rein et de l'Uretère

LYON. — IMPRIMERIE JOSEPH VERNAY, 2, RUE DU PLAT

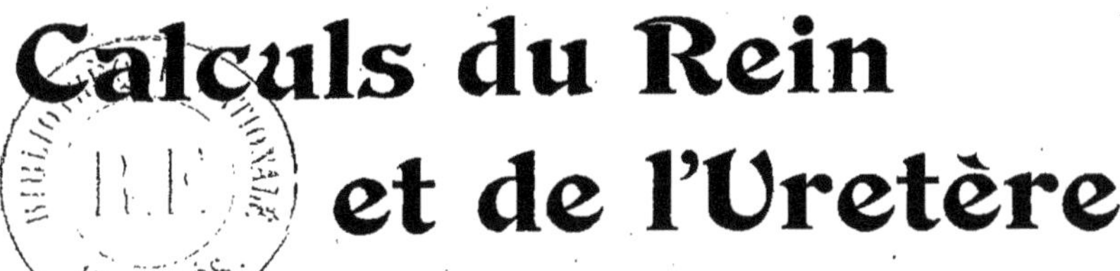

Calculs du Rein et de l'Uretère

NOTES CLINIQUES ET RADIOLOGIQUES

PAR

LE DR RAFIN
Vice-Président
de l'Association Française d'Urologie
CHIRURGIEN

LE DR ARCELIN
Licencié ès Sciences
CHEF DU LABORATOIRE DE RADIOLOGIE

DE L'HOPITAL SAINT-JOSEPH, DE LYON

Ouvrage illustré de 265 Figures, dont 36 hors texte.

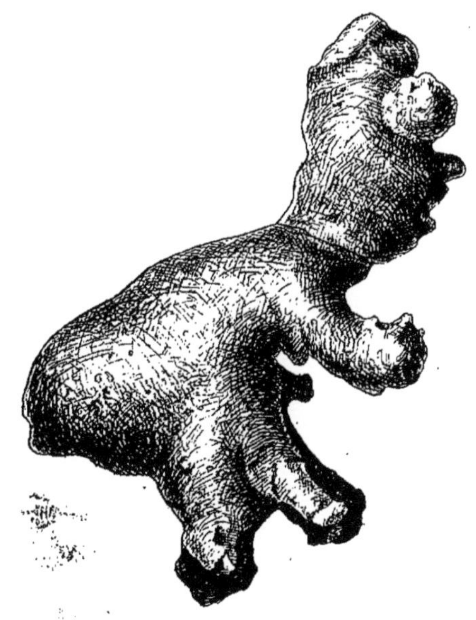

GRANDE LIBRAIRIE MÉDICALE
A. MALOINE

LYON
6, Rue de la Charité.

PARIS
25, Rue de l'Ecole-de-Médecine.

1911

AVERTISSEMENT

L'utilisation de la radiographie pour la recherche des calculs du rein et de l'uretère a transformé l'étude de cette branche de l'urologie.

Depuis mai 1906, l'hôpital St-Joseph, de Lyon, a été pourvu d'un laboratoire de radiologie dirigé par l'un de nous.

De cette époque date notre collaboration.

Le but de cette publication n'est point de mettre au jour un traité didactique des affections lithiasiques des voies urinaires.

Nous voulons simplement réunir les matériaux amassés depuis que nous appliquons la radiographie à la recherche des calculs, en laissant de côté les observations anciennes dépourvues de ce contrôle.

Nous aurons surtout en vue la lithiase rénale et urétérale. Nous ne réserverons que quelques lignes aux calculs de la vessie, à l'étude desquels la radiographie n'a pas imprimé d'aussi importantes modifications.

Lyon, 1er juin 1911.

PREMIÈRE PARTIE

PARTIE CLINIQUE

PREMIÈRE PARTIE

PARTIE CLINIQUE

CALCULS DU REIN

I

EXPOSÉ DES MATÉRIAUX

Les observations de calculs du rein qui ont servi de base à mes recherches ont été recueillies de Mai 1906 à Juin 1911. Elles se rapportent à 48 malades.

Je me suis efforcé de suivre mes opérés de façon à compléter leur histoire par l'exposé des suites éloignées. En chirurgie urinaire, tout spécialement, ce complément est indispensable.

a) *Sexe des malades :*

Hommes	28
Femmes	20

b) *Age :*

De 1 à 10 ans	1
De 10 à 20 ans	0
De 20 à 30 ans	4
De 30 à 40 ans	12
De 40 à 50 ans	15
De 50 à 60 ans	10
De 60 à 70 ans	4
De 70 à 80 ans	2

En constatant que le décennaire le plus favorisé est celui qui s'étend de 40 à 50 ans, on n'oubliera pas qu'il s'agit seulement des cas *opérés.*

c) *Côté opéré :*

Rein droit	29
Rein gauche	17

Opérés des deux côtés : 2 (c'est-à-dire que sur cinq cas bilatéraux que j'ai observés, deux ont été opérés des deux côtés).

La prédominance de la lithiase, dans sa forme chirurgicale tout au moins, est un peu plus grande chez l'homme et assez nette pour le côté droit.

d) *Asepsie et infection des calculs :*

Malades atteints de calculs infectés	29
— — — aseptiques	19
(y compris 3 cas peu infectés)	

J'entends que les calculs étaient infectés au moment de l'opération, et nullement qu'il s'agissait de calculs primitifs infectés ou de calculs secondaires à l'infection.

e) *Sexe des malades suivant l'asepsie et l'infection des calculs :*

Calculs aseptiques ou peu infectés . .	14 hommes
— — — . .	5 femmes
Calculs infectés.	14 hommes
— —	15 femmes

Soit, chez l'homme, 14 calculs aseptiques (ou peu infectés) et 14 calculs infectés.

Chez la femme, 5 calculs aseptiques et 15 calculs infectés.

Chez la femme, la prédominance de la forme aseptique au sens indiqué ci-dessus, est des plus nettes.

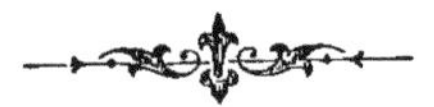

II

POIDS DES CALCULS DU REIN OPÉRÉS

N^os des observations	Poids des calculs	N^os des observations	Poids des calculs
1	13 gr.	25	13 gr. 50
2	2 gr. 50	26	2 gr. 44
3	3 gr. 10	27	42 gr.
4	1 gr. 82	28	2 gr. 50
5	2 gr. 50	29	3 gr. 65
6	0 gr. 09 (dans une opération antérieure, 19 gr.)	30	0 gr. 35
7	4 gr. 32	31	37 gr.
8	3 gr. 10 (dans une opération antérieure, 6 gr. 20)	32	8 gr.
9	19 gr. 79	33	5 gr. 15
10	0 gr. 69	34	0 gr. 90
11	non pesés	35	3 gr. 69
12	1 gr. 59	36	2 gr. 18
13	1 gr. 22	37	1 gr. 20
14	34 gr.	38	33 gr.
15	1 gr. 50	39	0 gr. 50
16	1 gr. 32	40	1 gr. 20
17	47 gr.	41	0 gr. 43
18	6 gr. 95	42	5 gr. 25
19	54 gr.	43	10 gr. 70
20	0 gr. 70	44	3 gr. 80
21	0 gr. 25	45	1 gr.
22	0 gr. 80	46	0 gr. 70
23	1 gr. 12	47	0 gr. 95
24	3 gr. 70	48	non pesé.

III

COMPOSITION CHIMIQUE DES CALCULS DU REIN

CALCULS ASEPTIQUES (16)

En effectuant parmi mes observations une sélection rigoureuse, 16 malades me paraissent devoir être considérés comme réellement aseptiques, les cultures de l'urine étant restées stériles, ou l'examen cytologique n'ayant pas montré de globules de pus ou un nombre infime.

L'analyse chimique des calculs aseptiques a donné les résultats suivants (1) :

Calcul d'acide urique pur (sans aucune base)	1	Obs. 38	Homme.
Calcul d'urate	0		
— urate avec un peu d'oxalate de calcium	1	Obs. 31	—
— d'oxalate de calcium pur	6	Obs. 13	—
(5 hommes et 1 femme)		Obs. 37	—
— — — —		Obs. 40	Femme.
— — — —		Obs. 41	Homme.
— — — —		Obs. 46	—
— — — —		Obs. 47	—
Oxalate avec un peu d'urate	1	Obs. 4	—
Oxalate et carbonate	1	Obs. 5	—
Oxalate et phosphate	5	Obs. 11	—
(3 hommes et 1 femme)		Obs. 16	Femme.
— — — —		Obs. 21	Homme.
— — — —		Obs. 26	—
— — — —		Obs. 39	Femme.
Carbonate de chaux av. traces de phosphate.	1	Obs. 32	—

Le premier fait qui se détache, c'est que toute ma série opératoire ne comprend qu'un seul cas de calcul d'acide urique pur, et il y a lieu d'en rechercher le motif.

(1) Ces analyses ont été faites dans le laboratoire de M. Mérieux.

On peut donner de ce fait quatre explications que nous formulons sous réserve.

a) Les calculs d'acide urique échappent souvent à la radiographie.

b) Les calculs d'acide urique sont moins fréquents.

c) La lithiase urique est souvent latente et les malades, ne souffrant pas, ne viennent pas se présenter à nous.

d) Les calculs d'acide urique sont plus fréquemment expulsés parce qu'ils sont moins adhérents, et en raison de leur surface lisse et de leur forme souvent arrondie.

Le second fait mis en lumière c'est que les calculs d'oxalate, soit purs, soit associés à de l'urate, du carbonate et surtout du phosphate, sont les plus fréquents.

La présence du phosphate adjoint à quelques-uns d'entre eux peut faire songer à de l'infection. Chez ces malades, dont l'urine était limpide, les cultures ont été généralement négligées.

Parfois il y avait un peu plus de globules blancs que ne le comportait la proportion d'hématies trouvées dans l'urine.

Doit-on admettre alors un léger degré d'infection? Ou bien peut-on expliquer la présence des phosphates dans ces calculs par la précipitation de cet élément dans une urine aseptique, fait banal et bien suffisant pour expliquer sa participation à la formation de la pierre?

Quoiqu'il en soit, l'utilité de cultures faites systématiquement, l'urine étant d'apparence aseptique, s'impose pour l'étude de cette question.

Remarquons un calcul de carbonate de chaux chez une fillette de six ans et demi : le calcul pesait 8 grammes.

L'urine de cette enfant était limpide.

CALCULS INFECTÉS (32)

Oxalate de chaux pur . . . . (2 hommes et 1 femme) réserves faites pour une minime couche de phosphate ayant passé inaperçue et résultant d'une infection récente.	3	Obs. 22 Obs. 30 Obs. 33	Femme. Homme. —

Oxalate, urate et traces de phosphate . . .	1	Obs. 15	Homme.
Oxalate prédominant et phosphate de chaux	6	Obs. 6	—
(1 hommes et 2 femmes)		Obs. 7	—
— — — —		Obs. 20	—
— — — —		Obs. 23	Femme.
— — — —		Obs. 24	—
— — — —		Obs. 44	Homme.
Oxalate et phosphate en quantités à peu près égales	4	Obs. 27	Femme.
(4 femmes)		Obs. 31	—
— — — —		Obs. 36	—
— — — —		Obs. 45	—
Phosphate de chaux prédominant et oxalate	7	Obs. 2	Homme.
(oxalate souvent à l'état de traces) . . .		Obs. 8	Femme.
(6 femmes et 2 hommes)		Obs. 14	—
— — — —		Obs. 25	—
— — — —		Obs. 28	—
— — — —		Obs. 29	—
— — — —		Obs. 34	Homme.
— — — —		Obs. 43	Femme.
Oxalate, phosphate et carbonate de chaux tribasique.	1	Obs. 1	Homme.
Oxalate, carbonate et phosphate à l'état de traces	2	Obs. 9	Femme.
(1 homme et 1 femme)		Obs. 17	Homme.
Phosphate de chaux	1	Obs. 42	Femme.
Phosphate et carbonate en parties égales .	1	Obs. 19	Homme.
Phosphate de chaux et traces de carbonate	2	Obs. 10	Femme.
de chaux		Obs. 18	Homme.
Phosphate tribasique de chaux prédominant et phosphate amoniaco-magnésien .	1	Obs. 35	—
(Deux non analysés (2 hommes)		Obs. 11 et 48.	

Chez les infectés, la prédominance des calculs d'oxalate seul ou associé, est encore très considérable. Il semble donc que la proportion de calculs réellement secondaires soit bien restreinte, et que, le plus souvent, il s'agisse de calculs secondaires infectés. Si cette opinion se confirmait, ce serait un argument puissant en faveur de l'intervention hâtive avant que l'infection se produise.

Il est curieux que plusieurs calculs infectés soient constitués par de l'oxalate de chaux pur. Mais, pour deux d'entre eux, l'histoire de la maladie montre que l'infection était récente.

D'autre part, l'analyse n'ayant pas porté sur la totalité du calcul, une petite quantité de phosphate de chaux formant une mince enveloppe a bien pu échapper, ou mieux n'être pas soumise à l'analyse chimique.

Les femmes sont bien moins souvent que les hommes porteurs de calculs aseptiques.

On remarquera également que les femmes figurent plus nombreuses dans les variétés comprenant les calculs constitués par du phosphate de chaux prédominant.

Trois faits résultent de l'examen de ces analyses : la fréquence plus grande des calculs infectés que des calculs aseptiques chez la femme, la prédominance considérable des calculs oxaliques et la rareté des calculs d'acide urique pur (je ne parle que de cas opérés).

IV

L'INFECTION ET SES AGENTS DANS LA LITHIASE RÉNALE

J'ai fait pratiquer, pour la plupart de mes lithiasiques infectés, l'examen bactériologique de l'urine. Des cultures aérobies ont été faites ; malgré mon désir je n'ai pu obtenir que rarement des cultures anaérobies (1).

Voici quels furent les résultats :

Staphylocoques.

Staphylocoques à l'état de pureté : onze fois : obs. 7, 10 (aérobies et anaérobies), 14, 15, 17, 19 (aérobies et anaérobies), 25, 33, 34, 39, 45.

Staphylocoques associés au coli-bacille : Trois fois : obs. 1, 8, 43.

Staphylocoques et quelques rares colonies de pneumocoques : une fois : obs. 20.

Staphylocoques associés au bacille de Koch : une fois : obs. 18.

Coli-bacilles.

Coli-bacilles à l'état de pureté : six fois : obs. 9, 22 (aérobies et anaérobies), 28, 29, 31, 44.

Coli-bacilles associés au staphylocoque : trois fois : obs. 1, 8, 43 (déjà mentionnées).

Pneumo-bacilles de Friedlander : un cas : obs. 6.

Pneumocoque de Talamon-Frænkel : un cas : obs. 27.

Pneumocoques associés aux staphylocoques : une fois : obs. 20, déjà mentionnée.

(1) Ces analyses ont été faites soit par M. Mérieux dans son laboratoire (notamment les analyses anaérobies), soit par le Docteur Faysse, chef du laboratoire de bactériologie à l'hôpital St-Joseph.

Diplocoques de Vibert et Bordas.

Une fois : obs. 23.

Cultures stériles :

Deux fois : obs. 34. Les cultures faites avec l'urine et avec le liquide purulent contenu dans le rein, restèrent stériles. (L'inoculation fut également négative.)

Obs. 42 (la suppuration datait de 12 ans).

A part quelques cas où furent trouvés des agents plus rares : pneumocoques, pneumo-bacilles, diplocoques de Vibert et Bordas, c'est le staphylocoque et le coli-bacille qui constituent les agents ordinaires de l'infection dans la lithiase.

La prédominance du staphylocoque, soit seul, soit associé, est considérable.

Est-il possible de trouver le mode de pénétration de l'agent microbien? S'agit-il d'une infection d'origine ascendante ou d'origine hématogène? A quelle époque s'est-elle produite?

Les recherches que nous avons faites sur nos observations ne nous ont à peu près jamais donné d'éclaircissements positifs :

Hommes. — La blennorragie peut être invoquée pour deux ou trois seulement (obs. 2, 20, 33, 44). La plupart sont restés indemnes d'affections blennorragiques, si on admet leurs dires qui, dans bon nombre de cas, nous ont paru sincères.

Le cathétérisme peut être invoqué avec certitude pour les obs. 11 et 30, avec quelque probabilité pour l'obs. 7.

M. (obs. 6) qui souffrit d'une « irritation de la vessie » à l'âge de deux ans, eut de l'eczéma à vingt ans, époque à laquelle il constata que son urine était trouble. Mais cet eczéma n'était-il pas lui-même sous la dépendance de l'infection urinaire?

T. (obs. 15) eut quelques furoncles.

P. (obs. 33) eut un abcès de l'oreille dans l'enfance, mais en réalité l'infection du calcul est vraisemblablement récente, si l'on en juge par l'analyse chimique qui a donné de l'oxalate de calcium pur.

Tels sont les renseignements inscrits sur mes observations. Ils se bornent à bien peu de chose.

Femmes. — Chez les femmes, les nombreuses infections que l'on observe à l'occasion de la grossesse, donnent à cet état une importance primordiale.

Deux femmes seulement n'ont pas eu de grossesse (obs. 9 et 10).

L'une de celles-ci (obs. 9), fut opérée d'une affection pelvienne, abcès probable.

L'autre (obs.10), a des douleurs vésicales depuis 5 ans. S'est-il produit à ce moment de l'infection ascendante ?

Les autres ont eu, obs. 9, 2 enfants; obs. 14, 3 enfants; obs. 22, un enfant; obs. 23, 11 enfants et 2 ou 3 fausses couches; obs. 34, 2 enfants; obs. 35, un enfant; obs. 27, un enfant; obs. 28, 7 enfants; obs. 29, 3 enfants; obs. 31, 2 enfants; obs. 36, 3 enfants; obs, 42, 3 enfants; obs. 43, 5 enfants; obs. 45, 3 enfants.

C. (obs. 22) nous a signalé un peu de fièvre après l'accouchement; elle fut sondée à cette occasion.

L. (obs. 27) fut également sondée après son accouchement.

Là se bornent les détails que nous avons pu obtenir.

La fréquence de la grossesse chez nos opérées est un fait important et nous aurions une grande propension à voir entre la grossesse et l'infection lithogène une relation de causalité, et à mettre parfois en doute la guérison des pyélites de la grossesse, systématiquement admise.

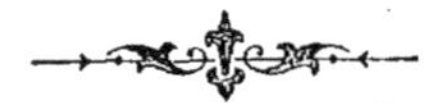

V

LES SYMPTOMES CLINIQUES DE LA LITHIASE RÉNALE
(forme chirurgicale)

Dans les lignes qui vont suivre, je n'entends nullement rééditer la symptomatologie complète des calculs du rein. Je désire seulement exposer quelques considérations qui me sont suggérées par la lecture de mes observations.

Il convient d'envisager séparément la lithiase aseptique et la lithiase infectée.

Je n'aurai en vue, dans l'un et l'autre cas, que la forme chirurgicale de la lithiase, le calcul retenu dans le rein.

Hormis les renseignements que fournit la radiographie, la symptomatologie des calculs rénaux repose presque exclusivement sur les caractères de la douleur et sur l'examen de l'urine.

A. Lithiase aseptique

a) La douleur dans la lithiase aseptique.

La colique néphrétique. — En présence d'un malade chez lequel nous soupçonnons un calcul du rein, une de nos premières questions sera la suivante : Avez-vous eu des coliques néphrétiques ?

La colique néphrétique, prise dans un sens général, ne signifie pas autre chose que douleur rénale, se manifestant sous forme de crises paroxystiques. Elle peut s'observer dans diverses affections rénales.

En relation avec la lithiase, elle traduira, soit une obstruction temporaire de l'uretère ou du bassinet, ou d'un calice, ayant pour conséquence une rétention rénale, soit la migration d'un calcul le long de l'uretère jusque dans la vessie d'où il sera éventuellement expulsé au dehors.

Dans ce dernier cas, on peut dire que la colique néphrétique est complète et sa valeur pour diagnostiquer la lithiase est absolue, sans qu'on puisse, d'aucune façon, en déduire la migration de toutes les formations lithiasiques, et encore moins la présence permanente d'un calcul dans le rein.

Chez un malade ayant eu une colique vraie, complète, rien ne nous permettra donc de prévoir par ce seul fait s'il lui reste ou non quelque autre calcul dans le rein.

Néanmoins il n'est pas sans intérêt de rechercher si la colique néphrétique, ainsi comprise et véritablement complète, s'observe souvent chez les malades qui ont ou auront un calcul retenu dans le rein.

La colique néphrétique complète est signalée dans les observations suivantes :

Obs. 3. L. — Depuis 27 ans, avant l'opération, ce malade a parfois des coliques néphrétiques, il a émis souvent du sable et deux fois un gravier.

Obs. 13. G. — A eu des coliques néphrétiques avec du sable, 7 ans avant l'opération.

Obs. 30. C. — 9 ans avant l'opération, coliques néphrétiques et expulsion de gravier.

Obs. 40. H. — Depuis 16 ans, a eu plusieurs crises suivies fréquemment d'expulsions de graviers.

Sur 19 opérés ayant des urines limpides (ou peu infectées) au moment de notre examen, et 2 pour lesquels l'histoire morbide nous permet d'admettre que l'infection est récente (qu'il s'agit par conséquent d'un calcul primitif secondairement et récemment infecté), quatre seulement ont eu des coliques néphrétiques nettes et complètes.

Je ne ferai pas de difficultés pour admettre que ce chiffre n'est peut-être pas absolument exact ; que sans doute, des malades ont pu oublier, qu'à une époque plus ou moins reculée, ils avaient émis des graviers. D'autres en ont sans doute émis inconsciemment... cela est probable, mais il me paraît néanmoins démontré que la colique néphrétique complète, avec émission de graviers, n'est pas un symptôme fréquent chez les malades qui, pour avoir retenu un calcul aseptique dans le rein, devront subir ultérieurement l'ablation chirurgicale de cette concrétion.

De sorte que, si nous ne devons pas négliger d'interroger nos malades à ce sujet, nous ne nous laisserons pas trop émouvoir par ce fait que, le plus souvent, ils ne pourront nous montrer de graviers.

Caractères de la douleur. — Cependant il n'est pas douteux que le symptôme capital du calcul aseptique retenu dans le rein : c'est la douleur. Cette douleur offre parfois le caractère de crise paroxystique, coliques néphrétiques sans doute véritables, mais non complètes, puisque non suivies d'expulsion de graviers, ou bien de sensations douloureuses d'intensité variable à peu près constamment provoquées ou aggravées par les mouvements et calmées par le repos.

Obs. 3. — L. a eu des crises néphrétiques avec émission de sable et de deux graviers.

Mais il souffre des reins très fréquemment. Chez ce malade uricémique, arthritique, la douleur ferait souvent songer à un lombago ou à du rhumatisme vertébral. Elle n'est pas localisée à l'organe malade, ou plutôt au rein qui contient un calcul, elle est diffuse. Cela tient à ce qu'il s'agit vraisemblablement de lithiase bilatérale. Il a eu des coliques néphrétiques à *gauche* et je lui enlevai, en juillet 1906, un calcul du rein *droit;* en août 1910, il eut encore une colique néphrétique à gauche.

Enfin, fait curieux et *exceptionnel,* la douleur n'était pas, chez lui, influencée par les mouvements, comme elle l'est d'ordinaire. « A couper du bois » il éprouvait parfois du soulagement.

Obs. 12. — G. souffrait d'abord seulement en marchant, jamais au repos, ni la nuit, puis la douleur est devenue continuelle, il souffre la nuit et le jour.

La douleur siège tantôt en avant du rein, tantôt en arrière, c'est parfois comme un coup de poignard.

Dans la première période, ce malade se plaignait surtout de la vessie et du canal; il attirait l'attention de ce côté, si bien que je lui pratiquai un examen cystoscopique, croyant avoir affaire à un calcul de la vessie. Puis, la douleur vésicale disparut, sans qu'ait été signalée l'émission d'un gravier, la douleur rénale persista et devint telle que ce malade, qui menait la vie active d'entrepreneur, dut abandonner sa profession, à laquelle il tenait cependant beaucoup,

Obs. 13. — D. a eu des crises paroxystiques sans émission de gravier, il y a 5 ans. Actuellement, il souffre quand il se fatigue. Pendant une période de la maladie, la douleur irradiait particulièrement du côté du testicule, et comme il avait un peu de varicocèle, un petit kyste du testicule, le diagnostic s'égara quelque temps.

Obs. 4. — M. a eu des coliques néphrétiques, avec irradiations testiculaires et des hématuries sans émission de gravier, 6 ans avant l'opération. Il a eu des troubles vésicaux vraisemblablement réflexes, mictions très fréquentes sous l'influence de la voiture. Depuis, il souffre continuellement dans le rein porteur d'un calcul. La fatigue augmente la douleur.

Obs. 5. — A. a eu aussi des coliques néphrétiques, il y a 20 ans; il en a eu depuis lors à des intervalles variés, toujours sans émission de gravier. Depuis 5 ans, les crises sont devenues plus fréquentes. Il souffre presque continuellement, tantôt en avant du rein, tantôt en arrière, avec irradiation dans les testicules. Aussi, abandonnant sa profession, il s'est condamné au repos absolu, et, depuis lors, il ne souffre plus.

Obs. 16. — Mlle M. éprouve une douleur très violente quand elle se fatigue. Elle doit alors conserver un repos complet et suspendre ses occupations.

Obs. 21. — M. éprouve depuis 3 mois seulement, une douleur dans le rein, surtout le jour et quand il se fatigue.

Obs. 26. — F. a eu une crise de douleur vive, il y a 4 ans 1/2. Il souffrait de plus en plus et a cessé de se livrer à la chasse qu'il aime beaucoup, ses occupations professionnelles lui sont devenues très pénibles.

Il parle d'une douleur partant de l'aine et remontant dans le rein.

Aussi, de nombreuses erreurs ont été commises chez ce malade. On lui proposa même la cure d'une hernie, l'anneau inguinal étant un peu dilaté.

Obs. 30. — C. avait à la fois un calcul du rein et de l'uretère. Souffrant de la fosse iliaque, il est allé trouver un chirurgien pour savoir s'il n'avait pas une hernie.

Quand je vis ce malade, il venait d'être infecté par des cathétérismes septiques et la physionomie morbide était complètement modifiée.

Obs. 32. — Dans cette observation, il s'agit d'une fillette de 6 ans 1/2. La douleur est ici tout à fait reléguée au second plan, l'enfant continue à s'amuser.

Obs. 33. — P. souffrait parfois d'un point dans le côté, mais cela ne l'arrêtait pas. Cette différence dans la douleur était-elle due à ce que son rein était le siège d'une hydronéphrose partielle, se développant sans doute progressivement à mesure que le calcul obstruait de plus en plus complètement le calice dans lequel il siégeait. Ce malade ne vint me consulter que lorsque son rein fut infecté.

Obs. 36. — Mme D. souffre de plus en plus depuis 4 ans. Elle a parfois des crises très vives qui durent jusqu'à ce qu'elle se couche. La moindre fatigue réveille la douleur; elle souffre dès qu'elle est debout et n'est bien que couchée.

Cette malade a fait, l'année qui précéda l'opération, un séjour dans une maison de santé pour des troubles mentaux, et il y a lieu de se demander si leur apparition n'eut pas pour point de départ les malaises qu'elle éprouvait.

Obs. 37. — C. n'a jamais eu de colique néphrétique, mais la marche à laquelle l'oblige sa profession le fait souffrir de plus en plus, et c'est là surtout ce qui le décide à se faire opérer.

Obs. 38. — P. constitue avec l'observation 32 une exception des plus nettes. Il ne souffre pas et son rein contient un calcul d'acide urique pur moulé dans le bassinet et les calices, pesant 33 grammes.

Obs. 39. — Mme M. a peut-être eu une crise il y a 5 ans, au début. Elle souffre beaucoup et, comme la marche réveille la douleur, elle se confine au lit.

Obs. 40. — Mme H. a des crises néphrétiques complètes et des douleurs pour lesquelles elle se couchait, ce qui les faisait cesser. Elle ne se couche plus actuellement.

Obs. 41. — T. Opéré une première fois à X. n'a plus souffert jusqu'à il y a 8 mois. Depuis lors, douleur qui s'exagère de plus en plus; elle est provoquée par la fatigue. Le repos le soulage immédiatement.

Obs. 46. — Pas de crise mais douleur sourde, provoquée par la fatigue. Il se confine, a perdu l'habitude de la marche et évite d'instinct tout effort et la voiture.

Sans doute, un nombre important de mes opérés a eu des crises paroxystiques, mais il suffit de donner un coup d'œil sur les pages qui précèdent, pour constater que la douleur provoquée ou exagérée par la marche et la fatigue, calmée par le repos, constitue vraiment le signe pathonomique de la lithiase rénale aseptique, bien plus que les crises violentes. Les exceptions sont des plus rares.

Formes anormales de la douleur. — La douleur spontanée se présente cependant parfois dans des conditions un peu anormales et qui déroutent le médecin. Par exemple, dans l'observation 3, elle affecte plutôt l'allure d'un rhumatisme vertébral.

Dans l'observation 12, elle attira si bien mon attention du côté de la vessie que je crus à un calcul vésical, puis elle reprit ses caractères ordinaires. Parfois l'irradiation testiculaire (obs. 13), ou inguinale (obs. 26, 30), frappe davantage le malade et fait penser à une hernie. Mais en somme, la douleur ne fut guère absente ou tout au moins peu marquée, que dans deux cas, chez la fillette de l'obs. 32 porteur d'un calcul de carbonate, et pour le volumineux calcul de l'obs. 38. Il est vrai que ce dernier était d'un tempérament froid et endurant. Il s'agissait ici, au moins en ce qui concerne la douleur (car le malade avait des hématuries), d'une forme latente de la lithiase. Le calcul était constitué par de l'acide urique pur.

Influence de la nature du calcul. — On remarquera que je ne m'occupe que des malades opérés, porteurs en grande majorité de calculs oxaliques. Il est admissible que d'autres sujets porteurs de calculs rénaux aient eu des douleurs moins violentes et ne soient pas venus, en raison de cette indolence relative, réclamer des soins chirurgicaux ; il est même vraisemblable que les calculs d'acide urique par suite de leur surface lisse qui les fait tolérer plus aisément, doivent constituer la majeure partie des calculs latents, d'autant plus que leur constitution chimique leur permet d'échapper parfois à la radiographie. Je remarque, en effet, qu'à part l'observation 38, malade qui ne souffrait pas, je n'ai pas opéré d'autre calcul rénal d'acide urique *pur*, c'est-à-dire sans aucune base. Par contre, le caractère particulièrement douloureux de la lithiase oxalique est bien connu et on a vu plus haut combien cette forme de lithiase est fréquente parmi mes opérés.

L'intensité, les caractères de la douleur sont-ils liés au volume du calcul, à sa nature, à sa forme, à sa mobilité, à l'existence d'une périnéphrite ?

Influence du volume et de la forme du calcul. — Les calculs aseptiques n'étaient généralement pas d'un poids considérable, sauf une ou deux exceptions.

3 gr. 10 ; 1 gr. 82 ; 2 gr. 50 ; 1 gr. 59 ; 1 gr. 22 ; 1 gr. 32 ; 0 gr. 25 ; 2 gr. 44 ; 8 gr. ; 2 gr. 18 ; 1 gr. 20 ; 0 gr. 50 ; 1 gr. 20 ; 33 gr. ; 0 gr. 43 ; 0 gr. 35 ; 3 gr. 69 ; 2 gr. 18.

Deux se mettent en relief par leurs dimensions plus importantes, celui de l'obs. 32 qui pesait 8 gr., et celui de l'obs. 38 qui pesait 33 gr.

Or, il n'est pas douteux que ces deux calculs sont ceux qui causaient le moins de douleurs.

Faut-il admettre que leur dimension plus considérable leur assurant une plus grande fixité, ils incommodaient moins, ou bien doit-on supposer que c'est à la faveur de cette indolence qu'ils ont pu se développer ?

Par opposition, des malades opérés d'un calcul fixe, véritablement enserré, souffraient vivement.

Parmi les malades qui m'ont paru souffrir le plus, je trouve tel sujet (obs. 5) porteur d'un calcul de 2 gr. 50 de carbonate de chaux et d'oxalate de chaux, dont la surface hérissée de pointes fines et acérées semblait tout à fait apte à piquer le rein et à engendrer de vives douleurs. Par contre, d'autres porteurs de calculs à surface lisse ne paraissaient guère moins souffrir (obs. 12, 39).

Influence de la périnéphrite. — On aurait pu attribuer une certaine importance à l'existence de la périnéphrite. Mais, d'une part, si le malade de l'obs. 26, qui paraissait souffrir vivement, présentait un véritable lipome autour de son calcul, celui de l'obs. 3, dont le bassinet était si adhérent qu'il se déchira pendant la mise à nu, souffrait modérément.

Douleurs à la palpation — La douleur, presque systématiquement augmentée par la marche, offrait à la palpation d'assez grandes variétés.

Obs. 3. — Au début, la palpation du rein n'était pas douloureuse, et ce fut là une des raisons qui empêchèrent de formuler plus tôt le diagnostic. Elle le devint ensuite.

Obs. 5. — A. est un des malades qui souffraient le plus, puisque quelque temps après l'opération, il m'écrivait pour me remercier de l'avoir délivré de son martyre. Eh bien, la pression sur le rein n'était pas douloureuse.

Obs. 12. — Elle ne l'est pas non plus chez G., et cependant les douleurs spontanées étaient si intenses qu'elles lui firent abandonner sa profession.

L'absence de douleur à la palpation du rein est encore signalée dans les obs. 26, 37, 38, 39, 41.

Chez huit malades, la douleur à la palpation n'a pas été constatée. Assurément, la recherche en fut faite avec prudence et ménagement, comme il convient pour un organe qui contient un corps étranger susceptible de l'offenser et de produire, sous l'influence d'une manœuvre inconsidérée, soit des lésions tissulaires, soit une hémorragie.

Plus d'insistance, plus d'efforts auraient peut-être réveillé la sensibilité et la douleur.

Je ne tirerai donc de ceci que la conclusion suivante : plusieurs de mes malades souffrant de douleurs spontanées vives, très vives même pour quelques-uns, déclarèrent ne pas souffrir lorsque je les interrogeais sur leurs sensations au moment de la palpation du rein. Et, parmi ceux-ci, figurent certains sujets dont les douleurs spontanées avaient acquis une intensité toute particulière.

Le clinicien ne devra donc pas toujours s'attendre à trouver un parallélisme exact entre les deux formes de douleur, la douleur spontanée ou provoquée par la fatigue d'une part, et d'autre part la douleur survenant à l'occasion de la palpation de l'organe. Parfois même, le défaut de parallélisme est remarquable. Il est du reste assez malaisé d'en trouver la raison.

Dans l'obs. 26, je trouvai le bassinet contenant le calcul entouré d'une volumineuse masse de graisse, formant un véritable lipome qui pouvait bien matelasser le calcul et amortir l'influence de la pression manuelle.

Chez d'autres, et cette remarque a été faite par M. Arcelin, l'absence de douleur à la pression résulte de la conformation de la 12e côte qui protège le calcul. Chez G. (obs. 12, fig. 1),

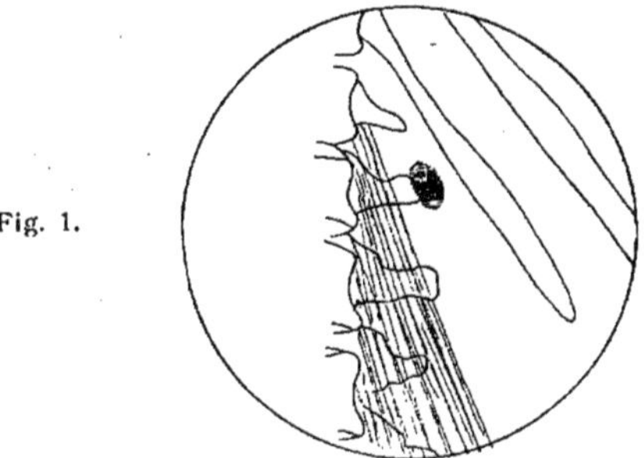

Fig. 1.

l'angle costo-vertébral est très aigu, et la main ne pouvait atteindre le calcul.

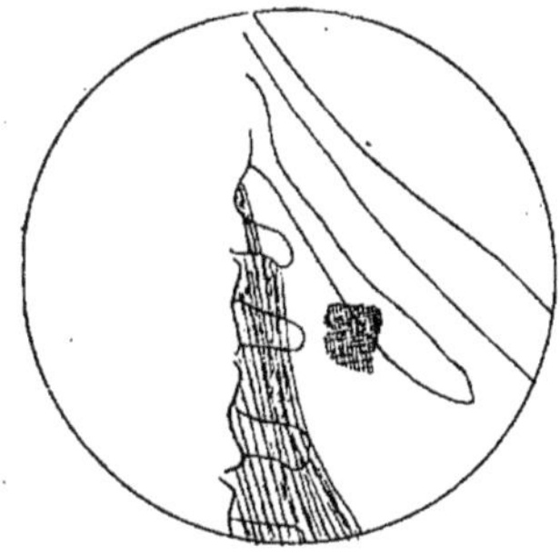

Fig. 2.

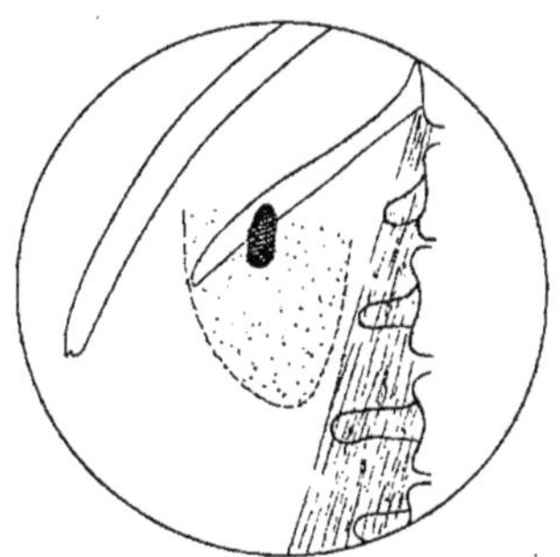

Fig. 3.

Chez L. (obs. 3, fig. 2 et F. obs. 26, fig. 3), le calcul est partiellement caché par la douzième côte.

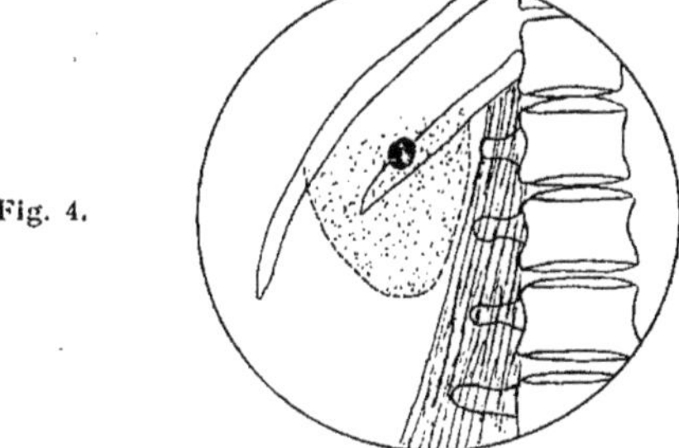

Fig. 4.

Chez M. (obs. 39, fig, 4), le calcul est caché par la douzième côte qu'il déborde à la partie supérieure.

Chez C. (obs. 37, fig. 5), le calcul est situé entre la onzième et la douzième côte.

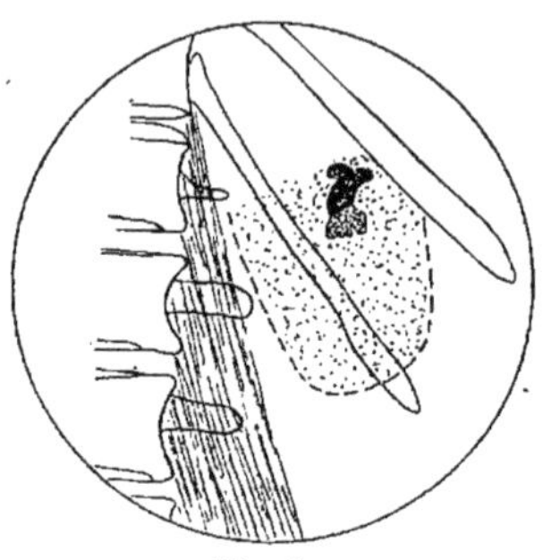

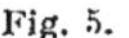

Fig. 5.

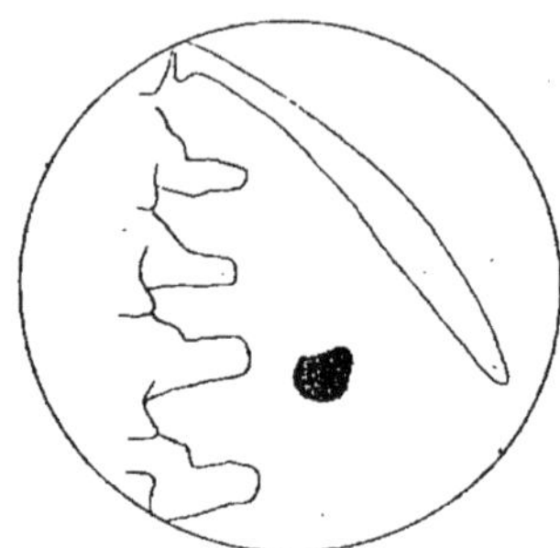

Fig. 6.

Par contre, chez A. (obs. 5, fig. 6), l'angle costo-vertébral est large, et le calcul paraît très accessible à la palpation.

De cette étude des diverses modalités de la douleur, coliques néphrétiques avec expulsion de gravier, crises douloureuses paroxystiques sans émission de gravier, douleur spontanée réveillée par la marche, calmée par le repos, douleur à la palpation, on peut conclure que la compagne ordinaire du calcul rénal *est la douleur d'intensité variable, mais ayant à peu près toujours ce caractère essentiel d'être réveillée par la marche, la fatigue, l'exercice, et calmée par le repos.*

b) L'hématurie dans la lithiase rénale.

Le lien, qui dans les affections lithiasiques de la vessie et du rein unit l'hématurie au mouvement, l'heureuse influence exercée par le repos est un fait classique sur lequel je n'insisterai pas.

Il existe cependant quelques exceptions.

Par exemple, l'observation publiée par Hartmann dans les *Annales des maladies des organes génito-urinaires* en 1894, sous le titre « Hématurie congestive dans un cas de calcul du rein ».

Elle se rapporte à une enfant qui, immobilisée au lit après une ostéoclasie, fut prise d'une hémorragie importante durant

8 jours, et dont l'origine lithiasique fut reconnue ultérieurement à l'autopsie.

Voici ce que je lis dans mes observations, au sujet des caractères de l'hématurie.

Obs. 3. — Urine très variable, limpide, trouble ou sanguinolente, ou urine marc de café.

Pour peu qu'elle soit louche ou dépolie, le microscope montre des globules rouges.

Obs. 4. — Urine louche, gros disque d'albumine. L'examen microscopique montre des leucocytes et quelques hématies, du reste en petit nombre.

Obs. 5. — L'urine est sanguinolente.

Obs. 12. — L'urine est louche, parfois trouble. Le microscope montre que le trouble est dû à des hématies. Le malade a vu une fois un peu de sang.

Obs. 13. — Le microscope révèle des hématies dans l'urine limpide.

Obs. 16. — Urine louche, beaucoup d'hématies.

Obs. 21. — Urine dépolie ou un peu louche, beaucoup d'hématies. Ce malade est soigné pour néphrite.

Obs. 26. — Urine un peu louche, hématies reconnues au microscope.

Obs. 30. — A uriné du sang.

Obs. 36. — On a pratiqué chez elle de nombreuses analyses d'albumine. L'urine est un peu trouble, il y a des hématies et quelques leucocytes.

Obs. 37. — Louche, parfois limpide; hématies.

Obs. 38. — A eu une hématurie après une course de 50 kilomètres. L'urine est souvent hématique.

Obs. 39. — Après le repos, l'urine est limpide, sans hématies. Après la marche, il y a des hématies.

Obs. 40. — On trouve des hématies.

Obs. 41. — Urine dépolie, dans le culot on trouve des globules blancs et des globules rouges.

Parmi mes calculeux, un certain nombre ont déclaré avoir vu parfois du sang dans leur urine soit d'une façon un peu suivie (obs. 5), soit d'une façon très passagère (obs. 3, 12, 26). Un seul (obs. 38) a uriné du sang en grande quantité et d'une façon suivie, c'est pour ce symptôme qu'il est venu me consulter, car il ne souffre pas. Ici l'hématurie n'est certes pas liée aux phénomènes douloureux. Elle est même, dirai-je volontiers, liée à l'absence de douleurs, car, ne souffrant pas, ce malade abuse de la marche, il a fait jusqu'à 50 kilomètres.

Là encore, ne nous illusionnons pas sur la valeur de cette constatation ; plus attentifs, plus expérimentés, nos malades auraient peut-être constaté plus souvent du sang dans leur urine.

Il n'en résulte pas moins ce fait, que nos opérés, à part celui de l'obs. 38, n'ont pas eu de grosses hématuries.

L'urine qu'ils émettaient devant nous était parfois limpide. Il en était ainsi pour la malade de l'obs. 39, qui vint après s'être reposée plusieurs jours au lit; d'autres fois, au contraire, l'urine est dépolie ou louche. Mais la centrifugation et l'examen microscopique font rapidement constater la présence d'hématies en quantité variable.

La conclusion à tirer, c'est que l'hématurie des calculeux aseptiques doit être recherchée avec soin dans l'urine centrifugée. Le centrifugeur et le microscope sont deux instruments indispensables dans le cabinet de l'urologue. Leur usage est infiniment précieux. Dans l'obs. 26, la constatation de quelques hématies dans l'urine me fit rapidement porter un diagnostic de lithiase, ou plus exactement, prévoir la présence d'un calcul qui, jusque-là, avait échappé à de nombreux cliniciens.

M. (obs. 21) n'aurait pas été soumis à un régime pour combattre son albuminurie si son urine avait été examinée au microscope.

Les nombreuses analyses d'urine du matin et du soir, qui avaient été faites en vue de constater l'orthostatisme, eussent été jugées inutiles pour Madame D. (obs. 36), si l'on avait fait l'examen microscopique de son urine.

Peut-être même cela eût-il permis de lui éviter, en abrégeant ses douleurs par une intervention plus hâtive, l'internement dans une maison de santé pour troubles mentaux.

Nous n'oublierons donc pas que *l'hématurie chez les calculeux aseptiques est souvent microscopique*, et qu'on devra la rechercher avec soin par des moyens appropriés, sous peine de s'exposer à d'importantes erreurs de diagnostic.

B. LITHIASE INFECTÉE

Les modifications qu'imprime à la symptomatologie de la lithiase l'adjonction des phénomènes infectieux sont des plus importantes.

a) La Douleur.

Coliques néphrétiques. — La colique néphrétique complète, caractérisée par la crise rénale douloureuse, terminée par l'expulsion du calcul de l'uretère dans la vessie et éventuellement au dehors, est-elle fréquente dans la lithiase suppurée?

Elle a été observée dans les cas suivants :

Obs. 1. — B. Malade opéré pour un calcul vésical phosphatique évidemment d'origine rénale.

Obs. 2. — C. a eu des coliques néphrétiques et a été opéré pour un calcul vésical.

Obs. 6. — M. qui a été opéré à 39 ans, a expulsé un calcul à l'âge de 10 ans.

Obs. 9. — B. à plusieurs reprises, coliques néphrétiques avec expulsion de graviers.

Obs. 11. — L. a eu des coliques néphrétiques avec expulsion de graviers. Graviers dans la vessie, trouvés à l'autopsie.

Obs. 19. — J. Coliques néphrétiques et expulsion de plusieurs graviers. Lithotritie pour petit calcul.

Obs. 23. — V. a eu des coliques néphrétiques avec des graviers.

Obs. 25. — D. a eu des coliques avec expulsion de gravier, et a été opéré pour un calcul de la vessie.

Obs. 44. — L. a eu une colique néphrétique avec émission d'un gravier.

En somme, la colique néphrétique vraie, complète, a été observée chez 8 malades sur 28 (l'un des malades infectés au moment de l'opération, l'était depuis peu et pour ce motif est placé parmi les non infectés). La proportion est donc un peu plus élevée chez les infectés que chez les aseptiques.

Je remarque, que parmi ces malades, 4 ont été opérés pour des calculs vésicaux (obs. 1, 2, 19, 25). L. (obs. 11) a bien été opéré aussi pour un calcul, mais à ce moment il était encore aseptique.

Cette proportion importante de malades infectés opérés pour calculs de la vessie aurait pu faire supposer que l'expulsion de graviers rénaux était beaucoup plus fréquente chez les infectés que chez les aseptiques.

La lecture de mes observations ne permet pas une conclusion aussi nette.

Etudions maintenant les autres formes de la douleur.

Elle affecta, dans les observations suivantes, le caractère d'une crise paroxystique sans expulsion de gravier.

Obs. 7. — R. opéré en 1906, a eu en 1884 des crises de coliques néphrétiques.

Obs. 14. — B. a eu des coliques néphrétiques dont une violente.

Obs. 17. — L. avait parfois des crises qui l'obligeaient à se coucher à terre quand il était à la chasse.

Obs. 22. — C. avait des crises violentes, avec fièvre.

Obs. 23. — Crises violentes avec fièvre.

Obs. 28. — Crises violentes avec fièvre.

Parmi ces malades, trois sont particulièrement à signaler (obs. 22, 23, 28), car il s'agissait ici de crises de rétention rénale des plus nettes, et ce fut avec la fièvre et le retentissement sur l'état général, ce qui détermina à opérer.

Pour les autres, la douleur est d'intensité variable. Chez T. (obs. 15), les lésions ne sont pas très avancées. Ce patient se plaint plutôt d'une lassitude qu'il localiserait volontiers de l'autre côté.

D'autres éprouvent des sensations dont l'intensité varie depuis la gêne, la lourdeur, jusqu'à la crise paroxystique.

D'une façon générale, on a l'impression que la douleur est plutôt moins vive chez les infectés que chez les aseptiques. Chez ces derniers, elle est également plus notablement influencée par les mouvements, et le repos manifeste d'une façon plus évidente son action sédative.

En d'autres termes, chez les infectés, le symptôme douleur avec ses caractères spéciaux se dégage moins nettement.

b) L'Hématurie.

Obs. 1. — B. ne signale qu'une légère hématurie en descendant du train. N'oublions pas qu'il avait un calcul vésical, cause possible de cette hématurie.

Obs. 2. — G. a eu des hématuries, mais il est porteur d'un cancer rénal en même temps que d'un calcul.

Obs. 6. — M. signale une hématurie au début de son affection, vingt ans avant l'opération.

Obs. 7. — R. a eu une hématurie au début, 21 ans avant l'opération.

Obs. 8. — F. ne signale pas d'hématurie, au microscope on trouve des leucocytes et pas d'hématies.

Obs. 9. — B. L'urine est louche, au microscope hématies et leucocytes. A vu parfois un peu de sang dans l'urine.

Obs. 10. — P. Il y a 3 semaines, a uriné du sang pour la première fois, et depuis, en a uriné à plusieurs reprises; il est vrai qu'elle souffre de la vessie.

Obs. 11. — L. a eu des crises rénales avec urine sanglante.

Obs. 15. — T. Son urine est noire après la fatigue. Au microscope, je trouve des leucocytes et des hématies.

Obs. 14. — B. Depuis 20 ans hématuries très légères avec coliques.

Obs. 17. — L. a eu des hématuries fréquentes.

Obs. 18. — D. atteint de calcul et de tuberculose rénale, a des hématuries tous les ans à l'occasion des travaux de la campagne, pendant l'été.

Obs. 19. — J. a souffert souvent de coliques néphrétiques avec gravier, mais n'a pas vu de sang.

Obs. 22. — C. Coliques sans gravier ni sang, peu d'hématies.

Obs. 23. — V. Coliques, pas de sang, une ou deux hématies.

Obs. 29. — D. n'a jamais eu d'hématuries.

Obs. 25. — D. Hématuries liées à un calcul vésical. Après la lithotritie, n'a plus vu de sang.

Obs. 27. — D. Pas de sang. Je ne trouve pas d'hématie dans l'urine.

Obs. 28. — Crises douloureuses, ni gravier, ni sang, au microscope, pas d'hématies.

Obs. 29. — D. N'a jamais eu d'hématurie.

Obs. 31. — B. n'a pas vu de sang. On ne trouve pas d'hématie.

Obs. 33. — P. n'a pas vu de sang. On ne trouve pas d'hématie.

Obs. 34. — J. a uriné du sang, quelques hématies sont trouvées.

Obs. 35. — M. a vu un peu de sang. On trouve des globules rouges.

Obs. 42. — G. On trouve un globule de sang par ci par là.

Obs. 46. — T. n'a pas vu de sang. Pas d'hématies.

Obs. 47. — F. Caillots sur la nature desquels il ne donne pas d'explication précise.

L'hématurie, dans la lithiase infectée, passe tôt ou tard au second plan, et ce qui reste la préoccupation du malade c'est, avec les troubles généraux, sur lesquels nous insisterons bientôt, la purulence de l'urine.

D'autre part, l'appréciation de la valeur exacte de ce symptôme est difficile à établir parce que quelques-uns de nos malades étaient porteurs de calculs aseptiques secondairement infectés.

Telle fut la raison pour laquelle des hématuries ont été parfois observées à une époque bien antérieure à l'intervention, le calcul étant encore aseptique.

Par exemple, R. (obs. 7) signale une hématurie 21 ans avant l'opération ; M. (obs. 6) 13 ans avant l'opération.

Plusieurs ont vu du sang dans leur urine, B. (obs. 9) et L. (obs. 11) en même temps qu'ils souffraient de coliques néphrétiques ; T. (obs. 15) avait des urines noires quand il se fatiguait ; B. (obs. 14) a depuis 20 ans des urines sanglantes quand elle a des coliques ; L. (obs. 17) a eu des hématuries fréquentes ; D. (obs. 18), tous les ans pendant les travaux de l'été ; J. (obs. 34) a uriné du sang ; M. (obs. 35) a uriné du sang ; F. (obs. 47), des caillots.

En somme un assez grand nombre a uriné du sang, parfois

sans cause déterminante, parfois avec des coliques (obs. 11, 14), ou à l'occasion de fatigues (obs. 15, 17, 18); mais j'ai l'impression qu'il n'y a pas ici une concordance aussi remarquable entre l'hématurie et la fatigue que pour les aseptiques. Assurément, pour un certain nombre, le sang mélangé au pus passe inaperçu, peut-être l'urine purulente a-t-elle été un peu plus foncée, mais le malade n'y a pas ajouté d'importance.

P. (obs. 10) a bien uriné du sang, mais elle avait de la cystite.

Par contre, d'autres malades n'ont jamais vu de sang dans l'urine, par exemple (obs. 8, 19, 22, 23, 24, 25, 27, 28, 29, 33). La malade de l'observation 25 n'a plus eu d'hématurie depuis qu'elle a été lithotritiée par mon habile assistant Giuliani.

Et même chez certains, l'examen microscopique n'a pas révélé d'hématies ou presque pas (obs. 19, 22, 23, 27, 28, 31, 33, 45).

Ce n'est pas seulement pour le malade que l'hématurie passe au second plan, mais aussi pour le médecin. En d'autres termes, si j'avais attaché à la présence des hématies dans l'urine une importance aussi grande que dans les cas aseptiques, sans doute aurais-je répété mon examen et aurais-je fini par constater qu'au pus se trouvaient souvent mélangées des hématies.

Cette constatation n'est pas sans importance, car on peut dire que dans une urine provenant d'une pyélonéphrite non tuberculeuse, non liée à un cancer, la présence de globules rouges orientera nos investigations du côté de la lithiase.

c) Les Phénomènes généraux.

Fièvre, anorexie, affaiblissement. — Tels sont les symptômes qui déterminent le plus souvent à venir demander les secours du chirurgien.

Obs. 1. — B. Opéré pour un calcul de la vessie, ce malade ne se relève pas, malgré l'évolution normale de la plaie. Le rein gauche reste volumineux. Je conseille la radiographie qui décèle un calcul. (Depuis lors, je soumets avant l'intervention, mes malades atteints de calculs de la vessie, à la radiographie systématique de tout l'appareil urinaire.

Obs. 2. — G. Ce malade est préoccupé par des hématuries et l'apparition récente d'un varicocèle. Il est porteur d'un calcul rénal coexistant avec un cancer.

Obs. 6. — M. ne consent à subir l'opération qu'il a refusée neuf ans auparavant, que parce que ses forces déclinent de plus en plus.

Obs. 7. — R. se préoccupe aussi de son état général.

Obs. 8. — F. a des douleurs, et enfin après la néphrectomie, elle a une crise d'anurie, indice d'un calcul dans l'autre rein.

Obs. 9. — Après de multiples traitements, notamment dans des stations hydrominérales de France et de l'Etranger, B. réclame avec insistance une intervention, parce qu'elle s'affaiblit considérablement.

Obs. 10. — P. souffre bien de la vessie, mais sa cachexie est extrême.

Obs. 11. — L. a des coliques néphrétiques et est rétentionniste, mais son état est si précaire que l'opération n'ayant pas amélioré sa situation, il succombe cinq mois après.

Obs. 14. — Atteinte de lithiase infectée bilatérale, avec une énorme collection purulente d'un côté, B. est dans un état lamentable.

Obs. 15. — T. il est vrai, ne souffre que d'un peu de lassitude, il ne se préoccupe que de la purulence de ses urines. C'est un cas peu avancé. Ce malade réclama mes soins sur les conseils de son frère médecin militaire, et parfaitement au courant de la chirurgie urinaire.

Obs. 17. — L. a refusé il y a onze ans l'opération proposée par Albarran. Il vient la demander parce qu'il est à bout de forces, et sans appétit.

Obs. 18. — D. est peu affaibli. L'indication d'opérer résultait non moins de l'existence d'une tuberculose rénale unilatérale que de la présence d'un calcul.

Obs. 19. — J. est modérément affaibli et il souffre de coliques néphrétiques.

Obs. 20. — V. Ici, l'état général devient mauvais. On le soigne, non sans quelque raison, pour brigthisme.

Obs. 22. — Si C. a des coliques néphrétiques violentes dues à des crises de rétention rénale et s'accompagnant de fièvre, son état général s'en ressent fortement et l'appétit est médiocre.

Obs. 23. — V. a des crises douloureuses, mais elle souffre depuis longtemps de troubles digestifs, qui disparaîtront après l'opération ; sa maigreur est extrême.

Obs. 24. — D. souffre peu, mais s'affaiblit.

Obs. 25. — Opérée pour un calcul de la vessie, D. se préoccupe de ce que son urine reste purulente.

Obs. 27. — L. ne souffre pas, mais s'affaiblit.

Obs. 28. — V. Crises douloureuses avec fièvre qui influent déjà assez sérieusement sur son état général.

Obs. 29. — D. a maigri considérablement.

Obs. 30. — C. a des crises douloureuses avec fièvre, vomissements suivis d'anorexie.

Obs. 31. — B. n'a jamais souffert mais elle s'affaiblit.

Obs. 33. — P. a eu des crises avec fièvre et chaque crise le laisse plus déprimé, plus affaibli.

Obs. 34. — J. s'affaiblit et maigrit.

Obs. 43. — G. a des crises et elle s'affaiblit.

Obs. 44. — L. a refusé l'opération que je lui ai proposée, il y a 3 à 4 ans, il se décide maintenant qu'il décline.

Obs. 45. — T. est dans un état lamentable.

Obs. 46. — F. Sa faiblesse l'empêche de se livrer à ses travaux.

Je laisse de côté G. (obs. 2) et D. (obs. 18) opérés parce que je soupçonnais, chez le premier un cancer, et que chez le second j'avais diagnostiqué la tuberculose.

Quelques-uns sont venus demander l'opération parce qu'ils souffraient du rein (obs. 8, 11, 17, 22, 23, 28, 30, 43), sous forme de crise ou sous forme de lourdeur (obs. 24) ; mais, même pour ces malades, l'état général joue un rôle important dans la décision.

Plusieurs ne souffraient que fort peu ou pas, mais vinrent réclamer une intervention, parce qu'ils perdaient l'appétit et leurs forces (obs. 6, 7, 9, 14, 17, 20, 27, 29, 31, 33, 34, 45, 47). Ce sont les plus nombreux.

Quelques-uns d'entre eux avaient déjà été sollicités de se faire opérer, mais avaient refusé. Ils vinrent d'eux-mêmes réclamer l'intervention du chirurgien quand ils eurent la conscience nette de leur déchéance progressive.

Enfin, une malade fut opérée (obs. 10) parce que, en plus d'un état vraiment cachectique, elle se plaignait de troubles vésicaux.

Un seul vint simplement parce que son urine était purulente (obs. 15), et que, malgré ses malaises peu prononcés, un médecin, son parent, lui conseilla de ne pas négliger sa santé.

Du reste, quand on revoit les malades quelques mois ou quelques années après l'opération, et que l'on constate les heureuses modifications de leur état général, l'indication qui résultait de la perte d'appétit, de l'amaigrissement, de l'affaiblissement, apparaît plus évidente encore.

D'une façon générale, le lithiasique infecté est moins incommodé par la douleur que le lithiasique aseptique. La différence est grande avec la lithiase vésicale si douloureuse d'ordinaire quand elle est infectée. Si le lithiasique rénal infecté réclame l'opération qu'il a refusée autrefois, c'est parce que son état général devient mauvais, qu'il perd l'appétit, maigrit, s'affaiblit, se cachectise même.

En résumé, nous n'observons les coliques néphrétiques complètes guère plus souvent chez les infectés que chez les aseptiques, alors que la plus grande fréquence des interventions chez les premiers pour calculs vésicaux aurait pu faire croire que la migration des calculs infectés du rein dans la vessie était plus commune.

La douleur dans sa forme paroxystique, aussi bien que dans sa forme chronique, s'observe chez l'infecté, mais l'influence exacerbante de la fatigue, et surtout l'action sédatrice du repos se dégagent peut-être moins nettement.

L'hématurie s'observe également, mais elle est, sinon remplacée, du moins masquée par la pyurie.

En dehors des cas où la lithiase est parfaitement, au moins en apparence, tolérée par l'organisme, mes observations, tant celles de malades non opérés que celles complétées par l'intervention, démontrent combien cette affection est encore tardivement diagnostiquée et même ignorée.

Parfois, c'est un calcul de la vessie dont la symptomatologie bruyante attire l'attention (obs. 1). D'autres fois, l'examen de l'urine est négligé, et les phénomènes douloureux sont rapportés à quelque autre organe, appendice, vésicule biliaire, utérus et annexes. Ou bien, toujours en l'absence d'un examen bactériologique et microscopique de l'urine, les troubles de la santé, anorexie, dyspepsie, amaigrissement, sont mis sur le compte d'une altération fonctionnelle du système digestif, le lien qui les rattache à une affection suppurative des voies urinaires étant méconnu.

Ce qui domine la symptomatologie de la lithiase infectée, c'est, avec la purulence des urines, l'influence néfaste exercée sur l'organisme, soit par les crises avec fièvre soit par l'infection lente. Peu à peu les malades sont conduits aux troubles digestifs, à l'affaiblissement et à un état plus ou moins voisin de la cachexie. Mais, en somme, ces symptômes ne sont point caractéristiques de la lithiase, ce sont ceux de l'infection rénale, de sorte que, plus peut-être que pour la lithiase aseptique, le dernier mot du diagnostic appartient à la Radiographie.

VI

L'EXPLORATION RÉNALE DANS LA LITHIASE

Cathétérisme urétéral et Séparation endo-vésicale.

La nécessité d'un examen des urines séparées des deux reins est plus ou moins grande, suivant que l'urine est ou non infectée, et le procédé à employer doit être discuté dans l'un et l'autre cas.

§ 1. Lithiase aseptique

A moins que le calcul n'ait amené la destruction complète de toute la substance rénale, la néphrectomie ne vient guère en discussion, quand la lésion est aseptique. Il n'y a donc pas une utilité absolue à être renseigné sur l'état de l'autre rein, puisque le rein lithiasique ne sera enlevé chirurgicalement que s'il a été supprimé déjà au point de vue fonctionnel.

Toutefois, il peut survenir un accident : arrachement du pédicule, hémorragie opératoire ou secondaire, qui nous mette brusquement dans l'obligation de pratiquer une néphrectomie, comme cela s'est produit dans mes observations 16 et 30.

Agir ainsi, sans renseignements sur le rein adelphe, c'est faire une chirurgie aventureuse qui sera payée par des heures d'angoisse, jusqu'à ce que nous ayons la preuve du fonctionnement de l'autre rein.

Combien opèrerons-nous avec plus de tranquillité si nous sommes renseignés avant d'intervenir?

Cependant, je n'ai fait l'exploration de l'autre rein que dans un très petit nombre de cas de calculs avec urine aseptique.

Parfois, dans la pratique, je me suis heurté à des refus, dont j'aurais certainement triomphé si j'avais puisé mes arguments dans la conviction que l'examen était indispensable.

Chez un de mes derniers malades, je n'ai pas hésité à explorer, par le cathétérisme urétéral, le rein supposé sain, en raison des circonstances dans lesquelles j'avais à intervenir.

Il s'agissait, en effet, d'une récidive chez un calculeux opéré cinq ans avant.

Je m'attendais à éprouver des difficultés comme dans toutes les opérations itératives, et je voulais être en mesure de parer à toutes les éventualités. En fait, l'opération présenta quelques difficultés, mais elle se termina sans accident. Renseigné sur le bon fonctionnement de l'autre rein, j'opérai avec une grande quiétude et une tranquillité que je n'aurais pas eues si le moindre doute avait subsisté sur l'organe adelphe.

Donc, même dans les cas simples, il y a avantage à faire, soit la séparation, soit le cathétérisme urétéral, avant d'opérer un calcul aseptique, et cette exploration s'impose quand des difficultés ou des complications opératoires sont prévues.

L'urine étant aseptique, le cathétérisme urétéral me paraît la méthode de choix.

§ 2. — Lithiase infectée

Pour les calculs infectés, l'exploration des fonctions rénales devient une nécessité absolue, parce que la néphrectomie pourra venir en discussion, soit avant l'opération, si nous supposons de graves lésions rénales, soit pendant l'opération si nous nous trouvons en présence de lésions ou de complications imprévues, et plus tard, s'il survient des complications graves, au premier rang desquelles il faut placer l'hémorragie secondaire.

Mes observations montrent que, dans le plus grand nombre de cas de lithiase rénale, surtout dans les formes avec infection grave, j'ai pratiqué presque systématiquement la séparation ou le cathétérisme de l'un ou l'autre rein. Parmi les rares exceptions à cette règle (obs. 1, 7, 11, 30), au nombre de quatre, j'en trouve deux chez lesquelles l'examen fut délaissé pour cause de difficultés inhérentes à la prostate ou à l'urètre (obs. 7, 11).

J'ai pratiqué cette exploration à 27 malades (pour 29 cas de lithiase infectée), comprenant 12 hommes et 15 femmes. J'étudierai successivement les malades de l'un et l'autre sexe, cette condition ayant une grande importance pour le choix de la méthode.

a) Lithiase infectée chez l'homme.

Chez l'homme, j'ai pratiqué la séparation 4 fois (obs. 2, 6, 33, 47); le cathétérisme urétéral, 9 fois (obs. 15, 17, 18, 19, 20, 33, 34, 44).

Sauf chez T., J. et L. (obs. 15, 19, 44), ce fut le rein supposé sain qui fut cathétérisé.

Je laisserai de côté l'observation 18. Il s'agissait d'un calcul chez un tuberculeux rénal. Or, chez les tuberculeux, je donne à tort ou à raison, dans presque tous les cas, la préférence au cathétérisme de l'uretère du rein supposé sain. (La discussion de ce point m'entraînerait hors des limites du sujet qui m'occupe).

La séparation me servit de base pour pratiquer la néphrectomie dans deux observations (2 et 48). Les renseignements fournis par la séparation dans mon observation 2 furent du reste, assez imparfaits, mais suffisants si l'on en juge par le bon résultat opératoire.

Dans l'observation 48, la séparation se montra entre mes mains, nettement supérieure au cathétérisme urétéral, et ce cas est ainsi un bel exemple de la suppléance que peut exercer une méthode vis-à-vis de l'autre défaillante.

Ce malade avait des urines très purulentes qui ne cultivaient pas, de telle sorte que je songeai à la tuberculose. (L'inoculation de l'urine resta négative, de même que celle qui fut faite ensuite avec un fragment rénal.)

Néanmoins, dans l'hypothèse de tuberculose et conformément à ma conduite habituelle, je tentai le cathétérisme du rein supposé sain. La sonde urétérale franchit le méat urétéral, mais elle est arrêtée aussitôt et rien ne coule.

Trois jours après, je fais la séparation endo-vésicale avec le séparateur de Luys et j'obtiens à droite un centimètre cube d'urine absolument purulente et très pâle, à gauche trois à quatre centimètres cubes d'urine jaune et trouble; le microscope montre que le trouble est dû exclusivement à des globules rouges.

Cela attestait la suppuration du rein droit et l'intégrité du rein gauche.

Dans un autre cas (obs. 33), l'avantage resta au cathétérisme, mais ce fut plutôt le fait de circonstances indépendantes de la méthode. En effet, je pratiquai ici, le malade étant très timoré, une rachistovanisation et je tentai une séparation. Durant toute la séance, le malade lipothymique ne me donna pas une goutte d'urine, ni à droite, ni à gauche. Peu de jours après, avec une simple instillation de stovaïne dans la vessie, le cathétérisme du rein sain me fournit tous les renseignements nécessaires.

Dans un cas assez ancien (obs. 2), la séparation ne me donna pas les renseignements suffisants. Tout d'abord, j'obtiens de l'urine normale du côté sain, et du côté opposé, du pus à l'état de pureté. Puis, l'appareil s'étant déplacé, le pus s'écoula des deux côtés. Peut-être, aurais-je dû me contenter de ces renseignements et pratiquer la néphrectomie, quand l'incision faite je constatai d'énormes lésions rénales suppuratives, je fis une néphrectomie secondaire.

Est-on autorisé à pratiquer le cathétérisme du rein supposé sain, chez un homme lithiasique, dont les urines sont infectées?

J'ai cru devoir me comporter de la sorte, six fois sur 13 malades (obs. 17, 18, 20, 33, 34, 48). De ces 6 malades, deux doivent être éliminés (obs. 18 et 48), car il s'agissait une fois de tuberculose lithiasique et dans l'autre cas une lésion analogue pouvait être soupçonnée.

Sur les quatre restants, le cathétérisme urétéral échoua une fois (obs. 46). Un opéré est mort 4 à 5 mois après, d'insuffisance rénale (ou de cancer du foie) (obs. 17). Un autre mourut opératoirement (obs. 20), deux opérés depuis quelques mois seulement ont guéri opératoirement et vont bien, mais leur urine est encore infectée.

De sorte, qu'après ce dépouillement, je me trouve dans l'impossibilité de donner à cette question, de l'inocuité du cathétérisme urétéral chez les lithiasiques infectés, une réponse tirée de ma pratique.

Mais, j'ai le devoir de dire que, dans la thèse de mon élève Michaïloff (Lyon 1907, p. 71 et suivantes), j'ai rapporté un cas d'infection par le cathétérisme urétéral effectué dans des conditions bien différentes de celles que j'exige actuellement avant de le pratiquer. (Je dois la suite de l'observation à mon ami Escat, de Marseille, qui opéra la malade).

En tout cas, je crois que diverses conditions sont requises pour que l'on soit autorisé dans une certaine mesure, à pratiquer le cathétérisme du rein sain, et voici ma règle de conduite :

1°. — Tout d'abord, j'exige une radiographie aussi précise que possible du côté supposé sain, rein et uretère, écartant autant que faire se peut, l'hypothèse de calcul.

Nous savons, et l'enseignement de Guyon a bien mis ces faits en lumière, que la présence d'un corps étranger constitue l'une des conditions favorisantes de l'infection.

2°. — En second lieu, le lavage préalable de la vessie sera fait aussi rigoureusement que possible. La vessie, chez les lithiasiques rénaux, à part de rares exceptions (la femme de l'obs. 10 notamment), n'est généralement pas lésée, et après le lavage, on voit d'ordinaire au cystoscope, la muqueuse parfaitement propre; tandis que la muqueuse de la vessie tuberculeuse ne peut être lavée complètement.

Toutefois, il ne faut pas se faire d'illusion à ce sujet. Pour infecter le milieu vésical que la sonde urétérale va traverser, ne suffit-il pas d'une éjaculation urétérale?

3°. — C'est pourquoi j'ai adopté la technique suivante :

Avant qu'elle soit introduite dans le cystoscope, dans la vessie ensuite, et jusqu'au moment précis où elle franchira l'orifice urétéral, un aide injecte dans la sonde urétérale de l'eau stérilisée. J'espère par ce moyen me mettre un peu à l'abri du danger provenant de la cueillette par l'œil de la sonde de quelque impureté vésicale.

Ce procédé, que j'appelle « procédé de la seringue », a aussi pour but de prévenir l'erreur qui consiste à mettre sur le compte du rein les impuretés contenues dans la vessie et recueillies pendant la traversée vésicale. La tension du liquide injecté tient en échec la tension du liquide vésical qui ne peut pénétrer dans la sonde. Dès que l'œil de celle-ci a franchi le méat urétéral, je commande brusquement d'arrêter l'injection, mais la seringue n'est séparée de la sonde que lorsque l'œil lui-même a pénétré dans l'uretère, afin de maintenir la tension sans continuer l'injection.

4°. — La sonde ne pénètre que de quelques centimètres seulement.

5° Je ne la laisse dans l'uretère que le temps strictement nécessaire pour recueillir la quantité d'urine exigée par l'analyse chimique, histologique et quelquefois bactériologique.

6°. — Je termine la séance en injectant un ou deux centimètres cubes de nitrate d'argent.

7°. — Enfin, le malade reçoit l'ordre de boire abondamment après la séance, pour provoquer une chasse d'urine.

Il semble bien que, toutes ces précautions prises, l'on ne puisse taxer cette pratique de fautive, et cependant, après avoir agi de la sorte, je ne saurais prendre sur moi de la recommander comme étant sûrement inoffensive. Continuerai-je d'agir ainsi à l'avenir? Ne reviendrai-je pas à la séparation des urines, ou bien ne sonderai-je pas le rein malade en recueillant dans la vessie l'urine du côté sain, conservant le cathétérisme du rein comme une dernière ressource?

Le procédé qui consiste à sonder l'uretère sain est assurément, chez l'homme, le plus simple, le plus précis, et même le moins douloureux (comparativement à la séparation), mais c'est le plus critiquable et le plus dangereux, il faut en convenir.

Pour ce motif, chez trois de mes derniers opérés, j'ai cathétérisé le rein malade, recueillant l'urine de l'autre rein dans la vessie, procédé suffisant quand l'urine du rein malade absolument purulente et sans valeur démontre l'absence presque complète de son fonctionnement.

b) Lithiase infectée chez la femme.

J'ai pratiqué l'examen instrumental de l'autre rein soit par cathétérisme urétéral, soit par séparation endo-vésicale, à 16 femmes atteintes de lithiase infectée (obs. 8, 9, 10, 14, 22, 23, 24, 25, 27, 28, 29, 31, 36, 42, 43, 45).

La séparation endo-vésicale fut employée chez toutes sauf une seule (obs. 8), la première des opérations chez la femme qui figure dans ma statistique. Avant d'intervenir sur le rein gauche, volumineux, douloureux, je pratiquai le cathétérisme du rein droit. L'urine recueillie est limpide, et on n'y trouve que quelques globules blancs. Le rein gauche enlevé, l'urine vésicale resta purulente, et je me demandais, non sans angoisse, si je n'avais pas infecté le rein. Neuf mois après, je fus contraint d'intervenir sur le rein droit et j'enlevai un calcul pesant 10 gr. constitué par du phosphate de chaux et de l'oxalate de chaux, ce dernier à l'état de traces.

C'était nettement un calcul secondaire, et l'infection ne datait pas de mon cathétérisme.(Cependant il y a lieu d'être surpris de la qualité de l'urine qui ne pouvait faire prévoir l'existence d'un calcul infecté !)

Actuellement, la radiographie ne manquerait pas de révéler la présence d'un calcul (elle avait été faite mais sans résultat par X.) et je m'abstiendrais de sonder ce rein à moins que l'infection en fût démontrée.

Chez toutes les autres femmes atteintes de lithiase infectée, j'ai eu recours à la séparation endo-vésicale.

Difficultés de la séparation. — La séparation des urines est, chez la femme atteinte de lithiase rénale, une méthode simple et d'ordinaire efficace, en ce sens que, sans danger, elle nous renseigne *suffisamment* sur la valeur comparée de chaque rein, et sur leurs lésions ou leur intégrité pathologique,

Les discussions qui ont eu lieu récemment m'obligent à rentrer dans quelques détails, d'autant plus que mon nom y a été mêlé et que ma pratique a été envisagée de façons diverses.

(Dans tous mes examens, je me suis servi du séparateur de Luys. Que cet instrument soit le meilleur, je n'entends nullement le rechercher, son emploi m'est familier et c'est un bon instrument.)

Les contre-indications à l'emploi de la séparation endo-vésicale dans la lithiase infectée sont rares. D'une façon générale, elles se réduisent à l'existence de lésions vésicales (tumeurs, calculs), ou à l'irritabilité de cet organe, ayant réduit sa capacité à de trop minimes proportions (la rachistovanisation étend les limites de la méthode, par sa merveilleuse action sur la vessie et par la possibilité de tenir les malades assis), ou à la gêne apportée par la pression d'un organe voisin sur la vessie.

C'est ainsi que chez Mme D. (obs. 26), la séparation échoua, la vessie étant comprimée par un utérus fibromateux.

Dans la lithiase rénale, la vessie oppose rarement quelque obstacle à la séparation par le fait d'une capacité insuffisante. Dans tous les cas de lithiase suppurée que j'ai examinés, elle conservait une capacité normale, sauf une seule exception, l'obs. 10. La vessie n'avait qu'une capacité médiocre, 80 à 100 gr., elle était douloureuse et certainement infectée; l'urine était fétide. La séparation fut une manœuvre délicate, douloureuse, infidèle par suite de la difficulté de l'application exacte de l'instrument, et des éléments vésicaux qui pouvaient polluer l'urine.

(Je n'ai pas à regretter d'avoir opéré cette malade, toutefois il faut convenir que les renseignements de la séparation furent imparfaits.)

J'énumèrerai maintenant les résultats obtenus, chaque fois que j'ai appliqué la séparation avant l'opération. J'en étudierai ensuite les applications après l'opération.

(Je me défends d'aborder l'étude des examens instrumentaux dans la tuberculose. Mais, cependant, que mon distingué confrère Cathelin, me permette de lui faire remarquer que dans sa 5me lettre (j'allais dire dans sa 5me philippique), il cite 8 observations de tuberculose rénale opérée après division des urines. Toutes sont terminées par les mots « Suites-Guérison ». Cela atteste que la division donne des indications suffisantes au point de vue fonctionnel; mais dans ces vessies où le cathétérisme est impossible parce qu'elles sont « de très petite capacité et qu'il est impossible de distinguer aucun détail », la division endo-vésicale recueillant des urines souillées par le milieu vésical, est incapable d'affirmer l'intégrité pathologique du rein conservé. Il y aurait donc utilité à connaître les suites éloignées de ces interventions.)

OBSERVATIONS

Obs. 9. — Calcul du rein gauche diagnostiqué par la radiographie.

Capacité vésicale : Normale.

SÉPARATION DES URINES

Rein gauche	*Urine totale*	*Rein droit*
Urine très purulente	Purulente	Pas d'urine

Ce résultat me surprit, il était inattendu. La malade ne se plaignait que du rein gauche. C'est dans cet organe que la radiographie avait montré un calcul. Il est vrai qu'elle avait été limitée au côté gauche. (Depuis cette observation, pareille lacune est absolument évitée, la radiographie des deux reins et des deux uretères est pour nous une règle absolue.)

Un nouvel interrogatoire nous apprit que, de nombreuses années auparavant, la malade avait eu du côté droit des douleurs dont elle avait perdu le souvenir.

La malade succomba après la néphrotomie et l'autopsie nous donna la clef du problème :

L'uretère droit était obstrué à sa partie inférieure par un calcul du volume d'une olive, et le rein était remplacé par une poche hydronéphrotique sans aucune valeur sécrétoire.

La séparation avait donc été exacte et fidèle.

Obs. 14 :

Capacité vésicale : 220 grammes.

SÉPARATION DES URINES

	Rein droit	*Urine totale*	*Rein gauche*
	Urine purulente, un peu ambrée	Très purulente	Urine purulente et pâle
Urée	13,24 par litre		4,86 par litre
Phosphates	2,5 —		1,2 —
Chlorures	3 —		4,2 —
Cultures :	staphylocoques		Staphylocoques

La radiographie montre de chaque côté d'énormes calculs évalués par Arcelin, à 35 gr. à droite et à 15 gr. à gauche.

Je demandais à la séparation de me renseigner sur l'existence de la bilatéralité de la suppuration, et sur la valeur fonctionnelle de chaque rein.

On remarquera que le rein gauche, qui donne le moins d'urée, est celui qui contient le plus petit calcul, objection sans importance, l'expérience nous l'apprend.

Malgré l'extrême cachexie, je pratiquai une néphrotomie (à droite, parce que ce rein était le plus volumineux). L'incision donna issue à 200 gr. de pus. Le malade succomba quelques jours après. L'autopsie fut refusée.

Obs. 22 :

Vessie, capacité 250 à 300 grammes.

SÉPARATION DES URINES

Rein gauche	*Urine totale*	*Rein droit* (côté malade)
Urine limpide, jaune ambrée	Très louche	Pas d'urine
Urée . . 12 gr. 16 par litre	13 gr. 51 par litre	
Chlorures 9 gr. —	13 gr. —	
Cultures : stériles	Staphylocoques	
Culot de la centrifugation : quelques globules de pus et qq. globules de sang.	Globules de pus Pas d'hématie.	

Nephrotomie. — Guérison.

Un an après. — Urine louche. — Cultures coli-bacilles.

SÉPARATION DES URINES

	Rein gauche	*Rein droit* (côté opéré)
	Urine jaune ambrée 8 c. c.	Jaune ambrée un peu pâle et un peu louche 4 c. c.
Urée	24,34 par litre	13,50 par litre
Chlorures	13,90 —	8,50 —

Aussitôt après, cathétérisme du rein droit. Pas de rétention. Capacité pyélitique 10 à 15 centimètres cubes.

Le rein droit fournit donc de l'urine encore un peu trouble et de moindre teneur. Le bassinet, trouvé dilaté au moment de l'opération, l'est encore un peu, mais beaucoup moins.

Deux ans et 4 mois après, l'urine est trouvée limpide, aseptique.

Il s'agissait d'un petit calcul de 0 gr. 80, mobile dans le bassinet assez fortement dilaté, et obstruant parfois l'orifice urétéro-pyélitique, produisant ainsi des crises de rétention avec fièvre et douleur.

Au moment de l'examen, le rein était en état de rétention, d'où absence d'urine de ce côté.

La similitude de l'urine totale et de l'urine gauche atteste l'exactitude de la séparation.

La vessie bien lavée n'a pas contaminé l'urine gauche, et, en ce sens, la séparation fut bactériologique, mais en ce sens seulement, puisqu'il n'y a pas eu arrivée de l'urine infectée dans la vessie.

Obs. 23 :

Capacité vésicale : 260 grammes.

	Urine gauche	*Urine totale*	*Urine droite* (côté malade)
Jaune ambrée		louche	Pas d'urine
Urée . .	24 gr. 31	25 gr. 67	
Chlorures	8 gr.	7 gr. 50	
Culot de la centrifugation :	très rares leucocytes et hématies.	Nombreux leucocytes 1 ou 2 hématies.	

Le rein droit n'a rien donné, il était en rétention. Le lendemain, décharge purulente. Je fis une néphrotomie puis une néphrectomie secondaire. L'urine resta longtemps bactérienne.

Un an et deux mois après, l'urine est limpide. Dans le culot, on trouve difficilement un globule de pus. Cultures stériles.

Ce cas de lithiase est analogue au précédent, et la séparation a donné la même indication.

Obs. 24 :

Capacité vésicale : normale.

SÉPARATION DES URINES

	Urine gauche	*Urine totale*	*Urine droite* (côté malade)
Urine jaune ambrée, limpide		tantôt trouble tantôt louche tantôt limpide	Pas d'urine
Urée . .	6 gr. 21 par litre	3 gr. 24 par litre	
Chlorures.	8 gr. —	4 gr. —	
Phosphates	0 gr. 76 —	0 gr. 47 —	

Quelques rares globules blancs ; quelques rares globules rouges.
Un peu d'albumine.

Nephrectomie. — Guérison.

Un an après, l'urine ne contient ni globule blanc ni globule rouge, mais un peu d'albumine.

Ce cas est comparable aux deux précédents.

Obs. 25 :

Capacité vésicale : 250 grammes.

SÉPARATION DES URINES

Urine droite		*Urine totale* Purulente	*Urine gauche* (côté malade)
Urée. . .	17 gr. 89 par litre.		15 gr. 94 par litre
Chlorures .	10 gr. —		6 gr. —
Phosphates	2 gr. 23 —		1 gr. 16 —
Quelques globules blancs.			Nombreux globules blancs et rouges.
Un peu d'albumine.			Disque épais d'albumine.

Cette séparation indique un fonctionnement important du rein lithiasique.

Soixante-trois jours après la néphrotomie, la séparation est faite :

SÉPARATION DES URINES

	Rein droit	*Rein gauche* (côté opéré)
	Même quantité	Même quantité
	Jaune, limpide	Pâle avec débris en suspension.
Urée. . . .	12 gr. 16 par litre	7 gr. 56 par litre
Chlorures . .	8 gr. 50 —	6 gr.
Phosphates .	0 gr. 97 —	0 gr. 78 —

NOUVELLE SÉPARATION (sept mois après).

Rein droit	*Rein gauche* (côté opéré)
21 centimètres cubes	8 centimètres cubes
Urée 19 gr. 45 par litre	21 gr. 35 par litre
— 0 gr. 21 pour 21 c. c.	0 gr. 17 pour 8 c. c.

Six mois après, ni l'urine droite ni l'urine gauche ne contiennent de globules blancs.

Obs. 27 :

Capacité vésicale : 450 grammes.

SÉPARATION DES URINES

	Urine gauche	*Urine totale*	*Urine droite* (côté malade)
	Même quantité		Même quantité
	Jaune, ambrée	Très purulente	Pâle, louche
Urée. . .	31 gr. 32 par litre	. . . .	9 gr. 13 par litre
Chlorures .	15 gr. 20 —	. . . .	15 gr. 20 —
Phosphates	0 gr. 85 —	. . . .	0 gr. 85 —
Culot :	Quelques rares globules de pus.		Nombreux globules de pus Un globule de sang
	Nombreuses hématies.		
	Albumine : un peu.		

En somme, rein droit assez altéré. Il contenait un calcul de 42 grammes, et ne présentait pas de lésion de rétention.

Je fis d'abord la néphrotomie, espérant pouvoir conserver le rein, puis la récidive me paraissant inévitable, je terminai par la néphrectomie. Un an et demi après, l'urine est limpide et ne contient ni globule de pus, ni albumine.

Obs. 28 :

Capacité vésicale : 500 grammes.

SÉPARATION DES URINES

	Urine droite	*Urine totale*	*Urine gauche* (côté malade)
		Modérément purulente	
	Très pâle		Très pâle
Urée. . .	1 gr. 69 par litre	8 gr. 10 par litre	2 gr. 16 par litre
Chlorures .	3 gr. —	7 gr. —	3 gr. —
Phosphates	0 gr. 17 —	1 gr. 95 —	0 gr. 15 —
Pas d'éléments figurés			Globules blancs nombreux

Pour apprécier le résultat de l'examen au point de vue clinique, il faut tenir compte de ce que le malade ayant bu abondamment, l'urine était diluée. D'autre part, l'urine droite fut sept fois plus abondante que l'urine gauche, de sorte que, comme dans l'épreuve de la polyurie expérimentale, la quantité d'urée émise par le rein sain, plus faible par rapport au litre, est notablement plus abondante par rapport à la quantité totale.

On remarquera que la séparation fut microscopique. Je regrette de n'avoir pas fait faire des cultures pour vérifier si elle n'était pas aussi bactériologique.

Je pratiquai la néphrectomie.

Un an après, l'urine est encore fortement bactérienne. On ne trouve que de rarissimes globules.

Obs. 29 :

Capacité vésicale : 340 grammes.

SÉPARATION DES URINES

Urine gauche	*Urine totale*	*Urine droite* (côté malade)
Même quantité		Même quantité
Jaune, ambrée, limpide	Purulente	Très purulente (plus que l'urine totale)
Urée . . 16 gr. 21 par litre	. . . . .	5 gr. 15 par litre
Chlorures 17 gr. —	. . . . .	4 gr. —
Culot : Un globule blanc		Beaucoup de pus
Albumine 0		Beaucoup d'albumine
Cultures stériles		Coli-bacilles

La séparation fut bactériologique et microscopique. Le rein fut conservé malgré des altérations importantes.

Deux mois après l'opération, la plaie étant cicatrisée, je fis une séparation. Le rein gauche seul donna de l'urine. Il y a donc encore des irrégularités dans la fonction du rein.

Un an et trois mois après, une nouvelle séparation montre que le rein opéré fonctionne, mais que son fonctionnement est inférieur à celui de son congénère.

	Urine gauche			*Urine droite* (côté malade)		
Urée .	6,21 par litre	0,080 pour 13 c. c.		1,89 par litre	0,007 pour 2 c. c.	
Chlorures	9 gr. —	0,117 —	—	3 gr. —	0,006 —	—
				Globules de pus assez nombreux.		

Obs. 31 :

Capacité vésicale : 700 grammes.

SÉPARATION DES URINES

	Rein gauche			*Rein droit* (côté malade)		
	Urine jaune, ambrée, limpide			Pus à l'état de pureté		
	Quantité : 7 c. c.			Quantité : 4 c. c.		
Urée .	15,81 pour 7 c. c.	0,120	par litre	0,24 pour 4 c. c. .	0,001	
Chlorures	7,60 —	0,057	—	5,26 —	0,024	
Phosphates	1,02 —	0,008	—	0,075 —	0,0003	
Culot :	Quelques leucocytes très peu nombreux ;			Pus à l'état de pureté		
Très rares globules rouges						
Albumine : présence importante.						

Je pratiquai la néphrectomie. Rein énorme, purulent, pesant 900 grammes. Un an après, l'urine est limpide; elle ne contient pas d'hématie, mais par ci par là un très rare globule de pus.

Albumine : présence importante.

Obs. 42 :

Capacité vésicale : 380 grammes.

SÉPARATION DES URINES

Rein gauche	*Urine totale*	*Rein droit* (côté malade)
Urine jaune, ambrée, limpide	Trouble	Pas d'urine
Analyse chimique omise.	Purulente.	
Culot : par ci par là un globule de pus, très rares globules rouges.		
Albumine : présence importante.		

Néphrectomie. — Le rein est petit, atrophié, réduit à l'état de moignon. Guérison.

Trois semaines après, au moment de son départ, l'urine est limpide. Dans le culot, quelques globules blancs. Pas d'albumine. Cultures stériles (l'urine totale n'a pas cultivé malgré la purulence. Il s'agissait d'une vieille lésion, sans doute refroidie).

Ultérieurement, je trouvai des traces d'albumine.

Obs. 43. — Lithiase suppurée bilatérale.

Capacité vésicale : Normale.

SÉPARATION DES URINES

Urine droite	*Urine totale*	*Urine gauche*
Jaune ambrée, peu trouble avec des grumeaux purulents.	Très purulente	Pas d'urine
Urée . . . . 4,05 par litre		

Immédiatement après la séparation, l'examen cystoscopique montre l'orifice utéral obstrué par un bouchon de pus.

Cette malade a subi la néphrectomie gauche. Le rein était détruit par la suppuration. Puis la néphrotomie droite. Elle est en traitement.

Obs. 45.

Capacité vésicale : Normale.

SÉPARATION DES URINES

Urine droite	*Urine totale*	*Urine gauche* (côté malade)
Jaune ambrée, limpide	Boue purulente	Fortement purulente

Néphrectomie. — Guérison.

Pour juger de la valeur d'une méthode, il faut préciser d'abord ce qu'on attend d'elle, et constater ensuite ce qu'elle peut donner, avec quelle approximation ou avec quelle précision elle peut le donner, et dans quelles limites nous pouvons nous fier aux constatations qu'elle nous a permis de faire.

Il s'agira seulement de malades du sexe féminin.

Dans le cas de lithiase suppurée, je demande à la séparation : 1° de me fixer sur l'existence et la valeur fonctionnelle de l'un et l'autre rein, et surtout sur la valeur du rein non lithiasique ; 2° de me donner des notions sur l'intégrité pathologique du rein supposé sain.

Valeur de la séparation au point de vue fonctionnel. — Pour apprécier la valeur fonctionnelle des reins, c'est à l'examen des urines séparées, par l'une des deux méthodes, séparation ou cathétérisme, que je donne la préférence.

Employant le cathétérisme urétéral, Albarran étudie la polyurie expérimentale ; d'autres recherchent le mode d'élimination par l'un et l'autre rein d'une substance introduite dans l'organisme, le bleu de méthylène, l'indigo carmin, etc...

Je me contente le plus souvent de l'analyse chimique des urines séparées et j'étudierai un jour plus complètement la valeur de cette méthode. Mais, actuellement, il y a seulement lieu de rechercher si la séparation des urines permet de réaliser l'une et l'autre de ces investigations.

L'épreuve de la polyurie expérimentale d'Albarran demande pour son exécution, deux heures. Il va de soi que, seul, le cathétérisme de l'uretère peut remplir le but. On ne conçoit guère l'application du séparateur pendant un si long temps.

On pourrait, il est vrai, étudier la polyurie pendant un laps de temps plus court. Nous en avons un exemple des plus nets, dans l'obs. 28 ; mais ce n'est pas la méthode complète d'Abarran.

On rejettera donc le séparateur pour l'étude de la polyurie provoquée. L'élimination du bleu, de l'indigo carmin, ne peut non plus être étudiée que pendant un temps très court. Je sais cependant des urologues qui se contentent de l'épreuve du carmin d'indigo, adjointe à la séparation, quand la différence des deux urines est très nette et qu'il se produit notamment une élimination non retardée et intense du côté sain.

Par contre, j'estime que la séparation permet, en recueillant simultanément, durant un temps suffisant (n'oublions pas qu'il s'agit de vessie tolérante), et en quantité voulue, l'urine séparée des deux reins, permet, dis-je, d'obtenir des données très positives sur la valeur comparée des deux reins, étudiée d'après l'analyse chimique des urines.

Un seul cas fait exception : c'est celui de l'obs. 10. La vessie était intolérante, et la quantité d'urine resta insuffisante pour doser les principes essentiels.

On sera frappé, en lisant mes observations, du nombre considérable de cas dans lesquels le rein malade n'a pas donné d'urine. Ceci mérite de nous arrêter quelques instants, et il y a lieu de se demander quelle interprétation il faut donner à ce phénomène. (Dire que les résutats doivent être interprétés suivant les leçons de l'expérience, ne peut pas être considéré comme un reproche à cette méthode.)

Dans les obs. 9, 22, 23, 24, 42, 43, un des reins ne fournit pas d'urine.

Dans l'obs. 9, l'autre rein n'existait plus. Un calcul de l'uretère obstruant ce conduit l'avait rendu complètement hydronéphrotique.

Dans les obs. 22, 23, un calcul du rein produisait de la rétention intermittente.

Dans l'observation 42, le rein n'avait plus de valeur sécrétoire.

Dans l'observation 44, le pus épais ne pouvait passer par la sonde. Il ne s'écoula dans une séance de cathétérisme urétéral qu'après dilution après une injection d'eau stérilisée.

L'absence d'urine était due à une obstruction calculeuse urétérale définitive et complète (obs.9), à l'occlusion intermittente du rein par un calcul de petite dimension et mobile (obs. 22, 23), à l'obstruction du bassinet par un calcul volumineux, le rein étant à peu près détruit (obs. 24, 42) et enfin à la qualité de l'urine épaissie par le pus (obs. 43).

Je me suis souvent demandé si la dépression exercée par le séparateur sur le fond de la vessie ne pouvait pas, par le tiraillement qui en résulte pour l'uretère, produire la disparition de la lumière du conduit urétéral, de la même façon qu'on obstrue le canal d'un tube de caoutchouc en exerçant une traction sur ses deux extrémités. Le fait est certainement admissible, mais je crois qu'il le serait encore plus pour les uretères tuberculeux durs, raccourcis, souvent inextensibles et parfois en partie obstrués par la matière caséeuse.

Si je recherche la valeur du rein dont le fonctionnement était ainsi arrêté, je constate que quatre fois il était nul ou à peu près; une fois il était médiocre, je crus cependant pouvoir faire une tentative de conservation qui fut suivie de néphrectomie secondaire (obs. 23); une fois le rein avait une réelle valeur (obs. 22), ainsi que j'ai pu le constater ultérieurement.

De ceci, il faut conclure : l'absence d'urine au moment de la séparation ne prouve rien autre que l'absence de fonctionnement *au moment de ladite séparation*, tel rein d'un fonctionnement nul au moment de la séparation pouvant être *bon à conserver*. Le séparateur aura seulement indiqué absence de sécrétion au moment de la séparation et non point absence de rein. Il ne faut pas lui demander autre chose.

Si, au contraire, nous voulons préciser le siège et le degré d'un rétrécissement, le siège d'un calcul, l'existence d'une dilatation du bassinet et en mesurer l'importance, il faut recourir au cathétérisme urétéral.

La séparation aura dit : absence de sécrétion, le cathétérisme urétéral, s'il a pu s'effectuer, c'est-à-dire si la sonde a pu franchir les obstacles et parvenir dans le rein, nous dira si l'arrêt de la sécrétion est dû à la suppression du rein, ou s'il s'agit d'une rétention et quelle en est l'importance.

Mais encore, faut-il convenir que le séparateur aura eu cet avantage de préciser le côté infecté, celui que nous pouvons sonder sans crainte d'infection. *Il aura joué le rôle d'avant-garde, d'éclaireur.*

Je ne veux pas étudier encore les résultats de la néphroto-

5

mie pour lithiase. On voudra cependant observer combien la séparation des urines peut être utile pour étudier le fonctionnement post-opératoire des reins néphrotomisés.

Dans l'obs. 22, la séparation m'a appris que le rein opéré donnait à peu près la moitié moins d'urine que l'adelphe, et que la teneur de cette urine était moitié moindre.

Dans l'obs. 25, on assiste à l'amélioration de la fonction. Le rein conservé avait été jugé d'une bonne valeur pendant l'opération, et l'on voit ensuite que le taux de l'urée est élevé : il a atteint celui de l'autre rein par rapport au litre, s'il reste encore un peu inférieur par rapport à l'unité de temps.

Dans l'obs. 29, le rein était plus altéré. A la première séparation effectuée après l'opération, il ne donne pas d'urine. Quinze mois après, l'urine est de si faible teneur (21 fois moins d'urée que son congénère) qu'il y a lieu de se demander si une néphrectomie n'eût pas été préférable, la lithiase étant infectée. L'avenir nous l'apprendra.

Chez la femme, la séparation endo-vésicale nous fournit donc un moyen facile et sans danger, de constater les modifications que subit le fonctionnement rénal et d'apprécier ainsi le résultat de nos opérations.

Valeur de la séparation pour préciser l'intégrité du rein supposé sain. — Au point de vue chimique, la séparation indique la valeur du rein sain, nos observations l'attestent.

Présence d'albumine. — Toutefois, il est un point sur lequel ses renseignements sont suspects : il a trait à la présence de l'albumine dans l'urine du rein sain.

Il est rare que le séparateur n'amène pas l'effusion d'une quantité infime de sang, décelable par l'examen microscopique, d'où présence de l'albumine. Il est difficile, en pareil cas, à moins qu'il n'y ait qu'un petit nombre d'hématies et une grande quantité d'albumine, une disproportion considérable entre l'albumine et le sang, de savoir si l'albumine vient du sang ou du rein.

Dans l'obs. 42, l'urine du rein sain présentait de rares globules rouges et une quantité importante d'albumine.

Trois semaines après la néphrectomie, l'albumine a presque disparu.

Faut-il admettre que l'albumine provenant du rein a disparu aussitôt la malade débarrassée d'un foyer d'infection?

Un reproche analogue est non moins mérité par le cathétérisme urétéral. On sait, en effet, combien la muqueuse urétérale est délicate et laisse facilement transsuder le sang après le moindre traumatisme.

(Quand je veux rechercher l'albumine dans l'urine rénale obtenue par le cathétérisme urétéral, j'ai soin de recueillir les premiers centimètres cubes avant que le trauma ait été suffisant pour que l'hémorragie même microscopique se soit produite. Cette première prise est soumise à la centrifugation. Je fais la réaction de l'albumine et, dans le culot, je recherche s'il y a des hématies qui ont pu fournir l'albumine.)

La séparation aux points de vue bactériologique et cytologique. — Restent les points de vue bactériologique et cytologique.

Dans les affections rénales s'accompagnant de lésions vésicales, la séparation endo-vésicale est d'avance frappée d'erreur; pour ces cas j'ai dit que la séparation n'était ni bactériologique, ni cytologique, et que, seul, le cathétérisme urétéral pouvait prétendre à cette précision (sans y parvenir toujours).

Dans les affections lithiasiques, au contraire, tout au moins dans les cas que j'ai observés ordinairement, la vessie reste indemne. Théoriquement, un lavage complet est possible.

En est-il ainsi dans la pratique? Je laisse de côté l'obs. 10, entachée d'erreur du fait des lésions vésicales.

Dans l'observation 22, la séparation fut bactériologique, mais on peut objecter que cet avantage est dû à ce que le rein malade ne fonctionna pas. Elle ne fut pas histologique puisque l'urine du côté sain renfermait quelques globules de pus ne provenant pas du rein.

Pour me mettre autant que possible à l'abri des causes d'erreur provenant des décharges du rein malade pendant la mise en place de l'appareil, j'ajuste à l'orifice du séparateur correspondant au côté supposé sain, un tube de caoutchouc. Un aide est chargé d'injecter de l'eau aseptique à partir du moment où le séparateur est introduit jusqu'au moment où il est mis en place. Quand le liquide injecté ressort parfaitement limpide, le cloisonnement est effectué. Je n'ai adopté, il est vrai, cette technique que pour mes derniers examens.

Elle ne fut pas cytologique non plus dans l'obs. 23, bien que l'autre rein ne donnât pas d'urine. Je jugeai inutile de rechercher si elle était bactériologique.

Elle ne le fut pas davantage dans les obs. 24, 25, 27, 31, 42.

Elle fut au contraire cytologique dans l'obs. 28, et à la fois cytologique et bactériologique dans l'obs. 29.

Ceci démontre que les résultats de la séparation approchent souvent de l'exactitude absolue.

Le cathétérisme du rein malade, avec une sonde dans la vessie pour recueillir l'urine du rein sain, serait passible du même reproche.

D'autre part, il y a lieu de se demander, si dans la lithiase rénale, nous avons besoin d'être fixés avec la même précision sur l'existence de minimes lésions rénales, comme lorsqu'il s'agit de tuberculose? Je ne le pense pas.

Dans cette dernière affection, l'existence de lésions même minimes du rein supposé sain peut constituer une suffisante contre-indication de la néphrectomie; en d'autres termes, la néphrectomie n'est parfois justifiée que par l'intégrité absolue de l'autre rein.

Il n'en est pas tout à fait de même pour la lithiase rénale, où l'indication de l'ablation du rein résulte moins de l'intégrité absolue de son congénère que de la diffusion de ses propres lésions.

En d'autres termes, beaucoup d'urologues enlèvent un rein tuberculeux, même porteur de minimes lésions, si l'intégrité complète de l'autre rein est démontrée, alors que personne ne se croira autorisé à enlever un rein lithiasique infecté mais porteur de lésions peu importantes, l'autre rein étant sain. Dans la lithiase on exigera pour pratiquer la néphrectomie, de graves et incurables lésions, l'autre rein fût-il cent fois démontré sain.

Existe-t-il un critérium permettant de reconnaître que la séparation a été réelle?

Le critérium absolu n'existe pas. Il est d'une qualité inférieure à celui que nous fournit le cathétérisme urétéral, encore que ce dernier ne soit pas à l'abri de tout reproche. (Au point de vue chimique, est-on jamais certain que l'urine du rein sain ne filtre pas entre la paroi et la sonde? Au point de vue bactériologique, l'intérieur de la sonde traversant le milieu vésical n'a-t-il pas pu être contaminé par quelques globules blancs ou quelque agent microbien? Il faut aussi tenir compte des malformations congénitales du rein).

Quand, après application du séparateur chez une malade ayant des urines purulentes, le côté que la clinique ou la radiographie a démontré atteint, ne donne pas d'urine ou de l'urine purulente, le côté opposé fournissant de l'urine indemne de pus, pourquoi refuserais-je d'accepter les indications de la séparation?

N'est-ce point un critérium suffisant?

La séparation ne fut-elle pas fidèle dans toutes les observations que j'ai publiées? Si quelque doute persiste, nous pourrons contrôler la séparation par le cathétérisme ou inversement.

Ceci dit, je ne fais aucune difficulté pour reconnaître que j'adopterai systématiquement le cathétérisme de l'uretère du côté supposé sain, le jour où l'inocuité absolue de cette manœuvre sera démontrée.

Pour résumer cette longue discussion je conclurai.

Dans les cas aseptiques, il sera quelquefois nécessaire, souvent utile, en tous cas rassurant pour le chirurgien, pendant le cours de l'opération et pendant les suites, de s'informer au préalable du fonctionnement du rein sain.

Parmi les procédés instrumentaux utilisables pour étudier la valeur comparée du rein, si l'on choisit le cathétérisme urétéral du côté sain, on n'oubliera pas les précautions suivantes : Radiographie préalable du rein et de l'uretère sain, introduire la sonde de quelques centimètres seulement, séance de courte durée aussi peu traumatisante que possible, injection d'une solution de nitrate après la séance, abondante diurèse provoquée par absorption de liquide aussitôt après la séance. Ces précautions sont évidemment encore plus utiles dans les cas infectés, si l'on sonde le rein aseptique.

Chez l'homme, j'ai employé plusieurs fois le cathétérisme de l'uretère, du côté supposé sain, comme étant la méthode la plus précise, mais je ne puis assumer la responsabilité de conseiller cette pratique; je me propose à l'avenir de recourir plus fréquemment à la séparation des urines, et, dans les cas où ses résultats ne seront pas probants, d'employer le cathétérisme du rein malade, en recueillant l'urine du rein sain dans la vessie, pour ne recourir enfin au cathétérisme du rein sain que dans les cas où il serait impossible de se conduire autrement. Cette manière d'agir m'a donné les meilleurs résultats dans un de mes derniers cas (obs. 44).

Chez la femme, la séparation endo-vésicale a été, jusqu'ici, ma méthode de choix. Elle permet d'apprécier la valeur fonctionnelle des deux reins, suivant le procédé auquel je donne la préférence, c'est-à-dire l'analyse chimique de l'urine séparée des deux reins.

Dans les vessies non altérées des lithiasiques infectées, la séparation peut être parfois bactériologique ou cytologique, mais elle ne l'est généralement pas. Toutefois, les données qu'elle fournit me paraissent, même à ces derniers points de vue, suffisantes. En effet, contrairement à ce qui se passe pour la tuberculose, l'indication de la néphrectomie résulte, peut-être moins de l'intégrité absolue de l'autre rein, que des lésions graves et profondément destructives du rein malade.

Après l'opération, la séparation fournit un moyen, à la fois suffisant et sans inconvénient, de contrôler le retour à la fonction du rein opéré.

J'adopterai systématiquement, chez l'homme surtout, le cathétérisme du rein sain, comme étant au moins aussi aisé, moins douloureux, plus précis et plus certain que la séparation endo-vésicale, le jour où son inocuité absolue chez les infectés aura été démontrée.

Pour les cas aseptiques, le cathétérisme du rein sain, avec les précautions indiquées ci-dessus, me paraît autorisé.

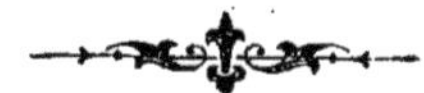

VII

GRAVITÉ OPÉRATOIRE DES INTERVENTIONS POUR CALCULS DU REIN

(Etude statistique)

L'application de la radiographie à l'étude des calculs du rein a modifié de telle façon les conditions de l'observation et de l'intervention chirurgicale dans cette affection, que je crois légitime de n'utiliser, en publiant ma statistique, que les cas soumis préalablement à l'examen radiographique. En agissant ainsi je laisserai de côté quelques observations, peu nombreuses du reste, mais en revanche celles que je mentionnerai offriront des garanties plus sérieuses.

Le service de chirurgie de l'hôpital St-Joseph de Lyon n'a été pourvu d'un laboratoire de radiologie qu'en mai 1906. Depuis cette date, M. le Dr Arcelin, le distingué chef de ce laboratoire, a obtenu, sur les malades que je lui ai confiés aux fins d'examen, et provenant, soit de ma clientèle privée, soit de la clientèle hospitalière, près de quatre-vingts radiographies positives, c'est-à-dire attestant la présence de calculs dans le rein, ou dans l'uretère.

Ce chiffre sera réduit, dans cette étude uniquement consacrée aux calculs du rein *opérés*, à 48. Je laisse de côté quelques calculs de l'uretère, que je ne veux pas envisager. La moitié environ des calculs diagnostiqués par la radiographie a été soumise à une intervention chirurgicale. D'autre part, je supprime un cas de crétification dans un rein tuberculeux diagnostiqué par la radiographie et qui, bien qu'opéré, sort du cadre de la lithiase rénale, et un cas de calcul probablement extra-rénal qui n'a pas encore été élucidé, malgré une incision exploratrice.

Pour apprécier aussi exactement que possible la gravité de

l'acte opératoire qui a pour but d'extraire un calcul du rein, je donnerai d'abord ma statistique personnelle, puis diverses statistiques publiées par d'autres urologues, à l'étranger et en France.

§ 1. — Statistique personnelle

En bloc, mes 48 malades m'ont fourni 43 guérisons opératoires et cinq décès, soit, 10,4 p. 100. Ils ont subi 55 opérations avec 5 décès, soit 9,1 p. 100.

Mais il convient d'étudier ce fait plus complètement et sous diverses faces, et de rechercher les éléments qui ont pu influencer la gravité opératoire.

1° *Influence de l'asepsie et de l'infection sur la gravité de l'opération.* — Parmi mes 48 opérés, 19 étaient aseptiques (y compris deux opérés légèrement infectés), et 29 gravement infectés. Parmi ces derniers, est compté un rein tuberculeux pourvu d'un volumineux calcul du bassinet, parce que l'urine contenait des staphylocoques.

Calculs aseptiques ou peu infectés : 19 cas (20 opérations); décès : 0.

Calculs infectés : 29 cas; décès : 5, soit 17,2 p. 100.

Les malades infectés ont subi 35 opérations; décès : 5, soit 14,2 p. 100.

Les opérations pratiquées pour calculs aseptiques ont toutes été suivies de guérison, et tous mes décès ont été fournis par des cas infectés.

2° *Influence de la nature de l'opération.* — 48 malades ont subi 55 opérations. Un malade a subi une pyélotomie et une néphrectomie secondaire, un autre a subi une néphrectomie et deux néphrotomies; trois néphrotomisés ont subi une néphrectomie secondaire; une a subi une néphrectomie et une néphrotomie.

Ces 55 opérations ont fourni 5 décès, soit 9,1 p. 100.

Calculs aseptiques ou peu infectés :

Pyélotomie : 10 cas; décès : 0.

Néphrotomie : 9 cas; décès : 0.

Néphrectomie : 1 cas; décès : 0.

Calculs infectés :

Néphrotomie : 16 cas; décès : 5, soit 31, 2 p. 100, y compris le décès mentionné ci après.

Néphrectomie : 18 cas (dont 2 secondaires); décès : 0.

Je mets au passif de la néphrotomie un cas de décès après une néphrectomie secondaire à une néphrotomie.

L'ablation du rein fut nécessitée par une hémorragie secondaire (voir plus loin, décès : 5). Cette manière de faire me paraît légitime, car la cause de la mort fut bien la néphrotomie et l'hémorragie qui suivit. Du reste, Israël se comporte de même dans sa statistique.

Je n'insiste pas sur la bénignité de la pyélotomie, pratiquée en général pour des cas peu graves, aseptiques ou peu infectés, calculs de dimensions restreintes.

La néphrotomie pour calculs aseptiques a été également bénigne.

Tous les décès portent sur la néphrotomie exécutée pour les cas infectés. Quant aux néphrectomisés, sauf un seul, ils étaient également infectés et porteurs de reins gravement lésés.

Je ferai remarquer, qu'à l'instar de plusieurs chirurgiens, ma statistique de néphrotomie est infiniment plus chargée de décès que ma statistique de néphrectomie. Tandis que tous mes cas de décès sont sur le compte de la néphrotomie, toutes mes néphrectomies, tant primitives que secondaires, ont guéri. La bénignité des interventions pour calculs aseptiques, et la gravité plus considérable de la néphrotomie, tels sont les deux faits qui ressortent de ma statistique.

Il y a lieu de se demander quelles sont les raisons de la différence de gravité entre deux opérations pratiquées pour néphrolithiase infectée?

La première, c'est en opposition avec la simplicité extrême de la néphrectomie, *la complexité de la néphrotomie* dans les cas graves de calculs infectés. La néphrotomie exige parfois, pour l'ablation de calculs disséminés et nombreux, une importante incision, qui peut aller d'un pôle à l'autre du rein.

Pour que l'opération soit complète et supprime autant que possible toute chance de récidive, il faut apporter une attention extrême à sectionner les cloisons, à vérifier chaque cavité ou chaque calice, à les curetter quand ils sont remplis de boues lithiasiques, d'où résulte une *opération de longue durée* exposant le malade au shock opératoire.

Pendant ces manipulations d'un foyer infectieux, des voies d'absorption sont ouvertes. Des parties du rein sont contuses et sont condamnées à se nécroser, d'où une *nouvelle source d'infection*.

La néphrotomie expose le malade, du fait d'une incision considérable, dans un tissu infecté, à une *hémorragie primitive ou secondaire*.

Enfin, la néphrotomie est plus grave, indépendamment de l'acte opératoire, parce qu'elle est réservée aux lésions bilatérales anciennes, diffuses, *contre-indiquant la néphrectomie*, c'est-à-dire aux cas désespérés.

Il en était ainsi pour trois de mes malades décédés opératoirement (trois sur cinq décès), c'est-à-dire pour le plus grand nombre; deux n'avaient qu'un seul rein, le troisième était porteur de lésions très importantes et bilatérales.

Ajoutons à l'exemple d'Israël, que l'ancienneté de l'infection, la fièvre qui l'accompagne, ont pu altérer le muscle cardiaque ou produire sur l'autre rein des lésions de néphrite toxique.

La néphrectomie, simple, rapide, radicale, n'expose pas au shock, tout au moins du fait de la longueur de l'opération, ni à l'infection, bien au contraire, elle supprime un foyer infectieux; ni à l'hémorragie, pour peu que l'on ait pratiqué la ligature ou le pincement du pédicule avec soin. Et je me demande si deux malades (n°s 4 et 5), qui ont succombé après la néphrotomie, n'auraient pas survécu si j'avais d'emblée sacrifié le rein malade? N'oublions pas, enfin, qu'à l'heure actuelle, la néphrectomie n'est pratiquée qu'après examen de la valeur de l'autre rein.

3° *Influence sur la gravité opératoire de l'uni ou de la bilatéralité des calculs rénaux.* — Cinq malades infectés étaient porteurs de calculs bilatéraux. Trois ont succombé; l'un d'entre eux, seulement après une troisième intervention (les opérations pratiquées chez cette dernière furent successivement une néphrectomie, deux néphrotomies).

4° *Influence de la simultanéité de la lithiase infectée dans le rein et dans l'uretère.* — Un cas, un décès, c'est celui qui va être rapporté plus loin (cas V).

CAUSES DE LA MORT.

Voici le résumé des observations terminées par la mort :

PREMIER DÉCÈS (Obs. 8)

Femme 36 ans. Début de la maladie six ans auparavant. Urine très purulente, alcaline. Néphrectomie gauche en mars 1905. En janvier 1906, en raison de signes de lithiase suppurée droite avec symptômes graves (trente heures d'anurie après une colique néphrétique constatée par le docteur Drey, de Lyon) et malgré une radiographie négative par M. X.., néphrotomie droite, ablation d'un calcul de 6 gr. 20. La plaie se cicatrise, mais l'urine reste purulente et le rein un peu gros.

En novembre de la même année, radiographie positive par le docteur Arcelin. L'intervention non guidée par la radiographie avait donc été incomplète. Le mois suivant, néphrotomie itérative sur le rein unique, ablation de 3 grammes 10 de calculs. Seize jours après, *mort par pneumonie.*

DEUXIÈME DÉCÈS (Obs. 9)

Femme 40 ans, se présente pour douleur dans le rein gauche, urines purulentes et affaiblissement général. Il y a de nombreuses années, a eu une colique à droite. Urine très purulente. La radiographie montre de gros calculs dans le rein gauche. La radiographie fut limitée au rein gauche. (Depuis lors, toutes nos radiographies comprennent le système urinaire dans son intégralité !)

Séparation des urines : on obtient à gauche de l'urine purulente, rien à droite.

Néphrotomie gauche, ablation de nombreux calculs et de plâtras pesant 19 gr. 79 ; opération pénible et de longue durée, s'accompagnant d'une hémorragie importante. La malade meurt brusquement, quelques heures après. A l'autopsie, le rein opposé est transformé en une poche hydronéphrotique sans aucune valeur sécrétoire. Cette pyélonéphrose est due à l'obstruction de l'uretère par un volumineux calcul pelvien.

Causes de la mort : *shock opératoire ; hémorragie ; insuffisance rénale.*

Troisième décès (Obs. 14)

Femme 39 ans, amaigrie, cachectique. Urine extrêmement purulente.

Séparation : des deux côtés l'urine est purulente. Radiographie par Arcelin, positive des deux côtés ; à droite, calculs appréciés à 35 grammes, à gauche à 15 grammes.

Néphrotomie droite en juillet 1907. Pyonéphrose du volume d'une tête de nouveau-né, issue de 200 gr. de pus épais, incision des poches, extraction des calculs.

Mort le quatrième jour.

Causes de la mort : *Infection ; cachexie urinaire ; insuffisance rénale.*

Quatrième décès (Obs. 20)

Homme 63 ans. Se présente surtout en raison d'un affaiblissement général (a maigri de 21 kilos en six mois), considéré comme brightique, a fait des excès de divers genres.

Urine très purulente. Quantité en vingt-quatre heures, 2.800, avec 34 à 38 d'urée pour vingt-quatre heures.

Radiographie positive à gauche par Arcelin.

L'urine du rein droit, recueillie par cathétérisme urétéral, est jaune, ambrée, limpide, avec des traces infimes d'albumine, explicables peut-être par la présence de quelques globules rouges.

Néphrolithotomie en juin 1908. Ablation d'un petit calcul (0 gr. 70). Hémorragie modérée.

Dans l'après-midi, périodes d'agitation et d'affaiblissement, pouls filiforme, irrégulier. Cheyne-Stokes. Mort le soir même.

A l'autopsie, pas d'hémorragie importante. Le rein opposé a l'aspect d'une rate, le bassinet est un peu dilaté.

Cause probable de la mort : *Insuffisance rénale due à l'infection ancienne du rein opéré.*

Cinquième décès (Obs. 30)

Homme 50 ans. En septembre 1909, ce malade, qui avait eu antérieurement plusieurs crises de coliques néphrétiques, est pris de rétention d'urine. Le soin de le sonder est confié à une personne ignorante de la médecine. A mon premier examen, un mois après, l'urine est extrêmement purulente, crises douloureuses dans le rein gauche, avec fièvre et vomissements.

La radiographie, par Arcelin, montre un calcul dans le rein gauche et un calcul dans l'uretère du même côté. Les crises de rétention rénale se répètent, intervention d'urgence.

Néphrotomie. Opération très simple. Extraction, à la faveur d'une petite incision rénale, d'un petit calcul (0.35 cent.) dans un bassinet dilaté. Drain dans le rein et suture. Suites d'abord favorables. Chute progressive de la température. Le quatrième jour, hémorragie modérée. Le sixième jour, hémorragie grave qui nécessite une néphrectomie d'urgence, le malade étant en état syncopal. Mort sur la table d'opération. Pas d'autopsie.

Cause de la mort : *Hémorragie secondaire due à l'infection* (cette infection ayant pour cause les cathétérismes septiques.

En somme, tous ces décès reconnaissent pour cause, l'infection.

Dans trois cas (décès 1, 2, 3), la lithiase était bilatérale; deux de ces malades n'étaient, au moment de la dernière opération, pourvus que d'un seul rein, l'autre ayant été enlevé auparavant ou détruit par une lésion ancienne (décès 1, 3).

Dans un cas, la lithiase siégeait à la fois dans le rein et l'uretère (décès 5).

Dans un cas, enfin (décès 4), la localisation était unique.

L'infection préopératoire a été l'agent principal du décès dans toutes ces opérations, mais il faut ajouter que l'insuffisance rénale a joué un rôle important pour quatre (décès 1, 2, 3, 4).

Une fois, l'hémorragie secondaire par infection a été la cause immédiate de la mort (décès 5). Dans le décès 1, ce fut une pneumonie.

A vrai dire, le cas 5 est le plus malheureux de ma statistique, car, si ce malade n'avait pas été infecté d'une façon absolument malencontreuse, par les cathétérismes septiques pratiqués avant l'opération, celle-ci eût été d'une extrême simplicité. La mort est ici infiniment plus regrettable que chez les autres, vieux urinaires infectés depuis longtemps et voués à une mort fatale par les seuls progrès de leur maladie.

§ 2. Statistiques diverses

Je vais maintenant passer en revue les statistiques publiées sur le même sujet.

Statistique d'Israël

C'est de toutes, la plus importante. Elle a été publiée l'an dernier par son ancien assistant, Hugo Neuhæuser (1).

L'illustre chirurgien a pratiqué jusqu'au 1er juin 1909, 245 opérations pour calcul du rein sur 233 malades, mortalité en *bloc*, 12,2 p. 100. Ses résultats se divisent de la façon suivante :

Calculs aseptiques ou peu infectés (ayant permis la suture) :		
Pyélotomie.	25 cas, décès	0
Néphrotomie	99 cas, décès	9 = 9,9 %
Calculs infectés :		
Pyélotomie.	5 cas, décès	1 = 20 %
Néphrotomie	63 cas, décès	14 = 22 %
Néphrectomie primitive . .	44 cas, décès	5 = 11 %
Néphrectomie secondaire (2).	9 cas, décès	1 = 11,1 %

Causes de la mort :

Néphrotomie avec suture : 4 par syncope cardiaque brusque alors que la plaie évoluait normalement.
5 par hématurie, combinée dans un cas avec une pneumonie.

Néphrotomie sans suture : 9 par insuffisance cardiaque.
2 par insuffisance rénale.
3 de pneumonie intercurrente.

(1) Hugo Neuhæuser. — Ueber einige Erfahrungen auf dem Gebiete der Nierensteinerkrankung, in *Folia Urologica*, novembre 1909.

(2) Les néphrectomies secondaires furent faites pour fistules persistantes après la néphrotomie. Israël ne compte pas dans ce paragraphe trois néphrectomies pour hémorragie après la néphrotomie et suivies de décès. C'est avec raison, nous semble-t-il, que ces décès sont mis au passif de la néphrotomie. Nous avons imité cette manière de faire.

Néphrectomie primitive : 2 par urémie.
1 par insuffisance cardiaque.
1 par péritonite préexistante à l'opération.
1 par pyohémie par périnéphrétique préexistante.
Néphrectomie secondaire : 1 par intoxication iodoformique (malade opéré en 1887).

Cette statistique met en relief, comme ma statistique personnelle, la gravité plus considérable de la néphrotomie. Commentant ce fait, l'élève d'Israël l'attribue à des causes analogues à celles que nous avons énoncées.

On peut voir cependant qu'il accorde un rôle prépondérant à l'insuffisance cardiaque.

Pratiquée pour des calculs infectés, la néphrotomie a fourni une mortalité importante, mais on est surpris que, même pour les calculs aseptiques, elle soit grevée de 9,9 p. 100 de décès.

Nous croyons que cela tient à ce que cette statistique, à l'opposé de la nôtre, est intégrale, c'est-à-dire comporte des faits anciens, observés et opérés avant que fussent connus les procédés modernes d'examen des voies urinaires, et notamment la radiographie. Il est vraisemblable que la même raison explique la mortalité relativement considérable de la néphrectomie.

Nous sommes donc portés à croire que cette statistique ne donne pas la physionomie de la pratique actuelle du maître allemand, et que son pourcentage notamment pour les néphrotomies aseptiques a dû s'améliorer.

Statistique de Kümmel (1).

Kümmel a pratiqué 95 opérations pour calculs du rein, non compliqués d'anurie :

a) 51 calculs aseptiques ou légèrement infectés, opérés par néphrotomie, 0 décès. Parmi ces opérés, un était atteint de

(1) Kümmel. — Comptes rendus du 1er Congrès allemand d'Urologie, Vienne 1907, page 332.

lithiase double et six avaient des calculs de l'uretère légèrement infectés, qui furent enlevés par urétérotomie.

b) 44 calculs gravement infectés avec 3 morts, à savoir :

20 néphrectomies sans décès.

24 néphrotomies avec 3 décès, par infection, hémorragie, empyème.

En résumé, sur 95 opérations, 3, 1 p. 100 de mort; aucun décès pour les calculs aseptiques. Les trois décès ont été fournis par la néphrotomie, pratiquée pour des calculs infectés.

Dans la suite de son rapport, Kümmel cite les statistiques suivantes :

Kapsammer, sur 21 calculs, 2 décès, 9 p. 100.

Rovsing, sur 115 cas de calculs aseptiques, 7 décès, 6 p. 100.

Zuckerkandl, sur 30 calculs du rein :

8 néphrectomies, 8 guérisons.

14 pyélotomies, 13 guérisons, sans fistule, 1 mort.

8 néphrotomies, 6 guérisons, 2 morts.

Soit 10 p. 100 de mortalité sur l'ensemble.

Ces statistiques, faute de détails, ne permettent pas de conclusions.

Statistique de Brongersma.

Brongersma (1) apporta au même congrès une statistique de 48 cas, comprenant :

18 aseptiques ou peu infectés, ayant subi 17 néphrotomies avec suture idéale; une pyélotomie; 1 décès sur un homme de 64 ans ayant subi une néphrotomie, très corpulent, mort au quatrième jour, de syncope cardiaque.

20 infectés, néphrotomie sans suture, 2 décès, l'un par shock, l'autre par hémorragie.

13 néphrectomies primitives, 2 morts (une femme de 68 ans morte d'embolie, une de 64 ne se réveille pas).

6 néphrectomies secondaires : 1 décès.

(1) Brongersma. — Comptes rendus du 1er Congrès allemand d'Urologie, Vienne 1907, page 359.

En résumé, néphrotomie ou pyélotomie avec suture 5,5 pour 100.

Néphrotomie sans suture, 10 p. 100.

Néphrectomie primitive, 15 p. 100.

Néphrectomie secondaire, 16 p. 100.

Mortalité générale : 48 opérés, 57 opérations, 10 p. 100.

Je trouve dans cette statistique deux cas de calculs bilatéraux, dont l'un fut opéré 5 fois, 2 fois à gauche, 3 fois à droite, avec une double fistule permanente. Depuis plus d'un an qu'elle est opérée, la malade est en assez bon état.

La statistique de Brongersma, tout en montrant la bénignité des interventions pour les calculs aseptiques, s'écarte un peu des autres par une plus grande mortalité des néphrectomies. Mais on remarquera que cette dernière opération est grevée de deux morts, dont le caractère est quelque peu accidentel.

Statistique de Nicolich.

De 1898 à la fin de 1909, Nicolich (1) a pratiqué 73 opérations pour 36 néphrolithiases aseptiques et 37 pour lithiase suppurée avec les résultats suivants :

Cas aseptiques, dont 7 bilatéraux :

31 néphrolithotomies : 28 guérisons, 3 décès, 10,7 p. 100.

5 néphrectomies : 5 guérisons, 0 décès.

Nicolich fait observer que la néphrectomie n'est jamais indiquée dans la lithiase aseptique, et que, s'il a été amené à la pratiquer cinq fois dans ces conditions, ce fut une fois par erreur, car il croyait avoir affaire à un cas de tuberculose rénale ; trois fois, il y fut contraint par une grave hémorragie après la néphrotomie, et une fois, parce que la pierre étant volumineuse et accompagnée de nombreuses petites concrétions dans le parenchyme rénal, il crut ne pas pouvoir enlever tous les débris sans produire de graves lésions rénales.

(1) Nicolich. — Casi de litiasi delle vie orinarie osservati, dal 1898 al 1909, *Folia Urologica*, 1910.

Cas infectés :

7 néphrotomies : 3 guérisons, 4 morts : 57 p. 100.

30 néphrectomies : 28 guérisons, 2 morts : 7 p. 100.

Mortalité générale : 73 opérations, 9 décès : 12,3 p. 100.

Sur les trois décès, à la suite de néphrotomie pour lithiase aseptique, deux furent dus à l'infection et un à la pneumonie.

Nicolich ne s'explique pas sur les causes directes des quatre décès consécutifs à la néphrotomie pour lithiase septique.

Les deux décès consécutifs à la néphrectomie pour lithiase septique furent attribuables, l'un à l'insuffisance rénale, le cathétérisme du rein supposé sain n'ayant pas été possible, et le second à une péritonite; il s'agissait d'une grave pyonéphrose qui nécessita une opération très longue et laborieuse.

La statistique de l'éminent urologue de Trieste atteste aussi la gravité plus considérable de la néphrotomie.

Statistique de Rochet.

Mon collègue de Lyon, M. Rochet, a également donné sa statistique au dernier *Congrès d'urologie*, en octobre 1910.

Elle comporte 11 cas de calculs du rein opérés, se divisant de la façon suivante :

1° *Aseptiques* : 7.

6 néphrotomies, 6 guérisons.

1 pyélotomie, 1 guérison.

2° *Infectés* : 4.

4 néphrotomies, 4 guérisons.

Cette statistique, si elle est réduite comme nombre, possède la supériorité d'être exempte de tout décès.

Statistique de Hartmann.

Hartmann, en 1909, au *Congrès français de chirurgie*, rapporte 28 cas de calculs du rein, savoir :

17 calculs aseptiques ou peu infectés :

3 pyélotomies.

14 néphrotomies.

16 guérisons, et une mort par grangrène gazeuse.

11 calculs avec grosse infection, traités par la néphrotomie, guérison opératoire.

Statistique de Legueu.

Legueu (1) donne sa statistique personnelle pour la néphrotomie seulement.

Rein sain ou peu infecté : 20 opérations, 2 décès.

Rein infecté : 5 opérations, 1 décès.

Nous allons maintenant réunir toutes ces statistiques et étudier l'influence de l'asepsie et de l'infection, du genre d'opération, de l'uni ou bilatéralité des lésions, de l'existence simultanée des lésions dans le rein et l'uretère.

Calculs aseptiques ou peu infectés

	Néphrotomie	Décès	Pyélotomie	Décès	Néphrectomie	Décès
	—	—	—	—	—	—
Brongersma . .	17	1	1	0	»	0
Hartmann . . .	14	1 (?)	3	0	»	0
Israël	99	9	25	0	»	0
Kummel . . .	51	0	»	0	»	»
Legueu	20	2	»	0	»	»
Nicolich . . .	28	3	»	0	5	0
Rafin	9	0	10	0	»	0
Rochet	6	0	1	0	»	0
	244	16	40			

Le décès publié par Hartmann se produit-il après la néphrotomie ou la pyélotomie ? L'auteur ne le dit pas.

289 opérations pour calculs *aseptiques* (pyélotomie, néphrotomie, néphrectomie réunies) ont fourni 13 décès, soit 4,4 p. 100.

(1) Legueu. — *Traité chirurgical d'urologie*. Alcan 1910, p. 746.

En laissant de côté la statistique d'Hartmann, en raison de la lacune que je viens de signaler, je trouve 34 pyélotomies sans aucun décès et 230 néphrotomies avec 15 décès, soit 6,05 p. 100.

Nous n'insisterons pas sur la néphrectomie, dont l'indication est rare dans la lithiase aseptique. Il ne faudrait pas de la comparaison entre les résultats de la néphrotomie et ceux de la pyélotomie, tirer un argument trop absolu en faveur de la plus grande bénignité de la dernière, car il n'est pas douteux qu'à la pyélotomie ont été généralement soumis les cas les plus simples.

Legueu, additionnant les opérations de néphrotomies pratiquées par Brongersma, Israël, Kuster, Kapsammer, Legueu, Nicolich, Rovsing, Zuckerkandl, pour calculs aseptiques ou peu infectés, arrive au chiffre de 420 opérations, avec 37 décès, soit 8,8 p. 100.

Le même auteur, additionnant les statistiques de Schmieden, Küster, Brongersma, Nicolich, Legueu, pour calculs *infectés*, arrive au chiffre de 473 néphrotomies avec 99 décès, soit 20,9 p. 100.

J'ai établi le tableau ci-dessous des interventions pour calculs *septiques* avec des données un peu plus récentes.

	Néphrotomies	Décès	Pyélotomies	Décès	Néphrectomies	Décès
	—	—	—	—	—	—
Brongersma .	20	2	»	»	19	3
Hartmann. .	11	0	»	»	»	»
Israël . . .	63	14	5	1	53	6
Kümmel . .	24	3	1	0	28	0
Legueu. . .	5	1	»	»	»	»
Nicolich . .	7	4	»	»	30	2
Rafin . . .	16	5	»	0	18	0
Rochet. . .	4	0	»	»	»	»
	150	29			148	11

150 néphrotomies 29 décès, 19,3 p. 100.
6 pyélotomies : 1 décès.
148 néphrectomies : 11 décès, 7,4 p. 100.

Statistique concordant avec les autres pour établir la gravité plus grande de la néphrotomie pour les calculs infectés.

2° *Gravité dans le cas de bilatéralité de la lithiase.*

Brongersma. — 2 opérés pour néphrotomie (dont 1 opéré 5 fois). Décès : 0.

Israël. — 20 cas. Pas d'indication.

Kuster (cité par Legueu). — 20 cas infectés. 7 décès après la seconde opération.

Kümmel. — 8 infectés (sans indication de la nature de l'opération). Décès : 0.

Legueu. — 8 opérés. 1 décès.

Nicolich. — 7 opérés. Décès : 0.

Rafin. — 5 cas infectés. 3 décès (dont 2 après la première opération et 1 après la seconde).

Les cas sont ici disparates ou incomplets au point de vue des renseignements et ne permettent pas de tirer de conclusions.

3° *Calculs existant simultanément dans le rein et dans l'uretère.*

Kümmel a opéré six malades atteints de calculs du rein et de l'uretère. Tous ces malades étaient aseptiques : ils sont tous guéris.

J'ai cité plus haut une opération pratiquée dans un cas de ce genre; mais mon malade était très infecté et a succombé par hémorragie secondaire.

Tels sont les renseignements que fournit l'étude des diverses statistiques des opérations pratiquées dans les cas de lithiase rénale.

La méthode statistique a été souvent, et à juste titre, critiquée en médecine. Toutefois, il nous semble bien que, dans certaines conditions, elle puisse être utilisée avec fruit.

Quand les résultats obtenus par la comparaison de la pratique des chirurgiens sont concordants, nous croyons que l'épithète de « mensonge en chiffre », qui lui a été appliquée, ne convient plus.

C'est pourquoi, à côté de l'observation clinique, examen du cœur, des poumons, étude de la fonction urinaire, une place doit être réservée aux données de la statistique, quand nous avons à apprécier les dangers auxquels l'intervention chirurgicale va exposr le malade porteur d'un calcul du rein.

CONCLUSIONS

L'intervention pour calculs du rein aseptique est d'une grande bénignité, quelque soit le procédé employé pour l'extraction des calculs, néphrotomie et surtout pyélotomie.

L'intervention pour calculs infectés reste encore grave. Dans ces cas, la néphrotomie, en raison de la complexité de l'acte opératoire, du danger de l'infection, de l'hémorragie primitive ou secondaire, et surtout parce qu'elle est réservée aux cas les plus défavorables : rein unique, lithiase bilatérale, altérations rénales anciennes, fournit une proportion de décès plus importante que la néphrectomie.

La néphrectomie donne des résultats très favorables, soit en raison de sa simplicité et du peu de danger inhérent à l'opération elle-même, soit enfin parce qu'elle n'est pratiquée que dans les cas où l'autre rein a été jugé indemne ou suffisant.

Ces conclusions résultent de l'examen de ma statistique personnelle et des diverses statistiques publiées qui présentent à ces divers égards une remarquable concordance.

(Extrait du *Lyon chirurgical*, 1er avril 1911.)

Les chiffres de ma statistique ont été modifiés par l'adjonction de quelques cas opérés depuis la publication de cet article. D'autres ont subi quelques corrections.

VIII

DE LA PYÉLOTOMIE POUR CALCUL DU REIN

Indications, technique, résultats.

Depuis la première néphrectomie pour lithiase rénale, exécutée en 1871 par Simon, il semble que la tendance de cette branche de la chirurgie urinaire ait été de plus en plus conservatrice, conservatrice de l'organe lui-même — et parfois à un degré excessif — conservatrice enfin d'une portion même limitée de la substance rénale. Je ne crois pas cependant que ce fut là ce qui inspira les premiers opérateurs qui pratiquèrent la pyélotomie pour enlever un calcul, mais sans doute cette idée plus simple d'inciser au point même où le calcul était perçu.

Par contre, après la vogue de la néphrotomie, cette tendance conservatrice fut la vraie cause de la renaissance de la pyélotomie.

D'après Périneau (1), la pyélotomie, pratiquée pour la première fois en 1879 par Hobershorn (2), puis par Wipham (3), fut en réalité inaugurée en 1881 par Beck (4), qui incisa délibérément un bassinet pour en extraire un calcul.

Depuis lors, la pyélotomie fut exécutée un certain nombre de fois en Allemagne par Israël, von Frisch, Zuckerkandl. Néanmoins, même dans ce pays, elle ne fut pas acceptée sans opposition. Dans son rapport au 1er Congrès allemand d'urologie (5), Kümmel déclare ne l'avoir pratiquée qu'une seule fois et cette

(1) Indications et valeur pratique de la pyélotomie. *Annales des maladies des organes urinaires*, 1910.

(2) *Med. Times and Gaz.* vol. I, 1880.

(3) *Clinical Soc. of London*, 1881.

(4) *Trans. of the clin. Soc. of London*, 1882.

(5) Vienne, 1907, p. 335.

opération fut suivie d'une fistule de longue durée, malgré une suture soigneuse à deux plans.

En France, Poirier (1), pratiqua, en 1891, une pyélotomie typique. Puis Bazy (2), au cours d'une urétéro-pyélonéostomie, trouva un calcul et l'enleva par pyélotomie. En 1898, Tédenat (3), communique au XIIe Congrès français de chirurgie une opération de pyélotomie.

En 1905, Cathelin (4) n'ayant pas pu trouver par néphrotomie un calcul du rein, l'enleva par pyélotomie. Dans le même article, cet auteur cite une observation d'Aboulker, d'Alger, ablation avec succès d'un calcul de 60 grammes par pyélotomie.

En octobre 1906, je communiquais à l'Association d'urologie mon premier cas de pyélotomie pour un calcul du rein diagnostiqué d'après une radiographie d'Arcelin.

L'année suivante, je revenais sur la question dans la thèse de mon élève Michaïloff (5), et au Congrès de l'Association française d'urologie (6), précisant les indications de la pyélotomie, je disais que cette opération « ne méritait pas l'oubli dans lequel elle était tombée ».

Cette même année, paraissait, dans la *Revue de Gynécologie*, l'important mémoire de Delbet et Mocquot, sur l'exploration chirurgicale du bassinet, travail qui constitue un éloquent plaidoyer en faveur de la pyélotomie bien qu'il n'apporte aucun fait de calcul opéré par ce procédé.

En 1908, mon élève Badin publiait sa thèse sur la valeur de la pyélotomie dans la néphrolithiase.

A en juger par les observations qui, depuis lors, ont été publiées par Albarran, Hartmann, Marion, Viollet, Bazy, Pierre

(1) Thèse Legueu, 1891, page 158, cité par Périneau.

(2) *Revue de chirurgie*, 1897.

(3) Congrès français de chirurgie, 1898, p. 46. L'auteur appelle encore cette opération, une néphrotomie.

(4) *Bull. med.*, 1905, p. 154.

(5) Des calculs du rein et en particulier de leur diagnostic par la radiographie. Thèse de Lyon, 1907.

(6) XIe Congrès de l'Association française d'urologie, Paris, 1907, p. 581.

Delbet, il semble bien que mes efforts n'ont pas été vains et que, suivant l'expression de Legueu (1), « la pyélotomie regagne incontestablement le terrain perdu, il y a quelques années ».

L'an dernier, M. Ch. Périneau obtenait le prix Civiale en publiant une remarquable monographie, dans laquelle il discutait les indications et la valeur pratique de la pyélotomie pour l'ablation des calculs du bassinet. Cette étude, fortement documentée, et à laquelle nous ferons des emprunts, était basée sur 103 observations soigneusement recueillies par l'auteur.

Je signalerai enfin un intéressant mémoire de Blum et Ultzmann (2), basé sur huit opérations pratiquées depuis 1901, soit par eux-mêmes, soit par von Frisch, le maître viennois resté fidèle à la pyélotomie (3).

Le but de ce travail est d'étudier les avantages et les inconvénients de la pyélotomie et d'en dégager les indications et les contre-indications.

Les indications et les contre-indications de la pyélotomie découlent de chacun des temps opératoires. Nous les discuterons en suivant l'ordre de la technique.

Puis nous essaierons de montrer la valeur de cette opération, d'après les faits, les nôtres et ceux réunis par Périneau.

1° Voie d'accès. — La voie lombaire n'est pas contestée. Comme dans la néphrotomie pour rein de petite ou moyenne dimension, je donne la préférence à l'incision recto-curviligne : incision verticale partant de la dernière côte, descendant le long du bord externe de la masse sacro-lombaire, se courbant à deux travers de doigt au-dessus de la crête iliaque, et cheminant alors parallèlement à cette crête. L'incision est prolongée en avant dans la limite jugée nécessaire pour que les manœuvres soient aisées.

(1) *Traité chirurgical d'urologie*, Paris 1910, p. 743.

(2) Indikationem zur chirurgischen Behandlung der néphrolithiasis speciel über Pyélotomie. *Zeitschrift für urologie*, 1909, p. 139.

(3) Bazy vient de faire publier par son élève Moyrand une thèse sur la pyélotomie. Cet article était écrit avant l'apparition de cette monographie.

2° *Mise à nu, libération et extériorisation du rein.* — L'extériorisation du rein est une condition indispensable de la pyélotomie. Le rein doit être amené suffisamment au dehors pour que la face postérieure (la face chirurgicale) du bassinet puisse être mise à nu, examinée et incisée de visu.

Cette manœuvre est aisée parfois, d'autres fois difficile et même impossible.

Elle requiert un espace costo-iliaque suffisant (que l'on peut agrandir, il est vrai, par la résection de la dernière côte); un embonpoint modéré du sujet, une certaine mobilité rénale, l'absence plus ou moins complète de périnéphrite scléreuse et une longueur suffisante du pédicule.

Dans le cas où ces manœuvres ne sont pas réalisables ou le sont difficilement, la pyélotomie doit être abandonnée.

3° *Dénudation du bassinet.* — Le rein amené entre les lèvres de la plaie est suffisamment attiré au dehors pour que l'opérateur, saisissant de la main gauche le pédicule, incline le rein en avant et mette la face postérieure du bassinet sous ses yeux. Du même coup, il palpe le bassinet et examine sa couverture.

Dans certains cas, le bassinet est recouvert d'une mince couche de tissu cellulo-graisseux peu abondant, lâche et transparent; le calcul est facilement perçu et même vu par transparence, la dénudation de la face postérieure du bassinet n'exige qu'un léger frottement qui s'opère avec le doigt ganté ou un tampon de gaze.

Le calcul est là, sous le doigt, faisant une légère saillie, et son extraction sera aisée.

Parfois, au contraire, alors même que l'atmosphère cellulo-graisseuse ait conservé autour du rein lui-même sa constitution normale, il s'est produit au niveau du calcul, autour du bassinet, par suite d'une réaction inflammatoire, en apparence au moins aseptique, un processus de sclérose ou de scléro-lipomatose. Dans un cas opéré récemment, le tissu recouvrant la face postérieure du bassinet ne formait qu'une mince couche, mais cette couche était dure, sans transparence, adhérente, de sorte que j'hésitais à dénuder la face postérieure du bassinet, craignant de déchirer quelque vaisseau important. Inciser à travers cette couche fibreuse eût été imprudent, car le bistouri plongé à l'aventure eût pu pénétrer dans un des vaisseaux du pédicule. Je fus sur le point de renoncer à la pyélotomie. Finalement, et procédant avec lenteur et un soin extrême, le bassinet fut dénudé et incisé, l'opération se termina sans incident.

Dans un autre cas, il s'était développé autour du calcul et limité en ce point, comme un véritable lipome, si bien qu'il fut absolument impossible de palper le bassinet et de se rendre compte s'il contenait ou non un calcul. Plutôt que de tenter une dénudation difficile, voire dangereuse au sein de cette graisse parcourue peut-être par des vaisseaux, je renonçai à la pyélotomie et pratiquai une néphrotomie.

La possibilité de saisir le bassinet entre les doigts, de l'amener sous les yeux, de reconnaître le calcul par le palper, une dénudation aisée sont les conditions requises pour l'exécution de la pyélotomie.

L'existence d'une périnéphrite localisée autour du bassinet gênant considérablement la dénudation de sa face postérieure, l'hypertrophie localisée du tissu graisseux l'entourant comme d'un véritable lipome, constitueront donc des contre-indications à l'emploi de la pyélotomie.

La radiographie peut, dans une large mesure, préciser le siège du calcul dans le bassinet et, à plusieurs reprises, j'ai pu constater que les indications que m'avait fournies au préalable mon radiographe, M. Arcelin, étaient exactes. Encore faut-il cependant pouvoir vérifier séance tenante, que le calcul siège bien en dehors du sinus rénal.

Ceci nous amène à formuler cette autre condition que nous considérons comme nécessaire pour pratiquer la pyélotomie, à moins de s'exposer à en exagérer la valeur ; le calcul doit siéger dans le bassinet et s'être extériorisé au moins en partie par rapport au rein lui-même. Je ne crois pas qu'il soit recommandable d'inciser le bassinet que la palpation a reconnu vide et d'aller, à la faveur de cette incision, rechercher un calcul même reconnu et déterminé par la radiographie.

Chez un de mes malades, la radiographie confirma l'existence de calculs dans le rein. M. Arcelin m'avait annoncé trois calculs : un, assez volumineux, deux de petite dimension (dimension du plomb n° 5), Le premier siégeait dans le bassinet et était extériorisé par rapport au hile, les deux autres étaient plus profondément situés.

A l'opération, la palpation fit reconnaître rapidement le calcul volumineux et son extraction fut correcte et aisée. Il n'en fut pas de même pour les deux petits calculs. Le doigt introduit dans le bassinet les percevait, mais les calculs fuyaient, s'enfonçaient vers la partie la plus reculée du calice inférieur légèrement dilaté, si bien que, de guerre lasse, je dus les extraire par une petite incision sur la circonférence du rein. J'avais donc fait à la fois sur ce malade une pyélotomie et une néphrotomie, préférant pratiquer une incision du rein plutôt que de m'exposer à fragmenter les calculs en allant à leur recherche avec une curette, suivant l'exemple de Delbet et Mocquot, pour leurs grains de plomb.

Calcul siégeant dans le bassinet, s'étant plus ou moins complètement extériorisé par rapport au rein, facile à reconnaître par la palpation avant toute manœuvre, face postérieure du bassinet se laissant dénuder aisément, telles sont les conditions requises dans ce temps opératoire.

4° *Incision du bassinet et extraction du calcul.* — Dans la pyélotomie typique, ou du moins telle que je la conçois, telle que je l'ai pratiquée, l'incision du bassinet doit être faite sur la pierre elle-même, qui donne en quelque sorte un point d'appui à l'instrument et sur laquelle il vient s'arrêter. Cette incision sera dirigée suivant la longueur du bassinet et de l'uretère, ce qui est une règle générale de l'incision des conduits, et proportionnée à la dimension du calcul, de telle sorte que l'extraction du corps étranger se fera sans difficulté et sans exposer à un morcellement qui rendrait aléatoire une ablation complète.

Israël recommande de ne pas prolonger l'incision trop haut dans la direction du hile, sous peine de s'exposer à une hémorragie, et comme, d'autre part, l'incision de l'uretère ne serait ni recommandable ni apte à donner du jour, il s'ensuit que nous arrivons à formuler cette règle : ne tenter l'ablation d'un calcul par la pyélotomie que si ses dimensions n'exigent qu'une incision raisonnable, en rapport avec les dimensions du bassinet lui-même.

La sortie du calcul peut s'effectuer très aisément, en faisant bailler les lèvres de la plaie, le doigt antérieur repoussant le calcul dans la direction de la plaie. On pourra aussi l'amener au dehors avec un élévateur, une cuiller mousse, ou encore avec une pince à mors plats très délicatement manœuvrée.

Le chirurgien devra procéder avec une grande douceur, pénétré de cette idée qu'un débris oublié pourra devenir le point de départ d'une récidive. Dans un cas, pour lequel je dus pratiquer le jour même la néphrectomie, je trouvai un débris de volume infime, qui eût pu être expulsé, mais aussi constituer le noyau d'une nouvelle concrétion.

C'est pourquoi, toutes les fois qu'un calcul ne pourra être enlevé sans fragmentation, la pyélotomie devra être abandonnée. Rechercher des fragments à travers une petite incision du bassinet me paraît une mauvaise pratique, fort sujette à erreur. Encore cependant faut-il tenir compte des dimensions du bassinet, un bassinet fortement dilaté permettant une incision plus grande et, par suite, une exploration plus complète.

Le calcul enlevé, il importe de l'examiner avec soin (Arcelin et moi avons insisté bien des fois sur l'utilité du radiographe assistant à l'opération et juxtaposant le calcul à la radiographie), de vérifier si l'ablation en est complète, si le calcul ne s'est pas fragmenté, s'il ne s'en est pas détaché quelques débris. J'ai constaté parfois que, dans un bassinet non dilaté, une des extrémités du calcul adhère à la muqueuse. En ce point, la surface du calcul a perdu son aspect ordinaire, elle n'est plus lisse ou grenue, elle forme parfois de petites dépressions irrégulières. On reconnaîtra généralement qu'il n'y a pas là de cassure récente, pas de fragmentation. La crainte de laisser en pareil cas un minime débris m'a suggéré l'idée de pratiquer, à l'aide d'un fragment de gaze porté par une pince (avoir soin que la gaze ne s'effiloche pas), l'écouvillonnage du bassinet.

Enlever par pyélotomie un calcul ramifié, arborescent, moulé dans les calices, paraîtra une entreprise irrationnelle à quiconque en a enlevé de pareils par néphrolithotomie et connaît par conséquent la longueur de l'incision nécessaire pour leur extraction, l'obligation d'inciser entre chaque branche du calcul sous peine de dilacérer le rein ou de fragmenter le calcul et d'en abandonner des débris au fond des calices.

Déterminer à priori la dimension d'un calcul non ramifié, à siège uniquement pyélitique, qu'il convient d'enlever par pyélotomie, cela ne nous paraît pas licite, mais dépend surtout des dimensions du bassinet lui-même, dilaté ou non.

Dans le travail de Périneau, les pierres de 1 à 2 grammes enlevées par pyélotomie sont communes; quant aux pierres de 12, 25, 60 grammes (comme dans le cas d'Aboulker), elles ne me paraîtraient justiciables de la pyélotomie que dans la condition ci-dessus énoncée, à savoir une importante dilatation du bassinet. Les pierres que j'ai enlevées par pyélotomie pesaient 3 gr. 10, 1 gr. 59, 1 gr. 50, 1 gr. 32, 8 grammes, 2 gr. 18, 3 gr. 69, 1 gr. 20, 2 grammes.

La multiplicité des calculs me paraît aussi une condition défavorable. Petits et multiples, et trop mobiles, ils échapperont plus facilement aux recherches. Delbet et Mocquot ont fait, à ce sujet, des expériences intéressantes. Ils injectent des grains de plomb n°s 4 et 5, dans le rein, par l'uretère, et vont à leur recherche, soit par la néphrotomie, soit par la pyélotomie. Dans les bassinets ampulaires, les deux méthodes néphrotomie et pyélotomie permettent en général de les retirer avec la curette. Dans les bassinets ramifiés, on ne peut arriver par la néphrotomie à enlever tous les grains. Même avec une exploration minutieuse, ils en ont toujours laissé 5 à 6 sur 20. Il en reste habituellement dans les cavités des pôles, et, souvent (ce qui ne veut pas dire toujours, ni combien de fois), ils ont pu les extraire en faisant ensuite une pyélotomie.

Ces expériences, évidemment fort curieuses, ont eu surtout pour but de faire éclater la supériorité de la pyélotomie comme moyen d'exploration et de recherche des corps étrangers des voies d'excrétion du rein.

Nous ne révoquerons pas en doute la difficulté de l'ablation complète de pareils corps étrangers introduits expérimentalement, même après une large néphrotomie.

Nous l'avons trop souvent éprouvé pour des calculs nombreux, pour les boues et les sables qui tapissent les calices et il n'est pas douteux que ce soit là une cause de récidive et, par conséquent, de l'insuccès des méthodes conservatrices dans la lithiase rénale, surtout dans la lithiase infectée.

Mais si la curette peut, sur le cadavre, aller à la recherche de corps durs, comme des grains de plomb, à travers les calices parfois très étroits d'un bassinet ramifié, nous ne pouvons imaginer qu'il en sera de même sur le vivant, pour des corps mous et friables, comme des calculs surtout secondaires. Je sais bien que, dans le calcul du rein infecté qu'il a présenté à la Société de chirurgie, en 1910, Pierre Delbet poussa un lavage à travers le bassinet incisé et enleva ainsi des débris de calculs. Mais rien ne prouve que l'ablation fut complète. La malade n'a pas été suivie plus d'un mois et demi, et l'auteur néglige de nous dire si l'urine était ou non restée infectée. De sorte que, telle qu'elle a été publiée, cette observation n'est pas probante.

Nous ne pouvons donc admettre que l'exploration d'un bassinet, de dimension normale, soit aisée à travers une petite incision d'un centimètre ou d'un centimètre et demi, comme celle qui suffit pour l'extraction d'un calcul de 1 gramme ou 1 gr. 50. C'est pourquoi nous n'hésitons pas à rejeter cette pratique. Nous ne pratiquerons pas une pyélotomie pour aller à la recherche de calculs de forme, de nombre et de dimension inconnus, sur lesquels ni la radiographie préopératoire (ou opératoire quand elle sera appliquée), ni la palpation après la dénudation du rein, ne nous auront donné de renseignements précis.

Nous combattons aussi la pyélotomie dans les cas avec infection grave, pour diverses raisons : multiplicité des calculs, friabilité des calculs, présence de boues, nécessité de vérifier chaque calice, et parfois de les curetter, toutes indications que ce procédé opératoire ne permet pas de remplir avec la même certitude que la néphrotomie.

Un fait qui découle, soit de mon expérience personnelle, soit des relevés de Périneau, c'est que les calculs aseptiques sont uniques plus souvent que les calculs secondaires, circonstance à la fois favorable à la pyélotomie pour lithiase aseptique, et défavorable à la pyélotomie pour lithiase infectée.

Calcul de dimension modérée, n'exigeant pour son extraction qu'une incision de dimension modérée, calculs non ramifiés, uniques ou peu nombreux, non *infectés ou peu infectés, telles sont les conditions requises dans le 4e temps de la pyélotomie.*

5° *Suture.* — Faut-il suturer le bassinet? Dans toutes mes opérations, j'ai pratiqué la suture des lèvres de l'incision. Cette suture fut faite avec du catgut 0 ou 00, c'est-à-dire avec du fil très rapidement résorbable. Elle ne fut pas rigoureuse, mais exécutée dans un but de simple rapprochement.

Est-il besoin de dire que tout fil non résorbable doit être sévèrement proscrit, comme du reste dans toute opération portant sur les voies urinaires?

Une suture rigoureusement occlusive ne me paraît nullement nécessaire. Il est inutile de drainer un bassinet aseptique.

Zuckerkandl, cité par Périneau, pratiquant la pyélotomie dans un grand nombre de cas de calculs infectés, considère le drainage comme indispensable.

Jusqu'à nouvel ordre et malgré les succès de ce chirurgien, malgré deux cas personnels, nous ne considérons pas la pyélotomie comme recommandable dans les cas infectés. Un capitonnage avec le tissu cellulo- graisseux qui recouvre le bassinet est à recommander. Il évitera le contact du drain avec le bassinet.

6° *Drainage.* — Un drain placé dans la loge rénale, affleurant la face postérieure du bassinet, me paraît une bonne pratique, en raison du suintement séreux et sanguin qui résulte de la décortication du rein et de la filtration possible de quelque urine.

Continuant cette étude, nous discuterons les reproches qui sont faits à la pyélotomie, puis nous en exposerons les avantages, nous ferons enfin connaître notre pratique et celle des autres chirurgiens.

I. — Inconvénients de la pyélotomie

a) *La fistule.* — La pyélotomie expose à la fistule, tel est le reproche qui a fait rejeter pendant longtemps cette opération et dont nous trouvons un dernier écho dans le rapport déjà cité de Kümmel.

Nous pensons que la fistule, après la pyélotomie, est fonction de l'obstruction de l'uretère. Or, soit par la radiographie, soit par le cathétérisme urétéral pratiqué avant l'opération, ou immédiatement après l'extraction du calcul, il est facile de constater que l'uretère n'est ni calculeux, ni rétréci. (Périneau insiste avec raison sur la facilité avec laquelle peut être pratiqué le cathétérisme rétrograde de l'uretère après la pyélotomie, l'opposant à la difficulté de cette manœuvre pendant la néphrotomie.)

Examinons ce reproche à la lumière des faits modernes, car on ne doit pas tenir compte des faits anciens où la pyélotomie a été souvent appliquée dans des conditions entièrement différentes de celles qui constituent ses véritables indications.

Nous trouvons, publiés cette année, dit Périneau, en 1909, 3 cas de Kapsammer, 10 cas d'Albarran (*Annales Guyon*, mai 1909, p. 656 (1), 3 cas d'Hartmann (Congrès de chirurgie, 1909), 25 cas d'Israël, 19 de Zuckerckandl (dont un mort de septicémie),

(1) Albarran dit seulement au cours d'une leçon qu'il a pratiqué 10 pyélotomies. Il ajoute qu'il est presque entièrement d'accord avec moi pour les indications de cette opération.

7 de von Frisch, Blum et Ultzmann, tous guéris sans fistule. J'ajouterai 10 cas personnels, guéris également sans fistule.

Chez une de mes opérées, j'enlevai un calcul de 8 grammes. Il faut se demander si l'ablation d'un calcul de cette importance, contenu dans un bassinet peu dilaté et dont les parois étaient étroitement appliquées sur le calcul, n'exigea pas une incision un peu excessive, ou mieux, car notre incision ne fut pas très grande, ne produisit pas quelques dilacérations du bassinet. C'est sans doute la raison pour laquelle on dut attendre, non sans quelque inquiétude, l'occlusion de la fistule, jusqu'au quarante-troisième jour.

En réalité, les plaies du bassinet ont une remarquable tendance à la guérison.

Delbet et Mocquot font à ce sujet une constatation des plus importantes. Rien, disent-ils, ne prouve mieux la facilité de cicatrisation des voies d'excrétion de l'urine que la néphrotomie exploratrice, telle qu'on la pratique habituellement. Si après néphrotomie et suture, « on pousse de bas en haut par l'uretère une injection colorée, toujours, à moins que la néphrotomie soit restée incomplète et n'ait pas été jusqu'au sinus, auquel cas on n'explore rien du tout, toujours le liquide coloré s'échappe des conduits et infiltre le sinus. Ainsi, quand on a terminé une néphrotomie exploratrice, il reste toujours un certain nombre de solutions de continuité plus ou moins contuses sur les voies d'excrétion ».

Ces solutions ne sont pas suturées et elles se cicatrisent cependant. A titre de démonstration, j'ajouterai un fait clinique. Après une néphrotomie pour calcul, je m'aperçus tout à coup que mon index, introduit dans le rein, ressortait largement, au niveau du sinus, à travers le bassinet déchiré. Une suture me parut impossible. Néanmoins, j'obtins une réunion par première intention, et je ne reconnus même pas d'écoulement certain d'urine par la plaie drainée.

Voilà donc une plaie du bassinet faite dans de mauvaises conditions, par déchirure, transversale, dans un point où l'accolement paraissait difficile et qui, sans suture, a guéri parfaitement. Je crois donc que, dorénavant, il ne sera plus nécessaire de discuter ce danger légendaire de la fistule, quand la pyélotomie sera pratiquée avec discernement.

b) *Hémorragie.* — J'ai été la cause bien involontaire du reproche qui a été fait à la pyélotomie d'exposer à l'hémorragie. Sur une jeune fille (obs. 16), je pratiquai par pyélotomie l'extraction d'un petit calcul. Au cours de l'opération, un vaisseau rétro-pyélitique fut blessé et lié. Sans doute la ligature ne tint pas, si bien que l'après-midi, je fus appelé auprès de la malade, exsangue, et en imminence de mort; je pratiquai immédiatement la néphrectomie et la malade guérit. Mais, comme dit Périneau, cet accident n'a rien de commun avec la pyélotomie; une chute de ligature avec hémorragie interne grave peut arriver après toute opération.

Nous n'oublierons pas la présence du plexus veineux rétro-pyélitique, pas plus que le conseil d'Israël de ne pas prolonger l'incision trop haut vers le rein, pour éviter de blesser l'artère qui vient contourner la partie juxtarénale du bassinet.

Quant aux dangers d'hémorragie après la néphrotomie, ils sont trop connus pour qu'il soit utile d'insister. La préocupation constante du chirurgien, après cette opération, n'est-elle pas d'assurer l'hémostase?

On nous permettra donc de dire, malgré l'accident qui nous est survenu, que l'un des avantages de la pyélotomie c'est la facilité de l'hémostase, et même le plus souvent l'absence totale d'hémostase, aucun vaisseau n'étant ouvert.

c) *Exploration insuffisante du bassinet et danger d'une opération incomplète.* — Quand le bassinet est ampullaire, et il l'est assez fréquemment dans le cas de la lithiase, le doigt pénètre dans la cavité pyélitique et explore les calices secondaires, généralement alors courts et dilatés. Il en est autrement dans le cas de bassinet ramifié, à tubes allongés et nous ne tomberons pas ici dans l'exagération de Mocquot et Delbet. Il faut convenir que, les cas de pyélonéphrose à part, la néphrotomie est une opération exploratrice supérieure à la pyélotomie.

C'est pourquoi, et nous avons insisté sur ce point dès nos premières publications, la radiographie doit remplacer en quelque sorte l'exploration, et un bon radiogramme est la condition préalable, indispensable d'une pyélotomie. Laissons ensuite à l'avenir le soin de décider si la récidive est plus ou moins fréquente après la pyélotomie, car les observations ne le permettent pas encore.

Espérons qu'un dispositif nous permettra bientôt de radiographier le rein extériorisé et de vérifier séance tenante, si notre opération a été complète.

Qu'une pyélotomie puisse être suivie d'une ablation incompète, cela n'est pas douteux. N'en est-il pas de même de la néphrotomie, surtout quand elle est pratiquée chez un sujet obèse, et sur un rein qui ne pourra être extériorisé et palpé avec soin ?

Aussi, ne fais-je aucune difficulté de publier que la dernière malade à laquelle j'ai pratiqué une pyélotomie, expulsa dans les jours qui suivirent l'opération de petits débris avec coliques néphrétiques. Depuis lors, son état est des plus satisfaisants.

II. — Avantages de la pyélotomie.

a) *L'absence d'hémorragie*, qu'on me permettra de mentionner bien que, seul, j'ai eu le triste privilège d'avoir un accident hémorragique.

b) *L'intégrité de la substance rénale* est évidemment garantie d'une façon absolue par la pyélotomie. Je ne renouvellerai pas ici les arguments tirés des lésions rénales observées après la néphrotomie, lésions minimes si l'on en croit les expériences de Tuffier, Bath, Wildbolz, plus graves dans les observations bien souvent citées de Greiffenhagen, minime dans le cas remarquable de Nicolisch (*Folia Urologica*, IV, B, S. 3 Heft, 1909), en somme vraisemblablement d'importance variable, suivant les cas, mais néanmoins suceptibles de se produire et d'altérer dans une certaine proportion la substance rénale.

Nous n'exagérerons pas l'importance de cette considération, d'autant plus que les calculs susceptibles d'être enlevés par la pyélotomie sont de petite dimension, non infectés, et, qu'en pareil cas, une petite incision rénale, sans délabrement important de tissu, dans un milieu aseptique, ne saurait avoir de bien grands inconvénients.

Il faut cependant convenir qu'il est préférable d'éviter toute lésion rénale, surtout chez les lithiasiques dont les reins peuvent être altérés par une diathèse.

c) *Moindre désordre aux voies d'excrétion.* — Avantage imprévu mais cependant réel puisque suivant la remarque de Delbet et Mocquot, et ainsi qu'on peut le constater pendant une néphrotomie même peu étendue, les calices sont toujours assez gravement lésés pendant cette dernière opération.

d) *Simplicité de l'opération.* — Mais, ce qui constitue la véritable supériorité de la pyélotomie dans les cas qui forment son domaine, c'est son extrême simplicité.

La radiographie a montré un calcul de volume restreint, non arborescent, situé dans le bassinet, le rein a été extériorisé sans difficulté sérieuse, aucun obstacle ne s'est oposé à la dénudation de la face postérieure, on perçoit le calcul entre deux doigts, le calcul n'est séparé de notre bistouri que par la mince paroi du bassinet. Faudra-t-il, sous un prétexte quelconque, se refuser à lui livrer issue par une incision minime et aller à sa recherche par un chemin détourné à travers toute la substance rénale?

Recherchons maintenant les résultats de la pyélotomie dans les observations qui ont été publiées.

Mortalité de la pyélotomie pour calcul aseptique. — La mortalité par néphrolithotomie ou par pyélolithotomie est très peu élevée, quand elle s'adresse à des calculs aseptiques.

Dans un autre travail, j'ai réuni 34 pyélotomies, sans aucun décès, et 193 néphrotomies avec 9 décès, soit 4,6 p. 100. La supériorité de la pyélotomie serait évidente, mais il ne faut pas oublier que la néphrotomie s'adresse à des cas plus graves.

Les statistiques particulières sont des plus encourageantes. Israël n'a aucun décès pour 25 pyélotomies pratiquées pour calculs aseptiques ou peu infectés et ayant permis la suture.

Les sept cas de von Frisch et Blum ont tous guéri.

Supprimant un cas de pyélotomie suivi de néphrectomie, mes 10 cas de pyélotomie pour calcul aseptique ou peu infecté ont guéri. Il en a été ainsi pour un cas complexe et infecté publié avec Eynard. Les trois cas de Marion et Périneau ont guéri également. Les deux cas de Viollet, l'un aseptique, l'autre infecté, ont guéri.

Mortalité dans les cas infectés. — Périneau rapporte 8 cas de pyélotomie pour pyonéphrose calculeuse. Tous sont antérieurs à 1900 (sauf un cas de Blum qui doit être supprimé puisque la pyélotomie fut jugée insuffisante et suivie de néphrectomie). Les résultats furent déplorables, mais je n'insiste pas, vu l'ancienneté de ces faits.

38 cas de pyélotomie pour pyélonéphrite calculeuse, c'est-à-dire pour des cas à lésions moindres. Les résultats ont été ici bien meilleurs.

19 appartiennent à Zuckerkandl avec un décès pour septicémie. Tous les autres ont guéri sans fistule. Il est vrai que la traduction qui a été faite par Périneau laisse quelque doute. (Comme j'opère le plus souvent dans les cas infectés, dit Zuckerkandl, ce qui tend à démontrer qu'un certain nombre de ces cas sont aseptiques.)

Les 19 autres cas appartiennent à divers auteurs, nous trouvons 2 morts : 1 malade d'Israël par insuffisance rénale (obs. 14); 1 de Poirier (obs. 16), de néphrite également (la plaie avait été saturée d'iodoforme).

Nous notons aussi 3 néphrectomies secondaires : Israël (obs. 12, *Chirurgische Klinik der Nierenkrankeiten*, Berlin 1901, p. 342, Cas. 160,40); Erdman (obs. 21); Marion et Périneau (obs.27).

La gravité de l'opération s'accentue avec les cas infectés, mais toute comparaison avec la néphrotomie pour calculs infectés me paraît impossible, vu la diversité des cas.

Résultats opératoires. a) *Cas infectés.* — Il est intéressant de constater les lésions trouvées à l'autopsie de reins enlevés après avoir été l'objet d'une pyélotomie.

Dans le cas d'Israël, le rein enlevé deux mois après la pyélotomie ne contient pas de calcul, mais la muqueuse d'un des bassinets (il était double) était, de même que celle des calices correspondants, entièrement épidermisée et recouverte de masses de bouillie athéromateuse.

Dans l'observation d'Erdmann, le rein enlevé peu de jours après contenait du sable et 21 pierres.

Dans l'observation de Marion et Périneau, le rein enlevé trois mois après renfermait de petits calculs contenus dans la substance rénale. La pyélotomie avait été particulièrement laborieuse, en raison de la périnéphrite. Par l'orifice d'une déchirure du bassinet, on avait enlevé deux gros calculs et cinq petits. « L'exploration du bassinet n'offre aucune certitude, disent les auteurs ». Dans la suite, la fistule laissa échapper du gravier.

Pour moi, je n'hésite pas à voir dans ces cas une application excessive de la pyélotomie.

L'état des urines, leur clarification a une importance considérable, capitale, dirai-je, car ce fait démontre que l'opération a été complète. Et cependant, dans un petit nombre d'observations, il en est fait mention. Ce sont les suivantes :

Hill (obs. 10 de Périneau), l'urine se clarifie en trois jours.

Belfiel (obs. 11), sans pus ni sang.

Blum (obs. 24 et 2, mémoire de Blum), urine limpide.

Zuckerkandl parle d'une récidive.

Israël (obs. 18 et 121, 1 de Périneau, rapporte que sa malade revint avec des urines troubles, il l'opéra par pyélotomie pour un calcul de l'autre rein, cette opération fut suivie de récidive. Pas d'autres détails.

Israël (obs. 19 et 123 de Périneau), au départ l'urine est normale macroscopiquement et microscopiquement. Je ferai remarquer que ces deux cas figurent dans la statistique d'Israël comme des cas de pyélotomie idéale, avec suture, c'est-à-dire peu infectés.

Rafin. — Dans une de mes observations, le malade dont les urines étaient assez fortement purulentes et staphylococciennes au moment de l'opération, le 5 novembre 1907, émettait, le 26 janvier 1908, des urines limpides; pas de globules de pus dans le culot de la centrifugation, cultures stériles, pas d'albumine. Les urines restent limpides en décembre 1910 (trois ans après l'opération).

Eynard et Rafin. — Les urines restent troubles, purulentes, infectées, récidive certaine.

Les autres observations publiées sont muettes sur les modifications de l'urine.

La clarification de l'urine a donc été réalisée dans *quelques cas* de pyélotomie pour calculs infectés.

b) *Cas aseptiques.* — Combien plus favorables sont les résultats dans les cas aseptiques, au nombre de 41, recueillis par Périneau.

Je ne passerai cependant pas sous silence quelques cas moins heureux.

Une opération incomplète faite par Knowley Thomton (cas 32 et 33 de Périneau) par la voie abdominale et qui nécessita une deuxième intervention (un calcul fut enlevé lors de la première opération, deux à la seconde), cette opération date de 1885 ; un cas de Borelius publié in *Folia Ur.*, septembre 1908 (cas 49 de Périneau et cas 2 du mémoire de Lund). L'observation de Lund se rapporte à un rein qui se présenta dans des conditions spéciales, rein petit, atrophié, difficile à trouver et encore plus difficile à extérioriser. Il persista une fistule qui ne put être fermée et conduisit à la néphrectomie.

Les guérisons ont été parfaites dans les autres cas, car je compte comme un incident sans gravité, une fistule persistant pendant un, deux et même trois mois.

Mais ici encore, les auteurs ont souvent négligé de nous renseigner sur l'état de l'urine et les suites éloignées. Il faut, du reste, convenir que la plupart des opérations sont encore trop récentes pour que toute cette question, et notamment ce qui a trait aux récidives, ait pu être étudiée d'une façon précise.

Les observations suivantes nous fournissent quelques renseignements.

Parmi les cas aseptiques, nous trouvons :

Beck, 1882 (obs. 28 du mém. Périneau), trois mois après, l'urine contient un peu de pus;

Symonds, 1885, (obs. 30), quatre mois après, douleur après fatigue, toujours du pus et du sang dans l'urine;

Brongersma (obs. 47). Le malade meurt quinze ans après de pneumonie;

Borelius (cas 48 de Périneau et 1 du mémoire de Borelius), six mois après entièrement guérie;

Borelius (obs. 60 et cas 3 de Borelius). La malade émet deux mois après par l'urètre de petits fils de catgut incrustés (ceux qui avaient servi à la suture du bassinet). Un an après, elle va bien.

Voici maintenant un résumé de tous mes cas personnels avec les résultats :

1° L. — *Calcul aseptique* opéré le 27 juillet 1906 (urate avec un peu d'oxalate). Une radiographie faite en août 1908 a été négative. A eu depuis des douleurs, tantôt à un rein, tantôt à l'autre, et a émis de petits graviers uriques. En novembre 1910, l'état rénal est le même, mais ce malade déjà âgé a eu une crise de rétention vésicale après un voyage, crise qui a disparu après quelques jours de cathétérisme.

2° G. — *Calcul aseptique* opéré le 15 avril 1907 (oxalate et traces de phosphate tribasique de chaux). En août 1910, plus de trois ans après, va très bien, n'a plus souffert. Urine limpide. Culot : très rares globules blancs (a eu autrefois une blennorragie de longue durée), pas de globules rouges. Albumine 0

3° T. — *Calcul infecté*, opération le 5 novembre 1907 (oxalate de chaux et phosphate tribasique de chaux, avec des traces d'urate), urine purulente, staphylococcienne. Le 26 janvier 1908, urine limpide; culot : pas de globules de pus. Cultures stériles. Albumine 0. En 1910, son état se maintient le même.

Cette observation est un bel exemple de calcul infecté, avec clarification et aseptisation de l'urine à la suite de l'opération.

4° M. — *Calcul aseptique*, pyélotomie et néphrectomie d'urgence le même jour nécessitée par une grave hémorragie.

5° (Eynard et Rafin) A. — *Calculs infectés*, calculs multiples de l'uretère pelvien chez une fillette de six ans et demi.

Migration spontanée de quatre calculs dans le bassinet. Urétérotomie et pyélotomie. Urine infectée. Opération le 10 novembre 1909. Les urines m'ont été envoyées en 1910. Elles sont fortement infectées. La récidive est probable.

6° M. — *Calcul aseptique* opéré le 17 juillet 1908. Deux ans et demi après, plus de douleur. Albumine et globules rouges dans l'urine. Pas de douleur. Radiographie négative.

7° B. — *Calcul aseptique* chez un enfant de six ans opéré le 22 mars 1910 (calcul composé de carbonate de chaux et de traces de phosphate). En juin 1910, l'urine est limpide.

Bien que n'ayant pas été recueillie avec la sonde, l'urine ne montre dans le culot de centrifugation qu'un ou deux globules blancs. Albumine 0. Depuis une grippe traces d'albumine.

8° M. — *Calculs peu infectés*, opérés le 4 juin 1910 par pyélotomie et néphrotomie. Deux mois après, a eu une colique néphrétique du côté opposé et a expulsé de petits graviers. Le 2 février 1911, urine limpide; culot, par ci par là un très rare globule blanc. Albumine 0. N'a plus souffert du rein opéré, mais a expulsé un peu de platras. Cultures, staphylocoques.

9° D. — *Calcul aseptique* opéré le 14 juin 1910. Le 20 janvier 1911, n'a plus eu aucune douleur rénale, mais l'urine contient quelques globules blancs et les cultures donnent des staphylocoques. Elle souffre parfois de la vessie, douleur qui est calmée par des lavages au nitrate. En somme, un peu de cystite. Cette malade a un fibrome peu volumineux, elle dit avoir souffert de la vessie depuis très longtemps. Après l'opération, on dut la sonder plusieurs jours. Peut-être fut-elle infectée à cette occasion?

Des lavages de la vessie ont eu finalement raison des troubles vésicaux.

10° H. — *Calcul aseptique* opéré le 12 novembre 1910. Quelques jours après, coliques néphrétiques du côté opéré et expulsion de petits graviers.

Depuis lors, va très bien.

Le 31 janvier 1911, l'urine est limpide : dans le culot pas d'hématie, un ou deux globules blancs. Cultures négatives.

Les détails qui précèdent sont exposés à titre de documents d'attente. Ils ne sont ni assez nombreux, ni suffisamment anciens pour permettre de formuler un jugement définitif sur les résultats éloignés de la pyélotomie.

Conclusions.

La néphrotomie, susceptible d'être appliquée à la grande généralité des calculs aseptiques ou infectés (mis à part les cas justiciables de la néphrectomie), mais étant en somme une opération plus importante, plus traumatisante, plus dangereuse, doit parfois céder le pas à la pyélotomie.

La pyélotomie ne doit être appliquée qu'à des cas spéciaux et pour que les résultats en soient excellents, il faudra la réserver aux calculs aseptiques, de petit volume, de petit nombre, siégeant dans le bassinet et extérieurs au rein.

Les conditions opératoires requises sont l'extériorisation et la mise à nue aisée de la face postérieure du bassinet.

Un examen radiographique aussi précis que possible constitue une précaution préopératoire indispensable.

La pyélotomie représentera pour ces cas, considérés jusqu'ici comme peu nombreux parce qu'ils n'étaient pas diagnostiqués d'assez bonne heure, une opération idéale, adéquate à la lésion, c'est-à-dire simple et bénigne, dont les résultats immédiats (réunion par première intention, absence de fistule) seront le plus souvent excellents.

Si on l'applique à des calculs peu infectés et peu nombreux, les résultats peuvent encore être satisfaisants et même bons, mais ils deviennent de plus en plus aléatoires à mesure que s'accentue la gravité des lésions, par l'importance de l'infection, la grosseur du calcul, sa multiplicité, par la présence de nombreuses concrétions et de boues phosphatiques, toutes lésions qui, dans les cas où elles ressortent encore de la chirurgie conservatrice, nécessitent une longue incision du rein, une incision suffisante pour une exploration et une toilette complètes, lesquelles ne sauraient en aucune façon être pratiquées par le bassinet.

Les observations sont encore insuffisantes en nombre, en détail et en ancienneté pour nous permettre d'étudier la fréquence comparée de la récidive dans les diverses méthodes opératoires.

(Extrait de la *Province médicale*, 1er avril 1911.)

IX

RÉSULTATS DE L'INTERVENTION POUR CALCULS DU REIN ASEPTIQUES OU PEU INFECTÉS

Les résultats opératoires immédiats, fournis par l'intervention pour calculs du rein aseptiques ou peu infectés, ne laissent à peu près rien à désirer. Les accidents sont extrêmement rares.

La guérison a été obtenue pour tous mes cas et, dans un travail publié récemment (*Lyon Chirurgical*, 1er Avril 1911), j'ai montré qu'il en était à peu près de même pour tous les chirurgiens.

Les résultats ultérieurs sont moins connus; c'est pour suggérer aux chirurgiens la pensée de faire connaître leurs résultats éloignés que je me suis décidé à publier les miens, bien que la plupart n'aient pas encore reçu du temps une sanction suffisante.

La nécessité de suivre à longue échéance les malades opérés pour calculs aseptiques du rein, m'a été démontrée par un malade auquel un chirurgien des plus distingués avait enlevé par néphrotomie un calcul aseptique le 5 Février 1906.

Le résultat opératoire avait été excellent et la guérison obtenue par première intention.

Pendant 4 ans, le malade n'a plus souffert, bien qu'il exerce la profession pénible de garçon d'hôtel.

La récidive, pour laquelle je l'ai opéré le 4 Février 1911, exactement 5 ans après, n'avait manifesté ses premiers symptômes que depuis 8 mois.

Le calcul récidivé pesait 43 centigrammes. Il était constitué par de l'oxalate de chaux.

Vu ses petites dimensions, et le laps de temps considérable

qui s'est écoulé entre la première opération et les manifestations de la récidive, il est parfaitement admissible que la première opération a été complète. Rien ne permet cependant d'affirmer qu'un minime fragment ne fut pas laissé à ce moment.

Les chirurgiens, qui ont opéré des calculs du rein et qui connaissent les difficultés d'une vérification complète de cet organe, ne verront certainement aucune allusion blessante dans cette hypothèse.

Quoiqu'il en soit, récidive due à un minime fragment oublié lors de la première opération, ou récidive engendrée par une prédisposition locale ou générale de l'organisme, ce cas doit nous rendre prudent quand il s'agira d'affirmer la guérison définitive d'un calcul du rein.

Dans les lignes qui vont suivre, je laisse de côté les calculs nettement infectés sur lesquels on trouvera des détails plus loin, et je ne m'occuperai que des calculs aseptiques (ou peu infectés), au nombre de 19.

Dix ont été opérés par pyélotomie, neuf par néphrotomie, dans un laps de temps qui commence en Mai 1906, pour finir en juin 1911.

Pour les derniers, il ne peut être question de résultats éloignés. Voici d'abord le résumé très bref de mes observations :

CALCULS ASEPTIQUES OU PEU INFECTÉS ENLEVÉS PAR PYÉLOTOMIE.

Obs. 3 L. — Pyélotomie le 27 juillet 1906.

Calcul aseptique du rein droit constitué surtout par de l'urate avec un peu d'oxalate.

En mai 1907 : albumine 0, culot, quelques leucocytes et peut-être un globule rouge.

En juin 1907 : courbature douloureuse dans la colonne vértébrale. Urine, traces d'albumine, quelques hématies, a émis un petit gravier.

25 juillet 1907 : émission d'un autre gravier.

4 janvier 1908 : un autre gravier.

14 juillet 1908 : radiographie du rein droit, négative.

31 octobre 1908 : trois crises douloureuses des deux côtés mais particulièrement à droite. A émis un peu de sable et plusieurs graviers comme du plomb 6. Urine, albumine 0. Culot, quelques hématies.

18 octobre 1909 : urine limpide, albumine 0.

Août 1910 : colique néphrétique gauche, après laquelle il a expulsé un gros gravier.

Obs. 12 G. — Pyélotomie le 15 avril 1907.

Calcul aseptique constitué par de l'oxalate de chaux et des traces de phosphate tribasique.

Plus de trois ans après, en août 1910, cet opéré va très bien et n'a plus souffert. L'urine est limpide. Dans le culot de la centrifugation, on trouve de très rares globules blancs (a eu autrefois une blennorragie de longue durée); pas de globules rouges. Albumine 0.

Obs. 15 T. — Pyélotomie le 5 novembre 1907.

Calcul modérément infecté, constitué par de l'oxalate de chaux et des phosphates tribasiques de chaux, avec traces d'urate. L'urine contenait des staphylocoques.

Le 26 janvier 1908, l'urine est limpide.

Dans le culot, pas de globules de pus, ni de rouge. Cultures stériles. Albumine 0.

En décembre 1910, cet état se maintient.

Obs. 21 M. — Pyélotomie le 17 juillet 1908.

Calcul aseptique constitué par de l'oxalate de chaux et du phosphate de chaux prédominant.

15 octobre 1908, urine limpide. Albumine 0.

14 novembre 1910, urine limpide. Culot : très rares globules blancs, assez nombreuses hématies. Albumine, un peu.

Arcelin fait la radiographie qui est négative.

30 mars 1911, urine limpide, culot : assez nombreux globules rouges, à peu près pas de globules blancs. Cultures stériles. Albumine, présence. Aucune douleur.

Obs. 32 B. — Pyélotomie le 22 mars 1910.

Calcul aseptique constitué par du carbonate de chaux et des traces de phosphates.

En février 1911, urine limpide, dans le culot un globule blanc. Pas de globules rouges.

Albumine, traces douteuses. Cette opérée (une fillette de 6 ans) vient d'avoir la grippe. Avant cette maladie, elle n'avait pas d'albumine. Pendant la grippe, le Dr Rousset de St-Etienne en a constaté un peu, et elle persiste à l'état de traces.

Obs. 35 M. — Pyélotomie et néphrotomie le 4 juin 1910.

Calculs constitués par des phosphates avec des traces de carbonate de chaux.

Deux mois après, a eu une colique néphrétique du rein opposé et a expulsé de petits graviers.

Le 2 février 1911, urine limpide. Culot : par ci, par là, un très rare globule blanc. Albumine 0. Cultures staphylocoques. N'a plus souffert du rein opéré, mais a expulsé du plâtras (1).

Obs. 36 D. — Pyélotomie le 14 juin 1910.

Calcul aseptique d'oxalate et phosphate de chaux.

Plus de douleur rénale. L'urine contient des globules blancs et des staphylocoques; un peu de douleur à la miction. Cette femme a eu un peu de cystite peut-être antérieure à l'opération, peut-être due à des cathétérismes pratiqués après celle-ci. Aucune douleur rénale.

Au dernier examen, le 20 avril 1911, je trouve dans l'urine devenue limpide quelques globules blancs, un globule rouge. Pas d'albumine. La cystite traitée par les lavages au nitrate a disparu.

Obs. 40 H. — Pyélotomie le 12 novembre 1910.

Calcul aseptique d'oxalate de chaux.

Quelques jours après, coliques néphrétiques du côté opéré et expulsion de petits graviers. Depuis lors, cette opérée ne souffre plus.

Le 30 mars 1911, urine limpide. Albumine 0. Culot : pas d'hématie, un ou deux globules blancs. (Des cultures faites deux mois avant sont restées stériles.)

Je laisse de côté une 9e observation de pyélotomie suivie de néphrectomie, qui n'offre pas d'intérêt au point de vue qui m'occupe.

Obs. 46 . — Opération récente — Guérison opératoire. Calculs d'oxalate pesant 0,70 centigr.

CALCULS ASEPTIQUES OU PEU INFECTÉS ENLEVÉS PAR NÉPHROTOMIE

Obs. 4 M. — Néphrotomie le 10 août 1906.

Calcul aseptique constitué par de l'oxalate avec des traces d'urate. Poids 1 gr. 82. Plus de douleur.

Le 10 novembre 1910, quatre ans et trois mois après, l'urine est limpide, traces douteuses d'albumine. Culot : pas de globules blancs, un globule rouge douteux.

(1) Peut-être n'aurais-je pas dû faire figurer ici cette observation. L'urine, avant l'opération, contenait peu de globules blancs. Cependant ce calcul, constitué par du phosphate avec des traces de carbonate de chaux, me paraît être un calcul secondaire à l'infection par le staphylocoque.

Obs. 5 A. — Néphrotomie le 22 août 1906.

Calcul aseptique constitué par du carbonate et de l'oxalate de chaux. Poids 2 gr. 50. Plus de douleur.

Le 30 mars 1911, quatre ans et sept mois après l'opération, l'urine est limpide. Albumine, un peu. Culot : deux ou trois globules rouges. Par ci, par là, un globule blanc.

Obs. 13 D. — Néphrotomie le 4 juin 1907.

Calcul aseptique constitué par de l'oxalate de calcium. Poids 1 gr. 22.

Le 10 mai 1911, plus de douleur. Urine limpide. Albumine, néant. Un ou deux globules blancs. Pas d'hématie.

Obs. 26 F. — Néphrotomie le 8 mai 1909.

Calcul aseptique constitué par de l'oxalate de chaux et du phosphate de chaux en quantité à peu près égale. Poids du calcul : 2 gr. 41. Plus de douleur.

Le 20 avril 1911, plus de douleur. Deux ans après, l'urine est limpide. Albumine, néant. Culot : quelques globules blancs (ancienne blennorragie), deux globules rouges.

Obs. 37 C. — Néphrotomie le 20 juin 1910.

Calcul aseptique constitué par de l'oxalate de calcium pur.

Poids du calcul : 1 gr. 20.

Le malade ressent quelque douleur du côté opposé, mais cela n'est pas bien net.

Le 30 mars 1911, 9 mois après, l'urine est limpide. Albumine 0. Culot : quelques globules blancs, un ou deux globules rouges. Les cultures fournissent des staphylocoques (et cependant l'urine est parfaitement limpide).

Obs. 38 P. — Néphrotomie le 30 juillet 1910.

Calcul aseptique d'acide urique pur.

Poids du calcul, 33 grammes.

Le malade ne souffre pas.

Le 28 mars 1911, huit mois après l'opération, l'urine est limpide. Albumine, traces infimes. Culot : nombreux cristaux d'acide urique, ni globules blancs, ni globules rouges.

Obs. 39 M. — Néphrotomie le 25 octobre 1910.

Calcul aseptique constitué par de l'oxalate de chaux et du phosphate de chaux en quantité à peu près égale.

Poids du calcul : 50 centigrammes.

Plus de douleur.

Le 28 mars 1911, 5 mois après, urine limpide. Albumine, néant. Culot : pas de globules blancs, rarissimes hématies. Cultures stériles.

Obs. 41 T. — Citée au début. Opération pour récidive, le 4 février 1911. Deux mois et demi après, urine limpide. Albumine, néant.

Culot : quelques globules blancs. Cultures, staphylocoque.

Obs. 44 N. — Néphrotomie le 11 février 1909.

Calcul aseptique constitué par de l'oxalate de calcium pur.

Poids du calcul : 95 centigrammes.

Suites : plus de douleur.

L'urine contenait quelques globules de pus qui ont diminué rapidement.

Un an après, le culot montre de rarissimes globules rouges. Pas de globules blancs.

Le 23 mars 1911 (deux ans après), traces d'albumine. Dans le dépôt, urate, acide urique, quelques très rares cristaux d'oxalate de chaux. Très rares globules blancs, à peu près pas de rouges. (Examen du Dr Cade.)

Les points à examiner sont les suivants :

1° Les malades opérés pour calculs du rein ont-ils été débarrassés de leur douleur ?

2° Quels sont les caractères de leur urine ?

Limpidité et asepsie, pus.

Présence du sang.

Présence de l'albumine.

Douleur. — La douleur a disparu chez mes opérés, sauf les deux suivants :

Obs. 3. — Ce malade a manifestement de la gravelle rénale, aussi bien du côté opéré que du côté non opéré. Il a parfois une colique, mais en dehors des crises, l'état est très satisfaisant.

Obs. 37. — La douleur a été supprimée du côté opéré, mais ce malade dit souffrir un peu du rein opposé, ce qui ne l'empêche pas du reste de vaquer à ses occupations professionnelles et de faire de la bicyclette.

Tous sont unanimes à proclamer le soulagement que leur a procuré l'opération, cessation de la douleur, retour de l'activité professionnelle et sportive compromise autrefois par la douleur.

Caractères de l'urine : Asepsie, infection, présence du pus. — Il faut distinguer ici, deux variétés de malades, ceux qui étaient aseptiques avant l'opération, asepsie vérifiée par les cultures, ou par l'examen microscopique de l'urine centrifugée et ceux dont l'urine contenait du pus en quantité modérée mais appréciable.

Ces derniers sont au nombre de deux. Ce sont les malades des observations 15 et 35.

L'urine du malade de l'observation 15 donnant des staphylocoques en cultures, contenait, avec des hématies, des globules de pus en grand nombre (si bien que de crainte de la tuberculose, je fis faire une inoculation). Trois mois après, l'urine est limpide. Quatre mois après, l'asepsie de l'urine fut vérifiée par les cultures qui restèrent stériles. Aux dernières nouvelles, trois ans après l'opération, l'urine reste limpide.

Pour l'observation 35, le résultat est moins bon, l'urine contient encore des staphylocoques et, quoique limpide, elle porte en suspension quelques globules blancs et du phosphate de chaux (je me propose de pratiquer des lavages du bassinet).

Ces deux malades ont été opérés : l'un par pyélotomie, l'autre par pyélotomie et néphrotomie.

Quant aux autres malades opérés par pyélotomie (obs. 3, 12, 21, 32, 36, 40) ou par néphrotomie (obs. 4, 5, 13, 26, 37, 38, 39, 41, 44), leur urine est restée limpide et, dans le culot de la centrifugation, on ne trouve aucun globule de pus, et un nombre insignifiant de ces éléments.

Toutefois, l'opéré de l'obs. 37, malgré une réunion par première intention, eut un peu d'infection de son urine. Cette infection se manifestait par la présence de globules de pus et de nombreux staphylocoques dans le culot. Neuf mois après l'opération, je constate que l'urine est limpide, le culot montre quelques globules blancs et les cultures donnent des staphylocoques.

L'urine de l'obs. 41 cultive encore : mon opération est récente.

Les renseignements qui précèdent permettent d'affirmer la bénignité de l'intervention pour calculs peu infectés ou aseptiques, et d'ajouter que, non seulement les suites opératoires sont heureuses, mais qu'il est permis d'espérer la clarification de l'urine si elle est modérément infectée. L'urine est-elle aseptique avant l'opération, elle le restera vraisemblablement dans la suite.

Présence de globules rouges. — Par contre, la présence de globules rouges, une fois la guérison opératoire accomplie, présente la plus grande importance au point de vue du pronostic.

Il semble que, plus que la douleur qui nécessite une concrétion d'un certain volume, la constatation des hématies dans l'urine centrifugée nous permettra d'augurer de la guérison définitive ou de la récidive menaçante, et partant de la nécessité d'un traitement médical.

Ce sont là des conjonctures théoriques, car elles ne reposent fort heureusement pas sur des constatations précises faites sur mes anciens opérés.

Nous connaissons la valeur de l'hématurie microscopique, le calcul étant encore présent dans le rein, il est tout naturel que ce symptôme garde la même valeur après l'opération.

J'insiste sur ce point car, autant que je puisse le savoir, cette recommandation a été négligée jusqu'ici. Après l'opération, *le chirurgien devra faire de fréquentes analyses microscopiques de l'urine*, s'il veut étudier la marche de l'affection, surprendre la formation des calculs alors qu'ils n'existent peut-être qu'à l'état de sable et qu'il est possible de les expulser.

On peut voir sur le tableau annexé à cet article que quelques globules rouges ont été constatés sur plusieurs de mes opérés.

Albumine. — En dehors de l'albuminurie liée à la présence de globules rouges et disparaissant en même temps qu'eux, la réaction de l'albumine n'a été positive que dans les cas suivants :

Obs. 32. — Cette opérée (âgée de 6 ans) n'avait pas d'albumine après l'opération.

Depuis une grippe récente, son urine en contient des traces (Dr Rousset).

Obs. 38. — Malade opéré pour un énorme calcul d'acide urique. L'urine contient des traces infimes d'albumine.

Sauf ces deux cas, l'albumine a toujours été liée à la présence des hématies. (Voir l'observation de ce malade qui rapporte l'examen d'un fragment de son rein.)

Il semble donc que la néphrite lithiasique soit moins à redouter qu'on ne l'a généralement admis.

Les tableaux ci-joints permettront de se rendre rapidement compte des résultats opératoires.

CALCULS ASEPTIQUES OPÉRÉS PAR NÉPHROTOMIE

NUMÉROS des observations	ANCIENNETÉ de l'opération	DOULEUR depuis l'opération	GLOBULES BLANCS dans l'urine depuis l'opération	GLOBULES ROUGES dans l'urine depuis l'opération	ALBUMINE depuis l'opération
Obs. 4	4 ans et 3 mois	Néant	Néant	Un globule rouge ?	Traces douteuses
— 5	4 ans et 3 mois	Néant	Un globule blanc	Quelques globules rouges	Un peu (du sang ?)
— 13	3 ans et 3 mois	Néant	Un ou deux	Néant	Néant
— 26	1 an et 10 mois	Néant	Quelques globules blancs (ancienne blennorragie).	Deux globules rouges	Néant
— 37	9 mois	Un peu de douleur du côté opposé.	Quelques globules blancs (cultures; staphylocoques).	Un ou deux globules rouges	Néant
— 38	8 mois	Néant	Néant	Néant	Traces infimes
— 39	7 mois	Néant	Néant	Rarissimes	Néant
— 41	2 mois 1/2	Néant	Quelques globules blancs (cultures staphylocoques).	Néant	Néant
— 45	2 ans	Néant	Très rares	A peu près pas	Traces

CALCULS ASEPTIQUES OPÉRÉS PAR PYÉLOTOMIE

NUMÉROS des observations	ANCIENNETÉ de l'opération	DOULEUR depuis l'opération	GLOBULES BLANCS dans l'urine depuis l'opération	GLOBULES ROUGES dans l'urine depuis l'opération	ALBUMINE depuis l'opération
Obs. 3	5 ans 1/2	Coliques néphrétiques bilatérales.	Quelques globules blancs	Parfois globules rouges	Néant
— 12	3 ans	Néant	Néant	Néant	Néant
— 15	3 ans	Néant	Néant	Néant	Néant
— 21	2 ans et 8 ans	Néant	Presque pas	Assez nombreux	Albumine (du sang ?)
— 32	11 mois	Néant	Un globule blanc	Néant	Trace (depuis grippe récente)
— 35 (1)	7 mois	Une colique néphrétique.	Très rares (cultures ; staphylocoques)	Néant	Néant
— 36	10 mois	Néant	Quelques globules blancs (a eu de la cystite)	Un globule rouge	Néant
— 40	4 mois	Une colique peu après avec gravier, puis plus de douleurs.	Un ou deux	Néant	Néant
— 46	Opérat. récente	Guérison opératoire			
— 16	Néphrectomisée le jour même.	Va bien depuis lors			

(1) Opéré par pyélotomie et néphrotomie dans la même séance.

Un coup d'œil sur ces tableaux montre que la douleur est généralement supprimée, que la clarification des urines est un fait habituel, malgré quelques globules blancs décelables par l'examen microscopiques de l'urine centrifugée, que l'albuminurie est rare en dehors de la présence du sang, mais qu'un grand nombre d'opérés (obs. 3, 5, 21, 26, 36, 37, 45) présentent des hématies dans l'urine.

C'est là le fait que je désire surtout mettre en lumière, je ferai remarquer que tous les malades, sauf trois (obs. 32, 35, 38) ont été opérés pour des calculs dans lesquels existait de l'oxalate de chaux et l'on sait combien les concrétions formées par cette substance sont offensantes pour le tissu rénal et hémorragipare.

Ceci démontre qu'il faut faire des réserves sur l'avenir de nos opérés pour calculs aseptiques.

Opérés pour une affection liée à un état local de l'organe uropoiétique ou à une altération de la nutrition, nos malades ne devront pas être perdus de vue. Si la présence de quelques globules rouges reconnus dans l'urine centrifugée nous fait craindre la formation de la moindre agglomération, nous n'oublierons pas de recourir à un traitement spécial, traitement diététique, traitement par une lessivation avec les eaux de nos stations minérales.

(Extrait des *Archives Provinciales de Chirurgie*,
5 mai 1911.)

X

LÉSIONS DU REIN APRÈS LA NÉPHROTOMIE POUR CALCUL ASEPTIQUE

L'observation suivante m'a permis de constater les lésions produites par la néphrolithotomie (1).

Homme, quarante-cinq ans, opéré une première fois par M. X., le 5 février 1906. Le calcul, d'après les renseignements qu'a bien voulu me fournir ce confrère, avait la forme et la dimension d'une fève. La suture du rein fut faite au catgut. Drainage du rein et de la plaie. Réunion par première intention.

La guérison se maintient pendant plus de quatre ans. Quand le malade vint me trouver, la douleur datait de huit mois. L'urine contenait de nombreux globules rouges et d'assez nombreux globules blancs. La radiographie fut positive (Arcelin). Le 4 février 1911, cinq ans après la première intervention, je pratiquai une néphrotomie suivie de l'extraction d'un calcul pesant 43 centigrammes, constitué par de l'oxalate de calcium pur.

Suites simples.

Le 25 avril 1911, l'urine est limpide. Pas d'albumine. Dans le culot de la centrifugation, une hématie, rares globules blancs. Cultures, quelques colonies de staphylocoques.

Pendant les manœuvres opératoires, on remarqua l'adhérence de l'atmosphère celluleuse et de la capsule propre. On put cependant les séparer l'une de l'autre dans les deux tiers inférieurs du rein, non sans produire une légère déchirure péritonéale. Mais, en haut, le péritoine, la capsule adipeuse sclérosée et la capsule propre forment vraiment un tout que l'on ne peut séparer. Il eût été nécessaire d'inciser le péritoine au pourtour

(1) Obs. 41.

du rein, si l'extériorisation de cet organe avait été indispensable.

J'y renonçai et pratiquai l'incision du rein incomplètement dénudé, sans l'amener entièrement entre les lèvres de la plaie.

Sur le bord convexe se voit une petite dépression linéaire qui suit le bord circonférenciel, c'est la cicatrice de la néphrotomie. La capsule, en ce point, était un peu épaissie et adhérente dans le sillon.

L'incision rénale fut pratiquée un peu en arrière de cette ligne.

J'enlevai sur la valve rénale postérieure un petit fragment pour l'examen microscopique.

Voici la note qui m'a été remise par M. Faÿsse, chef de laboratoire à l'Hôpital Saint-Joseph :

« Ce fragment de rein présente des lésions de sclérose un peu avancées. Les lésions semblent surtout prédominantes au niveau et autour des glomérules. Ceux-ci sont, les uns dilatés, avec un bouquet glomérulaire atrophié, les autres diminués de volume, plus ou moins scléreux. Autour d'eux s'étend une zone de sclérose très nette où l'on reconnaît difficilement les tubuli.

Dans les points où la sclérose est épaisse, on voit des amas cellulaires confluents; d'autres glomérules paraissent normaux. Dans le reste du fragment, la sclérose forme de minces travées régulières entre les tubes glandulaires.

« En somme, *rein scléreux à un degré peu avancé*. Au point de vue fonctionnel, l'organe n'a certainement pas perdu toute sa valeur. »

Cette observation est à rapprocher de celle que Nicolich (1) a publiée en 1909.

En 1899, Nicolich pratiqua une néphrotomie complète, d'un pôle à l'autre, pour enlever un calcul de la dimension d'une châtaigne. Les suites opératoires furent des plus simples.

Le malade succomba neuf ans après par tuberculose pulmonaire, et voici ce qu'il constata. Je traduis littéralement :

(1) Nicolich : *Folia Urologica*, p. 194.

« Le rein est de volume normal, la capsule présente des tractus épais, spécialement à la surface postérieure de l'organe. Au tiers inférieur du bord convexe du rein, on observe un épaississement plus prononcé, de forme linéaire, et, correspondant à celle-ci, une rétraction de la substance rénale sur la longueur de 3 centimètres environ; sur le tiers supérieur du bord convexe, cette rétraction est beaucoup moins manifeste. Excepté ces altérations, la surface du rein est parfaitement lisse et la capsule se laisse facilement détacher.

« Sur une coupe transversale du rein, on voit distinctement comment, au point de la rétraction maxima de la surface, correspond un fort épaississement de la capsule, qui, en quelques points, atteint 2 millimètres d'épaisseur. De cet épaississement part une ligne blanche qui traverse toute la substance rénale et se réunit au tissu conjonctif des calices. A part cette couche linéaire, le parenchyme rénal ne présente aucune altération.

« Sur les préparations histologiques, fixées dans la formoline, incluses dans la paraffine et colorées à l'éosine, on observe, sur la section des points de la plus grande rétraction rénale, un gros cordon de couleur rouge, formé de fibres ondulées avec de petits noyaux oblongs qui, partant de la capsule rénale, arrivent jusqu'aux calices. Dans ce tissu connectif cicatriciel, on trouve de nombreux vaisseaux artériels et on observe de petits foyers de petites cellules éparses au voisinage du tissu cicatriciel. Semblables foyers se trouvent sous la capsule.

« En s'éloignant de ce point, les faisceaux de tissu connectif diminuent d'épaisseur et se réduisent à peu de fibres, et les foyers parvi-cellulaires deviennent de plus en plus petits et moins fréquents. Le parenchyme rénal ne présente rien d'anormal à part les petits infiltrats parvi-cellulaires qui se trouvent exclusivement dans le voisinage immédiat de la cicatrice sous la capsule. »

Les altérations rénales consécutives à l'incision de cet organe ont été diversement appréciées.

Les uns admettent que la néphrotomie est suivie de lésions d'une haute gravité ; les autres, au contraire, estiment que celles-ci sont peu importantes et n'altèrent pas la fonction rénale d'une façon sérieuse. Albarran a, notamment, constaté qu'il n'existe pas de modification dans la fonction rénale avant et après la néphrotomie.

Sans doute faut-il tenir compte des conditions dans lesquelles est faite la néphrotomie.

Nous supposons, bien entendu, qu'il s'agit d'un calcul aseptique. D'autre part, il est admissible que les lésions seront moins graves si l'opération a été normalement conduite. Asepsie opératoire, emploi de fils rapidement résorbables et modérément serrés, telles sont les conditions qui paraissent sauvegarder au mieux l'intégrité de la substance rénale.

Pour ma part, je me rattacherais volontiers à l'opinion de ceux qui admettent que la néphrotomie ne laisse pas d'ordinaire après elle de graves altérations rénales.

L'observation de Nicolich est vraiment démonstrative à cet égard. Quant à la mienne, elle plaide dans le même sens, sans être aussi probante puisqu'il s'agit seulement de constatations opératoires et biopsiques évidemment moins complètes que celles permises par une autopsie.

Sans doute, les lésions constatées par l'histologiste ne doivent pas être négligées ; toutefois, il s'agit d'un fragment pris au voisinage de la ligne d'incision, et il est à présumer que comme dans le cas de Nicolich, les lésions eussent été moins importantes sur un fragment situé à une plus grande distance.

Cette supposition me paraît d'autant plus légitime qu'un mois et demi après la seconde opération l'urine ne contient pas d'albumine.

Aussi, bien qu'ayant contribué à la renaissance de la pyélotomie en France, me suis-je toujours refusé de baser l'indication principale de cette excellente opération, sur l'existence présumée et constante de graves lésions après l'incision du rein.

(Extrait de *La Clinique*, 1911.)

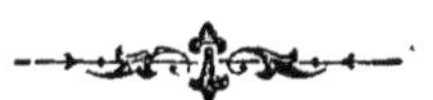

XI

REMARQUES SUR LES HÉMORRAGIES SECONDAIRES APRÈS LA NÉPHROLITHOTOMIE

L'hémorragie est le grand danger de la néphrotomie. Le fait est admis sans conteste. (Voir dans les *Annales des maladies des organes génito-urinaires*, 1909, p. 1653, un article de Périneau, contenant de nombreuses indications bibliographiques sur cette question.)

Pendant l'opération, la compression du pédicule par un assistant exercé, ou à l'aide de pinces élastiques, la prévient généralement avec succès.

Cette compression est parfois malaisée, imparfaite, même impossible, soit que le rein adhérent dans une atmosphère fibreuse ne puisse être extériorisé, soit que, comme dans une de mes observations (obs. 19), les formations calculeuses se prolongent sur une étendue de plusieurs centimètres le long de l'uretère et gênent l'action de la pince et des doigts,

Cette dernière condition est toutefois exceptionnelle.

Lorsque de petits calculs ont amené la dilatation du bassinet, la difficulté de l'hémostase opératoire peut reconnaître une autre cause.

Dans ces bassinets dilatés (1) la pince divise l'entonnoir pyélitique en deux parties : l'une facilement explorable et communiquant avec le rein, l'autre en aval, contenant le calcul, mais séparé de nos doigts par un obstacle infranchissable.

Dès lors, la nécessité s'impose de supprimer momentanément la compressiou.

Il en résulte une perte de sang un peu plus abondante, mais non un danger sérieux.

(1) *La Clinique*, 24 mars 1911.

L'extraction des calculs achevée, une bonne suture profonde, pénétrant jusqu'au sommet des pyramides, aura raison de cette « pluie d'orage », toutes les fois que la capsule soigneusement conservée donnera un point d'appui solide à nos fils, ou que le tissu rénal lui-même, sclérosé, et dès lors moins fragile, les soutiendra efficacement. Quand une suture complète aura pu être réalisée, l'hémostase sera assurée.

La nécessité d'un drainage aggrave le danger d'hémorragie, et, pour ma part, en présence d'un calcul infecté, la crainte de l'hémorragie primitive ou secondaire m'a paru jusqu'ici être un des arguments les plus sérieux et les plus puissants en faveur de la néphrectomie.

Cependant, je n'ai perdu, après la néphrotomie, aucun sujet uniquement par hémorragie primitive. Toutefois, ce fut un facteur important de la mort de la malade de l'obs. 9.

Un de mes opérés a succombé à la suite d'hémorragies secondaires répétées pour lesquelles j'ai dû pratiquer d'urgence la néphrectomie (Obs. 30. Décès 5, page 7).

Mais je désire surtout discuter la pathogénie de l'hémorragie secondaire chez les malades atteints de calculs non infectés, à propos de l'observation suivante :

X., 41 ans (obs. 37), calcul aseptique du rein droit. L'urine quoique limpide contient parfois du sang à l'état microscopique.

Les cultures de l'urine, aérobies et anaérobies, restent négatives. Le malade n'a jamais eu de blennorragie et n'a jamais été sondé.

L'opération ne fut pas exécutée sans difficultés, le malade étant gros, l'espace costo-iliaque peu étendu, et l'apophyse transverse de la première vertèbre lombaire très développée.

La néphrotomie fut faite comme d'ordinaire sur la ligne de Hyrtl. Le calcul, de forme irrégulière, est adhérent et cassant. L'extraction en fut des plus délicates.

Le jour de l'opération et le lendemain l'urine est sanglante.

Le 3e jour, elle est tantôt trouble, tantôt presque limpide. Le 4e et le 5e jour, elle est macroscopiquement non sanglante, et ce dernier jour, j'enlève une mèche extra-rénale. Le lendemain, 6e jour, l'urine est fortement sanglante et le resta avec quelques alternatives jusqu'au 10e jour.

La température rectale avait atteint 38,8 le 2e jour au soir, 38,3 le 3e jour, et 38,4 le 4e jour, après quoi elle atteignit 38° à trois reprises seulement.

La réunion se fit par première intention.

Vingt-cinq jours après l'opération, l'urine est encore assez trouble. On y trouve des traces d'albumine, et, dans le culot obtenu par centrifugation se voient des leucocytes et des *staphylocoques en grand nombre.*

L'urine s'est clarifiée depuis lors; quelques mois après, on constate à peine un globule blanc par ci par là dans le culot de la centrifugation, et cependant 10 mois après l'opération cette urine parfaitement limpide cultive encore et donne de nombreuses colonies de staphylocoques.

Peut-on, pour expliquer l'hémorragie, invoquer le traumatisme causé par l'ablation des mèches? Il me serait agréable d'accepter cette explication, mais je ne la crois pas exacte.

Bien que les suites aient été favorables, la température s'est élevée de quelques dixièmes après l'opération, et il n'est pas douteux qu'un peu d'infection s'est produite.

L'examen cytologique et les cultures le démontrent d'une façon indubitable.

Je crois donc qu'il faut conserver la théorie de l'infection pour expliquer l'origine des hémorragies tardives après la néphrotomie, et que, pour être autorisé à nier dans un cas donné cette condition pathogénique, *on devra vérifier l'asepsie de l'urine.*

XII

VALEUR COMPARÉE DE LA NÉPHROTOMIE ET DE LA NÉPHRECTOMIE DANS LES LITHIASES INFECTÉES ET GRAVES.

Les calculs aseptiques appartiennent exclusivement au domaine des opérations conservatrices. La néphrectomie ne leur a été appliquée que dans des cas exceptionnels : erreur de diagnostic, destruction complète du tissu rénal, accidents opératoires tels que rupture du pédicule ou hémorragie post-opératoire.

Les calculs infectés sont, au contraire, justiciables tantôt d'une opération conservatrice, tantôt d'une opération radicale.

Je me propose d'étudier les résultats de la néphrotomie et de la néphrectomie dans les cas de calculs infectés.

J'envisagerai seulement les calculs avec infection grave et ancienne, s'accompagnant d'importantes altérations rénales, par suite du volume du calcul, de la diffusion des concrétions et des boues lithiasiques ou compliqués de rétention uropurulente; en un mot, *ceux pour lesquels peut entrer en discussion la néphrectomie.*

Je laisserai entièrement de côté les cas plus simples, quoique infectés, mais justiciables sans discussion de la pyélotomie ou de la néphrotomie.

La gravité de la néphrectomie et de la néphrotomie me paraît être l'élément de comparaison le plus important, celui dont la discussion s'impose en première ligne.

GRAVITÉ OPÉRATOIRE DE LA NÉPHROTOMIE ET DE LA NÉPHRECTOMIE DANS LES FORMES GRAVES DE LA LITHIASE INFECTÉE.

Le premier fait qui se détache quand on étudie les interventions pour lithiase suppurée du rein, c'est la moindre gravité opératoire de la néphrectomie. J'ai insisté sur ce point dans un article récemment paru dans le *Lyon Chirurgical.* J'établissais que la mortalité, nulle ou presque nulle, pour la lithiase aseptique, s'élevait pour la lithiase infectée, et que, dans cette forme, la mortalité était beaucoup plus grande avec la néphrotomie qu'avec la néphrectomie.

Ma statistique actuelle d'interventions pour néphrolithiase *infectée* est la suivante :

Calculs infectés : Néphrectomie : 18 cas; décès 0.
Néphrotomie : 16 cas; décès 5, soit 31,2 %.

(Je n'insiste pas sur cette différence considérable de la mortalité, non plus que sur ses causes, ayant étudié déjà cette question dans l'article du *Lyon Chirurgical* cité ci-dessus. Voir page 65).

RÉSULTATS DE LA NÉPHROTOMIE. OBSERVATIONS.

Je supprime une des néphrotomies qui figurent dans ma statistique, le cas n'étant pas assez grave, bien qu'infecté. Il reste quinze néphrotomies pratiquées sur quatorze malades pour calculs gravement infectés.

A. — *Décès opératoires.* Cinq ont succombé opératoirement, je me suis expliqué sur les causes de la mort. (Voir p. 68.)

Les résultats ultérieurs ont-ils compensé, dans une certaine mesure, ce qu'avaient de regrettable mes résultats primitifs ?

Une malade d'abord néphrectomisée à gauche a dû subir ensuite deux néphrotomies à droite : elle succomba. Cette opérée figure parmi les décédés. (Décès 1, p. 68.) Toutefois, étudiant les résultats de la néphrotomie, quelques détails ne seront pas inutiles. Voici l'observation résumée :

Obs. 8. — Lithiase suppurée bilatérale. Néphrectomie gauche. Double néphrotomie droite. Mort.

Une femme âgée de 36 ans était atteinte de lithiase bilatérale. Mais, au moment où je lui donnais des soins, la radiographie était fort rudimentaire à Lyon. Le rein gauche était le siège d'une importante suppuration et, en mars 1905, je lui pratiquai la néphrectomie gauche, le rein contenait deux volumineux calculs et était très altéré. Au commencement de 1906, elle fut prise d'accidents graves du côté droit, avec anurie, et une néphrotomie fut pratiquée le 11 janvier 1906. J'enlevai un calcul de 10 grammes. La plaie se ferma, mais la purulence de l'urine persista, si bien que, le 4 décembre de la même année, après radiographie par Arcelin, je fis une néphrotomie itérative sur ce rein unique et j'enlevai un calcul de 3 gr. 10. Seize jours après, elle mourut de pneumonie.

Privé du secours de la radiographie, mon diagnostic était incomplet au moment où je lui pratiquai la néphrectomie gauche et la première néphrotomie droite qui pour ce motif resta imparfaite.

B. — *Néphrotomies sans résultats. Néphrectomies secondaires.* Dans deux cas, la néphrotomie fut également insuffisante et la néphrectomie secondaire fut alors pratiquée.

Obs. 6. — Enorme pyonéphrose calculeuse gauche. Néphrotomie. Néphrectomie secondaire. Guérison.

Homme, 39 ans. A souffert de la vessie dès l'âge de 2 ans. L'urine est trouble depuis l'âge de 20 ans. Le malade souffre parfois du rein gauche et s'affaiblit. Le rein est très volumineux et l'urine très purulente.

En 1903, de crainte d'infecter le rein opposé, je m'abstiens du cathétérisme urétéral et je pratique une séparation dont les résultats restent indécis.

C'est pourquoi, bien que le rein renfermât une énorme quantité de pus et des calculs volumineux (19 grammes), je pratiquai une simple néphrolithotomie le 11 août 1903.

Pendant que la plaie était largement ouverte, l'urine émise par la vessie devint limpide mais se troubla de nouveau, à mesure que la plaie se cicatrisait. Le rein opposé fournissait donc une urine d'apparence normale. Après l'opération, une fistule persista, avec des abcès à répétition. En août 1906, une radiographie d'Arcelin montre un petit calcul.

13 octobre 1906. Néphrectomie secondaire, ablation d'un petit moignon rénal contenant un débris de calcul.

La guérison ne fut pas immédiate : la poche purulente, qui avait atteint des dimensions vraiment exceptionnelles, ne se ferma pas. Je dus réséquer des fragments costaux pour permettre l'affaissement de la paroi externe de la cavité purulente (à la façon d'Estlander) et finalement le malade guérit.

Depuis lors, l'état est satisfaisant. L'urine contient pourtant une notable quantité d'albumine, indice d'une néphrite du côté opposé. Néanmoins, depuis quatre ans que la plaie est cicatrisée, le malade est satisfait de son état.

Le 5 janvier 1911, l'état général est satisfaisant et il peut vaquer à ses occupations. L'urine est un peu louche. Dans le culot de la centrifugation, de nombreux globules de pus, des cylindres granuleux, pas de globules rouges.

Le 15 février 1911, état général satisfaisant. Albumine, présence. Culot : moins de globules de pus, pas de cylindres. Les cultures aérobies restent stériles. La néphrite semble s'améliorer un peu.

Obs. 23. — Lithiase suppurée droite. Rein atrophié. Néphrotomie. Néphrectomie secondaire. Guérison.

Femme, 44 ans, 11 enfants et 7 fausses couches. Il y a 9 ans, début de l'affection par douleur dans le côté droit. Depuis lors, crises très douloureuses dans le rein droit, s'accompagnant de fièvre et de troubles digestifs.

Affaiblissement général. Troubles digestifs. L'urine est purulente.

SÉPARATION DES URINES

Rein gauche			*Rein droit* (côté malade)
Urine jaune ambrée.			Pas d'urine
Urée . .	24 gr. 31	par litre.	
Chlorures.	8 gr.	—	
Très rares leucocytes et hématies.			

Le rein droit était en rétention au moment de la séance. Le lendemain l'urine est très purulente.

18 août 1908. Néphrotomie. Rein très mobile, nettement atrophié. Ablation d'un calcul pesant 1 gr. 12. Toilette du rein. Suites satisfaisantes du côté de la plaie, mais l'état général ne se relève pas, l'urine reste purulente; parfois le rein augmente de volume et est douloureux.

SÉPARATION DES URINES

	Urine gauche		*Urine droite* (côté opéré)	
Urée . .	10 gr. 27	par litre. . . .	2 gr. 16	par litre
Chlorures.	11 gr. 50	—	2 gr.	—

Cette séparation atteste que le rein fonctionne, mais d'une façon imparfaite. Cette insuffisance s'accentue si l'on tient compte de la quantité émise simultanément par les deux reins.

A s'en tenir au rapport au litre, le rein droit donne 5 fois moins d'urée que le gauche, de plus la quantité d'urine est 5 fois moindre à droite qu'à gauche.

Dans le but d'aseptiser le rein, des lavages furent pratiqués, au cours desquels on constata des résidus pyélitiques variant de 70 à 125 gr. et plus.

Des débris de calculs furent expulsés ou extraits à l'aide de la sonde urétérale.

Finalement, la *néphrectomie* fut pratiquée le 19 janvier 1909.

Le rein est atrophié et présente des lésions de dilatation modérée.

Depuis cette dernière intervention, l'état général s'est lentement mais progressivement amélioré. Les troubles locaux n'ont plus reparu, la digestion est redevenue normale, « c'est une résurrection », dit le mari.

Neuf mois après, l'urine est encore trouble et les cultures fournissent des staphylocoques.

Au dernier examen, 16 novembre 1910, 22 mois après l'opération, l'urine est limpide, sans albumine. Dans le culot de la centrifugation, on trouve difficilement un globule de pus, et enfin les cultures sont stériles. La guérison est complète.

C. — *Néphrotomies suivies de fistule persistante.* Dans deux cas j'ai à regretter une fistule post-opératoire.

Obs. 7. — Lithiase suppurée gauche. Néphrotomie. Persistance d'une fistule. Récidive de la lithiase.

Homme, 55 ans, en octobre 1884, colique néphrétique à gauche. Ce malade a subi divers traitements et explorations. Abcès prostatique en janvier 1904.

En 1906, il se plaint de douleurs rénales. Le rein gauche est très volumineux et douloureux.

Radiographie positive par Arcelin.

Le 19 octobre 1906, néphrotomie. Le rein n'a pas pu être amené au dehors à cause de la périnéphrite. Après taille du rein, il s'écoule du pus et on enlève un calcul de 4 gr. 32 formé par de l'oxalate de chaux dominant, et du phosphate de chaux.

Suites simples, mais il reste une fistule.

En février 1911, 4 ans et 4 mois après l'opération, la fistule persiste et donne issue à du pus mélangé d'urine. La radiographie montre une toute petite concrétion, il y a donc récidive. (Une radiographie faite quelques mois avant avait été négative.) L'urine est purulente, et cette purulence doit être imputée en partie à des troubles vésicaux et prostatiques.

Obs. 19. — Lithiase suppurée bilatérale. Enorme calcul à droite. Néphrotomie. Persistance d'une fistule.

Homme, 50 ans. Depuis l'âge de 27 ans, crises de coliques néphrétiques droites avec émission de graviers blancs. Il y a un mois, crise du côté opposé. Urine trouble, purulente, un peu de polyurie.

Fin 1907, un petit calcul de la vessie est broyé en une courte séance de lithotritie. La radiographie du rein droit montre un énorme calcul. Celle du rein gauche, une toute petite concrétion.

11 janvier 1908. Néphrotomie. Ablation de calculs dont l'ensemble pèse 54 grammes. Opération très laborieuse, nécessitant l'incision complète du rein. Celui-ci n'est pas augmenté de volume et ne présente pas de lésion de rétention.

Les suites furent compliquées. Le malade se rétablit très difficilement, l'état général resta longtemps médiocre, et on ne fut pas sans inquiétude sur l'issue de l'opération.

Finalement le malade guérit de l'opération.

Au dernier examen, juin 1911, 3 ans et 3 mois après l'opération, l'état est le suivant :

Etat général « meilleur qu'il n'a jamais été ». L'urine est toujours modérément purulente avec quelques globules rouges. A eu une petite colique néphrétique du côté opposé, à la suite de laquelle il croit avoir expulsé le gravier signalé à gauche par la radiographie, parce qu'il n'a plus souffert depuis. La radiographie est négative du côté gauche.

La fistule persiste et elle donne issue à 100 à 150 gr. d'urine (vérification faite en pesant les linges).

La radiographie droite sera faite incessamment.

D. — *Bons résultats.* Dans l'observation suivante, le résultat a été satisfaisant, mais n'a pas été contrôlé aussi complètement que je l'aurais désiré.

Obs. 1. — Calcul vésical. Calcul du rein gauche infecté. Taille hypogastrique. Néphrotomie. Guérison.

Homme, 34 ans, se plaint depuis deux ans d'un point de côté persistant dans le rein gauche. Mais il se présente à l'hôpital parce qu'il souffre de la vessie.

Comme d'ordinaire en pareil cas, la symptomatologie vésicale attire et fixe l'attention au détriment du rein.

L'urine est purulente et l'état général défectueux. Un volumineux calcul est extrait par la taille hypogastrique.

Dans la convalescence on constate que le rein gauche est fortement augmenté de volume et l'état général ne s'améliore pas.

La radiographie montre un calcul du rein gauche.

3 mai 1906. Néphrotomie. Par suite de l'induration de la capsule fibreuse, on juge dangereux d'amener le rein au dehors, le rein est incisé sur place, et un calcul de 13 gr. est enlevé.

Suites simples.

Une radiographie, faite le 15 juin, ne montre plus de calcul.

10 octobre 1906. Urine à peu près limpide. Albumine, présence. Etat général amélioré.

14 février 1907. Le malade quitte brusquement l'hôpital où il était resté comme infirmier, c'est pourquoi on n'a pu faire un nouvel examen complet avec cultures et analyse microscopique. J'ai eu de ses nouvelles en octobre 1910. L'état général serait bon, l'urine limpide et la fistule fermée.

Ce malade n'a pu être retrouvé; né à Turin, il a dû regagner son pays d'origine.

Le cas suivant a donné également un résultat bon, mais incomplet puisque l'asepsie du rein n'a pas été obtenue.

Obs. 29. — Lithiase infectée droite. Néphrotomie. Guérison. Urine non aseptisée.

Femme, 36 ans. Il y a 12 ans et il y a quatre ans, mictions fréquentes et douloureuses. Depuis cette date, l'urine est purulente.

En décembre 1908, douleurs sans localisation précise à droite ou à gauche, puis douleur dans la région rénale gauche.

La radiographie montre un calcul dans le rein droit.

6 août 1909.

SÉPARATION DES URINES

Urine droite (côté malade)	*Urine gauche*
Même quantité d'urine des deux côtés	
Très purulente et pâle.	Jaune ambrée, limpide.
Beaucoup de globules blancs.	Un globule blanc (par centrifugation).
Albumine : Présence importante. .	0.
Urée . . 5 gr. 13 par litre . . .	16 gr. 21 par litre.
Chlorures. 4 gr. — . . .	17 gr. —
Cultures : Staphylocoques. . . .	Stériles.

17 août 1909. Néphrotomie. Ablation d'un gros calcul situé dans le bassinet et de plusieurs petits calculs situés dans les calices, un peu de boue, nettoyage des calices à la curette. Poids du calcul : 3 gr. 65.

Suites simples.

On a fait par le cathétérisme urétéral plusieurs lavages du bassinet, pour en obtenir la désinfection.

10 novembre 1910. L'état de la malade est excellent. Urine limpide. Albumine 0. Culot de la centrifugation : par ci par là un globule blanc, pas d'hématie.

SÉPARATION DES URINES

Côté droit (côté opéré)	*Côté gauche*
La quantité d'urine est quatre fois plus grande à gauche qu'à droite.	
Dépolie : Alcaline.	Limpide.
Globules blancs assez nombreux.	
Urée . . 1 gr. 89 par litre	6 gr. 21 par litre.
Chlorures. 3 gr. —	9 gr. —

Aussitôt après la séparation, on fait le cathétérisme de l'uretère et on constate qu'il n'y a pas de rétention pyélitique. J'injecte du collargol dans le bassinet et, après pénétration d'un centimètre cube et demi, on voit le liquide refluer par l'orifice urétéral.

Cet examen établit :

Que l'urine du côté opéré n'est pas normale;

Que le rein droit a un fonctionnement inférieur au rein gauche;

Et enfin, qu'il n'y a pas de dilatation du bassinet.

Les cultures n'ont pas été faites, l'infection paraissant évidente.

Quelques temps après, les cultures donnent des staphylocoques.

Voici maintenant un résultat meilleur encore car l'urine du côté opéré soumise à la culture, a été reconnue aseptique.

Obs. 25. — Lithiase suppurée gauche. Néphrotomie. Guérison complète. Urine aseptique.

Femme, 38 ans. En 1901, pour la première fois, coliques néphrétiques droites, avec émission de petits graviers. Plusieurs crises depuis lors. L'état s'est aggravé depuis 18 mois, douleurs plus vives et hématuries journalières depuis un an.

L'urine est purulente et hématique, les mictions sont fréquentes, le rein gauche est douloureux.

En Juin 1907, lithotritie par le Dr Giuliani, assistant de l'Hôpital.

L'urine reste purulente, et la radiographie montre un calcul dans le rein gauche.

SÉPARATION DES URINES

	Urine droite	*Urine gauche* (côté malade)
Urée	17 gr. 29 par litre. . . .	15 gr. 94 par litre.
Chlorures. .	10 gr. —	6 gr. —
Phosphates .	1 gr. 70 —	1 gr. 15 —
	Quelques globules blancs.	Nombreux globules blancs et rouges.

Cette séparation montre une légère infériorité du rein gauche.

1er mai 1909. Je fais pratiquer la néphrotomie gauche par Giuliani. Extraction d'un calcul de 13 grammes. Toilette des cavités rénales qui contiennent de la bouillie, du sable avec de petits fragments. Cette toilette est faite avec une extrême minutie et dans de bonnes conditions, le rein s'étant laissé dénuder et extérioriser complètement.

Drain rénal jusqu'au 12 mai.

Dès le 19 mai, on pratique le cathétérisme urétéral et les lavages du bassinet au nitrate d'argent, qui depuis lors sont renouvelés plusieurs fois. Soixante-trois jours après l'opération, une séparation donne les résutats suivants :

SÉPARATION DES URINES

	Rein droit	*Rein gauche* (côté opéré)
Quantité	5 gr.	6 gr.
	Jaune limpide	Pâle avec des débris en suspension.
Urée	12 gr. 16	7 gr. 56
Chlorures	8 gr. 50	6 gr.
Phosphates	0 gr. 97	0 gr. 78

En novembre 1909, le cathétérisme du rein opéré fournit des urines, dont les cultures restent négatives : le culot ne présente ni globule blanc, ni globule rouge. La guérison est complète.

E. — *Opération récente.*

Obs. 43. — Lithiase bilatérale. Néphrectomie gauche. Guérison. Néphrotomie droite. Malade en traitement. La guérison opératoire paraît certaine.

F. — *Opération sans résultat.*

Obs. 11. — Lithiase suppurée. Calculs non trouvés. Guérison opératoire. Mort ultérieure. Autopsie.

Chez ce malade opéré au début de ma pratique, je ne trouvai pas les *petits* calculs annoncés par mon radiographe M. le Dr Arcelin,

Il succomba cinq mois après par suite d'une vieille cachexie urinaire et on trouva à l'autopsie les calculs révélés par la radiographie.

En résumé, quinze néphrotomies, pratiquées pour des cas graves de lithiases infectées sur 14 malades, ont donné les résultats suivants :

1° Cinq décès opératoires;

2° Une opération incomplète (opération pratiquée sans radiographie préalable) nécessita une néphrotomie itérative;

3° Une opération sans résultat, les calculs n'ayant pas été trouvés;

4° et 5° Deux résultats mauvais ayant nécessité une néphrectomie secondaire;

6° Une fistule persistante avec récidive du calcul;

7° Une fistule persistante sans récidive;

8° Un résultat satisfaisant, mais insuffisamment contrôlé;

9° Un bon résultat, mais incomplet puisque l'urine contient des globules de pus et n'est pas aseptisée;

10° Un résultat complet pour lequel la désinfection de l'urine a été contrôlée.

11° Une opération récente.

J'ai donc obtenu trois bons résultats, dont un parfait (je laisse de côté la malade en traitement).

La conclusion qui s'impose, c'est que, dans les formes graves de lithiase suppurée, la néphrotomie a quelquefois l'avantage de conserver un organe fonctionnant utilement, quoique amoindri, mais elle donne rarement une guérison complète et radicale, la persistance de l'infection rénale constituant une menace de récidive.

Résultats de la néphrectomie. Observations.

Voyons maintenant les résultats éloignés de la néphrectomie.

Il est évident que tout dépend de l'état de l'autre rein, gravité opératoire et résultats éloignés.

Si l'autre rein a un fonctionnement irréprochable, s'il ne porte aucune lésion lithiasique infectieuse ou diathésique, il va de soi que le résultat sera parfait. D'autant que, nous en avons la certitude maintenant, la néphrectomie ne constitue nullement une condition d'infériorité pour l'avenir de l'organisme. Pousson, dans un mémoire récent, a apporté à cette question une importante contribution.

Je mentionnerai d'abord deux cas dans lesquels l'indication opératoire résultait non moins d'une affection concomitante que de la présence d'un calcul.

A. Obs. 2 — Néphrectomie pour calcul et cancer. Guérison.

Homme, 67 ans. Passé urinaire chargé. A été soigné d'abord pour rétrécissement de l'uretère.

Le 25 mai 1902, taille hypogastrique pour calcul vésical phosphatique. L'urine reste purulente.

En 1905, apparition d'un varicocèle. Le rein gauche est volumineux, puis surviennent des hématuries, et l'on soupçonne un cancer du rein.

En juillet 1906, le malade agé de 71 ans, je pratique la néphrectomie après radiographie positive et examen des reins par séparation endo-vésicale.

Le rein était nettement cancéreux (diagnostic confirmé par l'examen histologique) et contenait un calcul de 2 gr. 50, l'organe est en même temps le siège d'une grave infection.

En novembre 1910, plus de quatre ans après l'opération, l'état est satisfaisant. Pas de signes de récidive.

L'urine est assez trouble, purulente, elle contient 1 gr. d'albumine et le malade a eu une hémorragie rétinienne (Dr Masson).

Il a évidemment de la néphrite, en relation sans doute avec son passé urinaire, mais en somme l'état est satisfaisant.

Obs. 18. — Néphrectomie pour calcul et tuberculose. Guérison.

Homme. 47 ans. Hématurie à l'âge de 13 ans, à l'occasion d'une marche et s'étant reproduite chaque année, au moment des travaux de la campagne.

En 1904, l'urine est purulente. Les cultures avaient été négatives et l'inoculation positive.

En décembre 1907, l'état reste le même, mais l'inoculation est négative et les cultures fournissent des staphylocoques. (Le malade avait été sondé à plusieurs reprises dans un hôpital.)

Radiographie du rein droit, positive.

Après cathétérisme de l'uretère gauche et examen de l'urine gauche dont l'inoculation est négative, je pratique la néphrectomie.

Le bassinet contient un calcul phosphatique pesant 6 gr. 95, et le rein a l'aspect d'un rein pyélonéphrotique.

Un fragment du rein examiné histologiquement montre des lésions caractéristiques de la tuberculose.

Trois ans et trois mois après, l'urine est limpide, sans albumine, et l'inoculation est négative. L'état général est excellent.

(Voir Par. XVI et XVII, des détails plus complets sur ces deux observations.)

L'observation suivante a été citée à propos de la néphrotomie, mais je dois la mentionner à nouveau en raison de l'objection qu'elle soulève contre la néphrectomie.

Obs. 8. — Néphrectomie gauche. Néphrotomie droite à deux reprises. Mort.

Femme de 36 ans, à laquelle je pratiquai en mars 1905 la néphrectomie gauche, en janvier 1906 une néphrotomie droite, et en décembre de la même année une deuxième néphrotomie après laquelle elle succomba.

(Les deux premières opérations furent pratiquées chez cette malade sans examen radiographique préalable.)

B. Néphrectomies secondaires. Observations 6 et 23.

Ces deux observations ont été signalées avec détails à propos de la néphrotomie. Celle-ci ayant été insuffisante, la néphrectomie secondaire fut pratiquée avec un résultat bon, dans un cas et un résultat parfait dans l'autre.

C. Obs. 17. — Néphrectomie. Guérison opératoire. Mort ultérieure.

Homme, 59 ans. Calcul du rein droit diagnostiqué en 1896 par le Dr Désir de Fortuné. Albarran conseille alors l'opération que le malade refuse.

En décembre 1907 son état général s'est progressivement aggravé. L'urine est purulente, fétide, et des troubles digestifs surviennent. On a l'impression que la maladie va en s'aggravant et l'opération refusée autrefois est maintenant réclamée.

La radiographie du rein droit montre un énorme calcul.

Le cathétérisme du rein opposé permet d'obtenir de l'urine jaune ambrée, avec quelques globules de pus (il n'est pas démontré qu'ils n'aient été recueillis dans la traversée vésicale), de rares globules rouges, et un peu d'albumine.

L'épreuve du bleu de méthylène donne une élimination défectueuse, surtout retardée, peu intense.

En somme, signes d'insuffisance rénale et d'infection.

10 décembre 1907. Néphrectomie. Le calcul pèse 47 gr. Le rein est plutôt rétracté sur le calcul, la substance rénale est extrêmement réduite.

De l'uretère il s'écoule un liquide purulent et fétide.

Suites très simples. Réunion par première intention, sauf le trajet du drain.

Le 14 janvier 1908, le malade quitte l'hôpital en bon état, l'état général est très amélioré.

En février de la même année, les troubles réapparaissent, appétit perdu, vomissements. 3 gr. 10 d'albumine en 24 heures.

Cet état s'aggrave et le malade succombe en avril 1908 (4 à 5 mois après l'opération).

L'autopsie n'a pas été pratiquée.

La lecture de l'observation me porte à attribuer la mort à l'insuffisance rénale.

Cependant, avant l'opération, nous avions noté que le foie était volumineux, et mon distingué confrère, le Dr Dénis de Mâcon, m'écrivit après le décès les lignes suivantes :

« Je crois bien que M. X. est mort d'un néoplasme développé sur le foie, mais la part de l'insuffisance rénale et hépatique, dans les accidents qui ont précédé la terminaison, ne peut être faite en justice. »

D. Obs. 10. — Lithiase suppurée. Etat cachectique. Guérison.

Femme, 50 ans, se plaint depuis 5 ans de troubles vésicaux, et n'attire pas l'attention du côté des reins.

Urine très purulente, fétide, les cultures donnent des staphylocoques (Mérieux).

Radiographie positive pour le rein gauche.

SÉPARATION DES URINES

Rein droit	*Rein gauche* (côté malade)
Quelques hématies et rares leucocytes.	On obtient seulement quelques gouttes de liquide sanguinolent.
Urée . . . 21 gr. 40 par litre.	
Phosphates . 1 gr. 10 —	
Chlorures. . 8 gr. 19 —	

L'état général est très mauvais, la malade est vraiment cachectique.

31 janvier 1906. Néphrectomie gauche. La substance rénale a presque entièrement disparu et est remplacée par des loges dans lesquelles on trouve cinq calculs arrondis.

Transformation leucoplasique de la muqueuse du bassinet et des calices.

La malade se relève peu à peu et guérit.

26 avril 1910 (plus de quatre ans après). L'état général est parfait, la malade est tranformée, mais l'urine est trouble et a une mauvaise odeur. Pas d'albumine, ou des traces. Dans le culot de la centrifugation, on trouve quelques globules blancs et de nombreuses bactéries.

Obs. 27. — Lithiase suppurée. Néphrectomie. Guérison.

Femme, 19 ans. Cette femme s'affaiblit depuis deux ou trois ans, et c'est ce qui la préoccupe le plus. Depuis quelques mois, douleur dans le rein droit.

Urine très purulente, les cultures donnent des pneumocoques.

Radiographie positive à droite (Arcelin).

SÉPARATION DES URINES

Urine gauche	*Urine droite* (côté malade)
Jaune ambrée, limpide.	Très purulente.
Quelques rares globules de pus.	
Urée. 31 gr. 32 par litre.	9 gr. 13 par litre.

11 juin 1909. Néphrectomie. J'ai fait d'abord l'extraction du calcul, puis ablation du rein. Le calcul pèse 42 gr.

J'hésitais à sacrifier le rein qui n'était pas trop altéré, mais je me suis décidé en raison de la diffusion de la lithiase.

En octobre 1909, l'état général est excellent, l'urine sans albumine, les cultures stériles.

21 décembre 1910 (un an et demi après). La guérison reste complète.

Obs. 28. — Lithiase suppurée. Néphrectomie. Guérison.

Femme, 35 ans, nombreuses grossesses. Depuis plusieurs années, crises douloureuses dans le rein gauche avec fièvre et troubles généraux. Urine modérément purulente. Coli-bacilles (Faÿsse).

SÉPARATION DES URINES

	Urine droite	*Urine gauche* (côté malade)
Culot	0	Nombreux globules de pus.
Urée	1 gr. 89 par litre	2 gr. 16 par litre.
Phosphates	0 gr. 17 —	0 gr. 15 —
Chlorures	3 gr. —	3 gr. —

La malade a bu, elle a une diurèse abondante. Le rein droit a fourni sept fois plus d'urine que le gauche.

Radiographie positive à gauche.

26 juin 1909. Néphrectomie gauche. Rein atrophié, pesant 55 gr.; calcul 2 gr. 50. Les cavités rénales sont remplies de boues d'odeur ammoniacale.

Guérison. Amélioration de l'état général.

31 mai 1910. Etat général excellent. L'urine est jaune ambrée, sans albumine. Dans le culot de centrifugation, on ne trouve que quelques rarissimes globules de pus. L'urine contient quelques bactéries, le matin elle a parfois de l'odeur, elle n'est donc pas encore stérile.

Obs. 31. — Lithiase suppurée. Néphrectomie. Guérison.

Femme, 47 ans, est préoccupée par ses urines qui sont purulentes et par un affaiblissement progressif. Parfois un peu de glycosurie.

La radiographie est positive à droite.

SÉPARATION DES URINES

	Rein droit (côté malade)			*Rein gauche*		
Urée. . .	par litre 0,4;	pour 4,5	0,001	par litre 15,81;	pour 7,5	0,120
Chlorures .	— 5,26;	— 4,5	0,024	— 7,60;	— 7,5	0,057
Phosphates	— 0,075;	— 4,5	0,0003	— 1,02;	— 7,5	0,008

15 mars 1910. Néphrectomie. Rein énorme, pesant 900 gr., rempli de pus. Calcul 37 grammes.

11 août 1910. Etat général excellent. Urine limpide. Un peu d'albumine. Culot de la centrifugation : ni globule blanc, ni globule rouge.

23 février 1911. Même état.

Obs. 33. — Lithiase suppurée. Néphrectomie. Guérison.

Homme, 66 ans. Depuis 15 ans, parfois point de côté à droite. Depuis 10 mois, crises douloureuses avec fièvre. Affaiblissement progressif. Urine purulente. Staphylocoques (Faÿsse).

Radiographie positive à droite.

Cathétérisme du rein gauche. Urine limpide, un peu d'albumine, peut-être attribuable aux hématies provenant du traumatisme causé par la sonde.

SÉPARATION DES URINES

	Urine gauche		*Urine totale*
Urée. . .	13 gr. 51 par litre.	. . . . . .	12 gr. 70 par litre.
Chlorures .	12 gr. —	. . . . . .	10 gr. —

21 mai 1910. Néphrectomie droite. Le rein est transformé en une poche pyélo-néphrotique infectée, avec cette particularité que le bassinet n'existe pour ainsi dire pas. L'uretère se divise en deux calices, en dehors du rein. Le calice inférieur est occupé par un calcul qui l'obstrue complètement, aussi les lésions sont-elles plus prononcées dans la partie correspondante du rein.

Le malade très affaibli se rétablit peu à peu.

En décembre 1910, son état est satisfaisant. Il m'envoie de l'urine qui a fermenté. Elle ne contient que très peu d'albumine, et, dans le culot de la centrifugation, par ci par là un globule de pus.

(Voir Par. XVIII l'étude complète de ce cas.)

Obs. 34. — Lithiase suppurée. Néphrectomie. Guérison.

Homme, 38 ans. L'affection actuelle date de l'âge de 5 à 7 ans, à diverses reprises crises douloureuses, l'urine est purulente, contient des staphylocoques et l'état général s'altère de plus en plus.

Radiographie du rein droit, positive.

Cathétérisme de l'uretère gauche, urine jaune ambrée, limpide, sans albumine.

25 mai 1910. Néphrectomie droite. Le rein forme une énorme pyonéphrose calculeuse.

23 février 1911. L'état général est devenu excellent. L'urine n'est pas encore limpide, elle contient quelques globules blancs et des staphylocoques.

Obs. 45. — Lithiase suppurée. Néphrectomie. Guérison.

Homme, 51 ans. Début de l'affection à l'âge de 25 ans, crises douloureuses au début, mais actuellement, ce qui l'inquiète, c'est l'affaiblissement progressif et la perte d'appétit. Urine très purulente. Staphylocoques.

Le cathéter urétéral est arrêté à l'entrée de l'uretère gauche, rien ne coule.

SÉPARATION DES URINES

A droite	*A gauche*
Un c. c. d'urine très purulente et décolorée.	3 à 4 c. c. d'urine jaune contenant un peu de sang.

15 juillet 1909. Néphrectomie droite. Enorme pyonéphrose calculeuse.

26 septembre 1910. L'état général est excellent. L'urine est limpide, sans albumine.

Obs. 24. — Lithiase suppurée. Néphrectomie. Guérison.

Femme, 54 ans. Souffre depuis 7 à 8 mois du rein droit, parfois elle a de la fièvre, état général médiocre.

Urine parfois trouble, parfois limpide.

Cultures négatives

SÉPARATION DES URINES

Pas d'urine du côté droit.	A gauche, urine ambrée limpide.

Le rein droit est énorme.

14 novembre 1909. Néphrectomie droite. Enorme pyonéphrose calculeuse.

Pendant les suites opératoires pleuro-pneumonie. Finalement guérison.

26 novembre 1910. Etat général très satisfaisant.

L'urine est limpide, traces d'albumine.

Dans le culot, ni globule blanc, ni globule rouge. Cultures : coli-bacilles.

Obs. 42. — Lithiase suppurée. Néphrectomie. Guérison.

Femme, 46 ans, 3 grossesses dont la plus récente date de 20 ans. Les deux premiers accouchements normaux. Le 3e au forceps (présentation de l'épaule). Quelque temps après l'accouchement on trouve de l'albumine.

Il y a 11 ans on avait constaté un peu de pus dans l'urine, et de l'augmentation du rein droit. Depuis elle éprouve parfois avec de longues rémissions, des douleurs dans le rein droit qui devient gros et elle perd ses forces.

Urine trouble, purulente, acide, cultures stériles, très rares globules rouges.

Rein gauche non perçu. Rein droit paraît petit et dur.

Radiographie positive à droite (Arcelin).

SÉPARATION DES URINES

A gauche	*A droite*
Urine limpide, très rares globules blancs.	Pas d'urine.

Epreuve du bleu de méthylène et de la phloridzine.

4 février 1911. Néphrectomie droite. Petit rein dont la substance a presque entièrement disparu, contenant un calcul de 5 gr. 25.

Suites très simples. Guérison rapide.

22 février 1911. Urine limpide, sans albumine; dans le culot de la centrifugation, quelques rares globules blancs. Cultures stériles. Exeat.

Obs. 43. — Lithiase suppurée bilatérale. Néphrectomie gauche. Néphrotomie droite. Malade en traitement.

Femme, 51 ans, 5 enfants. Début apparent de l'affection, il y a 2 ans, par une colique néphrétique.

Affaiblissement général marqué. Urine très purulente.

SÉPARATION DES URINES

Rein droit	*Rein gauche* (côté le plus malade)
Urine jaune, ambrée, limpide.	Pas d'urine.

Aussitôt après, cathétérisme du rein gauche. Il ne s'écoule pas d'urine, mais après injection il sort un peu de pus.

Néphrectomie gauche. Guérison. Après cette intervention, l'état général s'est amélioré nettement, et un mois plus tard j'ai pratiqué la néphrotomie droite, pour laquelle la malade est encore en traitement.

Toutes les observations qui précèdent ont été faites depuis que le service de chirurgie de l'Hôpital St-Joseph est pourvu d'un laboratoire de radiographie. Je me suis volontairement abstenu de faire mention des observations antérieures.

La suivante fait exception. Je ne puis résister au plaisir de la publier, car elle constitue un exemple remarquable de survie après une néphrectomie pour une très grave lithiase suppurée.

Lithiase suppurée. Néphrectomie en novembre 1891. Guérison se maintenant.

F. Homme, 30 ans. Depuis 4 à 5 ans, quelques douleurs dans le rein gauche. En octobre 1891, l'état général est devenu très mauvais. L'urine est très purulente.

La néphrectomie fut pratiquée le 3 novembre 1891, il y aura bientôt 20 ans. Il s'agissait d'une énorme pyonéphrose calculeuse.

L'urine s'améliora, mais ne devint limpide qu'au bout de plusieurs mois.

Depuis lors, l'état général est resté parfait et l'urine limpide.

Le malade a pu fournir sa carrière comme s'il n'avait jamais été malade.

En novembre 1910, 19 ans après l'opération, il revient me voir, effrayé parce que son urine est devenue trouble. Cela est exact, mais l'urine ne contient pas d'albumine. Le trouble est dû à de nombreux cristaux d'acide urique. Par ci par là dans le culot, un rarissime globule blanc, pas de rouge.

J'ai eu l'occasion de donner des soins à un malade qui est certainement un des plus anciens néphrectomisés.

Ce malade a été opéré par Ollier en 1883 pour lithiase suppurée.

Pendant les années qui suivirent, il eut quelques accidents qui firent craindre la lithiase de l'autre rein. Puis tout rentra dans l'ordre.

L'urine est limpide, la radiographie par Arcelin a été négative et, à part un peu d'albumine dans l'urine, le résultat reste excellent.

Analysons maintenant nos observations à divers points de vue.

1. *Mortalité immédiate*. — Elle a été nulle. Tous mes néphrectomisés ont guéri opératoirement.

2. *Mortalité secondaire.* — Au point de vue de la mortalité opératoire, la supériorité de la néphrectomie est remarquable. Je ne reviens pas sur ce point, mais je dois m'occuper maintenant de la mortalité secondaire post-opératoire.

Mes interventions ne sont pas anciennes puisque je n'ai mentionné, sauf deux exceptions une d'Ollier et une personnelle, que des observations faites depuis 1906.

Je n'ai eu à regretter qu'un seul décès secondaire après la néphrotomie, c'est le malade de l'obs. 11, véritable cachectique urinaire dont la situation ne fut ni aggravée, ni améliorée par la néphrotomie.

Par contre, deux néphrectomisés ont succombé à une date éloignée de l'opération.

La malade de l'obs. 8, néphrectomisée du côté gauche en mars 1905, sans donnée radiographique, a été néphrotomisée à droite à deux reprises en 1906, et elle a succombé après la deuxième néphrotomie.

Les lésions du côté gauche justifiaient sans doute la néphrectomie, mais l'aurais-je pratiquée si la radiographie m'avait décelé les volumineux calculs renfermés dans le rein droit?

Un de mes malades a succombé quatre à cinq mois après la néphrectomie (obs. 17).

On a vu que la cause de la mort n'est pas bien éclaircie, et qu'une affection cancéreuse du foie a pu compliquer la situation.

En admettant l'hypothèse de mort par insuffisance rénale, il faut convenir que la suppression d'une quantité minime de tissu rénal peut être regrettée.

Mais, d'autre part, la néphrotomie eût-elle été supportée ? Le traumatisme important qu'elle constitue, la persistance d'un foyer d'infection incomplètement supprimé, l'hémorragie immédiate, l'hémorragie secondaire toujours à redouter, tous ces risques n'égalaient-ils pas celui de la néphrectomie ?

A tout prendre n'était-on pas autorisé à tenter *un coup d'audace* pour gagner une partie très compromise ?

Les autres opérés survivants présentent-ils, du côté de l'urine, quelques modifications pouvant susciter des craintes pour l'avenir ?

Il en est ainsi pour les suivants :

3°. *Persistance de l'albumine.*

Obs. 2.— Ce malade a des urines purulentes, albumineuses, et le Dr Masson, oculiste, a constaté une hémorragie rétinienne.

Si l'on veut bien observer que ce vieil urinaire, infecté depuis longtemps, a été opéré pour un cancer du rein compliqué de calcul, il y a quatre ans et quatre mois ; que, depuis lors, il n'a eu aucune douleur, aucun malaise, et que son existence a été en somme plus heureuse qu'elle ne l'avait jamais été (il le proclame lui-même), on conviendra que, quoiqu'il arrive, nul regret ne serait justifié.

Obs. 6.— Cet opéré a des signes de néphrite. Mais, remarquons qu'il a été opéré à 39 ans, pour une affection suppurative du rein datant au moins de 20 ans, ayant atteint des proportions énormes, à tel point que pour permettre l'affaissement de la cavité il a fallu faire une résection costale, et on conviendra qu'il n'est pas surprenant que l'autre rein ait subi quelques atteintes.

Depuis trois ans et demi, sa santé reste bonne, son état rénal ne s'aggrave pas, il s'améliore même légèrement.

Regrettons donc que le sacrifice de son rein n'ai pas été fait plus hâtivement, ainsi que je le lui avais conseillé plusieurs années auparavant.

Obs. 24, 31, 33.— Trois autres malades donnent de l'urine contenant de l'albumine, en quantité très minime. Mais ces trois opérés étaient également porteurs d'énormes et anciennes pyonéphroses, pour lesquelles la conservation du rein ne pouvait être discutée, tant les lésions étaient avancées. Là encore, le seul regret à exprimer c'est que l'opération n'ait pas été plus hâtive.

4°. *Clarification et asepsie de l'urine.* — Il est intéressant de savoir si la clarification et l'asepsie des urines se sont effectuées après l'opération.

Urine restée trouble, purulente : obs. 2.

Urine louche ; obs. 6, 10, 28, 33, 34.

Urine limpide, aseptique :

Obs. 18. Asepsie constatée par les cultures.

Obs. 23. — — —

Obs. 27. — — —

Obs. 24. Urine limpide mais cultivant.

Obs. 32. — —

Obs. 42. Urine limpide, aseptique.

Obs. 45. Urine limpide, n'a pas été soumise à la culture.

Obs. F. (Hors série.) Urine limpide, non soumise à la culture.

Ainsi, un seul a conservé des urines purulentes, c'est le cancéreux dont je viens de parler.

Cinq ont des urines louches. Le trouble des urines est dû dans l'obs. 6 à des globules de pus provenant sans doute d'une néphrite, mais les autres ne contiennent pas de pus, ce sont des urines bactériennes.

Dans l'obs. 10, l'urine était particulièrement fétide, cette malade souffrait de la vessie. Bien que l'opération date de 4 ans, les voies urinaires ne se sont pas aseptisées, du moins pas complètement, et comme l'état général est devenu excellent et se maintient tel après plusieurs années, il est permis d'espérer que c'est la vessie et non le rein qui est le siège de l'infection.

Dans l'obs. 28, le rein contenait des boues ammoniacales. L'urine est restée bactérienne, toutefois elle s'améliore, et j'espère que, lorsque l'uretère sera complètement atrophié, l'urine deviendra aseptique.

L'urine n'est pas encore aseptique pour trois autres malades, mais la réflexion précédente s'applique à ceux-ci avec d'autant plus de probabilité que l'opération est de date moins ancienne.

Une de mes malades m'a démontré qu'il faut savoir attendre parfois de longs mois avant que la clarification et l'asepsie de l'urine se produisent. La néphrectomie fut pratiquée le 19 janvier 1909 et ce ne fut que le 16 novembre 1910 que l'asepsie de l'urine put être constatée.

J'ai eu le plaisir de constater la clarification complète des urines chez huit opérés. Chez l'une, elles sont tellement limpides, que les cultures ayant donné des coli-bacilles, je me demande si cela ne résulte pas d'une contamination accidentelle pendant le cathétérisme pratiqué pour recueillir l'urine.

L'asepsie a été contrôlée par les cultures dans les obs. 18, 23, 27.

Pour trois cas, l'urine n'a pu être recueillie dans les conditions voulues pour que cet examen puisse être effectué, mais j'en ai constaté la limpidité.

La persistance de l'infection de l'urine pendant un laps de temps variable après l'opération doit souvent être mise sur le compte des voies urinaires inférieures et de l'uretère.

J'ai trouvé parfois l'uretère induré, épaissi, sa lumière remplie de pus ou de bouillie fétide, et cependant je ne l'ai jamais supprimé. Cela ne paraît avoir d'autres inconvénients que de laisser s'écouler dans la vessie, par suite du drainage naturel que constitue le canal urétéral, les produits qu'il contient, et de retarder la clarification et la désinfection de l'urine qui, de ce fait, reste parfois assez longtemps microbienne.

5°. *Influence sur l'état général.* — L'influence de la néphrectomie sur l'état général est des plus éclatantes. Cela ne saurait surprendre. N'en est-il pas de même toutes les fois que nous supprimons un foyer grave de suppuration et d'infection?

L'heureuse tranformation de l'état général est d'autant plus remarquable que, dans la lithiase suppurée, c'est moins la douleur qui amène le malade sur la table d'opération, que les phénomènes d'infection, anorexie, affaiblissement, perte progressive des forces,

A part quelques cas où des crises de rétention se manifestent par des symptômes douloureux et fébriles, retentissant eux aussi sur l'état général, le plus souvent nos malades ont supporté stoïquement les malaises provoqués par l'augmentation du volume du rein, la gêne apportée dans leur profession, et ne se sont pas laissé émouvoir par des urines purulentes ou fétides. Ils ne sont venus réclamer nos soins que sous la pression de phénomènes plus graves affectant l'état général.

Il ne faut pas oublier cependant que l'heureuse transformation qui suit la néphrectomie s'observe aussi après une néphrotomie réussie.

Mais, si cette dernière ne donne pas les résultats désirés, il faudra recourir à la néphrectomie secondaire, et, dans les deux cas où nous avons dû la pratiquer, le retour à la santé a été des plus satisfaisants.

Dans l'obs. 23, notamment, la malade souffrait depuis de nombreuses années de troubles gastro-intestinaux, lesquels se sont amendés progressivement dès que le foyer d'infection a été supprimé.

Si l'on jette un coup d'œil d'ensemble sur les observations que je viens de rapporter et de commenter, la supériorité de la néphrectomie sur la néphrotomie, employée dans les formes anciennes, graves, diffuses de la lithiase infectée, ne paraît pas discutable.

Dans une communication des plus suggestives, à la Xme Session de l'Association Française d'Urologie en 1906, le Professeur Pousson a abordé nettement la discussion des indications de la néphrectomie dans la lithiase suppurée.

Cet auteur fait observer que les statistiques ne visent en général que la mortalité opératoire et non les résultats thérapeutiques.

Il serait cependant utile de savoir ce que deviennent les néphrotomisés qui ont survécu à l'opération. Leur guérison a-t-elle été complète? Ont-ils gardé une fistule? Ont-ils succombé après un délai plus ou moins long?

C'est pour cela qu'il relate sa statistique comprenant à cette époque douze interventions : 5 néphrotomies et 7 néphrectomies sur dix malades. Les 5 néphrotomies ont donné 5 guérisons opératoires mais une seule guérison thérapeutique. En effet, un malade mourut deux mois après, de septicémie; une autre conserva une fistule, puis elle eut des abcès qui donnèrent lieu à des vomiques : elle a probablement succombé. Deux subirent une néphrectomie secondaire à la suite de laquelle ils guérirent. Les 7 néphrectomiescomprennent les deux néphrectomies secondaires suivies de guérison mentionnées à la ligne précédente, et 5 primitives avec deux décès opératoires et 3 guérisons opératoires et thérapeutiques.

Les résultats thérapeutiques, dit l'auteur, plaident éloquemment en faveur de la néphrectomie.

Pousson distingue deux formes de lithiase suppurée : l'une peut être comparée à un abcès chaud à parois régulières qu'il suffit d'ouvrir pour que la guérison plus ou moins rapide s'ensuive. Elle s'observe en général dans la lithiase primitive infectée à marche en quelque sorte aiguë.

Bien différentes sont les lésions de la lithiase secondaire et de la lithiase primitive depuis longtemps infectée. Et l'auteur insiste sur la diffusion des lésions, sur l'existence de loges contenant en même temps que du pus des concrétions calcaires. Ces collections peuvent échapper à l'attention du chirurgien, elles sont difficiles à drainer, « frappent d'impuissance la néphrotomie la plus habilement conduite, et exposent, après une amélioration passagère et trompeuse, à la reprise des accidents septicémiques généraux et à l'extension du foyer de suppuration, soit dans les tissus du rein, soit dans son atmosphère cellulo-adipeuse. »

Nous avons reproduit les termes mêmes de la communication, parce qu'on ne saurait exprimer avec plus de justesse la complexité de la néphrotomie dans la lithiase infectée, et les causes de l'insuccès de la néphrotomie.

Pour l'avoir constaté bien des fois, nous ne connaissons que trop la difficulté qu'on éprouve pour faire une toilette complète du rein, dans ces vieilles lithiases, qu'elles soient primitives et secondairement infectées, ou qu'il s'agisse de lithiase secondaire.

On n'est jamais certain d'avoir fait une opération complète.

On observe aussi des modifications de la muqueuse du bassinet qui ne paraissent pas susceptibles de rétrocession. Telle la tranformation leucoplasique que j'ai constatée dans l'obs. 10.

Dans un article publié in *Folia Urologica* (novembre 1909), Neuhäuser, ancien assistant du Professeur Israël, après avoir exposé la pratique de son maître, discute les indications comparées de la néphrotomie et de la néphrectomie dans les termes suivants :

« C'est souvent une question très difficile de savoir si l'on doit extirper primitivement un rein. Bien souvent, on ne peut donner des règles, on peut seulement dire : Quand un rein est une source d'infection pour l'organisme, quand son ablation en raison de la destruction plus ou moins étendue de son parenchyme ne constitue pas une perte pour l'organisme, sa fonction étant déjà remplie par son congénère, on peut l'enlever. Et cette règle est valable, même pour le rein aseptique.

« Mais, si l'autre rein est lui aussi malade, la question devient épineuse.

« D'une part, en effet, pour certains sujets, la conservation d'un reste, même petit, de substance rénale, a de l'importance parce que son ablation les expose à mourir d'urémie. D'autre part, il faut considérer que, par la néphrectomie, en une seule séance, le malade est débarrassé d'un foyer d'infection à l'aide d'une opération relativement bénigne et rapide, exigeant une anesthésie peu prolongée, sans danger d'infection, sans risque d'hémorragie opératoire ou post-opératoire, moins grave en un mot que la néphrotomie. »

Cette gravité moindre de la néphrectomie est évidente dans la statistique d'Israël, qui, de 11 °/₀ pour la néphrectomie, s'élève à 22 °/₀ pour la néphrotomie.

Ma statistique opératoire plaide dans le même sens que celle d'Israël, avec plus d'intensité même puisque la différence de mortalité entre les deux opérations est encore plus grande, 0 °/₀ pour la néphrectomie, 33 °/₀ pour la néphrotomie.

Les conséquences pratiques qui en résultent, et que nous pouvons considérer comme l'expression de la pensée même de l'illustre chirurgien, c'est que, dans la pyonéphrose calculeuse, il faudra restreindre les indications de la néphrotomie au bénéfice de la néphrectomie.

Ces conclusions, aussi bien celles du maître Français que celles du maître Allemand, je les accepte pleinement, et l'expérience que j'ai acquise au cours de ces dernières années, m'a amené peu à peu à adopter ces règles générales de conduite.

Les observations qui font la base de ce travail permettent les mêmes conclusions. Néanmoins en présence de lésions laissant subsister une portion du rein, notre hésitation est parfois bien grande.

Deux de nos cas, notamment, nous obligent à quelques réserves, et il y a lieu de se demander si nous n'avons pas suffisamment ménagé l'avenir? (obs. 8 et 17).

L'obs. 8 qui a trait à une femme néphrectomisée à gauche, puis deux fois néphrotomisée à droite, et qui succomba. Je demande grâce pour cette observation faite sans le secours de la radiographie. Du reste, en toute occurence, avec une lithiase suppurée bilatérale, cette malade était condamnée à une existence misérable et forcément écourtée.

Ce cas nous fournit l'occasion d'insister sur l'importance d'un diagnostic aussi précis que possible de l'état de l'autre rein, particulièrement au point de vue de la lithiase.

Par conséquent tout progrès effectué par la radiographie apportera un élément précieux pour trancher la grave question qui nous occupe.

Mais, en admettant que la radiographie perfectionnée permette désormais d'écarter toute espèce de doute relativement à l'existence de la lithiase de l'autre rein, devra-t-on pour cela ne pas tenir compte de la diathèse qui sera susceptible de produire de nouveaux dépôts lithiasiques dans l'organe devenu unique?

Nous ferons remarquer qu'il s'agit ici de lithiase infectée et qu'en somme le meilleur moyen d'empêcher non seulement la néphrite toxique d'envahir l'autre rein, mais aussi d'éviter l'infection de tout autre point de l'organisme, y compris le rein, c'est évidemment de supprimer le foyer initial d'infection.

Que, s'il se forme dans l'autre rein une lithiase diathésique aseptique, nous savons que l'intervention est tout particulièrement bénigne pour cette forme.

Quant au second opéré, celui de l'obs. 17, je me suis expliqué sur les doutes que l'on peut concevoir de la légitimité de ma conduite.

Dans la pratique, on se trouve en présence de situations bien différentes.

Parfois, nous n'avons pas de renseignements précis sur l'autre rein. C'était le cas de l'obs. 6, à l'avenir les faits de ce genre seront de plus en plus rares. S'il s'en présentait, nous serions contraints de recourir à la néphrotomie, quitte à pratiquer la néphrectomie secondaire.

D'autres fois, la radiographie, la séparation des urines, ou le cathétérisme urétéral, nous ont démontré l'intégrité de l'autre rein; mais le rein malade sous les yeux, nous hésitons cependant à l'enlever, dans la crainte de supprimer la moindre portion de substance rénale et de sacrifier ainsi les réserves de l'avenir.

Nos procédés d'investigation, la radiographie en particulier, ne sont-ils pas parfois insuffisants et trompeurs?

L'obs. 27 trahit mon indécision. Chez cette malade, j'ai fait d'abord la néphrotomie. Ayant constaté que la substance rénale subsistait encore en quantité assez importante, j'entrepris l'ablation des calculs, le nettoyage des loges purulentes. Alors j'acquis la conviction que la toilette ne serait pas assurée d'une façon complète et je me suis résigné à enlever le rein. Le résultat a été parfait : je n'ai pas lieu de regretter ma décision au moins jusqu'à maintenant. Ce sont là des cas véritablement angoissants.

En pareille occurence, si l'état général le permet, on pourra se borner à la néphrotomie, quitte à faire la néphrectomie secondaire. Il en fut ainsi pour l'obs. 23. Mais combien ces opérations secondaires ne sont-elles pas désagréables pour les malades?

Il en sera de même lorsque nous conserverons quelques doutes sur la valeur de l'intégrité ou la valeur fonctionnelle de l'autre rein.

D'autres cas sont plus simples, comme dans les obs. 24, 31, 33, 34, 42. Ici, le rein est totalement détruit, ou bien les lésions sont diffuses à tel point que la persistance de l'infection est certaine, et la récidive assurée; par contre, l'autre rein étant sain ou tout au moins suffisant, l'hésitation n'est plus permise et le sacrifice de l'organe devient léger.

Par suite de la gravité de la néphrotomie et des résultats imparfaits qu'elle fournit trop souvent, de la bénignité de la néphrectomie et des résultats généralement bons qu'elle procure, la conclusion suivante s'impose, bien que l'on ne puisse donner actuellement de règles précises : en présence d'une néphrolithiase suppurée grave, quand l'autre rein sera indemne ou suffisant, il faudra, suivant l'expression d'Israël, restreindre le domaine de la néphrotomie au profit de la néphrectomie.

(Extrait des *Folia Urologica*, 1911.)

Pour simplifier le travail du lecteur, j'ai réuni dans le tableau ci-après les interventions par néphrectomie et les résultats obtenus.

NÉPHRECTOMIE POUR LITHIASES GRAVES, INFECTÉES

18 néphrectomies : 18 guérisons opératoires.
Mortalité ultérieure : 2.

CAS OU L'INDICATION RÉSULTAIT D'UNE AFFECTION CONCOMITANTE

Nos des obs.	INDICATION opératoire	INFLUENCE sur l'état général	ÉTAT de l'urine	DATE de la dernière constatation après l'opérat.
2	Cancer et lithiase infectée.	Etat général satisfaisant.	Urine reste purulente. (Malade ayant un passé urinaire très chargé).	4 ans et 4 mois.
18	Tuberculose et lithiase infectée.	Etat général excellent.	Urine limpide. Pas d'albumine. Inoculation négative.	3 ans et 5 mois.

NÉPHRECTOMIES SECONDAIRES

N^os des obs.	INDICATION opératoire	INFLUENCE sur l'état général	ÉTAT de l'urine	DATE de la dernière constatation après l'opérat.
6	Enorme pyoné-phrose calcu-leuse. Pas d'indication précise sur l'autre rein.	Etat général satisfaisant.	Urine albumi-neuse (néphri-te toxique due à la suppura-tion de l'autre rein, datant de 20 ans).	4 ans et 3 mois.
23	Tentative de conservation.	Etat général excellent.	Urine limpide. Albumine : 0. Cultures stériles	1 an et 10 mois.

NÉPHRECTOMIES PRIMITIVES

N^os des obs.	INDICATION opératoire	INFLUENCE sur l'état général	ÉTAT de l'urine	DATE de la dernière constatation après l'opérat.
24	Lithiase suppu-rée unilatérale.	Etat général devenu ex-cellent.	Urine limpide. Cultures : coli-bacilles. Traces d'albu-mine.	1 an
27	Lithiase suppu-rée unilatérale	Etat général très bon.	Urine limpide. Cultures stériles	1 an et demi.
10	—	Etat général : cachectique avant, devenu excellent.	Urine trouble de mauvaise o-deur. Cystite antérieure.	4 ans et 3 mois.
28	—	Etat général devenu très bon.	Urine sans albu-mine mais bac-térienne.	9 mois après.
33	—	Etat général amélioré.	Urine, traces d'albumine. (Non examinée à l'état frais).	8 mois après.

Nos des obs.	INDICATION opératoire	INFLUENCE sur l'état général	ÉTAT de l'urine	DATE de la dernière constatation après l'opérat.
34	—	Etat général devenu bon.	Urine fortement bactérienne. Assez nombreux globules de pus. Albumine 0.	9 mois.
31	—	Etat général amélioré.	Urine limpide. Un peu d'albumine.	11 mois.
42	—	—	Urine limpide. Cultures stériles Albumine, traces	2 mois et demi.
43	Lithiase suppurée bilatérale.	Etat général amélioré. (Malade en traitement pour une néphrotomie pratiquée ultérieurement.	Urine reste trouble (calcul de l'autre rein).	
44	Lithiase suppurée unilatérale.	Etat général amélioré.	Urine se clarifie. (Malade atteint de rétention d'urine,)	2 mois et demi.
45	Lithiase suppurée unilatérale.	Etat général devenu excellent.	Urine bactérienne. Traces d'albumine.	3 semaines.
48	—	—	Urine limpide.	1 an et 2 mois.

MALADES GUÉRIS OPÉRATOIREMENT ET AYANT SUCCOMBÉ ULTÉRIEUREMENT

Obs. 17. — La néphrectomie guérit par première intention. L'urine resta trouble, avec de l'albumine, puis survinrent des vomissements, mort 4 à 5 mois après l'opération, d'insuffisance rénale et de lésions hépatiques mal déterminées.

Obs. 8. — Cette malade figure dans les décès opératoires après néphrotomie. Elle subit en premier lieu une néphrectomie, puis ultérieurement, deux néphrotomies, et elle succomba après la dernière intervention, des suites d'une pneumonie.

XIII

A PROPOS DE LA LITHIASE RÉNALE BILATÉRALE

I. — Dans quelle proportion la lithiase rénale est-elle bilatérale ?

Legueu (1) évaluait la proportion de la lithiase bilatérale à 50 °/₀. Ce chiffre était basé sur 76 autopsies.

Dans une communication au XIe Congrès de l'Association Française d'Urologie (Paris, 1907), le même auteur dit que, depuis trois ans, il a traité sept malades porteurs de calculs dans les deux reins. En 1910 (2), il en avait opéré dix. C'est là un chiffre considérable, et il eût été très intéressant de connaître le nombre des malades atteints de lithiase unilatérale opérés par ce chirurgien dans le même laps de temps.

Küster (cité par Legueu), se basant sur des faits cliniques, arrive à la proportion de 11,78 °/₀.

Kümmel (3), sur 93 cas de calculs du rein opérés par lui, en relève 14 bilatéraux, soit 15 °/₀.

Au même Congrès, Brongersma en trouve 2 sur 64 opérations, soit 3,1 °/₀.

Nicolich (4), sur 73 cas opérés, a rencontré 7 bilatéraux, soit 9,6 °/₀.

Au quatorzième Congrès Français d'Urologie (Paris, 1910), ce chirurgien nous apprend que, sur 106 cas de lithiase rénale radiographiés, il en a trouvé 24 bilatéraux, soit 22,60 °/₀.

(1) *Des calculs du rein et de l'uretère au point de vue chirurgical* (Thèse de Paris, 1891).

(2) *Traité Chirurgical d'Urologie*, 1910, p. 718.

(3) *Congrès allemand d'Urologie*, 1908.

(4) Casi di lithiasi delle vie orinarie osservati dal 1898 al 1909 (*Folia Urologica*, 1910).

Dans les registres de Necker, Lory (1) compte 22 °/₀ de cas de lithiase rénale ou urétérale.

Israël, dont la statistique a été publiée par Hugo Neuhäuser (2), a opéré 233 calculs du rein. La lithiase était vingt fois bilatérale, soit 8,5 °/₀.

Une statistique de cette importance laisse peu de place à la discussion et à l'erreur. Il est cependant admissible que ce chiffre représente un minimum, car, s'il donne tous les cas bilatéraux opérés, on peut admettre que quelques autres ont pu échapper dans une pratique qui remonte en partie à la période préradiographique.

D'autre part, quelques sujets porteurs de lithiase bilatérale ont peut-être été écartés de la table d'opération, comme étant trop gravement atteints.

Cette remarque s'applique à toutes les statistiques ne comprenant que les cas opérés. Le pourcentage de cas bilatéraux en est réduit d'autant.

Qu'on me permette d'apporter la contribution de mon expérience personnelle.

Sur 48 malades que j'ai opérés pour calculs du rein, cinq étaient atteints de lithiase bilatérale, ce qui donne une proportion de 10,4 °/₀.

Parmi mes cas bilatéraux, se trouve un sujet porteur, non point d'un calcul dans les deux reins, mais d'un calcul rénal d'un côté et d'un calcul urétéral de l'autre.

On doit exprimer un regret à l'égard de la plupart des statistiques, c'est que leurs auteurs ne nous disent pas toujours s'il s'agissait de lithiase aseptique ou infectée.

Pour ma part, je n'ai opéré aucun calcul rénal bilatéral aseptique. Un de mes malades, opéré pour un calcul aseptique constitué par de l'urate et un peu d'oxalate, souffre manifestement de lithiase bilatérale, mais la radiographie n'a révélé aucun calcul dans l'autre rein (obs. 3).

(1) *Contribution à l'étude de la lithiase bilatérale, rénale et urétérale* (Thèse de Paris, 1909).

(2) *Folia Urologica*, novembre 1909.

Mes cinq cas de calculs bilatéraux (y compris celui de lithiase rénale d'un côté et urétérale de l'autre) étaient infectés. De sorte que ma statistique se divise de la façon suivante :

Calculs aseptiques.	16	Bilatéraux.	0
Calculs infectés (peu ou beaucoup) . .	32	Bilatéraux.	5
		soit 15,6 %.	

L'on ne doit pas, il est vrai, en inférer que les calculs infectés au moment de l'opération aient été à leur origine des calculs secondaires.

Pour arriver à une idée exacte sur ce sujet, il faudrait non seulement faire une analyse chimique très complète du calcul, mais rechercher avec le plus grand soin si, au centre des calculs phosphatiques, il n'existe pas un noyau, si minime soit-il, d'urate ou d'oxalate.

L'analyse chimique de mes cinq cas de calculs bilatéraux a permis les constatations suivantes :

1° Calcul d'oxalate et de phosphate de chaux dominant (obs. 8).

2° Calcul de carbonate et d'oxalate de chaux en parties égales, avec des traces de phosphate (obs. 9).

3° Calcul de phosphate avec des traces d'oxalate de chaux (obs. 14).

4° Calcul de carbonate et de phosphate de chaux à peu près en parties égales (obs. 19).

5° Dans le dernier cas, on ne trouva du côté opéré que des débris manifestement phosphatiques (l'analyse n'a pas été faite, obs. 43).

Les analyses précédentes pratiquées par un chimiste expérimenté (M. Mérieux), permettent de dire que sur cinq cas, trois étaient probablement des calculs secondaires, sauf toutefois l'existence possible d'un petit noyau primitif, non décelé par l'analyse.

En résumé, les statistiques de calculs bilatéraux varient de 50 % (autopsies) à 8,5 % (cas cliniques). Mais les variations sont moindres pour les cas cliniques seuls. La statistique la plus chargée est de 22 % et la plus faible de 8,5 %.

La mienne donne 10,4 °/oo, avec cette particularité qu'elle est de 0 °/o pour les aseptiques et de 15,6 °/o pour les infectés (calculs primitifs infectés et surtout calculs secondaires). De sorte que, nulle dans les cas aseptiques, la bilatéralité s'élève pour les infectés.

Ces chiffres permettent d'apprécier la fréquence de la lithiase bilatérale. Elle est en somme relativement faible ; mais quelques réserves sont nécessaires, en raison des révélations que pourra fournir la radiographie, si jamais elle acquiert pour les calculs d'acide urique une certitude plus grande.

II. — Sur quel rein doit-on intervenir, en premier lieu, dans le cas de lithiase bilatérale et suppurée?

Je laisserai de côté la lithiase bilatérale aseptique, puisque je n'en ai pas observé, et l'anurie mécanique par lithiase bilatérale, attendu que, depuis plusieurs années, je n'en ai pas observé non plus, et que je veux m'en tenir aux faits de ma pratique.

A la question qui vient d'être posée, Legueu répond de la façon suivante (1) :

A défaut d'accidents actuels ou récents, commandant l'intervention d'un côté, et à moins qu'il n'existe dans un rein un calcul petit, mobile, susceptible de s'engager dans l'uretère et de l'obstruer, auquel cas il faut l'enlever en premier lieu de crainte d'accidents post-opératoires, on doit opérer en premier lieu le rein le moins malade, ceci pour deux raisons : la première c'est de le sauver avant que des altérations plus profondes se produisent ; la seconde, pour être à même de faire pour le plus malade tout ce que comporte son état, au besoin, une néphrectomie.

Albarran agit de même (2). Lory défend cette manière de faire.

Nicolich (3) procède généralement de même façon.

(1) *XIe Congrès de l'Association Française d'Urologie*, 1907, p. 565.
(2) *XIe Congrès de l'Association Française d'Urologie*, 1907, p. 569.
(3) Congrès Français d'Urologie, 1910.

Dans les cinq cas de lithiase bilatérale que j'ai observés, ma conduite fut la suivante :

Dans le premier cas (obs. 8), j'ignorais que la lithiase était bilatérale; la malade n'avait jamais souffert du côté supposé sain, et la radiographie, encore peu précise, avait été négative. Je n'eus donc pas de choix à faire et j'opérai le rein douloureux.

Dans le second (obs. 27), il n'y eut pas non plus de choix à faire. La lithiase était bilatérale (lithiase rénale d'un côté et urétérale de l'autre), mais, en fait, la malade n'avait qu'un rein, l'autre étant fonctionnellement supprimé. Le calcul de l'uretère obstruant complètement ce conduit, le rein était transformé en une poche hydronéphrotique sans valeur fonctionnelle.

Dans un troisième (obs. 14), j'intervins sur le rein droit qui était le meilleur. Il fournissait 13 grammes d'urée, tandis que le rein gauche n'en donnait que 4 grammes. Mais ce ne fut pas la valeur sécrétoire qui détermina mon choix. Le rein droit était très volumineux, et il s'écoula à l'incision 200 grammes de pus fétide (sans que j'aie pu savoir si la collection était périnéphrétique ou rénale). Cette collection commanda ma décision opératoire. La malade, dans un état lamentable au moment de l'intervention, succomba trois jours après.

Pour le quatrième (obs. 19), la radiographie avait montré d'un côté un calcul énorme pesant 54 grammes, se prolongeant le long de l'uretère, et, de l'autre côté, une toute petite concrétion. Je pensai que cette petite concrétion pouvait être momentanément négligée. J'opérai le côté porteur du volumineux calcul, parce que le malade en souffrait et aussi parce que, ainsi que je le disais au XIIe Congrès d'Urologie (Paris, 1908), « vu la position nécessaire pour opérer de l'autre côté, et la compression que l'on aurait exercée sur le volumineux corps étranger, il me semblait que c'eût été s'exposer à le fracturer et par suite à traumatiser le rein ».

Enfin, dans le cinquième cas (obs. 43), j'ai opéré le rein le plus malade. La malade est porteur d'un calcul du rein droit, l'urine droite (recueillie par séparation endo-vésicale) est modérément infectée; par contre, le rein gauche donne du pus absolument pur, sans trace d'urée.

Ce rein n'avait aucune utilité fonctionnelle, son rôle ne pouvait être que néfaste. La néphrectomie était donc formellement indiquée et je n'ai pas hésité à commencer le traitement par cette opération. Les suites ont été très simples, et la malade est complètement remise. Cette première intervention a eu sur son état général une influence des plus heureuses, ce qui a permis de pratiquer la néphrotomie du côté opposé dans de bien meilleures conditions.

Ma conduite à donc été des plus diverses.

Je ne m'élève pas contre le précepte formulé par divers chirurgiens, qui conseillent d'opérer le rein meilleur, en premier lieu; cependant, mes observations démontrent qu'il faut étudier attentivement chaque cas particulier.

Si l'un des reins est très lésé, au point que, non seulement il n'y ait pas lieu de songer à le conserver, mais que son ablation soit nécessaire pour débarrasser l'organisme d'un foyer d'infection, on commencera par cette intervention. De cette façon, l'état général s'améliorant, l'intervention sur l'autre rein sera faite dans des conditions plus favorables.

C'est le point sur lequel je désirais attirer l'attention.

(Extrait du journal *La Clinique*, 12 mai 1911.)

XIV

TRAITEMENT PRÉVENTIF DE LA LITHIASE RÉNALE INFECTÉE

Dans la thèse de Penel (Lyon, 1910) et dans une communication au dernier Congrès de l'Association française d'urologie (Paris, 1910), j'ai fait connaître les résultats bons et mauvais que m'ont fournis les lavages du bassinet appliqués au traitement des pyélites.

Cette pratique constitue, à proprement parler, le traitement prophylactique des calculs secondaires (eiterstein) du rein.

Dans certains cas de lithiase rénale, au début, avec formation de petits graviers, l'action du lavage est même plus directe.

C'est ainsi que je donne actuellement des soins à un homme atteint d'une pyélonéphrose gauche infectée, avec des urines alcalines, dont la capacité dépasse 50 gr. Ce malade a eu à plusieurs reprises des coliques néphrétiques dues soit à la rétention, soit à de petits débris calculeux.

Plusieurs lavages du bassinet n'ont pu amener la guérison complète, mais, pendant le traitement, j'ai souvent constaté dans la vessie, des grains de sable d'origine rénale. Ces émissions provoquées sans doute par les lavages, ne se sont plus produites après quelques séances. On ne peut dire, il est vrai, si l'absence actuelle de graviers sera définitive ou seulement passagère. Toutefois, l'urine est moins alcaline. Centrifugée, elle ne montre plus que quelques rares globules de pus (qui d'ailleurs n'ont jamais été très nombreux). Les cristaux de phosphate ammoniaco-magnésien qu'on y rencontrait, ont disparu, et enfin les accidents douloureux n'ont plus reparu.

Ce malade refuserait certainement une intervention chirurgicale si on la lui proposait, tant il se trouve heureux de son amélioration. En pratiquant de temps en temps un lavage du rein, j'espère conserver le bien-être obtenu.

Si les lavages du bassinet constituent une médication préventive utilisable avec profit dans les pyélites non calculeuses, ou dans les pyélites après expulsion spontanée de calculs, ils ne sont pas moins recommandables après l'ablation par pyélotomie ou par néphrotomie d'un calcul infecté.

L'ablation d'un calcul infecté ne suffit pas toujours, tant s'en faut, pour amener la désinfection du rein, et cette infection persistante est une menace pour l'avenir.

Dans un travail publié in *Folia Urologica* (Valeur comparée de la néphrotomie et de la néphrectomie dans les lithiases infectées et graves), j'ai montré combien la désinfection complète dans les formes graves de lithiase infectée était exceptionnelle.

Chez certains sujets porteurs de calculs modérément infectés ou plutôt chez lesquels l'infection de date récente n'a pas produit encore de lésions graves et diffuses, avec dépôts de boues et débris phosphatiques, il n'est pas douteux que la simple ablation du calcul peut suffire à amener une désinfection progressive et complète du rein. Mais, il n'en est généralement pas ainsi quand les lésions infectieuses sont plus anciennes et plus profondes.

Ces faits m'ont amené à la conviction que l'emploi *des lavages du bassinet, comme traitement préventif de la récidive après les interventions pour calculs infectés, doit être généralisé.*

En effet, si l'on considère la simplicité et l'inocuité ordinaires du cathétérisme uretéral même chez l'homme, quand l'urètre est large, et quand la vessie est indemne, comme c'est le plus souvent le cas dans la lithiase, on est conduit à conseiller son emploi toutes les fois que la désinfection spontanée du bassinet paraît douteuse.

Lorsqu'après la néphrotomie on a pratiqué le drainage du rein, je crois qu'il serait bon de commencer hâtivement le traitement. On peut alors faire d'abondants lavages, le liquide refluant par la plaie, et pratiquer ainsi une véritable irrigation du rein. (J'emploie toujours, comme antiseptique de choix, le nitrate d'argent.)

Plus tard, quand la plaie est cicatrisée, on devra examiner

souvent l'urine et recourir au lavage du bassinet, pour peu que la clarification ne s'opère pas progressivement.

La surveillance devra être d'autant plus rigoureuse que les lésions constatées pendant l'acte opératoire étaient plus importantes.

Il est également rationnel d'insister davantage sur les lavages si, au cours de l'opération, on a constaté de la dilatation du bassinet.

Ces considérations ne sont pas uniquement théoriques. J'ai adopté depuis longtemps cette pratique et c'est pour cela que je me crois autorisé à la préconiser.

(Extrait de la *Province Médicale*, 27 mai 1911.)

XV

LEUCOPLASIE DU BASSINET ET LITHIASE

J'ai eu l'occasion d'observer une transformation leucoplasique de la muqueuse du bassinet, sur la malade de l'observation 10.

Cette femme, âgée de 50 ans, souffrait depuis 5 ans de troubles vésicaux intenses. L'urine était purulente et fétide. Elle contenait des staphylocoques et l'inoculation resta négative.

Après radiographie positive du rein gauche par Arcelin, et séparation endo-vésicale, je lui pratiquai la néphrectomie.

Le rein était transformé en une série de poches purulentes desquelles furent extraits 5 petits calculs arrondis.

Le bassinet était un peu dilaté, sa muqueuse et celle des calices étaient recouvertes de plaques leucoplasiques.

Une de ces plaques, soumise à l'examen histologique, montra 1° une couche génératrice; 2° huit à dix assises de cellules polyédriques munies de pointes; 3° un stratum granulosum formé de trois à quatre assises de cellules chargées de grains d'éleidine; 4° un stratum lucidum; 5° des couches desquamantes. Bref elle était formée par un épithélium stratifié du type malpighien.

Plus profondément dans le derme se trouvaient de nombreux vaisseaux capillaires gorgés de sang, et dans cette zone existait une infiltration importante d'éléments jeunes.

Les études de Hallé (Leucoplasies et cancroïdes de l'appareil urinaire, *Annales des maladies des organes génito-urinaires*, 1896, p. 480), ont, depuis longtemps, mis au point cette question de la leucoplasie des voies urinaires, dans ses formes vésicales ou rénales, et dans celles qui s'étendent à tous les segments des voies urinaires.

J'ai fait publier par mon distingué ancien interne Verrière (1),

(1) Deux cas de leucoplasie de la muqueuse vésicale, *Lyon Médical*, 1900.

deux observations de leucoplasie de la *vessie* et j'en ai vu plusieurs depuis ce travail.

Dans la lithiase rénale infectée, cette transformation de la muqueuse doit être une chose relativement rare puisque je n'ai pas observé d'autres cas de ce genre ni à l'autopsie des reins enlevés, ni ce qui est plus malaisé à constater et partant plus douteux, au cours des néphrotomies que j'ai pratiquées.

La relation de causalité, qui unit l'inflammation chronique de la muqueuse vésicale avec la leucoplasie, n'est pas discutable, de même que la transformation de la leucoplasie de cet organe en cancroïdes, ainsi qu'Hallé l'avait soutenu (1).

En est-il de même pour le rein? Le fait est parfaitement soutenable, étant donnée la fréquence des calculs coïncidant avec le néoplasme du bassinet (8 fois sur 53 néoplasies épithéliomateuses du bassinet et de l'uretère, soit plus de 15 °/₀, d'après Albarran et Imbert (*Les tumeurs du rein*, p. 470.)

Les auteurs que je viens de citer croient au rôle positif de l'irritation chronique des calculs sur le développement des néoplasies, et, par comparaison avec ce qui se passe dans la vessie, ils pensent que la leucoplasie peut ne représenter que le premier stade d'une véritable épithélioma.

L'enseignement qui en découle, c'est qu'il sera bon, au cours d'une néphrotomie pour lithiase infectée ancienne, de vérifier l'état de la muqueuse des calices et du bassinet, et de réséquer, s'il y a lieu, les plaques de leucoplasie, pratique non moins utile pour assurer la désinfection de l'urine et prévenir la récidive, que comme traitement prophylactique de la dégénérescence épithéliomateuse.

(1) Voir à ce sujet, mon rapport sur les tumeurs de la vessie, à la neuvième Session d'Urologie. Paris, 1905.

XVI

CALCUL ET CANCER DU REIN

La lithiase existant dans le rein, simultanément avec le cancer, peut être observée dans sa forme aseptique et dans sa forme infectée.

Cette dernière fut constatée chez le malade dont l'observation suit :

Obs. 1. — (Observation rapportée dans la thèse de Michaïloff, *Des calculs du rein*, Lyon 1907, p. 85, et complétée pour les suites éloignées : obs. 2 de mes cahiers d'obs. de lithiase).

H., 67 ans, examiné pour la première fois en mai 1902.

Antécédents spéciaux. — En 1896, a été pris brusquement d'une douleur très vive du côté droit, colique néphrétique de courte durée, très intense, qui a nécessité une piqûre de morphine. Un an après, nouvelle crise siégeant peut-être à gauche et s'accompagnant de rétention d'urine. Depuis, il a souffert de crises revenant tous les ans, surtout à droite, quelquefois à gauche. En 1899, il subit une électrolyse urétrale. En janvier 1902, douleurs vésicales, mictions fréquentes et douloureuses. Les urines sont troubles depuis 1894.

Etat actuel. — *Mictions :* Quatre à cinq la nuit, toutes les heures le jour. Douleurs très vives en urinant. L'état du malade s'est progressivement aggravé. Actuellement, les douleurs sont extrêmement vives, le malade s'est confiné au lit. Appelé auprès de lui à la campagne, M. Rafin reconnaît un calcul vésical et, séance tenante, pratique la taille hypogastrique. Un calcul de la grosseur d'une noix, mou, friable, a été extrait. La fistule se ferme en sept semaines.

27 août 1902. — L'état général s'est amélioré.

Mictions : Toutes les deux heures la nuit, toutes les trois heures le jour. *Urine trouble,* réaction neutre.

Reins non accessibles à la palpation.

12 novembre. — Urine toujours purulente. Pas de résidu vésical. Cystoscopie négative.

Rein droit non accessible.

Rein gauche a le volume d'un poing, un peu sensible à la pression.

Etat général assez bon.

12 mars 1903. — Le malade revient en apportant un calcul sorti avec la sonde. Il a des douleurs lombaires du côté gauche. L'urine est louche, de réaction alcaline.

A l'épreuve des deux verres : Dans le premier verre, elle est louche; dans le deuxième verre, une grosse glaire.

Mictions : Toutes les deux heures le jour, deux mictions la nuit.

Rein droit non perceptible.

Rein gauche un peu moins gros qu'auparavant, mais il est dur et bosselé.

Etat général bon; le malade a engraissé de 10 kilogr.

4 juillet 1905. — Le malade revient pour un varicocèle gauche qui éveille, par son apparition récente, l'idée d'un néoplasme rénal.

Rein gauche gros et bosselé.

Rein droit normal.

L'état général est bon, il se lève deux fois la nuit pour uriner, urine toutes les quatre heures le jour. La marche et la voiture n'influencent en aucune façon les mictions. Pas de douleurs lombaires.

13 juin 1906. — Hématuries fréquentes, d'abord tous les quinze jours, puis de plus en plus souvent, qui sont accompagnées de douleurs vésicales.

Rein gauche un peu douloureux, dur, bosselé, augmenté de volume.

Varicocèle : Même état qu'auparavant.

Mictions : Toutes les heures la nuit, toutes les demi-heures le jour.

Cystoscopie négative, pas d'incrustations, pas de calculs. La radiographie pratiquée par M. Arcelin est positive à gauche.

16 juillet. — Séparation des urines avec l'appareil de Luys.

A droite l'urine sort par éjaculation, pas de leucocytes, quelques hématies.

A gauche on n'obtient rien.

19 juillet 1906. — Opération. On fait d'abord une néphrotomie exploratrice. Issue de quelques cuillerées de pus épais. Dans le bassinet on trouve un calcul siégeant à la hauteur de la 11e côte. L'incision du rein montre qu'il est cancéreux. On pratique la néphrectomie en enlevant la capsule propre et l'atmosphère adipeuse et scléreuse. L'ablation de l'atmosphère est incomplète au niveau du pôle supérieur où elle est très adhérente au voisinage.

Examen de la pièce. — La dégénérescence occupe tout le rein, sauf la partie supérieure. Au milieu du bassinet, un bourgeon de la tumeur se prolonge presque dans la lumière de l'uretère, mais sans l'envahir.

L'examen histologique de la tumeur, par M. Mérieux, démontre qu'il s'agit nettement d'un épithélioma et d'un épithélium à grandes cellules claires. Il y a sur la coupe de grands espaces au niveau desquels s'observent uniquement de ces cellules claires, groupées par petites alvéoles. Les alvéoles sont séparées par de minces travées connectives. En d'autres points, on rencontre seulement des cordons épithéliaux dont les cellules n'ont point ni les dimensions, ni l'aspect des cellules claires précédentes. A ce niveau on aperçoit quelques glomérules plus ou moins fibrosés et la lumière de quelques tubes au sein d'un tissu conjonctif fibreux.

Poids du calcul, 2 gr. 50.

Analyse chimique. — Phosphate de chaux prédominant et oxalate (1).

4 août. — Plaie en voie de cicatrisation. Le varicocèle a presque complètement disparu.

23 octobre. — Plaie cicatrisée. Etat général parfait. Le varicocèle a disparu. Urine un peu louche, contenant beaucoup d'albumine. Quatre à cinq mictions la nuit.

14 novembre 1910. — L'état général est excellent, il ne souffre plus, et en somme se trouve depuis l'opération mieux qu'il n'a jamais été.(Celle-ci date de 4 ans et 4 mois) Urine assez trouble, pus abondant, pas d'hématie. Albumine 1 gr. par litre.

Urètre. — Une boule n° 20 passe, légers frottements. Capacité vésicale, plus de 300 gr. Résidu, néant. Rein droit non perçu. Aucun signe de récidive locale ni générale. La malade a eu une hémorragie rétinienne diagnostiquée par le Dr Masson, de Lyon.

Cet examen a été fait quatre ans et quatre mois après l'opération.

Dans les deux observations qui suivent, l'affection était aseptique.

Obs. 11. — Homme, 55 ans, examiné le 27 août 1907. Il y a trois ans environ, a eu une hématurie, puis une autre est survenue en septembre 1906 après une partie de chasse ; en même temps il ressentit une douleur rénale gauche irradiant vers la vessie. Depuis lors, une ou deux fois par mois, surviennent des phénomènes analogues. Il y a deux mois, à la suite d'une chute, douleur et expulsion de caillots. N'a jamais souffert à droite. L'urine est louche, et, dans le culot on voit des globules blancs et rouges en quantité modérée. Le rein gauche est volumineux et, du même côté, il existe un varicocèle de développement probablement récent.

Le diagnostic de tumeur du rein est posé.

Le 29 août 1907, après cathétérisme du rein sain, néphrectomie lom-

(1) On trouvera plus loin dans la partie réservée aux observations la photographie de ce calcul.

baire gauche. Le rein était entouré d'une atmosphère cellulo-graisseuse, un peu indurée. Lui-même n'a pas des dimensions supérieures à la normale, mais au pôle inférieur on trouve une volumineuse masse néoplasique qui pénètre au milieu du rein.

Au pôle supérieur, on trouve une loge formée aux dépens d'un calice, contenant plusieurs graviers jaunes d'aspect uratique.

Suites simples. Disparition du varicocèle.

Ce malade revu pour la dernière fois le 25 novembre 1910 (trois ans et trois mois après l'opération), va très bien et ne présente aucun signe de récidive. L'urine est limpide, ni sang ni pus dans le culot. Pas d'albumine.

Obs. 3. — Homme, 61 ans, examiné le 25 novembre 1909.

En 1893, coliques néphrétiques droites, nouvelles crises en 1900, 1901 et 1905, et enfin il y a 8 jours.

L'observation spécifie que les premières crises étaient à droite, mais elle ne mentionne pas la localisation de la dernière.

A uriné du sang, une fois, il y a quatre mois, après une marche et après la dernière crise.

Le malade est obèse. On ne peut sentir le rein droit, mais le gauche est certainement augmenté de volume.

L'urine louche, contient du sang et des cellules épithéliales.

Pas de varicocèle.

Pendant l'examen cystoscopique, on voit s'échapper de l'uretère gauche un caillot sanglant et vermiforme des plus nets.

Le 11 janvier 1910, après cathétérisme du rein droit, néphrectomie gauche. La tumeur siège à la face postérieure du rein, mais elle pénètre dans l'intérieur de l'organe, et envoit un prolongement de la grosseur d'une noix dans le bassinet dilaté. Enfin, à l'intérieur de la veine rénale, on trouve trois masses qui sont nettement des greffes cancéreuses.

Les calices sont un peu dilatés, et dans l'un d'eux se trouve un calcul d'acide urique de petit volume.

L'état s'est rapidement aggravé et le malade meurt le quatrième jour.

Autopsie. — Le rein opposé est un peu atrophié, et le bassinet légèrement dilaté. Dans un calice, on trouve quelques débris de sable. En examinant le rein, on a l'impression qu'il devait être insuffisant.

L'examen histologique de la tumeur montre qu'il s'agit d'un épithélioma à grandes cellules claires (Faÿsse).

Je ne m'arrêterai pas sur l'absence de récidive, quatre ans et quatre mois dans un cas, trois ans et trois mois dans un autre, pas plus que sur la cause de la mort et les greffes veineuses constatées à l'incision du rein de l'obs. 3. L'étude des résultats de la néphrectomie pour cancer du rein n'est pas le but de cet article. Je ne ferai qu'une seule remarque au point de vue du diagnostic.

Chez un malade (obs. 1) ayant des troubles urinaires anciens, le rein gauche devient volumineux et un varicocèle se développe. L'existence d'un cancer rénal fut discutée aussitôt. Mais le résultat positif de la radiographie me jeta quelque peu dans le doute.

Sans la présence d'un varicocèle à développement récent, et par conséquent nettement symptomatique, l'hypothèse d'une lésion simplement infectieuse, calculeuse ou non, eût été certainement acceptée, et l'existence d'un cancer n'eût pas été soupçonnée.

L'opération permet de vérifier l'exactitude du double diagnostic : diagnostic clinique de cancer et diagnostic radiographique de lithiase.

COMMENT DOIT-ON ENVISAGER LA PATHOGÉNIE ET LES RAPPORTS DES DEUX AFFECTIONS : LITHIASE ET CANCER ?

Albarran et Imbert (*Traité des tumeurs du rein*, 1903, p. 149), écrivent que la coexistence de la lithiase avec le cancer du rein chez l'adulte — car chez l'enfant cette coexistence n'a pas été signalée — a été mentionnée dans 23 observations auxquelles ils ajoutent trois cas personnels.

Ce chiffre d'observations leur paraît important et ils sont portés à admettre, surtout pour les calculs et les néoplasmes du bassinet, une relation de causalité entre la lithiase et le cancer. Ils croient aussi que la néphrite d'origine lithiasique peut jouer un rôle dans le développement du cancer.

Une de leurs observations les a frappés à cet égard et leur paraît concluante :

« Il s'agit d'un homme de 60 ans qui, depuis 6 ans, souffrait de douleurs rénales, lorsqu'il vint nous consulter pour une pyonéphrose. Le 6 février 1898, nous pratiquâmes la néphrolithotomie qui nous permit de retirer d'une vaste poche purulente 83 grammes de fragments calculeux phosphatiques. Le 20 septembre de la même année, agrandissement de la fistule et nettoyage des débris de la poche; on trouve encore quelques fragments phosphatiques. Le 13 novembre, on voit sortir par l'orifice de la fistule des bourgeons exubérants d'aspect néoplasique, le champignon cancéreux progresse et le malade meurt le 8 décembre. L'examen histologique démontra que, dans les débris de tissu rénal très altéré par la néphrite, il s'était développé un épithélioma carcinoïde. »

A la neuvième Session de l'Association Française d'Urologie, Paris 1905, Nicolich a rapporté une observation d'épithélioma papillaire du bassinet avec calculs multiples du rein. C'était chez un homme de 49 ans, qui eut des hématuries à 10 et 13 ans, et qui n'en présenta plus jusqu'à il y a 15 mois. L'auteur admet avec raison que les calculs ont ici certainement précédé le néoplasme.

Deux élèves du Professeur Pousson viennent de publier deux nouveaux cas de calcul et cancer du rein (Lithiase et néoplasme du rein, Oraison et P. Nadal, *Journal de Médecine de Bordeaux*, 2 octobre 1910). Ces auteurs font une étude très serrée des rapports du cancer et de la lithiase rénale concomitante.

Pour eux, c'est la calculose qui débute et le cancer se développe ensuite. Dans leurs deux observations, les malades souffraient depuis fort longtemps de lithiase rénale. Aussi, pensent-ils que la lithiase a débuté, et que l'épithélioma s'est développé beaucoup plus tard, en raison du traumatisme constant, causé par les calculs.

Opinion conforme à celle d'Albarran, en contradiction avec celle de Domenico Taddei (*Folia Urologica*, juin 1908). D'après ce dernier, il s'agirait de concrétions phosphatiques prenant naissance autour d'un caillot ou d'un débris néoplasique, à la faveur d'une certaine rétention rénale.

Or, les auteurs font remarquer, que onze fois, il s'agissait de calculs primitifs d'acide urique ou d'urate de soude, deux fois d'oxalate de chaux et trois fois seulement de calculs phosphatiques.

La question d'antériorité du néoplasme leur paraît de grande importance, car si l'on est convaincu de l'existence d'une relation de causalité entre la lithiase et le cancer, il s'en suivra que la plus grande attention devra être apportée à l'examen des lithiasiques. On s'efforcera de dépister chez eux la naissance d'un cancer.

Et la possibilité d'une semblable rencontre : calcul et cancer concomitants, engagera le chirurgien à s'informer de l'état du congénère avant d'intervenir pour un calcul. De cette façon, il sera en mesure de pratiquer la néphrectomie si la présence d'un cancer reconnue pendant l'opération rendait nécessaire le sacrifice de l'organe.

Aux observations mentionnées ci-dessus, on peut ajouter celle de Minet (Congrès d'Urologie 1910), particulièrement intéressante, parce qu'elle se rapporte à une jeune fille de 16 ans.

Mes observations n'apportent pas d'arguments décisifs relativement aux rapports étiologiques de la lithiase et du cancer, elles fournissent seulement un appoint à l'étude de la fréquence de ces deux affections existant simultanément.

Dans l'obs. 1 il s'agit d'un urinaire infecté depuis longtemps. Les coliques néphrétiques sont survenues en 1896 et, depuis lors, elles se sont produites tantôt à droite, tantôt à gauche.

Il y a tout lieu de croire que le rein gauche était infecté depuis longtemps, et c'est sur un rein infecté et lithiasique que s'est développé le cancer.

Il est permis de supposer que la longue infection dont le rein était le siège, a pu jouer un rôle dans la formation du cancer.

Par contre, dans mes observations 2 et 3, qui se rapportent à des reins aseptiques, il me paraît impossible d'admettre une relation de causalité entre la lithiase et le cancer, notamment dans l'obs. 2 où le cancer occupait la partie inférieure du rein, tandis que les graviers se trouvaient dans un calice du pôle supérieur.

La remarque pratique de MM. Oraison et Nadal devra cependant être retenue avec d'autant plus de soin, que le varicocèle symptomatique étant absent, le diagnostic du cancer peut rester douteux. La radiographie elle-même, nous montrant un calcul, loin d'éclairer le diagnostic, l'orienterait vers la lithiase et nous engagerait à laisser de côté l'hypothèse du néoplasme.

Entreprendre dans ces cas, une néphrolithotomie sans connaître l'état de l'autre rein, serait s'exposer à faire une opération incomplète ou téméraire.

(Extrait de la *Revue pratique des maladies des organes génito-urinaires*, 1er mai 1911.)

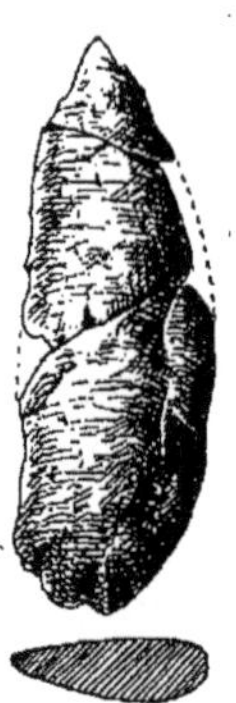

FIG. 7.
Calcul de l'obs. 1, page 163
Vue de face et coupe.

XVII

LITHIASE ET TUBERCULOSE RÉNALES CONCOMITANTES

Il ne sera pas question ici des graviers uratiques observés fréquemment chez les sujets longtemps immobilisés pour une affection tuberculeuse telle qu'un mal de Pott. Je laisserai également de côté les malades qui, ayant subi une néphrectomie, sont atteints ultérieurement, de lithiase de l'autre rein par suite de la suralimentation à laquelle ils sont fréquemment soumis.

Je me bornerai à étudier les cas où *coexistent dans le même rein des lésions tuberculeuses et un calcul.*

Ainsi envisagée, la lithiase est rare, si j'en juge par mon expérience personnelle et par quelques recherches bibliographiques restées infructueuses.

Diverses formations peuvent être rencontrées : des calculs primitifs, des calculs secondaires et des crétifications.

Ces concrétions qui, autrefois, n'avaient guère qu'un intérêt anatomique, n'étant pas diagnostiquées avant l'opération et reconnues seulement à l'autopsie du rein enlevé, sont actuellement décelées par la radiographie et peuvent donner lieu à quelques difficultés de diagnostic.

A. — *Calculs primitifs.* Des calculs primitifs peuvent-ils exister dans le même rein concomitamment avec la tuberculose ? Je n'en possède pas d'observation probante. Tout au plus peut-on soulever cette hypothèse chez le malade suivant :

Homme, 33 ans, demeurant à Vienne (Isère). En septembre 1904, hématurie et légère douleur dans les reins. Depuis cette époque, à plusieurs reprises, crises douloureuses dans le rein droit, et fin octobre 1905, *émission d'un gravier.* A ce moment, l'urine est purulente, acide, sans hématie. Les cultures sont négatives, et l'inoculation positive. Les mictions sont fréquentes, la capacité vésicale est de 50 grammes.

Reins non perceptibles.

Testicules 0.

Prostate. — Le malade refuse le toucher à cause de la douleur; de même pour le cathétérisme de l'uretère, proposé en vue de localiser le foyer de la tuberculose.

Il ne suivit aucun traitement particulier et mourut de tuberculose pulmonaire fin 1907, ainsi que cela résulte de renseignements que je dois à l'obligeance du Dr Barbier, de Vienne.

Le calcul a été analysé par M. Vignat, pharmacien à Pont-Evêque :

Poids : 83 centigrammes. Aspect jaune rougeâtre.

Réaction de la murexide, bien nette. Donc, calcul d'acide urique ou d'urate.

Cette observation est incomplète. Le rein droit était vraisemblablement le lieu d'origine du calcul, mais lequel des deux reins était atteint de tuberculose? Seul, le cathétérisme urétéral refusé par le malade, aurait pu le dire.

B. — *Calculs secondaires.* Par contre, un malade adressé en 1904, par le Dr Ferroud, de Chasselay, me fournit un exemple de tuberculose et de lithiase secondaire existant sur le même rein.

OBSERVATION 18.

Tuberculose rénale droite à forme pyélonéphrotique avec lithiase du même rein. Cathétérisme urétéral. Néphrectomie lombaire. Broncho-pneumonie post-opératoire. — Guérison constatée trois ans et quatre mois après l'intervention. Inoculation négative. (Observation publiée in Thèse de Pagès : *De la néphrectomie primitive dans la tuberculose rénale,* p. 257, obs. LXIII).

D. François, 47 ans, teinturier, né à Lyon, entre à l'hôpital St-Joseph, salle St-Pierre, no 12, le 2 décembre 1907.

ANTÉCÉDENTS GÉNÉRAUX. — Néant.

ANTÉCÉDENTS SPÉCIAUX. — Blennorragie : néant.

DÉBUT DE L'AFFECTION ACTUELLE. — Le malade fait remonter le début de son affection à l'âge de 13 ans. Au cours d'une marche forcée de 4 jours, apparurent des hématuries peu abondantes qui persistèrent pendant ces 4 jours. Elles se renouvelèrent tous les ans (sauf une année), au moment des gros travaux des champs, et sans que, pour cela, le malade interrompît ses occupations, et persistèrent jusqu'en 1904, époque à laquelle il fit un premier séjour à St-Joseph. Une inoculation des urines faite à ce moment par M. Mérieux, fut positive. Le malade partit pour la campagne. Ensuite, il resta, pendant six mois, dans un autre service hospitalier, où on lui fit des lavages de la vessie. Mais les douleurs lombaires qui se réduisaient auparavant à une sensation de lassitude, ayant pris depuis 4 ou 5 mois un caractère aigu, surtout au niveau du rein droit, le malade se décide à revenir.

ETAT ACTUEL :

Mictions. — Le jour, toutes les heures et demie; la nuit, toutes les deux heures. Pendant le travail, le besoin d'uriner survient toutes les 30 minutes. La douleur qui accompagne la miction est très variable : nulle à certains moments, elle atteint à d'autres, une intensité extrême.

Urine. — Franchement purulente, devenant quelquefois un peu plus claire, pendant 5 à 6 jours. Sucre : néant.

Examen radiographique. — Radiographie totale des voies urinaires, par M. Arcelin. — Calcul visible au niveau du rein droit.

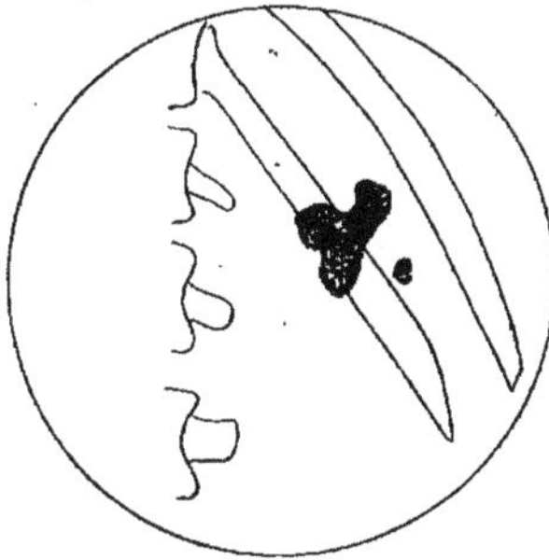

FIG. 8
Calque de la radiographie du calcul de D. (obs. 18).

Examen cyto-bactériologique (Faÿsse).

Examen direct : très nombreux globules blancs. Pas de bacilles de Koch. Quelques cocci.

Cultures : staphylocoques (cultures aérobies et anaérobies négatives 3 ans auparavant).

Inoculation négative (elle avait été positive, 3 ans auparavant).

Examen chimique. — Quantité nyctémérale : 2.350 c. c. Ce chiffre a été parfois plus considérable. En 1904, il a atteint 5 litres.

	Par litre	*Par 24 heures*
Urée. . . .	12 gr. 16.	28 gr. 57
Phosphates. .	1 gr. 17.	2 gr. 74
Chlorures . .	3 gr. 10.	7 gr. 28

Uretère. — Libre.

Vessie. — Capacité : 310 gr.

Prostate. — Normale.

Reins et uretères. — A la palpation, les reins ne sont ni perçus, ni douloureux.

Prostate. — Du volume d'une grosse noisette. Elle est globuleuse, on ne sent pas le sillon, la forme n'en est donc pas normale.

Testicules. — Le droit est un peu plus petit que le gauche. Il est vraisemblable que prostate et testicules ont été atteints autrefois.

ÉTAT GÉNÉRAL. — Assez bon. Poids : 69 kilogr. 500. Rien au cœur ni aux poumons. Pression artérielle : 18.

CYSTOSCOPIE ET CATHÉTÉRISME URETÉRAL GAUCHE. — La sonde est enfoncée de 3 à 4 centimètres dans l'orifice urétéral gauche qui paraît normal. On obtient ainsi une première prise de 3 c. c. d'urine d'une limpidité absolue, ne renfermant pas d'albumine ni de globules blancs. L'urine devient ensuite hématique. La prise par inoculation a été faite après 12 à 15 gr. d'écoulement Le liquide recueilli dans la vessie après la cystoscopie est manifestement trouble et purulent.

INOCULATION DE L'URINE GAUCHE. — Négative,

ANALYSE CHIMIQUE (Faÿsse)

		Urine totale	*Urine gauche* (côté sain)
Urée	par litre	15 gr. 40	14 gr. 05
Phosphates	—	2 gr. 05	2 gr. 15
Chlorures	—	5 gr. 50	5 gr.

17 décembre 1907. — INTERVENTION, NÉPHRECTOMIE LOMBAIRE SOUS-CAPSULAIRE DROITE. — L'espace costo-iliaque étant très réduit par une douzième côte longue et large, on est obligé de réséquer cette dernière sur une étendue de 6 centimètres.

Le rein enlevé pèse 155 grammes. Pendant l'intervention, il s'est déchiré et a donné issue à une assez grande quantité d'urine purulente. A la coupe, on constate tout d'abord l'existence d'un calcul coralliforme situé dans le bassinet. Ce calcul enlevé, le rein a un aspect typique de pyélonéphrose avec réduction excessive du parenchyme dont l'épaisseur est réduite à moins d'un centimètre.

On ne trouve pas tout d'abord de lésions tuberculeuses, mais une recherche minutieuse finit par déceler deux ou trois granulations jaunâtres. La muqueuse du bassinet présente un état velvétique, piqueté.

L'examen histologique des granulations (Faÿsse), en montrant qu'elles étaient formées de cellules géantes et de points de désintégration, établit la nature tuberculeuse des lésions, quoique l'inoculation du liquide purulent que renfermait le rein ait été négative, de même que l'inoculation faite avec un fragment du rein et de l'uretère. (Ne pas oublier qu'une inoculation antérieure a été positive.)

Analyse du calcul. — Le calcul est formé d'un mélange de phosphate ammoniaco-magnésien, et de phosphate tribasique de chaux. Ce dernier prédominant.

Poids du calcul : 6 gr. 95.

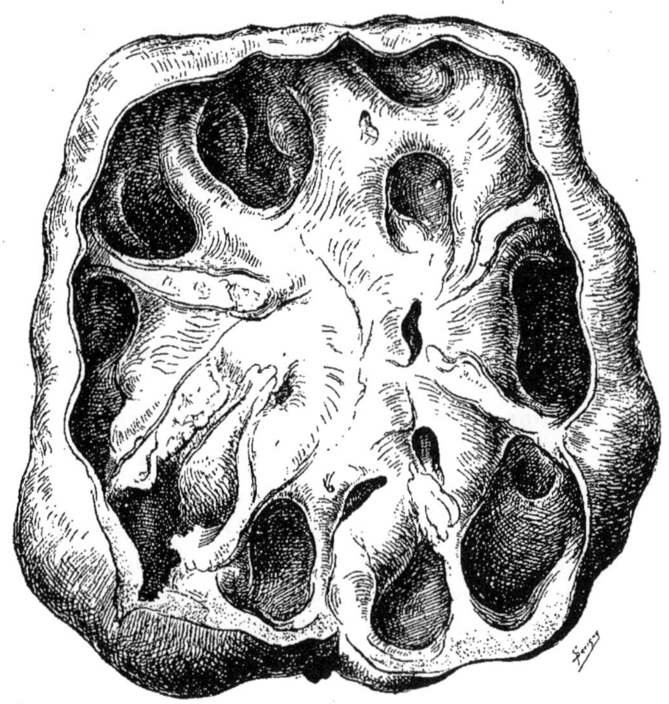

Fig. 9

Rein de D. (obs. 18).

23 décembre 1907. — A la suite de l'opération, le malade a eu des complications pulmonaires assez alarmantes, consistant en un foyer d'hépatisation à la base gauche (côté opposé à l'opération), et bronchite dans toute la hauteur du poumon droit, avec cyanose et affaiblissement du pouls.

4 janvier 1908. — L'opéré est complètement rétabli.

13 août 1908. — Etat général excellent. Poids : 72 kilogr. 400. Plaie fermée depuis le 28 mars ; un peu d'éventration.

Mictions : La nuit 2 à 3; le jour 6 à 7. Urine limpide : pas d'albumine.

26 novembre 1908. — Etat général bon, se plaint d'uriner souvent, mais sans douleur. Urine limpide, albumine 0, sucre 0.

1er avril 1909. — Etat général bon, mais il n'est pas très gras. Poids : 65 kilos (le malade a une profession pénible). Bon appétit.

Mictions : La nuit 2; le jour 6 à 7.

Urine limpide, pas d'albumine.

Inoculation de l'urine, *Négative.*

Cultures *stériles.*

27 avril 1911. — Etat général excellent. Urine limpide. Albumine : Néant. Inoculation *négative.*

La lecture de cette observation suggère quelques remarques et aussi quelques réserves.

J'avais examiné le malade une première fois, en 1904. L'urine était purulente; les cultures aérobies et anaérobies restèrent stériles. L'inoculation fut positive.

L'examen bactériologique fut pratiqué de nouveau 3 ans après à l'occasion de son second séjour à l'hôpital St-Joseph. Il donna des résultats diamétralement opposés aux premiers. Dans les cultures se développèrent des staphylocoques, et l'inoculation resta négative.

De plus, la radiographie justifiée par la purulence des urines et le résultat négatif de l'inoculation, montra une ombre qui ne laissait pas de doute sur l'existence d'un calcul.

On conçoit que le diagnostic de tuberculose, formulé lors du premier séjour, fut mis en discussion.

Le cathétérisme du rein opposé donna de l'urine ne renfermant ni pus ni albumine, n'inoculant pas le cobaye, par conséquent, entièrement normale.

En tout état de cause, l'intervention était donc justifiée, et les lésions constatées opératoirement conduisirent à une néphrectomie.

Le calcul était situé dans le bassinet, et les lésions du rein étaient celles d'une pyélonéphrose (voir fig. 9, p. 175). L'inoculation avec le liquide contenu dans le rein et avec un fragment du rein, restant négatives auraient fait rejeter le diagnostic de tuberculose, si l'examen histologique n'avait conclu nettement en faveur de cette affection.

D'autre part, le calcul secondaire, ainsi que l'indiquait sa composition, n'était nullement assimilable à une crétification, sa forme le rapprochant absolument des calculs développés dans les calices et le bassinet.

Malgré toutes les contradictions que l'on peut relever dans cette observation, il me paraît légitime d'admettre le diagnostic de calcul infectieux dans un rein tuberculeux.

Tenant compte de l'âge du malade (47 ans au moment de l'opération), et des premiers symptômes de l'affection (à 13 ans première hématurie à l'occasion d'une grande marche, se renouvelant depuis cette époque, toutes les années au moment des grands travaux de la campagne), doit-on admettre que la formation du calcul a précédé la tuberculose, celle-ci s'étant développée dans un rein déjà lithiasique, ou bien que la tuberculose était antérieure au calcul?

Le laps de temps considérable — 34 ans — qui sépare les premiers symptômes du moment de l'opération, ne paraît-il pas trop considérable pour l'évolution d'une tuberculose?

Nicolich (*Folia Urologica*, 1909-1910, p. 759) dont je suis heureux de citer fréquemment les travaux, rapporte l'observation d'un enfant qui subit une néphrotomie suivie de néphrectomie secondaire, à cause d'une hémorragie. Deux ans après, cet opéré revient pour douleurs du côté opposé, avec des urines très troubles et un mauvais état général.

L'opération permit d'extraire un gros calcul phosphatique coraliforme et d'autres plus petits.

Il y eut une amélioration passagère, mais, peu de temps après, l'enfant mourut de tuberculose rénale et pulmonaire.

La tuberculose rénale existait-elle au moment de l'opération? s'est-elle développée à la suite de celle-ci? L'urine fut-elle examinée en vue de la recherche du bacille de Koch? L'observation ne le dit pas.

Il est donc impossible de l'utiliser pour la question qui m'occupe.

C. — *Crétification dans un rein tuberculeux.* — Voici un exemple de tuberculose rénale pour lequel l'inoculation fut négative et la radiographie positive. La malade était porteur d'un rein tuberculeux avec crétification :

Une femme de 51 ans est envoyée à l'hôpital St-Joseph par le Dr Roux, d'Heyrieux. Son urine est très purulente, les cultures restent stériles et l'inoculation négative. Le rein gauche est volumineux, et la radiographie pratiquée par Arcelin décèle une petite concrétion.

La capacité vésicale est de 250 grammes.

J'eus cependant l'impression qu'il s'agissait d'un rein tuberculeux, et, après cathétérisme du rein opposé, je pratiquai la néphrectomie. Je trouvai une crétification correspondant à l'ombre radiographique.

Une inoculation avec un fragment de substance rénale donna un résultat positif.

Les rapports de la radiographie avec la tuberculose rénale ont été étudiés par Rovsing, par Kapsammer (*Nierendiagnostic und Nierenchirurgie*, 1907), par Josephson et Forsell (*Festsch. der Schwed. Arztgesselchaft*, 1908), par Casper.

Pour Kapsammer, on peut distinguer les ombres des calculs de celles fournies par la tuberculose rénale; ces dernières étant moins bien délimitées et siégeant dans le parenchyme.

Cet auteur croit cependant que la radiographie peut donner lieu à erreur, et je partage sa manière de voir.

Josephson et Forsell font remarquer que dans la tuberculose rénale les ombres radiographiques présentent certaines conformations, ombres disséminées, irrégulières ou en forme de rayons, qui évoquent l'idée de cavernes.

D'autres fois, au contraire, les ombres se rapprochent par leur forme, leur siège, des ombres lithiasiques ordinaires, bien qu'elles se rapportent à une simple crétification.

Lorsque, chez un malade porteur d'un rein tuberculeux, la nature de l'affection ayant été dûment constatée par les examens appropriés, la radiographie donne une ombre que l'on peut rattacher à une formation calculeuse quelconque, le chirurgien ne se laisse pas émouvoir et le diagnostic est maintenu. Il y ajoute seulement l'hypothèse d'un calcul ou d'une crétification.

Du reste, la présence d'un calcul dans un rein tuberculeux ne saurait modifier l'indication opératoire, la néphrectomie dans la tuberculose rénale avancée, avec ou sans calcul, ne pouvant être remplacée jusqu'à nouvel ordre par aucune méthode thérapeuthique.

Les constatations radiographiques peuvent cependant égarer le diagnostic, ou tout au moins le rendre indécis, si les résultats des inoculations sont contradictoires ou négatifs, comme dans les deux observations que je viens de citer.

XVIII

PETITS CALCULS DU REIN, AGENTS DE RÉTENTION

Quand on étudie les rétentions rénales consécutives à la présence de calculs dans le bassinet, diverses constatations, qui ne sont pas toutes prévues *à priori*, peuvent être faites.

On remarque d'abord que les rétentions sont plus rares quand les calculs sont aseptiques et plus fréquentes quand les calculs sont infectés. Cette différence résulte-t-elle de ce qu'une même cause, l'infection pyélitique, a engendré à la fois le calcul et la dilatation des voies d'excrétion?

D'autre part, on est frappé de ce fait que la distension pyélitique n'est nullement en relation avec la dimension du calcul, que celui-ci soit aseptique ou infecté.

Voici, par exemple, un calcul du rein enlevé à un homme de quarante-neuf ans (obs. 38). Ce calcul pèse 33 grammes. C'est un magnifique spécimen de calcul du bassinet et des calices, dont il représente un moulage aussi parfait que possible. Il est formé par une masse principale, quelque peu renflée, qui occupait le bassinet. Quant aux calices principaux, ils sont au nombre de trois : supérieur, inférieur, moyen. Le supérieur est le plus volumineux, il se bifurque en trois calices secondaires. L'inférieur présente le même dessin, mais avec des dimensions un peu moindres. Enfin, un calice moyen, rudimentaire par comparaison avec les deux autres et sans subdivision.

Pour extraire ce calcul, l'incision anatomique du rein fut pratiquée et le bistouri dut suivre le dessin de ses ramifications, pénétrer entre chacune d'elles et le libérer des tissus qui l'enserraient.

On serait tenté de croire qu'un calcul de telles dimensions, pénétrant dans les calices secondaires et remplissant le bassinet, devait entraîner une gêne notable de l'excrétion et, par suite, un certain degré de dilatation des voies de l'urine. Il n'en était rien, ainsi que cela résulta des constatations faites au cours de l'opération. La substance rénale, sans doute quelque peu réduite d'épaisseur, ne parut pas fortement lésée et ne présentait nullement l'aspect ordinaire des reins en rétention.

Ce calcul était composé d'acide urique pur. Il était aseptique.

Avec un calcul infecté, pareille constatation peut être faite d'une façon non moins précise.

Un homme de cinquante ans se présente en novembre 1907 (obs. 19). Après les examens ordinaires, le diagnostic est posé : petit calcul de la vessie, petit calcul du rein gauche, énorme calcul du rein droit se prolongeant dans l'extrémité supérieure de l'uretère, ainsi qu'en témoigne la radiographie faite par Arcelin. L'urine est trouble, purulente, et il y a de la polyurie.

Le cathétérisme de l'uretère droit fournit de l'urine qui contient 3 gr. 95 d'urée par litre, alors que celle recueillie dans la vessie immédiatement avant le cathétérisme urétéral contenait 8 gr. 95 par litre. On peut en conclure que le rein droit fonctionne, quoique sa sécrétion soit diminuée de valeur.

La néphrotomie est pratiquée. J'enlève, en bloc, un énorme calcul littéralement enclavé dans le bassinet et les calices et se prolongeant dans l'extrémité supérieure de l'uretère. Au-dessous de lui se trouvent d'autres fragments empilés les uns au-dessous des autres, qui sont enlevés ensuite. Le tout pèse 54 grammes. Il n'y a pas de rétention rénale appréciable.

Voilà deux exemples de calculs volumineux, pris dans ma collection : l'un aseptique, l'autre infecté, ne s'accompagnant pas de rétention rénale.

Le volume considérable du calcul ne constitue donc pas une condition essentielle de la rétention, et tel calcul énorme, remplissant les calices et le bassinet, laisse filtrer l'urine sans augmentation importante de la tension. Ce fait, en apparence paradoxal, n'est point douteux.

J'ai eu, par contre, l'occasion d'observer quelques cas de calculs du bassinet de dimension minime, *non enclavés* dans l'orifice urétéro-pyélitique ou dans l'extrémité supérieure de l'uretère (car l'enclavement est un élément des plus importants au point de vue de l'étiologie de la rétention), absolument libres dans le bassinet et s'accompagnant à la fois de dilatation de celui-ci, de troubles fonctionnels ou d'accidents infectieux en rapport avec la rétention; sur les cas de ce genre, je veux appeler l'attention dans les lignes qui suivent.

Un homme de cinquante-cinq ans a eu, à diverses reprises, des crises de coliques néphrétiques, tantôt à droite, tantôt à gauche. Actuellement, il souffre du rein gauche.

Les accidents ont l'allure suivante : douleur rénale gauche, augmentation de volume du rein, puis débâcle urinaire; un jour, en sept heures, il remplit trois vases. L'urine ne paraît pas infectée.

En même temps, symptômes d'insuffisance rénale, dypsnée, anorexie, œdème des jambes.

Malgré l'absence de la radiographie (ce cas est déjà ancien), j'admets qu'il s'agit de crises de rétention rénale par lithiase et l'intervention est décidée.

Le cathétérisme montre, au préalable, la perméabilité de l'uretère. Aussitôt après, incision lombaire. Le rein gros, congestionné, est dénudé et une pince de Doyen étant appliquée sur le pédicule, je l'incise et vais à la recherche du calcul. A ma grande surprise, je ne trouve aucune concrétion. Après une recherche minutieuse, je me décide à suturer le rein. La suture commencée, je m'avise tout à coup d'une cause d'erreur. Le calcul ne serait-il pas dans le bassinet, en aval de la pince? Celle-ci n'aurait-elle pas été placée entre le calcul et le rein, de telle sorte que le bassinet se trouverait divisé en deux parties : l'une au-dessus communiquant avec la plaie rénale et vide de calcul, l'autre au-dessous et contenant le calcul?

La pince supprimée, le doigt pénètre dans le bassinet comme dans un profond entonnoir[1]; non sans effort, en raison de la profondeur, j'arrive à sentir un calcul gros comme un haricot au fond de la cavité pyélitique, au voisinage de l'orifice urétéro-pyélitique.

Le calcul fut enlevé et l'opération terminée.

Le résultat fut mauvais, le malade agité, anxieux, succomba le même jour (on lui fit par erreur une injection de morphine).

L'autopsie donna, au moins en partie, la raison de cette fin brusque : l'autre rein était transformé en une poche hydronéphrotique par le fait d'un calcul enclavé dans l'orifice urétéro-pyélitique.

Dans l'observation suivante, les accidents ayant cette fois une allure infectieuse, reconnaissaient la même pathogénie.

Une femme de vingt-cinq ans (obs. 22) souffre depuis quinze ans de douleur dans le côté droit. De plus, parfois, crises aiguës. La douleur survient brusquement, elle est très vive, s'accompagne de fièvre qui s'élève jusqu'à 40 degrés et cesse sans que la malade ait observé quelque décharge de pus ou d'urine et sans émission de gravier. L'urine est purulente.

La radiographie montre un calcul. La séparation des urines effectuée avec le séparateur de Luys, donne à gauche, de l'urine normale : à droite, on n'obtient pas une seule goutte d'urine. Le rein est donc en rétention.

L'intervention est nettement indiquée. Le rein mis à nu par une incision lombaire est incisé après application d'une pince à entérectomie sur le pédicule. Les calices dilatés ne contiennent pas de calcul; on y trouve un peu de sérosité louche et du pus concrété ressemblant à du mastic.

Me rappelant l'incident relaté ci-dessus, j'enlève la pince et je trouve, au fond du bassinet dilaté, un calcul pesant 80 centigrammes. Drainage du rein. Suites excellentes.

Depuis lors, la séparation pratiquée à deux reprises a montré que le rein opéré fournissait de l'urine, mais d'une teneur moindre que celle du congénère. La malade n'a plus souffert et l'état général s'est nettement amélioré. Le résultat est excellent.

J'ai eu l'occasion d'opérer récemment un autre cas, avec des urines peu ou pas infectées.

C'était une femme de trente-neuf ans (obs. 36) souffrant depuis quatre ans dans le rein droit. Les crises très douloureuses surviennent à la moindre fatigue. La malade n'est bien que couchée.

Au point de vue symptomatologique, cette observation n'offrait aucune particularité pouvant faire supposer une rétention rénale. Aussi, son intérêt est-il moindre de ce côté, mais ce cas a permis à M. Arcelin, qui radiographia la malade, de m'annoncer que le bassinet était dilaté, et que, dans ce bassinet dilaté, un calcul mobile se déplaçait.

L'opération qui consista en une pyélotomie, vérifia ces prévisions et permit d'extraire un calcul olivaire du poids de 2 gr. 18.

Les suites furent extrêmement simples.

Chez cette malade quelques restrictions au sujet de la pathogénie de la rétention rénale. Cette femme avait eu plusieurs grossesses et, de plus, elle est porteur d'un fibrome peu volumineux du reste, du volume d'un gros poing. Les grossesses, le fibrome, n'ont-ils pas joué quelque rôle dans la production de la rétention ?

Les exemples que je viens de citer démontrent que des calculs volumineux, remplissant exactement le bassinet et les calices, laissent cependant l'urine trouver son issue, et ne provoquent pas une augmentation de la tension intra-rénale se traduisant par une distension de quelque importance des voies d'excrétion.

Par contre, des calculs de petites dimensions, mobiles dans le bassinet dilaté, dilaté sans doute par le fait même de la présence du calcul, peuvent être le point de départ d'accidents de rétention, soit fébriles, soit simplement mécaniques. Ces derniers avaient acquis, dans une observation précitée, une importance toute particulière puisqu'ils interrompaient la fonction d'un rein unique.

L'origine de ces accidents peut être aisément diagnostiquée à l'heure actuelle grâce au secours de la radiographie. J'ai montré qu'un radiographe habile et attentif pourra parfois ajouter au diagnostic de calcul du rein, un diagnostic complété par la connaissance de la mobilité du calcul dans un bassinet dilaté.

Mais, ce serait laisser au clinicien une part trop restreinte que de ne pas lui attribuer comme objectif de prévoir l'existence du calcul et de déterminer son rôle, comme agent d'interruption de la fonction rénale, ou cause d'accidents fébriles, quitte à demander à la radiographie la confirmation du diagnostic.

On a vu, par les observations ci-dessus, et notamment pour la première recueillie à une époque où je n'avais pas la radiographie à ma disposition, que pareil diagnostic était possible.

La dilatation du bassinet et des calices n'a pas atteint de très grandes dimensions dans la plupart des cas et MM. Duval et Grégoire (1) pourraient sans doute nous dire que ce ne sont pas des uronéphroses à proprement parler, qu'il y a seulement dilatation et non distension des cavités. Le fait importe peu. Le processus est évidemment le même, commençant par la dilatation pour aboutir à la véritable pyélonéphrose.

La pathogénie des accidents est des plus simples; sous une influence quelconque : congestion, mouvements brusques, excès de pression urinaire peut-être, le calcul descend au fond de l'entonnoir pyélitique, s'engage dans la partie rétrécie de cet entonnoir et y reste momentanément fixé, troublant pendant ce temps la fonction rénale suivant le mode bien connu, hypertension urinaire à laquelle fait suite une hypotension.

Le désenclavement du calcul ne serait-il pas favorisé par la diminution de la pression qui suit l'hypertension ?

Le calcul jouant au fond du bassinet le rôle d'un interrupteur passager évoque en nous l'idée de ces petites sphères de verre qui forment obturateur dans le goulot des récipients contenant du liquide saturé de gaz à haute tension.

Je termine en appelant l'attention sur une précaution opératoire.

Au cours d'une taille rénale, si le bassinet est dilaté, avoir soin de ne pas appliquer une pince sur celui-ci, de crainte de

(1) MM. Duval et Grégoire : Rapport à la Xe Session de l'Association Française d'Urologie.

placer ainsi, entre le calcul et le doigt explorateur, un obstacle infranchissable.

On a vu que, pour cette raison, chez mon premier malade, le calcul avait failli échapper à mes recherches et que, chez un autre de mes opérés, la connaissance de cette cause d'erreur m'avait été très utile et avait évité des tâtonnements.

(Extrait de *La Clinique*, 24 mars 1911.)

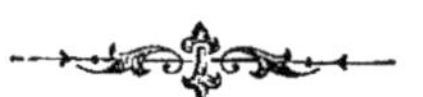

XIX

PYÉLONÉPHROSE (1) INFECTÉE PARTIELLE D'ORIGINE LITHIASIQUE.

Je me propose d'appeler l'attention sur une disposition curieuse, quoique d'importance secondaire, des rétentions rénales; je veux parler des rétentions partielles, c'est-à-dire des rétentions n'altérant qu'une portion de la masse rénale, à l'exclusion du reste de l'organe, ou tout au moins affectant une portion d'une façon prédominante.

OBSERVATION 33.

Lithiase rénale infectée. Bifidité de l'extrémité supérieure de l'uretère. Obstruction du calice inférieur par un calcul. Pyélonéphrose infectée partielle. Néphrectomie. Guérison.

Homme, 66 ans, envoyé par le Dr Coronat, de Gap, en mai 1910.

ANTÉCÉDENTS GÉNÉRAUX. — Deux fluxions de poitrine à 16 et 35 ans. Abcès de l'oreille dans l'enfance.

ANTÉCÉDENTS SPÉCIAUX. — Blennorragie, niée. N'a jamais été sondé. N'a jamais uriné de gravier, ni de sang.

DÉBUT DE L'AFFECTION. — Il y a 15 ans, ce malade éprouva de temps en temps comme un point de côté à droite. Il y a 20 mois, première crise caractérisée par des frissons, de la fièvre et des douleurs dans le côté droit. Depuis cette époque, plusieurs crises analogues se sont produites, chaque crise le laissant plus faible qu'avant. La dernière, survenue il y a un mois, a été la plus grave.

(1) J'ai coutume de substituer au terme d'hydronéphrose celui de pyélonéphrose pour désigner la rétention dans les voies d'excrétion du rein. Ce terme a l'avantage de préciser le siège de la rétention dans cette portion de l'organe, et de ne rien préjuger de la nature du liquide retenu.

ETAT ACTUEL :

Urine. — Purulente, acide, un peu d'albumine, pas de sucre. Très nombreux globules de pus, nombreux microbes, pas d'hématie.

Cultures : staphylocoques (Faÿsse).

Quantité en 24 heures : Un litre.

Analyse : Urée 15 gr. 67. Chlorures 11 gr. Phosphates 2 gr. 21.

Urètre. — Libre.

Capacité vésicale : 150 grammes.

Prostate non hypertrophiée.

Testicules, rien d'anormal.

Reins. — Le droit n'est pas perçu. Le gauche est notablement augmenté de volume, ses bords sont diffus, la palpation provoque un peu de douleur à la partie interne.

Le malade, très impressionnable, est rachistovaïnisé, en vue d'une séparation endo-vésicale.

Etant assis, il tombe dans un état lipothymique persistant, et, le séparateur introduit, on n'obtient pas une seule goutte d'urine, ni à droite, ni à gauche.

Quelques jours après, on se décide à pratiquer le cathétérisme de l'uretère gauche. Après une légère anesthésie locale à la stovaïne, cette manœuvre est bien supportée. La vessie est normale, ne contient pas de calcul, et les orifices urétéraux sont normaux.

La sonde urétérale est introduite à gauche (côté sain) de quelques centimètres seulement. L'urine qui s'écoule est d'un beau jaune, ambrée, limpide.

Elle contient quelques hématies et de rares globules blancs dont le nombre paraît moindre dans la seconde prise d'urine que dans la première. Un peu d'albumine attribuable peut-être aux hématies.

ANALYSE CHIMIQUE

	Urine totale	*Urine gauche* (côté sain)
Urée . .	12 gr. 70 par litre.	13 gr. 51 par litre
Chlorures.	10 gr. —	12 gr. —

21 mai 1910. — NÉPHRECTOMIE DROITE, LOMBAIRE. Capsule adipeuse, volumineuse, très peu enflammée.

Le rein, qui s'est légèrement déchiré et a perdu un peu de liquide, pèse encore 340 grammes.

Vu extérieurement, il se montre constitué par deux portions : l'une inférieure considérablement augmentée de volume, molle, fluctuante, et l'autre supérieure, normale, à part un peu de lobulation.

Sur la coupe frontale, se voient deux portions dissemblables, la supérieure, dont l'aspect est voisin de la normale, et dont le calice correspondant est très légèrement agrandi ; l'inférieure, au contraire, est formée

Pl. I.

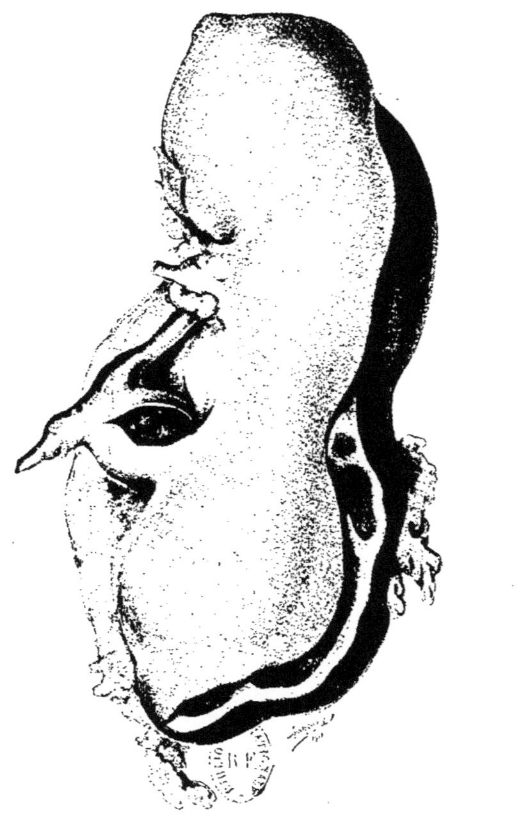

Fig. 10. — Vue extérieure du rein (obs. 33, p. 187), montrant la bifurcation de l'uretère. La branche inférieure contient un calcul qui l'obture; la branche supérieure est libre.

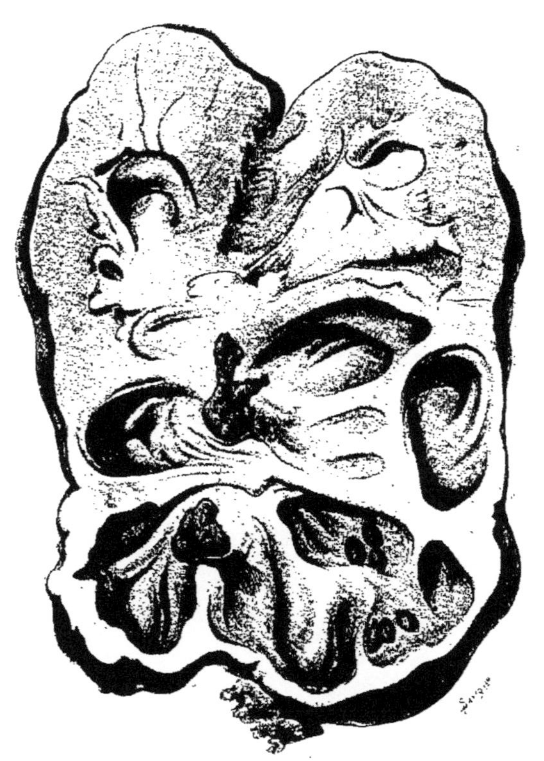

Fig. 11. — Vue en coupe du même rein. La partie inférieure est constituée par une poche, sans tissu rénal; la partie supérieure est sensiblement normale.

de poches à minces parois fibreuses qui se sont entièrement substituées au tissu normal; dans cette portion, il n'existe plus de tissu rénal. Ces cavités contiennent des graviers.

La partie inférieure du rein est donc le siège d'une rétention considérable, tandis que la partie supérieure est restée à peu près indemne.

La cause de la rétention se trouve dans le calcul et la distribution des lésions est liée à son siège.

En effet, si l'on examine le sinus du rein, on voit qu'il n'existe pas de bassinet.

L'uretère, à son extrémité supérieure, ne se dilate à peu près pas, il se bifurque avant de pénétrer dans le hile. Il y a donc bifurcation prématurée extra-rénale de l'urètre. Les calices cheminent, apparents à l'extérieur, puis après un court mais cependant appréciable trajet, pénètrent séparément dans le rein; le supérieur, se dirigeant en haut pour recueillir l'urine fournie par la moitié supérieure du rein, est de petit calibre et entièrement libre. Une sonde cannelée, introduite par le rein, pénètre librement dans l'uretère. Le second, au contraire, est nettement renflé. On le sent rempli par un calcul qui se prolonge dans la cavité rénale; sur la coupe médiane, on le voit faire une saillie de près de deux centimètres. Ce calcul obture complètement le calice inférieur: il est fortement enclavé et son extraction nécessite l'incision d'une sorte de collet formé par le calice à l'entrée dans le hile du rein.

Analyse chimique. — Oxalate de calcium, sans aucune trace de phosphate.

Poids : 5 gr. 15.

Vu sa constitution chimique, on doit admettre qu'il s'agit d'un calcul primitif et que l'infection n'est venue compliquer l'état du malade qu'à une époque très récente. Ce qui du reste est conforme avec les symptômes cliniques, les accidents fébriles n'ayant débuté que 20 mois avant que le malade vienne consulter.

Les suites opératoires ont été excellentes, bien que la température ait été un peu élevée et qu'elle ne soit devenue normale qu'après une dizaine de jours.

Huit mois après, ce malade envoit de l'urine. Elle me parvient dans un état de fermentation avancée. Elle ne contient que très peu d'albumine. Dans le culot obtenu par centrifugation, on trouve par ci par là un globule de pus.

L'état général s'est assez bien relevé.

Quelques jours après, j'opérais un malade dont le rein présentait de notables ressemblances avec le précédent (obs. 34).

Toutefois, il n'y avait pas de bifurcation prématurée de

l'uretère. Le calcul occupait ici encore le calice inférieur qui était implanté normalement sur le bassinet. Les lésions déterminées par le calcul étaient bien plus marquées dans la partie du rein correspondante au calice inférieur.

En somme, la disposition constatée dans ces deux pièces fut une trouvaille opératoire. Elle offre un intérêt anatomique, mais n'eut aucune influence ni sur le diagnostic, ni sur la décision opératoire.

Elle aurait pu cependant causer une erreur de diagnostic, si j'avais pratiqué à ces malades le cathétérisme urétéral.

Pour le malade de l'obs. 33, si la sonde avait pénétré dans le calice inférieur, je n'aurais pas obtenu d'urine, tandis que si elle était parvenue dans le calice supérieur, j'aurais conclu à un fonctionnement relativement bon du rein.

Il en eût été à peu près de même chez le second.

J'ai insisté sur des faits analogues dans une observation publiée antérieurement (1).

Je ne me suis pas arrêté à l'idée d'une néphrectomie partielle, l'examen préopératoire ayant montré que l'autre rein était suffisant. De plus, chez le premier (obs. 33), l'âge et l'état général commandaient une opération simple, rapide et radicale comme la néphrectomie; chez le second (obs. 34), la dissémination des graviers eût amené presque fatalement une récidive, et les lésions rénales étaient très avancées.

(1) Hydronéphrose partielle. Bifidité de l'extrémité supérieure de l'uretère. *Annales des maladies des organes génito-urinaires*, 1909, n° 3.

XX

DE LA LITHIASE RÉNALE ET URÉTÉRALE CHEZ L'ENFANT

(Forme chirurgicale)

Ce travail a eu pour point de départ deux cas de lithiase rénale et urétérale opérés chez l'enfant.

A la suite de ces opérations, j'ai engagé un de mes élèves, M. Charvin, à réunir les observations inédites ou publiées de calculs du rein et de l'uretère chez l'enfant.

Les observations parues dans la littérature (voir en particulier la thèse d'Albaret, sur *Les calculs de l'uretère chez l'enfant*, Montpellier, 1909, inspirée par Jeanbreau), eussent été trop peu nombreuses, mais l'obligeance des confrères qui ont bien voulu répondre à notre appel et dont les noms seront mentionnés au cours de cet article, nous a permis de réunir 39 cas de calculs *opérés ou reconnus à l'autopsie*.

Ces observations ont paru *in extenso* dans la thèse de M. Charvin. On y trouvera aussi d'autres observations de calculs reconnus par la radiographie et non opérés ou expulsés spontanément (Israël a opéré deux ou trois enfants, mais nous n'avons pu nous procurer ses observations).

Leur petit nombre semble attester la rareté de la forme chirurgicale de la lithiase rénale et urétérale pendant l'enfance.

Cette rareté est-elle bien réelle? Un examen clinique plus attentif et l'application plus systématique de la radiographie chez l'enfant n'amèneront-ils pas, dans l'avenir, la découverte de cas plus nombreux, ainsi que cela s'est produit chez l'adulte?

Nous serions d'autant plus porté à le croire qu'un certain nombre de cas de lithiase chez l'adulte semblent nettement avoir eu leur début dans l'enfance. En voici une observation des plus probantes :

Une femme de 16 ans souffre depuis 10 ans de coliques néphrétiques avec hématurie. Par le toucher vaginal on sent un calcul de l'uretère. Laparotomie sous-péritonéale. Extraction d'un calcul de trois quarts de pouce de long, sur un demi-pouce de diamètre, du poids de 25 grammes, constitué par de l'oxalate de calcium. Guérison (1).

Il est difficile d'admettre que l'origine de ce calcul urétéral du poids de 25 grammes, opéré chez une femme de 16 ans, ne remonte pas à la première enfance. Les douleurs, dont elle se plaignait et qui étaient accompagnées d'hématurie, en sont aussi la preuve indiscutable.

D'autres observations attestent l'existence de l'affection lithiasique, mais sont moins concluantes en ce qui concerne la formation d'une véritable concrétion au cours de la première jeunesse.

§ 1er. — **Etiologie.**

LITHIASE ASEPTIQUE

Age. — Dans les 39 observations, nous trouvons :

5 enfants de 1 à 5 ans,
18 enfants de 5 à 10 ans,
12 enfants de 10 à 15 ans.

(Nous avons fixé, comme limite de l'enfance, l'âge de 15 ans, ainsi qu'il est de tradition dans les hôpitaux d'enfants, à Lyon tout au moins). Quatre observations ne mentionnent pas exactement l'âge. La plus grande fréquence serait donc observée de 5 à 10 ans, comme si l'origine de l'affection remontait le plus souvent à la toute première enfance.

Sexe. — Les relevés accusent une légère prédominance chez les garçons.

Dans neuf cas les auteurs disent, un enfant, sans spécifier nettement le sexe ; nous les avons mis au compte des garçons.

24 garçons pour 11 filles, dans les observations où le sexe est mentionné, et quatre fois, aucune indication de sexe.

(1) Robinson, *The Lancet*, 19 février 1898, p. 508.

Hérédité. Alimentation. — Nos observations sont muettes pour la plupart à ce sujet.

Je ferai cependant remarquer qu'une de mes observations personnelles a trait à un calcul de carbonate de chaux (l'urine étant limpide). Fait singulier : la mère affirme que l'enfant, une fillette de six ans, n'avait jamais absorbé de préparation de chaux, et la ville où elle habite la plus grande partie de l'année, est alimentée par une eau dont les propriétés la rapprochent de l'eau distillée.

Conditions ethnologiques. — La contribution la plus importante de calculs chez l'enfant nous est venue de Hollande, de Grèce, et de la province italienne de l'Autriche, grâce à MM. Brongersma, d'Amsterdam; Guisy, d'Athènes; Nicolich, de Trieste. Sans doute, la Hollande et la Grèce sont depuis longtemps (à l'encontre de l'Italie) considérées comme les terres classiques de la lithiase, et il faut y ajouter les Indes hollandaises (communication orale de M. Brongersma); toutefois il se peut que cette prédominance prouve moins la fréquence plus considérable des calculs dans ces régions, que la grande et longue expérience des urologues qui ont bien voulu nous en communiquer les fruits.

Lithiase septique. Origine de l'infection. — Dans un cas de Brongersma, l'infection d'une lithiase aseptique doit être mise au compte d'une première intervention effectuée par un autre chirurgien. Dans une intéressante observation de M. Nové-Josserand, il s'agit d'un enfant atteint d'abord d'une affection bucco-dentaire, suivie de broncho-pneumonie et d'une ostéomyélite grave. Les symptômes de la lithiase rénale apparurent au déclin de ces diverses manifestations infectieuses.

Dans l'observation qui m'est commune avec Eynard, l'infection fut peut-être le résultat d'un grave impétigo.

Il ne serait du reste pas surprenant que les affections bucco-dentaires et les suppurations de la peau, que l'on voit si souvent à l'origine des ostéo-myélites de l'enfance, soient retrouvées ici comme condition étiologique de l'infection d'une lithiase primitivement aseptique, ou comme point de départ d'une infection lithogène.

§ 2. — Caractères généraux de la lithiase rénale et urétérale chez l'enfant.

N'ayant pas pour but une description complète des calculs du rein et de l'uretère chez l'enfant, je ne mentionnerai que quelques points plus importants.

SIÈGE

L'étude des observations met en relief le fait suivant : tantôt le calcul affecte une localisation unique dans le rein ou l'uretère, tantôt on trouve des calculs à la fois dans le rein et l'uretère, ou bien encore les calculs existent à la fois dans le rein, l'uretère et la vessie.

Sur 39 observations de calculs opérés ou vérifiés à l'autopsie, nous trouvons :

Calculs existant dans le rein seul : 13;

Calculs de l'uretère seul : 18;

Calculs existant simultanément dans le rein et dans l'uretère : 6;

Calculs existant simultanément dans le rein, l'uretère et la vessie : 2.

Cette constatation n'a pas seulement l'avantage de montrer la fréquence comparative des diverses localisations de la lithiase, mais elle nous servira à en étudier la gravité comparée et à montrer le pronostic plus fâcheux qui résulte de la multiplicité des localisations.

PROPORTION DES CALCULS ASEPTIQUES ET INFECTÉS

a) *Calculs du rein.*

Treize fois la lithiase était localisée au rein.

Parmi ce nombre, dix fois le calcul était primitif et deux fois secondaire. Un fait se dégage, c'est la fréquence plus grande des calculs primitifs chez l'enfant. Plusieurs cas de calculs primitifs étaient, il est vrai, le siège d'une infection secondaire.

Si l'on en croit la statistique d'Israël citée par Legueu (1), la proportion des calculs phosphatiques du rein chez l'adulte serait de 42 %. Nous ne considérons pas ce chiffre comme définitivement établi; nous avons la conviction qu'il sera modifié dans les statistiques ultérieures, soit en raison d'interventions plus fréquentes pour des cas de lithiase à manifestations symptomatiques moins graves que les pyonéphroses calculeuses, soit par le fait même d'une prophylaxie préventive des infections rénales chez l'adulte. D'autre part, un noyau primitif peut aisément échapper au sein d'une volumineuse masse calculeuse secondaire qui l'englobe.

Quoiqu'il en soit, la rareté des calculs secondaires chez l'enfant n'est pas un fait surprenant, puisque ceux-ci sont conditionnés par des infections survenues au cours plus ou moins éloigné de l'existence.

b) *Calculs de l'uretère.*

Sur 18 observations, malheureusement bien souvent incomplètes, nous trouvons encore une plus grande proportion de calculs primitifs : sept, plus deux cas pour lesquels on ne peut dire s'il s'agit d'un calcul primitif infecté ou d'un calcul secondaire, et enfin un cas de calcul secondaire.

Huit manquent totalement de détails et ne peuvent avec quelque probabilité être classés dans aucune catégorie.

c) *Calculs existant simultanément dans le rein et l'uretère.*

Nos observations au nombre de six, comprennent : deux calculs primitifs aseptiques, un calcul primitif infecté; un calcul secondaire, les autres manquent de détails.

(1) *Traité chirurgical d'Urologie*, p. 717.

d) *Calculs existant simultanément dans le rein, l'uretère et la vessie.*

Deux observations : l'une de calcul urique infecté, l'autre dans laquelle il est seulement mentionné que l'urine est purulente, sans que l'on puisse savoir si le calcul était secondaire ou primitif infecté.

COTÉ ATTEINT, UNI OU BILATÉRALITÉ

Le dépouillement de nos observations nous donne les résultats suivants :

L'affection lithiasique (du rein ou de l'uretère) siégeait :

A droite.	21 fois
A gauche	8 fois
Elle était bilatérale . .	6 fois

Les autres observations ne mentionnent pas le côté atteint.

En tenant compte de la division formulée au début de ce travail, nous trouvons :

1. Calculs à siège uniquement rénal :

Rein droit	7
Rein gauche . . .	3
Bilatéraux	2
Non indiqué . . .	1

2. Calculs de l'uretère :

Uretère droit . . .	11
Uretère gauche . .	4
Non indiqués . . .	3

3. Calculs siégeant simultanément dans le rein et l'uretère :

Côté droit	2
Côté gauche . . .	1
Bilatéraux	3

4. Calculs siégeant simultanément dans le rein, l'uretère et la vessie :

Bilatéral	1
A droite	1

La fréquence plus considérable de la lithiase à droite apparaît nettement. La bilatéralité dans la lithiase est un des éléments les plus utiles à connaître quand il s'agit de discuter les indications opératoires, c'est pourquoi je donne ci-après le résumé des cas bilatéraux.

1. Nicolich. — Néphrolithotomie droite suivie de néphrectomie nécessitée par une très grande hémorragie. Néphrotomie gauche pour lithiase infectée. Mort ultérieure par tuberculose rénale et pulmonaire (1).

2. Nicolich. — Néphrolithiase bilatérale, aseptique dans un rein, septique dans l'autre. Néphrotomie gauche (côté aseptique), néphrectomie droite (côté septique). Guérison (2).

3. Nicolich. — Lithiase droite (un seul calcul); lithiase gauche (3 calculs), et cinq calculs de l'uretère de gauche. Néphrotomie gauche, guérison. Les autres calculs qui avaient été reconnus à la radiographie furent expulsés spontanément (3).

4. Drew (4). — Calcul du rein gauche extrait par néphrotomie. A l'autopsie : calcul de l'extrémité inférieure de l'uretère droit.

5. Parker. — Autopsie : calculs dans les deux reins et dans l'uretère droit (5).

6. Curtillet. — Calcul de la vessie, grave infection. Autopsie : calculs multiples dans les deux reins et les deux uretères.

La lithiase, dans ses diverses localisations rénales ou urétérales, était bilatérale dans six cas (et il est à remarquer que le même chirurgien l'a observée trois fois, ce qui constitue une coïncidence vraiment curieuse). La proportion des cas bilatéraux est donc, en la rapportant à la totalité des cas de lithiase rénale ou urétérale qui font l'objet de cette étude, de 15, 3 %.

(1) *Folia Urologica*, B. IV, 1910.
(2) *Ibid.*
(3) *Ibid.*
(4) *The Lancet*, février 1905, p. 429.
(5) Thèse Eliot, Paris, 1910, obs. VIII.

En laissant de côté les cas de calculs de l'uretère pour n'étudier la bilatéralité que dans les calculs du rein, la proportion est beaucoup plus considérable; elle est de 5 pour 21, soit 23, 8 %.

La fréquence de la bilatéralité des calculs est diversement envisagée.

Sur 76 observations, Legueu (1) trouve 36 calculs bilatéraux. Il est vrai qu'il s'agit de cas autopsiés. Kuster (2) se basant sur des faits cliniques, arrive à la proportion de 11, 78 %.

Lory trouve 22 % de lithiase bilatérale, rénale ou urétérale (3).

Sur 45 malades atteints de calculs du rein opérés par moi, je trouve 5 cas bilatéraux soit 11 % (mon dernier opéré étant bilatéral, le pourcentage en a été, par ce fait même, relevé) (4).

SIÈGE DES CALCULS URÉTÉRAUX

Dans la partie supérieure de l'uretère : 2 cas;

Dans le tiers moyen : 4 cas;

Dans l'uretère pelvien : 15 (dont 3 dans la portion juxta-vésicale et 3 dans la portion intra-vésicale).

La grande fréquence des calculs de l'uretère pelvien, fait bien connu et sur lequel j'ai déjà insisté après d'autres auteurs dans la thèse de mon élève Molard (5), se retrouve chez l'enfant.

POIDS DES CALCULS

Le poids n'est le plus souvent pas mentionné. Dans mon observation de calcul formé presque exclusivement par du carbonate de chaux, le poids était de 8 grammes (l'enfant n'avait que 6 ans 1/2). Le calcul du rein, enlevé par Heresco à un enfant de 9 ans, pesait 1 gramme. Les cinq calculs que nous avons, Eynard et moi, enlevés à une fillette, pesaient 0 gr. 71, 0 gr. 42, 0 gr. 43, 0 gr. 41, 0 gr. 42, en tout 2 gr. 45.

(1) *Des calculs du rein et de l'uretère*, thèse Paris, 1891.
(2) Cité par Legueu. *Traité chirurgical d'Urologie*, p. 718.
(3) *Lithiase bilatérale rénale et urétérale*, Paris, 1909.
(4) Voir plus haut, paragraphe XIII, p. 153, ma proportion actuelle.
(5) *Des calculs de l'uretère pelvien*, Lyon, 1909.

CARACTÈRES CHIMIQUES

Calculs à constitution simple :

a) Calculs constitués par de l'acide urique ou ses dérivés : 5.
b) — d'acide oxalique ou d'oxalate : 4.
c) — de phosphate de chaux : 4.

Calculs à constitution complexe :

Calculs de carbonate de chaux avec traces de phosphates : 1.
— d'urate et de phosphate : 2.
— d'urate et d'oxalate : 2.

Nous n'avons trouvé aucun calcul de cystine ou de xantine. Leur existence dans le rein est cependant admissible chez l'enfant. M. Viannay (de Saint-Etienne) a publié récemment un cas de calcul vésical de cystine opéré chez un enfant de trois ans.

La proportion des calculs d'urate ou d'oxalate est à peu près la même.

La constitution chimique du calcul n'est pas mentionnée dans beaucoup de cas. J'appelle l'attention des urologues sur l'utilité qu'il y aurait à la vérifier exactement, en raison de l'opacité variable des calculs aux rayons X.

§ 3. — **Etude clinique.**

a) *Calculs du rein.*

Calculs aseptiques. — Chez l'enfant comme chez l'adulte, la symptomatologie et le diagnostic clinique des calculs du rein reposent sur trois éléments principaux : la douleur, les caractères de l'urine et les signes fournis par l'examen physique de l'appareil urinaire.

La douleur, dans sa manifestation la plus éclatante, réalise le tableau de la colique néphrétique. La colique néphrétique complète, c'est-à-dire s'accompagnant d'expulsion de calcul, existe chez les jeunes sujets. Mais, comme chez l'adulte, elle n'est pas constante chez ceux qui *retiennent* leur calcul dans le rein et deviennent par la suite des sujets opératoires. Nous ne trouvons la colique néphrétique ainsi comprise, que chez quatre sujets ultérieurement opérés.

Encore, ne faut-il pas s'attendre à trouver ici la description des irradiations vers les voies inférieures si communes chez l'adulte, les chirurgiens en ayant négligé la mention, et les enfants étant peu experts à la signaler.

En dehors de la colique néphrétique typique, la douleur provoquée par la présence d'un calcul dans le rein est extrêmement fréquente, et une seule de nos observations indique, d'une façon formelle, l'absence de douleur.

Cette observation est due à M. Hartmann. La douleur n'est pas signalée, et cela ne saurait surprendre, attendu que l'enfant était immobilisé dans une gouttière. On pensa à une hématurie congestive, et les calculs furent une trouvaille d'autopsie.

Dans la plupart des observations, nous retrouvons, comme chez l'adulte, ce caractère formel, caractéristique de la douleur des calculs du rein; provoquée par la fatigue, la marche ou les jeux, elle s'atténue et disparaît à la suite du repos.

L'hématurie est d'une importance variable; abondante dans l'observation d'Hartmann, elle demande parfois le secours du microscope pour être reconnue. Nous ne trouvons pas, la plupart du temps, mentionnée dans nos observations, l'influence sur l'hématurie de la marche et de la fatigue. Cela ne saurait nous surprendre, car si l'enfant observe que la marche ou les jeux augmentent sa douleur, il ne fixe généralement pas son attention, comme l'adulte, sur les caractères de son urine, dont il ne connaît ni la valeur ni l'importance.

Les résultats de l'inspection et de la palpation du rein sont peu fréquemment mentionnés. L'une de mes petites malades présentait un rein assez nettement augmenté de volume, mais la palpation faite avec douceur ne provoquait pas de douleur nette; l'autre, dont l'uretère contenait cinq calculs, n'avait encore eu, quand je l'examinai pour la première fois, aucune douleur rénale; ce ne fut que plus tard qu'elle souffrit d'une vive colique néphrétique.

Dans une thèse importante, Eliot (1) rapporte un cas où le rein très hypertrophié n'était plus qu'un sac rempli de graviers.

On conçoit que la palpation du rein serait particulièrement aisée chez l'enfant, alors qu'elle est souvent fort difficile chez l'adulte lithiasique devenu obèse, et adipeux par suite de l'immobilité à laquelle le condamne souvent son calcul.

Calculs infectés. — La douleur ne fait pas davantage défaut dans les calculs infectés, pas plus que l'hématurie. Mais ici la pyurie appelle de préférence l'attention et, avec elle, le cortège des symptômes dus à la suppuration : fièvre, anorexie, etc. Une observation de Nové-Josserand est particulièrement intéressante, la voici résumée :

Une fillette de 8 ans présente d'abord une infection bucco-dentaire qui a été rapidement suivie d'une broncho-pneumonie et d'une ostéomyélite de l'os iliaque gauche. Cette lésion fut ouverte. Puis il se produisit une localisation de l'infection au niveau du péroné gauche, du rhumatisme infectieux au genou, au coude et au coup-de-pied, et enfin du côté du péricarde et des poumons.

Au moment où elle paraissait à peu près rétablie, on vit apparaître de la fièvre et de la pyurie, en même temps que de la douleur et du gonflement dans le rein droit.

La radiographie faite par Arcelin montra des calculs dans le rein droit, et la néphrotomie fut suivie d'un plein succès.

Les calculs étaient constitués exclusivement par des phosphates.

b) *Calculs de l'uretère.*

Bloch, sur 33 cas de calculs urétéraux, en signale deux produits sur place, dans l'uretère lui-même : l'un au niveau d'une lésion causée par un calcul qui s'était antérieurement éliminé par l'uretère, l'autre au niveau d'une cicatrice opératoire. Ce sont là des conditions exceptionnelles et il ne paraît pas douteux que les calculs de l'uretère aient d'ordinaire chez l'enfant, comme chez l'adulte, une origine rénale. Ils tendent à s'engager et à cheminer dans l'uretère, sous l'influence de la pesanteur sans doute peu efficace, de la vis à tergo due à la pression de

(1) Thèse de Paris, 1910.

l'urine, mais surtout sous l'influence des mouvements péristaltiques.

Comme chez l'adulte, la douleur ne saurait manquer chez l'enfant, de même que la dilatation des voies urinaires en amont, déterminant ainsi la pyélonéphrose aseptique ou suppurée, et aboutissant à la destruction complète du rein.

On comprend dès lors que les réactions du rein s'atténueront à mesure que la dilatation de l'uretère et du bassinet sera plus considérable.

La petite malade, que nous avons observée avec Eynard, n'eut qu'une seule crise douloureuse assez violente, et cependant ses calculs avaient amené une dilatation considérable du bassinet.

On conçoit qu'ici, comme chez l'adulte, lorsque le processus aura abouti à la suppression complète de l'organe, la cessation de la lutte amènera la disparition complète de tout symptôme douloureux, et, comme je l'ai dit ailleurs, ce *silence sera le signe de la mort de l'organe.*

La vieille observation de Choppart, publiée dans la thèse de Navaro (1), se rapporte sans doute à un cas de ce genre. Et cette enfant n'avait que 10 ans.

Le rein du petit garçon de Parker (cité par Eliot) était complètement désorganisé : il est vrai qu'ici il y avait également des calculs dans le rein lui-même.

Mentionnons une observation inédite de Guisy :

Chez une fillette de 12 ans 1/2, porteur d'un calcul urétéral enclavé dans la portion juxta-vésicale de l'uretère, à 3 ou 4 centimètres au-dessus du méat urétéral gauche, se produisit de la périurétérite suppurative de la région lombaire. L'abcès fut incisé et le calcul extrait (bien que l'observation ne soit pas explicite, il est évident que le calcul était sorti en totalité ou en partie de l'uretère). Le calcul avait une longueur de 2 cm. 1/2. Il était formé par de l'úrate et des phosphates.

La thèse de Pappa rapporte des cas semblables observés chez l'adulte.

(1) Paris, 1894.

c) *Calculs existant simultanément dans le rein et dans l'uretère.*

Dans une observation de Drew (1), le toucher rectal fit reconnaître un calcul triangulaire dans l'uretère gauche, au-dessous du détroit supérieur. A l'autopsie on trouva un calcul dans l'uretère du côté opposé. L'enfant avait eu des crises néphrétiques gauches. Il est vraisemblable que le calcul de l'uretère droit avait évolué silencieusement.

d) *Calculs existant simultanément dans le rein, l'uretère et la vessie.*

Deux exemples de ces localisations multiples et extrêmement graves sont dus : l'un au Professeur Curtillet, d'Alger, l'autre à Aubert, de Marseille.

Dans ces deux observations, ce furent les symptômes vésicaux qui attirèrent l'attention du chirurgien, au risque de l'égarer, et de faire négliger la lésion rénale. Ce fait n'est du reste point rare dans la symptomatologie des affections à localisations rénale et vésicale simultanées.

§ 4. — **Diagnostic radiographique.**

Comme chez l'adulte, le diagnostic de la lithiase rénale et urétérale, soupçonné par l'examen clinique, affirmé parfois, avec une grande probabilité, doit emprunter à la radiographie les éléments d'une certitude suffisante pour donner au chirurgien toute l'autorité nécessaire.

Les observations de calculs du rein, antérieures à la période radiographique, montrent à quelles erreurs nous serions encore exposés sans l'emploi de cette merveilleuse source d'informations.

Dans l'observation déjà citée d'Hartmann, la radiographie ne fut pas faite, et ce fut avec surprise que l'on trouva des calculs à l'autopsie.

(1) *The Lancet*, 1905.

Dans un cas de Mendale (1), il en fut de même; l'observation mentionne que les calculs n'avaient donné lieu à aucun trouble pendant la vie de l'enfant.

Pour 13 cas de calculs du rein opérés, la radiographie fut utilisée avec profit. De plus, M. Infroit, chef du service de radiographie à la Salpêtrière, a bien voulu communiquer à M. Charvin deux observations de calculs chez l'enfant radiographiés par lui, mais sans détails cliniques.

Le secours apporté par la radiographie ne fut pas moindre pour les calculs de l'uretère.

Le toucher rectal, il est vrai, fut utilisé par Guisy. Fagge (2) diagnostiqua un calcul de l'uretère en percevant, sous anesthésie, une masse dure et douloureuse située 5 centimètres à droite de l'ombilic.

Il en fut de même dans une observation de Robinson (3).

Sur les 18 cas de calculs de l'uretère chez l'enfant que nous avons pu colliger, la radiographie fut faite onze fois, et son importance se dégage non moins des erreurs commises en son absence que des indications qu'elle a données quand le chirurgien a pu recourir à elle.

Voici une observation de Perkins qui, je dois le dire, remonte à 1898 (4) :

Une fillette de 10 ans, qui n'avait pas d'antécédents, se heurte contre une chaise et ressent aussitôt une violente douleur dans le flanc droit. 24 heures après, l'abdomen est distendu et on perçoit une tumeur douloureuse dans la région lombaire; l'état général est mauvais. Une laparotomie est pratiquée d'urgence et permet de constater un calcul dans l'uretère fortement dilaté. On le refoule dans le bassinet et la tumeur s'affaisse. Le rein est fortement distendu. Après fermeture du ventre, une incision lombaire est pratiquée et suivie de néphrotomie. On enlève le calcul, qui avait été refoulé dans le rein et l'enfant guérit.

L'observation de Twynann (cas 137 de Jeanbrau) mentionne

(1) *The Lancet*, 16 juin 1906.
(2) *The Lancet*, 1905.
(3) *Ibid.*
(4) *Annales of Surgery*, 1898.

également une laparotomie intra-péritonéale exploratrice, et trois semaines après, une laparotomie sous-péritonéale curatrice.

Dans les localisations multiples de la lithiase, la radiographie me semble avoir une utilité toute particulière, car elle nous permet de ne pas nous laisser égarer par les manifestations symptomatiques plus particulièrement bruyantes d'une de ces localisations.

A cet égard, il faut regretter que, dans l'observation précédemment citée de Drew, la radiographie n'aie pas donné de résultat positif.

Un diagnostic, tel celui qu'aurait pu fournir une radiographie étendue à tout le système urinaire, n'eût sans doute pas modifié le résultat opératoire, mais il aurait permis de préciser la gravité de la situation, et peut-être d'aller au secours de l'enfant mourant d'anurie, en libérant le rein opposé.

M. Guisy nous a fourni une observation intéressante dans laquelle il est difficile de se faire une opinion précise sur la cause du résultat incomplet de la radiographie.

Chez un garçon de 13 ans, les signes cliniques avaient fait soupçonner, et la radiographie confirmé l'existence d'une calculose urétérale : taille hypogastrique, débridement du méat urétéral droit, extraction d'un calcul constitué par un noyau d'acide urique revêtu de couches de phosphates. Mort par anurie.

Autopsie : presque sur toute sa longueur, l'uretère droit est rempli de 19 calculs, petits, allongés, à facettes : le bassinet en renferme 5 autres.

Le calcul enlevé par Guisy était constitué en partie de phosphates; il est vraisemblable que les autres étaient de même nature. Dans ces conditions, pourquoi ces calculs avaient-ils échappé à la radiographie?

Par contre, il faut admirer la précision du diagnostic dans une observation d'Albarran (1). L'éminent chirurgien sent un calcul par le toucher rectal. Il demande le contrôle de la radiographie portant sur tout l'appareil urinaire, celle-ci révèle un

(1) Thèse de Pappa, 1908, obs. IV.

calcul du rein et un calcul de l'uretère. Le calcul du rein est enlevé aussitôt. Dans la suite, une nouvelle radiographie montre que le calcul de l'uretère avait grossi et une deuxième intervention fut pratiquée avec un résultat favorable.

Non moins bien inspiré fut Nicolich, le chirurgien de Trieste, qui, en matière de radiographie urinaire, a joué vraiment le rôle d'initiateur.

Conformément à la règle qu'il a énoncée, il fait pratiquer la radiographie de l'appareil urinaire dans sa totalité. On trouve un calcul du rein droit, trois calculs du rein gauche, cinq dans l'uretère gauche. Ces derniers furent émis spontanément. Nicolich confie à son assistant le soin d'enlever les trois calculs du rein gauche décelés par la radiographie; deux seulement furent trouvés. Une seconde radiographie indique que, dans le rein gauche, était resté un calcul. Fort heureusement, celui-ci fut émis spontanément et une nouvelle radiographie montra l'absence de toute concrétion dans ce rein.

Cette observation n'illustre-t-elle pas d'une façon admirable l'importance et la valeur de la radiographie urinaire et, en particulier, de la radiographie systématiquement complète?

La lecture de deux observations obligeamment communiquées par le Professeur Curtillet d'Alger, et Aubert, de Marseille, suscite de semblables réflexions. Actuellement, chez l'enfant comme chez l'adulte, avant d'opérer un calcul de la vessie, nous avons toujours soin de faire radiographier le système urinaire en totalité.

Nous n'avons pas négligé de faire pratiquer la radiographie dans nos observations personnelles. Les données en furent précieuses dans les deux cas. Dans l'une, les images singulières révélées sur la plaque nous auraient laissé dans une grande indécision sans les modifications pathologiques de l'urine.

Nous trouvâmes, du reste, entre temps, dans l'atlas d'Henisch, une planche qui n'est pas sans analogie avec la nôtre.

La radiographie, appliquée à l'étude de la lithiase urinaire chez l'enfant, ne se soustrait pas aux règles générales qui ont été formulées par les divers radiographes, et on voudra bien m'excuser si je rappelle la part prise dans cette étude par le Dr Arcelin, chef du Laboratoire de radiographie à l'hôpital Saint-Joseph de Lyon.

Arcelin insiste sur la nécessité de la radiographie instantanée, en raison des mouvements de défense, de l'agitation de la plupart des enfants, et de leur intolérance à l'égard du ballon compresseur. Deux plaques sont ici suffisantes : l'une pour les régions rénales droite et gauche et la partie supérieure des uretères, l'autre pour le segment inférieur des uretères et la vessie.

Malgré les heureux perfectionnements qu'a subis la radiographie et qui permettent d'espérer des résultats encore plus précieux dans l'avenir, on ne saurait dire, pas plus chez l'enfant que chez l'adulte, qu'elle ne laisse aucune place au doute ou à l'erreur, calculs d'acide urique partiellement ou totalement invisibles, ou bien, en sens inverse, ombre faisant croire à un calcul qui n'existe pas.

Pour nous en tenir à la dernière cause d'erreur, nous n'oublierons pas qu'une petite côte supplémentaire, les cicatrices d'une ancienne néphrotomie, les infiltrations calcaires des cavernes tuberculeuses, etc., peuvent induire en erreur.

Israël (1) en cite deux survenues chez des enfants. Nous reproduisons ici une de ces observation à cause de son intérêt.

Enfant de 12 ans, admis le 27 novembre 1906. A 7 ans typhus abdominal. En 1903, appendicite. A la Noël 1905, tout à coup, après ingestion de boisson froide, urine sanglante, sans douleur, pendant deux ou trois jours. A Pâques 1906, une deuxième crise et à la Pentecôte, une troisième analogue. En octobre 1906, tout à coup, douleur dans la région rénale droite irradiant vers les membres inférieur et supérieur droits. Urine sanglante et brûlure en urinant. Les hématuries s'arrêtent au bout de huit jours, par contre les douleurs rénales se renouvelèrent souvent. Pas d'augmentation de fréquence des mictions. On ne constate pas de diminution de poids.

A l'entrée à l'hôpital les deux reins ne sont pas accessibles à la palpation; la région rénale gauche est un peu sensible.

Urine acide, ni sucre, ni albumine. Dans le sédiment, cristaux nom-

(1) Hugo Neuhäuser, *Folia Urologica*, 1909, p. 355.

breux d'oxalate de chaux, leucocytes en amas, parfois ordonnés en forme de cylindres. Hématies très rares.

Le radiogramme montre une ombre dans la région du rein gauche qui est acceptée comme celle d'un calcul.

29 novembre. — Anesthésie par l'éther. Incision lombo-abdominale oblique. Le rein n'est pas hypertrophié. On ne sent pas de pierre. Le pôle supérieur, sur l'étendue d'une noisette, est décoloré, pâle comme cire; en bas cette zone se délimite des portions normales par un sillon superficiel. A la coupe, la partie décolorée est comparable à un infarctus ischémique. Elle embrasse un cône médullaire avec la partie périphérique correspondante et se sépare nettement des portions voisines normales. Suture partielle, tamponnement du bassinet.

23 décembre. — Suites simples. Au départ, on trouve dans l'urine de rares globules rouges et de rares cylindres.

Epikrise. Depuis son départ, bien-être général. Plus de crise, plus d'hématurie.

Examen microscopique d'un fragment. — Dans les tubes droits et contournés, rétention. Noyaux bien colorés, mais parfois repoussés vers la paroi par la rétention. Beaucoup de glomérules présentent des lésions de rétention : entre les glomérules et la capsule de Bowmann soulevée, se trouvent des espaces libres semi-lunaires. A peu près pas de processus interstitiel. Exsudat par places, dans les canalicules distendus.

Pourquoi, ajoute Hugo Neuhäuser, une ombre radiographique est-elle résultée de cette modification tissulaire? Il est impossible de le dire. Il reste seulement ce fait curieux que des altérations de ce genre peuvent modifier la perméabilité des tissus à l'égard des rayons X.

L'auteur cite un autre cas, d'un enfant de neuf ans, pour lequel une radiographie fit croire à un calcul. L'opérateur ne trouva ni le calcul, ni rien d'anormal dans le rein.

Le diagnostic radiographique d'un calcul de l'uretère pelvien serait plus délicat encore par suite des ombres pelviennes qui apparaissent fréquemment sur la plaque, si l'on n'avait, dans le cathétérisme de l'uretère avec une sonde imperméable, combiné à la radiographie un procédé des plus utiles. Nous insisterons d'autant moins sur cette méthode que nous avons longuement étudiée, Arcelin et moi, dans la thèse de Molard, qu'elle ne paraît pas encore avoir été employée chez l'enfant.

Dans notre observation, nous l'aurions volontiers utilisée,

et comme nous le disions, en publiant cette observation (1), il faut se demander de quel secours elle eût été.

« Quand la sonde pourvue d'un mandrin vient buter contre un obstacle urétéral, et que la radiographie montre une concordance parfaite entre cet obstacle et l'ombre radiographique, aucune hésitation ne subsiste et le diagnostic du calcul s'affirme. Mais dans le cas présent, vu les dimensions considérables de l'uretère, la sonde aurait pu se frayer un libre passage et le but n'aurait pas été atteint. Toutefois, il est permis de supposer que les calculs auraient été plus ou moins refoulés et déplacés partiellement ou en totalité par la sonde urétérale, et que, par là même, non seulement la présence des calculs, mais aussi leur mobilité nous eussent été révélées.

« Il est vraisemblable qu'une radiographie, faite en position inclinée, eût permis une constatation du même genre. »

§ 5. — Traitement des calculs du rein et de l'uretère, ses résultats.

Je laisserai de côté tout ce qui a trait à l'examen fonctionnel du rein et à la technique qui n'offre rien de particulier chez l'enfant. A peine ai-je besoin de remarquer que les examens instrumentaux préopératoires peuvent, à cause du développement incomplet des organes chez les jeunes, trouver des contre-indications, ou éprouver des difficultés plus ou moins insurmontables. Il est assurément difficile de dire, à partir de quel âge chez le petit garçon ou chez la petite fille, le cathétérisme de l'uretère ou la séparation seront praticables. Chez ma fillette de six ans, très raisonnable et patiente, j'ai pu pratiquer la séparation des urines avec le petit séparateur de Luys.

Pour exposer les résultats de l'intervention chirurgicale, il importe de conserver ici la classification des observations adoptée dès le début de ce travail.

(1) Eynard et Rafin, *Annales des maladies des organes gén.-urin.*, 1910.

a) *Calculs du rein.*

Résultats immédiats. — Onze malades ont été opérés. Parmi ces calculs, cinq étaient aseptiques, sept étaient infectés (dont un aseptique d'un côté, infecté de l'autre). Deux malades ont subi plusieurs interventions.

Au total, ces onze sujets ont subi diverses opérations qui se divisent de la façon suivante :

Dix néphrotomies, trois néphrectomies (dont une pour une violente hémorragie après néphrotomie, fut pratiquée trois jours après la première opération), et une pyélotomie. (Ces observations sont dues à Bazy, Brongersma, Morton, Nicolich, Nové-Josserand, Rafin, Verhoogen).

Toutes ces interventions ont été suivies d'un bon résultat immédiat, aussi bien chez les aseptiques que chez les infectés. L'intervention chirurgicale a donc été d'une bénignité absolue. Les seuls accidents signalés sont : une hémorragie à laquelle je viens de faire allusion et une pneumonie avec récidives multiples.

La guérison de tous les opérés atteste la bénignité plus grande de l'opération chez l'enfant que chez l'adulte. Chez ce dernier, nous obtenons des résultats aussi satisfaisants dans les cas aseptiques, mais la gravité opératoire de la néphrotomie pour calculs infectés est plus importante. Faut-il admettre une résistance plus grande de ces jeunes organismes ? Mais, aussi, ne doit-on pas supposer que chez nos jeunes malades, les lésions de la lithiase suppurée n'ont généralement pas atteint l'importance qu'elles présentent chez l'adulte ? Tenons compte également de l'état du rein, altéré souvent chez l'adulte par néphrite alcoolique ou toxique et de la dégénérescence du myocarde.

Suites éloignées. — Les suites éloignées sont mentionnées dans cinq observations. Pour une seule, due à Nicolich, elles furent malheureuses, mais non point du fait de l'acte opératoire. Le sujet, un « tout jeune homme », dont l'âge n'est pas précisé, subit une néphrotomie suivie de néphrectomie nécessitée par une très grande hémorragie, puis une néphrotomie gauche pour lithiase infectée. Les suites opératoires furent normales; l'état général, d'abord amélioré, s'affaiblit ensuite, la fistule persista et finalement la mort survint par tuberculose rénale et pulmonaire.

Dans quatre autres observations sont apportées des suites éloignées heureuses.

La malade de Verhoogen, de Bruxelles, va bien dix ans après l'opération et n'a plus éprouvé de douleurs du côté opéré.

Le malade de Bazy, opéré en 1908, est actuellement bien guéri. Son urine est limpide, ambrée. Il a beaucoup grandi et grossi.

La fillette opérée par M. Nové-Josserand, en février 1907, après une série d'incidents des plus graves, est guérie en 1909.

J'ai opéré ma petite malade en mars 1910. Trois mois après, date évidemment peu éloignée, la mère m'écrit que l'enfant se transforme. L'urine non recueillie à la sonde est limpide, sans albumine. Dans le culot de la centrifugation, on trouve un ou deux globules de pus (en février 1911, je constate son état qui reste le même, urine limpide, ni pus, ni sang).

Je ferai remarquer combien il serait utile, soit dans leur propre intérêt, soit au point de vue scientifique, que les jeunes opérés de lithiase soient suivis à longue échéance, et que leur urine, dans les examens ultérieurs, fût soumise à des examens chimiques et microscopiques précis.

b) *Calculs de l'uretère*

Résultats immédiats. — Dix-sept calculs de l'uretère ont été opérés de façons diverses.

Six étaient aseptiques, trois infectés; huit restent dans le doute, faute de détails.

Ils ont subi les opérations suivantes :

Deux refoulements du calcul dans le rein, suivis de néphrotomie (Perkins, Herresco);

Une urétérotomie sous-péritonéale avec pyélotomie (Eynard et Rafin);

Six urétérotomies sous-péritonéales (Estor et Jeanbrau, Keen, Lund, Fagge, Robinson, Paul Delbet);

Une urétérotomie sous-péritonéale, après laparatomie intra péritonéale (Twinann);

Trois tailles hypogastriques avec débridement du méat (Guisy);

Incision d'un abcès iliaque (Guisy);

Deux observations sans indication (Guisy, Fenwich).

Là encore, nous avons la satisfaction d'enregistrer dix-sept guérisons et aucun décès.

Dans son rapport au XIIIe congrès de l'association française d'urologie, qui est certainement la monographie la plus complète et la mieux étudiée qui ait été publiée sur les calculs de l'uretère, M. Jeanbrau arrive à cette conclusion, que l'urétérolithotomie pratiquée chez les malades non anuriques et suffisamment résistants pour ne pas succomber à l'anesthésie, donne une mortalité de 1,66 °/₀. Bénigne d'une façon générale, l'intervention pour calculs de l'uretère l'est peut-être davantage chez l'enfant.

Suites éloignées. — La malade de Perkins est bien portante trois mois après l'opération.

Celui de Herresco est complètement guéri cinq ans après.

Celui de Keen a souffert un peu du côté opéré, mais d'une façon passagère.

Celui de Lund va bien neuf mois après, et une radiographie de contrôle ne montre aucun calcul.

On écrit à Fenwich, un an et demi après l'opération, que son opéré va bien.

Arrivons maintenant à l'observation que nous avons publiée en collaboration avec Eynard.

Au dire du père, docteur en médecine, son enfant va très bien, ne souffre plus, son urine est normale, et le résultat est des plus satisfaisants.

Nous n'avons pas voulu nous contenter de cette indication et, à l'occasion de ce travail, nous avons sollicité l'envoi d'un flacon d'urine, à défaut d'un examen plus direct, l'enfant habitant une localité fort éloignée. Cette urine non recueillie à la sonde, me parvient dans l'état suivant : glaireuse, ammoniacale, elle contient de l'albumine. Le culot de centrifugation montre d'innombrables microbes, des cristaux de phosphate ammoniaco-magnésien, des globules blancs en quantité modérée, des éléments figurés qui paraissent être des hématies.

Le Dr Eynard conseille aussitôt une radiographie qui montre une ombre dans chaque uretère, au niveau de l'extrémité inférieure.

Voilà une enfant opérée pour des calculs infectés qui, en apparence, va parfaitement, et son père, un professionnel cependant, est lui-même induit en erreur par l'apparente santé de son enfant, alors que l'infection persiste et que, peut-être, de nouvelles concrétions se sont formées.

Un fait se dégage : c'est la nécessité d'exercer sur nos opérés aseptiques, mais surtout infectés, une surveillance rigoureuse et directe par l'examen chimique et microscopique de l'urine centrifugée. Nous aurons alors le droit de parler, le cas échéant, de guérison durable, et peut-être définitive.

Par contre, l'urine restée microscopiquement hématique ou purulente, commandera un traitement médical approprié, et dans les cas septiques, il y aura lieu d'envisager un traitement désinfectant de l'urine et prophylactique de la lithiase secondaire, par des lavages du bassinet, quand le développement des organes sera suffisant pour le permettre.

c) *Calculs existant simultanément dans le rein et l'uretère.*

Résultats immédiats. — Cinq malades ont été opérés et ont subi diverses interventions.

Les trois suivants guérirent :

Néphrotomie pour un calcul du rein, et, cinq ans après, le calcul de l'uretère ayant grossi, urétérotomie. Guérison (Albarran);

Néphrotomie et urétérotomie pararectale dans la même séance chez un petit garçon. Guérison (Rigby);

Néphrotomie, puis expulsion spontanée des calculs reconnus par le rayon X dans les deux uretères. Guérison (Nicolich).

Les deux suivants succombèrent :

Taille hypogastrique et débridement du méat urétéral. Mort. A l'autopsie, presque tout le long de l'uretère, ce conduit est rempli de dix-neuf calculs phosphatiques à noyau urique ; cinq calculs dans le bassinet. Bien que l'observation ne mentionne pas l'état de l'urine, il est très vraisemblable qu'elle était infectée, ainsi que l'indique la constitution du calcul (Guisy).

Néphrotomie et urétérotomie dans la même séance, pour calcul infecté. Mort six jours après, par oligurie. A l'autopsie on trouve un calcul dans l'uretère opposé (Drew).

La mortalité devient ici importante, mais on doit en trouver la raison, en partie dans l'infection mais surtout dans la multiplicité des lésions qui ne purent être diagnostiquées.

Résultats éloignés. — Quant aux résultats éloignés, nous trouvons, dans une *seule* observation simplement, ces mots : « quatre mois après l'urine est limpide ». C'est là une fâcheuse lacune.

d) *Calculs existant simultanément dans le rein, l'uretère et la vessie.*

Deux observations terminées toutes deux par la mort. L'étendue des lésions, leur multiplicité ne pouvaient faire espérer une autre issue, mais des phénomènes douloureux imposèrent l'opération. Voici le résumé de ces deux observations vraiment intéressantes :

Professeur Curtillet (d'Alger) :

Enfant entre dans le service pour crises extrêmement douloureuses se terminant par l'expulsion de petits graviers. Urine infectée. On sent le rein droit pendant les crises.

Taille hypogastrique. Extraction d'un calcul de 5 centimètres de long. Mort quelques jours après.

A l'autopsie :

Uretère gauche : semis de grumeaux phosphatiques sur toute sa longueur. Rein gauche atrophié, calices dilatés et contenant plusieurs calculs uratiques, encroûtés de phosphates.

Uretère droit : oblitéré en son milieu par un calcul, tout le long du conduit petits grumeaux phosphatiques. Rein non atrophié, plutôt un peu augmenté de volume, concrétion dans les calices.

Aubert (de Marseille) :

Enfant de 7 ans, souffrant vivement de la vessie. Taille hypogastrique qui permet l'extraction d'un calcul de 7 centimètres de long. L'enfant sort guéri en apparence.

Puis, surviennent des crises douloureuses dans les régions lombaires droite et gauche, mais surtout droite.

Après radiographie : néphrotomie droite et extraction de deux petits calculs. Mort le soir même.

A l'autopsie : le rein droit est criblé de petits abcès, et dans la portion pelvienne de l'uretère droit, deux calculs du volume d'une amande. Ces calculs sont mobiles et la perméabilité de l'uretère est conservée. A gauche : rein polykystique, l'examen microscopique ne permet pas d'y trouver de tissu rénal proprement dit. Fonctionnellement, ce rein n'existe plus.

En réunissant toutes les observations, nous trouvons :

1° Calculs du rein : 11 opérés; décès opératoire : 0;

2° Calculs de l'uretère : 17 opérés; décès opératoire : 0;

3° Calculs existant simultanément dans le rein et l'uretère : 5 opérés; décès : 2;

4° Calculs existant simultanément dans le rein, l'uretère et la vessie : 2 opérés; décès : 2.

Nous ne ferons pas une addition générale des cas opérés et des décès. Une statistique faite dans ces conditions, réunirait des cas absolument disparates.

Remarquons seulement que, sur quatre décédés, trois présentaient des lésions des deux segments droits et gauches de l'appareil urinaire. Tous les quatre étaient infectés.

En somme, les conditions de la gravité opératoire dans ces deux cas, sont avec l'infection, la multiplicité et la bilatéralité des lésions. Cette dernière est, chez l'enfant, particulièrement remarquable.

§ 6. — Procédés opératoires.

CALCULS DU REIN

Des trois procédés d'intervention : néphrectomie, néphrotomie, pyélotomie, la néphrectomie a été rarement employée, trois fois seulement. Nicolich dut la pratiquer une fois d'urgence, par suite d'une hémorragie consécutive à une néphrotomie. Dans un autre cas, ce chirurgien fit la même opération, sans doute en raison de la diffusion des lésions de néphrolithiase septique.

Brongersma dut aussi enlever le rein d'un enfant, auquel un autre chirurgien avait pratiqué une néphrotomie. Les graves altérations du rein contraignirent encore ici l'opérateur à cette mutilation.

Si les conditions requises pour pratiquer la néphrectomie sont les lésions importantes du rein, ou des accidents menaçants comme de graves hématuries, il est évident que s'assurer de l'intégrité ou tout au moins du fonctionnement suffisant de son congénère, reste aussi indispensable que chez l'adulte.

On comprend cependant que les manœuvres instrumentales peuvent rencontrer chez l'enfant des difficultés.

Brongersma a eu recours plusieurs fois avant d'intervenir, soit par néphrotomie, soit par néphrectomie, à l'épreuve du carmin d'indigo contrôlée par la cystoscopie. Moi-même, j'ai pratiqué la séparation des urines à ma petite malade.

Si l'on songe au pouvoir de réparation (une observation de Nové-Josserand en est un exemple), que présentent les enfants, il semble bien qu'il ne faudrait se résoudre que difficilement à l'ablation du rein.

La néphrotomie est l'opération de choix. Elle a été, dans un cas, suivie d'hématurie grave ayant nécessité la néphrectomie, ce qui démontre que, chez l'enfant comme chez l'adulte, l'hémorragie reste le danger de cette intervention.

Dans mon cas personnel, j'eus recours à la pyélotomie. L'urine était limpide et, à ce point de vue, le cas était favorable à la méthode. Par contre, le calcul était assez volumineux (8 grammes), et c'est certainement à cette circonstance qu'est dû le retard assez prolongé de la guérison. La fistule ne se ferma que le 43e jour après l'opération.

CALCULS DE L'URETÈRE

Les opérations pratiquées par les chirurgiens ont été des plus variées, et cette variété témoigne de l'incertitude du diagnostic, et des règles imprécises qui, naguère, servaient de guide dans le traitement de cette localisation de la lithiase.

En 1890, Twinann reconnait, par la laparotomie, un calcul qu'il enleva trois semaines plus tard par urétérotomie.

En 1898, Perkins fit aussi une laparotomie intra-péritonéale qui permit de reconnaître le calcul. Le chirurgien le refoule dans le rein, ferme la plaie et enlève le calcul par une nouvelle incision dans la région lombaire.

L'application de la radiographie au diagnostic des calculs supprime maintenant la nécessité d'une incision exploratrice.

Herresco, trouvant un calcul dans l'extrémité supérieure de l'uretère, le refoula dans le bassinet et l'enleva par néphrotomie.

Cette pratique, qui consiste à refouler le calcul dans le rein et à l'enlever ensuite par néphrotomie, semble avoir été dictée par la crainte d'une fistule à la suite de l'urétérotomie ou de la pyélotomie.

Dans les onze cas où l'urétérotomie fut pratiquée, cette fâcheuse complication n'a pas été observée, et nous savons maintenant que les plaies chirurgicales de l'uretère se cicatrisent normalement.

L'urétérotomie, après la laparotomie sous-péritonéale, est actuellement préférée. En dehors de son inocuité, elle offre cet avantage qu'en prolongeant l'incision, elle permet une exploration de l'uretère étendue à tout son trajet, jusqu'au rein, ainsi que nous l'avons fait avec Eynard.

Je passe sur la technique commandée par la présence d'un abcès iliaque, comme dans une observation de Guisy.

Guisy a également extrait par la taille hypogastrique trois calculs enclavés dans l'orifice urétéro-vésical, ou dans la portion juxta-vésicale de l'uretère. Les succès qu'il a obtenus nous obligent à reconnaître que cette voie peut avoir quelques indications, encore faut-il être certain que le calcul ne pourra pas s'échapper et remonter dans l'uretère.

Une autre observation du même chirurgien met en évidence l'imperfection d'une méthode qui ne permet ni une extraction certaine du calcul, ni un examen du conduit urétéral. Après taille hypogastrique, puis débridement du méat urétéral, Guisy enlève un calcul. A l'autopsie, on constate dix-neuf calculs de l'uretère. La laparotomie sous-péritonéale aurait permis d'éviter cette erreur.

Par contre, dans l'observation que nous avons publiée avec Eynard, la laparotomie sous-péritonéale affirma sa supériorité, car elle nous permit de répondre aux indications qui surgirent pendant le cours de notre intervention.

Quatre des cinq calculs, localisés par la radiographie dans la portion juxta-vésicale de l'uretère, avaient émigré dans le rein, à la faveur de la grande dilatation de l'uretère, et sans doute par suite de la position inclinée donnée à la malade.

L'incision sous-péritonéale fut prolongée en haut jusqu'au rein. Elle permit de faire la pyélotomie, après examen direct du rein lui-même.

Absence de danger dans les cas infectés, manœuvres aisées, aussi larges, aussi étendues que nécessaires, permettant de remonter jusqu'au rein, tels sont les avantages de la laparotomie sous-péritonéale.

Par contre, je ne vois en aucune façon, les avantages de l'urétérotomie par la voie pararectale employée par Rigby (1), malgré le succès obtenu.

C'est à juste titre, que la voie vaginale n'a pas été employée.

Je n'insiste pas sur les opérations cystoscopiques, cathétérisme désenclaveur, sonde urétérale à demeure pour obtenir

(1) *Annales of Surgery*, 1907.

l'expulsion du gravier, ces méthodes n'ayant pas été, à ma connaissance, employées chez l'enfant.

CALULS EXISTANT SIMULTANÉMENT DANS LE REIN ET L'URETÈRE

La présence simultanée de calculs dans le rein et dans l'uretère soulève la question suivante : en pareil cas convient-il d'opérer les deux calculs dans la même séance et, dans le cas contraire, doit-on opérer, en premier lieu, le calcul du rein ou celui de l'uretère ?

Dans un cas d'Albarran, le calcul du rein fut opéré tout d'abord, et ce ne fut que plusieurs années après que le calcul de l'uretère fut enlevé, la radiographie ayant montré que le calcul ne s'était par éliminé. Il est probable que le chirurgien escomptait l'élimination spontanée.

Assurément, si le calcul rénal était volumineux et le calcul de l'uretère de petite dimension, cette conduite devrait être imitée. Il serait permis d'espérer, qu'à la faveur de la décongestion et de la mise au repos des organes produite par une néphrotomie avec drainage, le calcul urétéral pourrait s'éliminer spontanément. Des faits analogues et bien connus, après néphrotomie pour anurie mécanique, légitiment cette hypothèse.

Par contre, Drew et Rigby enlevèrent les deux calculs dans la même séance.

Notre conduite, à Eynard et à moi, bien qu'elle ne fût pas préméditée, mais commandée par les circonstances, fut analogue.

En somme, vu le peu de gravité de la laparotomie souspéritonéale, et sauf contre-indication, telle que celle qui pourrait résulter d'un mauvais état général, nous adopterions volontiers l'opération en un temps. On ne saurait objecter le cas de Drew qui se termina par la mort, celle-ci reconnaissant pour cause un calcul de l'autre uretère.

CALCULS EXISTANT SIMULTANÉMENT DANS LE REIN, L'URETÈRE ET LA VESSIE

La présence simultanée de calculs dans le rein, l'uretère et la vessie, jointe, dans le cas de Curtillet, à l'infection et à une dégénérescence polykystique de l'autre rein dans le cas d'Aubert, créa une situation particulièrement grave. Les deux chirurgiens pratiquèrent, en premier lieu, à ces infortunés, la taille vésicale, en raison des douleurs violentes causées par la présence du calcul. C'est là une indication primordiale à laquelle on ne saurait se soustraire.

CONCLUSIONS

La lithiase rénale et urétérale, chez l'enfant, se reconnaîtra aux mêmes symptômes que chez l'adulte, mais on n'oubliera pas de demander à la radiographie, soit de confirmer le diagnostic, soit de le compléter en décelant des localisations à évolution sournoise.

La connaissance des localisations simultanées de cette affection dans les divers segments de l'appareil urinaire, présente une importance majeure, car les résultats que nous publions montrent un rapport étroit entre la multiplicité des localisations et la gravité opératoire.

Observons encore que tous les malades, qui ont succombé, étaient infectés.

Quant aux procédés opératoires, ils présentent les mêmes indications que chez l'adulte.

Les résultats opératoires immédiats sont des plus satisfaisants. La néphrotomie paraît moins grave que chez l'adulte.

L'avenir des petits opérés, qu'ils soient aseptiques ou infectés, est encore peu connu.

(Extrait des *Annales des maladies des organes génito-urinaires*, n° 6, 1911.)

CALCULS DE L'URETÈRE

I

J'ai observé huit cas de calculs de l'uretère.

1° Un cas d'anurie calculeuse (que j'ai publié en 1901 avec Verrière, *Lyon Médical)* due à une obstruction bilatérale des uretères, par des calculs arrêtés au niveau de retrécissements cicatriciels de la portion pelvienne.

2° Un calcul arrêté au niveau du méat urétéral et qui fut désenclavé avec la sonde urétérale, chez une femme néphrotomisée quelque temps auparavant.

3° Un calcul pelvien ayant déterminé la transformation hydronéphrotique du rein droit, chez une femme porteur de nombreux calculs du rein gauche (obs. 9).

4° Trois calculs opérés avec succès l'un par voie hypogastrique et la méatotomie urétérale, et les deux autres par urétérotomie après laparotomie sous-péritonéale (publiés in thèse de Mollard, Lyon 1909).

5° Deux autres dont l'un a refusé l'intervention en raison de la diminution de la douleur, et le second, calculs multiples chez un enfant qui sera prochainement opéré (c'est le cas rapporté dans le paragraphe suivant).

Fréquence des calculs de l'uretère pelvien. — Mes observations concordent pleinement avec les relevés de notre rapporteur, le Professeur Jeanbrau, pour établir la grande prédominance du siège pelvien des calculs de l'uretère.

Toutes ont trait à des calculs arrêtés dans ce segment du canal urétéral, y compris la portion intra-vésicale.

Causes de l'arrêt. — On s'accorde à reconnaître que les rétrécissements normaux et pathologiques de l'uretère jouent le rôle essentiel dans l'arrêt des calculs.

L'observation publiée avec Verrière met en relief le rôle des rétrécissements pathologiques.

Elle se rapporte à un vieux lithiasique devenu subitement anurique. Par la cystoscopie et le cathétérisme urétéral, je diagnostiquai, en plus de quelques calculs vésicaux, un obstacle siègeant dans la portion juxta-vésicale de l'uretère, du côté qui paraissait s'être obstrué en dernier lieu. Rétrécissement ou calcul de l'uretère? Tel fut le diagnostic formulé. Le malade succomba après une néphrotomie et à l'autopsie, je constatai à la partie inférieure des deux uretères un rétrécissement sur lequel des débris de calcul étaient venus se déposer.

Il paraît évident qu'à la suite du trauma déterminé antérieurement par le passage des calculs, il s'était produit un rétrécissement cicatriciel, cause de l'arrêt des calculs. Ceux-ci avaient à leur tour complété l'occlusion de l'uretère.

Accidents causés par l'arrêt des calculs. — Je n'insiste pas sur les accidents douloureux, non plus que sur l'anurie dont je viens de citer un exemple, mais qu'il me soit permis de rappeler en quelques mots une observation (voir obs. 9) d'hydronéphrose calculeuse qui n'est pas sans intérêt au point de vue clinique.

Chez une femme, la radiographie pratiquée par Arcelin, décela de volumineux calculs dans le rein gauche. Une séparation d'urine démontra l'absence totale de fonctionnement du rein droit.

Opérée en raison de phénomènes douloureux et infectieux, la malade succomba après une intervention que la diffusion des lésions lithiasiques rendit particulièrement laborieuse.

A l'autopsie, je trouvai dans l'uretère droit, un calcul de la grosseur d'une olive obstruant complètement l'uretère et ayant déterminé une hydronéphrose avec disparition complète de la substance rénale. Or, cette lésion s'était produite lentement et sournoisement; ce n'avait été qu'après un interrogatoire pressant que la malade s'était rappelé une crise de colique néphrétique survenue dans son enfance.

Cette évolution d'une lésion qui a abouti à la destruction complète du rein impose, comme règle, la radiographie complète de tout l'appareil urinaire, en dehors de tout symptôme subjectif. Depuis lors, nous n'y avons pas dérogé, Arcelin et moi, et souvent contre l'avis des malades.

Quand je discuterai les opérations opératoires, je dégagerai de ce fait un autre enseignement non moins important.

Diagnostic. — Le diagnostic des calculs de l'uretère a donné lieu à un grand nombre d'erreurs. Sans parler du diagnostic d'appendicite, le plus fréquemment porté, l'hystérectomie même fut proposée à une de mes malades.

Une malade atteinte de kyste dermoïde à pédicule tordu nous laissa longtemps dans l'incertitude.

Si l'interrogatoire d'un malade, suffisamment observateur de lui-même, peut mettre sur la voie, si l'examen microscopique répété de l'urine centrifugée, la séparation des urines, le toucher, peuvent localiser la lésion dans l'appareil urinaire, c'est à la radiographie combinée au cathétérisme urétéral, c'est-à-dire, pratiquée après introduction dans l'uretère et jusqu'au niveau de l'obstacle, d'une sonde imperméable aux rayons X.

Sur ce point je laisse à mon habile collaborateur, le Dr Arcelin, le soin de vous exposer les résultats de notre commune expérience.

Indications opératoires. — Deux cas sont à considérer suivant que le malade est ou non anurique.

a) *Malade anurique.* — La néphrotomie préconisée à juste titre par Demons et Pousson, et qui a sauvé bien des malades, ne me paraît de mise actuellement que dans les cas où les méthodes précises de diagnostic dont nous disposons ne peuvent pas être utilisées.

Quand cela sera possible, on devra par le cathétérisme urétéral et la radiographie combinées, préciser la nature et le siège de l'obstacle à l'issue de l'urine.

Un calcul est-il reconnu, son ablation constituera le véritable traitement de l'anurie mécanique.

L'assimilation de l'occlusion lithiasique de l'uretère avec l'obstruction intestinale, et, par suite, la nécessité d'intervenir en deux temps, néphrotomie et urétérotomie ultérieure, ne me paraît pas justifiée en raison des éclaircissements que nous pouvons acquérir sur la véritable cause de l'arrêt des urines et de la bénignité de l'urétérotomie.

b) *Malade non anurique.* — « Considérée à un point de vue général, ai-je dit à la Société des Sciences médicales de Lyon (décembre 1908), on peut affirmer que l'intervention pour calcul de l'uretère est plus nécessaire que pour un calcul du rein. Un calcul du rein peut acquérir un volume considérable, sans constituer pour l'organe qui le contient une menace aussi directe qu'un calcul de l'uretère. Dans le cas où un calcul est arrêté dans l'uretère, le rein est rapidement menacé, en raison des troubles de l'excrétion que sa présence entraîne, et condamné à disparaître quand l'obstruction sera devenue complète par le fait de l'accroissement progressif et inévitable du calcul.

« La nécessité d'une intervention en vue de sauvegarder l'intégrité du rein résulte également de la bilatéralité fréquente de la lithiase ».

Mais si l'utilité de l'intervention est indiscutable, il est malaisé de préciser le moment où elle ne peut plus être différée, l'arrêt du calcul devant être considéré comme définitif.

On tiendra compte de la dimension du calcul (bien que l'image radiographique, à cause de la nature des diverses couches du calcul puisse induire en erreur), de la persistance de l'ombre radiographique dans le même point indiquant l'absence de migration, de l'ancienneté des phénomènes douloureux et fébriles, et surtout des troubles de l'excrétion.

Ces troubles de l'excrétion furent des plus nets chez un de

mes opérés. La séparation des urines montra l'absence totale de sécrétion du côté où un calcul s'était arrêté dans l'uretère.

Dans la pratique c'est souvent sous la pression de phénomènes douloureux que l'intervention est résolue. Toutefois, j'ai cité au début de cette discussion, une observation qui montre que l'obstruction du rein et sa destruction complète, peuvent survenir lentement et sans phénomène douloureux.

La disparition progressive et complète des douleurs, l'ombre radiographique persistant, doit être interprétée comme l'indice probable de la destruction du rein. *Ce silence*, dirais-je volontiers, *sera souvent le signe de la mort de l'organe*. Il sera du reste aisé de contrôler par un examen approprié les troubles de la fonction rénale.

L'indication d'intervenir ne saurait donc être subordonnée à la persistance de la douleur.

Procédés opératoires. — En dehors du procédé cystoscopique employé pour une de mes malades, je suis intervenu une fois par la voie transvésicale, en l'absence d'un diagnostic complet, et deux fois par la voie sous-péritonéale.

Mes trois opérés ont guéri.

C'est à la voie sous-péritonéale que vont mes préférences. Sur ce point, comme du reste sur tous les autres, je suis en pleine communion d'idées avec le rapporteur.

J'ai utilisé une incision en L comprenant une branche verticale dans la région sus-pubienne, complétée à la partie inférieure par une branche horizontale comprenant tout ou partie du grand droit.

Je me contenterai de dire que j'ai employé cette incision parce que quelques résections partielles de la vessie avec section et réimplantation de l'uretère m'avaient montré combien elle permettait d'aborder facilement l'uretère juxta-vésical.

Le large drainage que j'ai pratiqué eut pour conséquence d'entraîner la formation d'un certain degré d'éventration, mais j'ai la conviction qu'il doit en être de même quelle que soit l'incision employée, si l'on draine largement.

Toutefois, je considère la section du grand droit comme un inconvénient de ce procédé.

Résultats ultérieurs. — Deux de mes opérés m'ont permis de faire quelques remarques sur le résultat de mes interventions.

Le premier a été opéré en juin 1905 et revu en février 1909, non loin de quatre ans après. Il était porteur d'un calcul de l'uretère, secondairement infecté, avec crises douloureuses et fébriles retentissant sur l'état général. Une séparation pratiquée avant l'opération avait montré que le côté malade, malgré la présence d'un volumineux calcul, fournissait de l'urine en quantité plus considérable que le côté sain. Malheureusement, l'analyse chimique a été égarée.

Quatre ans après, tous les malaises ayant disparu, l'état général est devenu excellent, mais l'urine reste trouble. La séparation donne de l'urine purulente des deux côtés. L'urine du côté opéré l'est davantage; la quantité d'urine est égale pour les deux reins, mais, du côté opéré, l'urée est en moindre quantité. En même temps, la cystoscopie fait constater la persistance d'un divercule au niveau de la zone urétérale, disposition déjà observée avant l'opération; elle empêche de pratiquer des lavages du bassinet qui seraient certainement utiles.

Dans un autre cas déjà mentionné, bien que le calcul fût d'un volume beaucoup plus restreint, la sécrétion rénale fut trouvée nulle du côté malade, à l'occasion d'une séparation pratiquée avant l'opération. Trois semaines après l'intervention, le côté opéré fournit la même quantité d'urine que le côté opposé. La teneur en urée est même un peu plus abondante du côté opéré.

Conclusions. — Mes conclusions sont donc entièrement favorables à l'opération, et en particulier à l'urétérotomie sous-péritonéale, en raison de sa bénignité et des bons résultats qu'elle fournit.

Mais en attendant qu'une expérience plus étendue, ou des méthodes plus perfectionnées nous permettent de distinguer avec certitude les diverses « mouchetures pelviennes » d'avec les ombres dues aux calculs, j'estime que c'est à la radiographie combinée au cathétérisme de l'uretère que nous devons demander un diagnostic précis, permettant d'affirmer la nécessité de l'intervention obligatoire, même en l'absence des symptômes cliniques qui jusqu'ici lui ont servi de base.

(Extrait des Mémoires de la XIIIe Session de l'Association Française d'Urologie. Paris, 1909.)

II

CALCULS MULTIPLES DE L'URETÈRE PELVIEN CHEZ UNE ENFANT

Laparotomie sous-péritonéale, urétérotomie, migration des calculs dans le bassinet, pyélotomie, guérison opératoire.

Mlle X., 6 ans 1/2, examinée en janvier 1909.

Le père et la mère sont vivants et bien portants, avec tendance à l'embonpoint : deux frères en bonne santé. Le grand-père maternel a été lithotritié à 56 ans.

Cette enfant a été bien portante jusqu'à il y a un an. Aucune fièvre grave, ni rougeole, ni scarlatine, ni angine, ni abcès. Jamais de cathétérisme. Pas de pertes blanches.

Il y a un an, peut-être à la suite d'une contamination par sa bonne, elle fut atteinte d'un impétigo particulièrement grave qui dura deux à trois mois. C'est alors que les parents s'aperçurent que son urine était trouble ; depuis neuf mois, elle est parfois sanguinolente.

Pas de douleur dans les reins ou la vessie, sauf un jour où l'enfant se plaignit de douleurs vésicales.

Mictions. — La nuit, une seule vers le matin. Le jour, nombre normal. La marche ni la voiture ne paraissent en modifier le nombre.

Urine. — Louche et pâle. Quantité 600 à 700 gr. en 24 heures. Le culot de la centrifugation contient de nombreux leucocytes et de très rares hématies. Inoculation négative.

Vessie. — La capacité n'a pas pu être mesurée, l'enfant ayant expulsé la sonde. Pas de calculs.

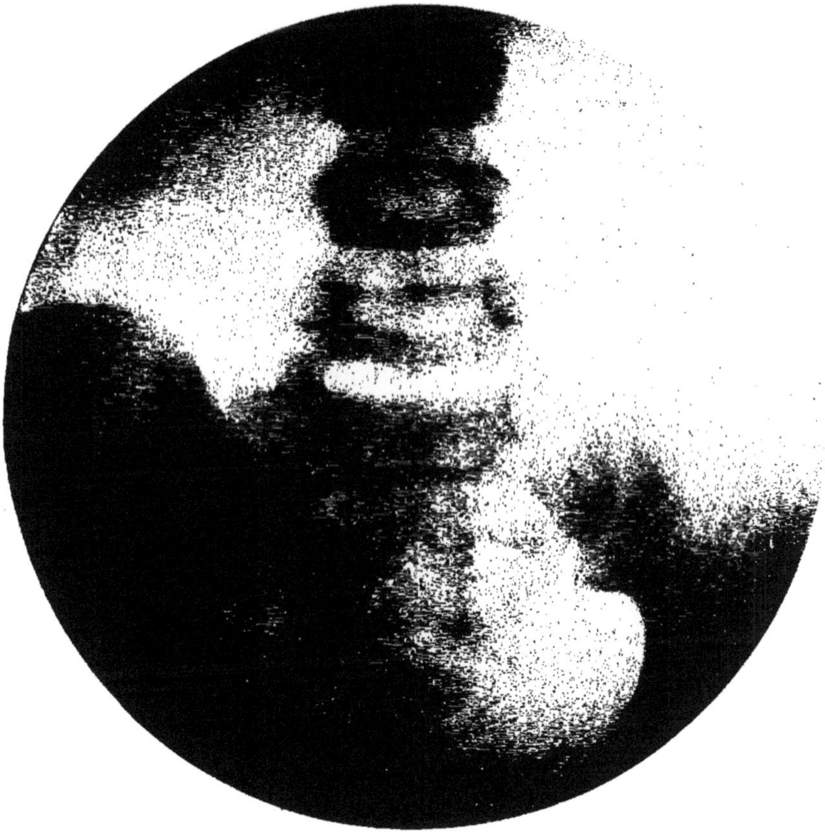

FIG. 12. — Radiographie de l'uretère pelvien de Mlle X.

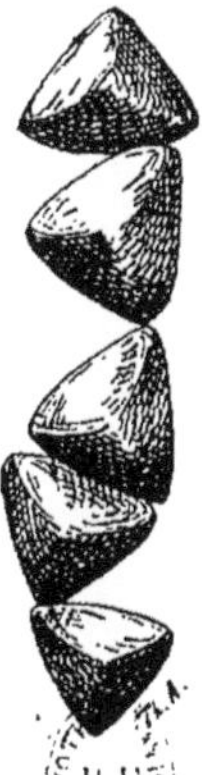

FIG. 13. — Calculs extraits le 10 novembre 1909.

Reins. — Ni perceptibles, ni douloureux.

Etat général passable.

La radiographie pratiquée par M. Arcelin fut négative pour les reins et l'uretère droit. Il n'en fut pas de même pour l'uretère gauche, ainsi que le montre la photographie ci-jointe. « Sur le trajet de la portion inférieure de l'uretère gauche, dit M. Arcelin, on distingue cinq corps étrangers de forme triangulaire. Leur opacité est celle des calculs urinaires. L'ombre de chacun d'eux revêt la forme d'un triangle équilatéral de un centimètre de côté. Ces corps sont disposés régulièrement les uns au-dessus des autres. Ils sont en contact soit par leurs sommets, soit par leurs faces. Le plus inférieur est au niveau de l'épine sciatique ».

L'état de la malade resta le même jusqu'en mars dernier. A ce moment, elle eut une crise de colique néphrétique gauche, des plus nettes, avec urines hématiques.

Dans le courant de l'été, une tentative d'extraction des calculs, par la voie transvésicale, fut faite par l'un de nous. Elle ne fut pas suivie de succès. La vessie ouverte et le méat urétéral dilaté, une pince fut introduite dans l'uretère. La sensation de corps étranger fut nettement perçue par l'opérateur, mais les calculs semblaient fuir devant la pince, et échappèrent à tout essai de préhension.

Enfin, l'intervention par urétérotomie fut décidée et exécutée le 10 novembre 1909.

M. Eynard pratiqua une incision de 10 centimètres partant du bord externe du grand droit et parallèle à l'arcade crurale. Après section des plans superficiels, le tissu cellulaire sous-péritonéal est mis à nu et la lèvre supérieure de la plaie fortement rétractée en haut. MM. Eynard et Rafin vont alors à la recherche de l'uretère.

Celui-ci n'est pas trouvé dans l'excavation pelvienne. On le recherche au niveau de son croisement avec l'iliaque, sans plus de résultat. Enfin, on le trouve en avant, adhérant très légèrement au péritoine et entraîné par la valve antérieure.

Il a le volume d'un gros doigt et est flexueux. Rempli de

liquide, il donne une sensation de fluctuation et l'ensemble fait songer à une anse intestinale.

Après une ponction qui le vide partiellement, on pratique l'urétérotomie sur une longueur de 2 à 3 centimètres, et le doigt introduit explore l'uretère jusqu'au ras de la vessie. La palpation de l'extrémité inférieure de l'uretère avait donné la sensation d'un corps dur, mais moins nettement qu'on ne l'avait espéré. Un calcul est enlevé aussitôt avec une pince, on n'en trouve pas d'autre.

Vu les dimensions de l'uretère, on suppose que les calculs ont pu remonter dans sa portion lombaire. La partie supérieure du tronc est relevée pour en amener la chute du côté de la région pelvienne. Cette manœuvre ne donne pas de résultat.

A travers la plaie urétérale et grâce à la dilatation de l'uretère, le doigt les recherche dans la région lombaire sans pouvoir les reconnaître.

L'incision des couches cutanéo-musculaires et aponévrotiques est prolongée plus haut, de façon à mettre à nu le rein lui-même. Le doigt pénètre alors dans le bassinet et la présence des calculs est nettement reconnue. On voit en même temps que le bassinet est fortement dilaté. On l'incise et les quatre calculs restants sont enlevés aussitôt.

M. Arcelin, les comparant avec l'image radiographique, reconnaît que l'extraction des corps révélés par la radiographie est complète. Ils ont l'aspect de calculs phosphatiques.

L'opération est terminée par la suture au catgut des plaies urétérales et pyélitiques, après que le cathétérisme de l'uretère eut prouvé que la partie juxtavésicale de celui-ci et son méat urétéral sont libres. Suture des plaies musculaires au catgut. Deux gros drains, l'un remontant jusqu'au bassinet, au niveau de son incision suturée, le second, plus court, se dirigeant vers la partie inférieure au ras de la plaie urétérale également suturée.

Le liquide retiré par ponction de l'uretère donna à l'analyse les résultats suivants : Urée, 0,40. Chlorures, 3,5.

Suites opératoires. — Le premier jour il y eut 450 grammes d'urine trouble et rouge.

La température le soir fut de 38°2; pendant huit jours elle atteignit 37°2 le matin et 38° le soir. Dès le surlendemain de l'opération, les urines s'éclaircissaient et s'élevaient à 700, 1200 et 1400 gr. par jour.

Le pansement refait au troisième jour ne donnait aucune trace d'urine. Les fils furent enlevés au neuvième jour avec réunion musculaire et cutanée, les drains diminués peu à peu et supprimés au seizième jour. L'enfant sortit guérie de la clinique le 11 décembre, un mois après l'opération.

Etat actuel. — Etat général excellent, la fillette n'a jamais été si bien portante ni si colorée, nous écrit le père.

Urine : quantité par jour 1200 gr., par miction 400 gr. (celle du matin).

Mictions. — Fréquence normale.

Urine. — Analyse le 20/1/10. Densité 1.009.

Urée. . .	10 gr.	ac. urique	0,33
Chlorures .	7,5	phosphate	0,61

Légères traces d'albumine, moins de 2 centig.

Pas de leucocytes, pas d'hématies.

La première hypothèse qui fut discutée après l'examen de cette enfant, fut celle d'une pyélo-néphrite d'origine impétigineuse.

Toutefois, nous conseillâmes une radiographie urinaire, non seulement en raison des antécédents lithiasiques familiaux, mais surtout pour nous conformer à cette règle d'après laquelle tout malade qui présente en dehors de la tuberculose, des urines purulentes ou hématiques doit être soumis à la radiographie. Cette règle nous a fait souvent découvrir des calculs qui auraient été méconnus.

De plus, et c'est là encore une règle non moins systématique, la radiographie porta non seulement sur l'un ou l'autre rein, mais sur l'appareil urinaire tout entier.

Nous avons déjà dit quel en fut le résultat.

La radiographie exécutée par Arcelin, avec son habileté bien connue, révéla des ombres dont la disposition et la forme ne furent pas sans nous causer quelque étonnement.

Les ombres pelviennes étaient-elles bien dues à des calculs de l'uretère? Sans doute, les troubles urinaires constatés chez notre petite malade donnaient une base sérieuse à cette hypothèse.

Nous nous proposions de la vérifier par la radiographie combinée à l'introduction dans l'uretère, jusqu'à la rencontre des corps étrangers, d'une sonde imperméable aux R. X.

Ce procédé, dont l'application fut différée, parut inutile après la crise de coliques néphrétiques survenue en mars dernier.

S'il avait été employé, quel résultat aurait-il procuré, quels renseignements aurait-il fournis sur la nature des ombres pelviennes ?

Quand la sonde pourvue d'un mandrin vient butter contre un obstacle urétéral, et que la radiographie montre une concordance parfaite entre cet obstacle et l'ombre radiographique, aucune hésitation ne subsiste et le diagnostic de calcul urétéral s'affirme. Mais dans le cas présent, vu le diamètre considérable de l'uretère, la sonde aurait pu se frayer un libre passage et le but n'aurait peut-être pas été atteint. Toutefois, il est permis de supposer que les calculs auraient été plus ou moins refoulés et déplacés partiellement ou en totalité par la sonde urétérale, et que par là même non seulement la présence des calculs, mais aussi leur mobilité nous auraient été révélées.

Il est vraisemblable qu'une radiographie faite en position inclinée eût permis une constatation du même genre. Remarquons en passant que plusieurs radiographies furent faites dans la position ordinaire et notamment la veille de l'opération et que toutes montrent les ombres en la même place, avec de très minimes différences dans la position respective des calculs. Le déplacement s'est donc produit pendant le transport de l'enfant sur la table d'opération, et non point pendant l'opération, car l'enfant ne fut pas mise en position inclinée.

La mobilité des calculs urétéraux n'est pas un fait exceptionnel.

On connait l'observation publiée par Legueu en 1906, où des radiographies montrent un calcul mobile du rein à l'extrémité inférieure de l'uretère et réciproquement, suivant l'inclinaison donnée au malade.

Celle d'Escat mérite aussi d'être signalée (Congrès d'Urologie, 1908). Escat ouvre la vessie d'un malade chez lequel la cystoscopie et la radiographie avaient décelé un calcul enclavé dans l'orifice urétéro-vésical. L'opéré était en position de Trendelenburg. Sous l'influence de cette attitude, le calcul s'était échappé et le stylet le retrouva 8 centimètres plus haut.

L'habile chirurgien se tira avec ingéniosité de cette fâcheuse situation. Il pratiqua sur le méat urétéral quatre débridements rayonnant de dedans en dehors, après l'avoir saisi et distendu par deux pinces de Kocher. Le méat ainsi agrandi admettait une bougie 24. L'opération fut terminée et le soin d'expulser le calcul confié à la nature, ce qui se produisit quelques jours après; mais ici le calcul était de petites dimensions et de fréquentes coliques néphrétiques attestaient que le rein luttait encore contre l'obstacle.

Les faits de ce genre réduisent encore les indications de la cystostomie sus-pubienne comme voie d'accès des calculs urétéraux. Il faut en effet tenir compte de la difficulté de l'extraction des calculs urétéraux mobiles à travers le méat urétéral. Toutefois, c'est par cette voie que Codman pratiqua l'extraction des 47 calculs mobiles dans l'uretère de son malade.

L'un de nous a employé une fois la voie transvésicale avec succès. Mais il convient d'ajouter que le diagnostic de calcul n'avait pas été fait. La radiographie, pour ce cas qui remonte à plusieurs années, avait été limitée aux reins. D'autre part, le cathétérisme de l'uretère était impossible par suite de la disposition en infudibulum de la zone urétérale qui rendait absolument inaccessible à la vue le méat urétéral.

Avant de recourir à la voie transvésicale, il faudrait s'assurer que le calcul est bien réellement et définitivement enclavé dans le méat, et encore devrait-on par prudence, s'abstenir de placer le malade en position de Trendelenburg.

Le cas échéant, on n'oubliera pas la manœuvre d'Escat. On pourrait encore en cas d'échec, terminer l'opération par le décollement latéral de la vessie qui permettrait d'aller par voie sous-péritonéale à la recherche de l'uretère. Nous n'hésiterions pas à le faire.

La méthode de choix, en dehors des opérations cystoscopiques et des opérations par la voie vaginale qui répondent à des cas spéciaux et que nous ne voulons pas discuter, reste donc la laparotomie sous-péritonéale qui a été dans notre cas, d'une grande utilité et nous a permis de satisfaire aux indications qui ont surgi au cours de notre intervention.

Cette méthode a du reste rallié tous les suffrages au dernier Congrès d'Urologie, et l'on ne peut guère comprendre les préférences — du reste théoriques — que quelques rares chirurgiens généraux conservent à la voie transpéritonéale.

Les avantages de la voie sous-péritonéale furent ici des plus évidents. Aucun danger grave ne pouvait résulter de l'issue de l'urine purulente contenue en abondance dans l'uretère et le bassinet dilaté. L'incision fut prolongée en haut dans toute l'étendue nécessaire pour que le doigt explorateur pénétrât jusque dans le bassinet à travers l'uretère ectasié.

Le rein dénudé et reconnu encore utile en raison de la persistance d'un certaine quantité de substance rénale, l'incision du bassinet fut pratiquée sans difficulté.

Absence de danger, manœuvres aisées, aussi larges, aussi étendues que nécessaire, permettant de remonter jusqu'au rein, tels sont les avantages de la voie sous-péritonéale que nous nous excuserions de défendre, si nous ne savions qu'elle a été attaquée ailleurs.

Albarran a insisté sur la nécessité de vérifier la perméabilité de l'uretère au-dessous du calcul. Nous n'avons pas omis cette vérification avant la suture de l'uretère et du bassinet.

Cette suture fut faite très sommairement par un surjet au catgut fin. Malgré l'importance des incisions et malgré l'infection de l'urine, la réunion s'effectua par première intention sans qu'une goutte d'urine s'échappât par le tube à drainage.

Ceci montre une fois de plus combien les plaies du bassinet et de l'uretère ont tendance à la cicatrisation lorsque la partie inférieure de ce conduit est perméable.

Addendum. — Ainsi qu'il est dit dans le paragraphe XX — De la lithiase rénale et urétérale chez l'enfant — l'urine de cette petite opérée est restée trouble, et la récidive s'est produite. Des lavages du bassinet l'auraient-ils prévenue?

(Extrait des *Annales des maladies des organes génito-urinaires*, N° 8, Avril 1910. Publié en collaboration avec le Dr Eynard, de Marseille.)

FIGURES

REPRÉSENTANT DES REINS CALCULEUX ENLEVÉS OPÉRATOIREMENT OU RECUEILLIS A L'AUTOPSIE.

Mieux qu'une description, ces figures feront connaître les lésions pour lesquelles l'ablation du rein parut justifiée. Les indications de la néphrectomie sont très difficiles à préciser. Elles étaient *discutables* chez quelques-uns de mes malades.

L'esprit critique du lecteur pourra s'exercer facilement au simple examen des figures. Il voudra bien cependant, avant de porter un jugement définitif, consulter les observations qui sont données ensuite, et s'en rapporter à la discussion à laquelle je me suis livré sur cette importante question (p. 121 à 151).

Les figures ont été classées non point d'après le numéro d'ordre des observations, mais plutôt en suivant l'échelle croissante des lésions et en particulier de la rétention dont l'importance est ainsi mise en lumière.

Le numéro de l'observation correspondante est indiqué après chaque figure. Les figures représentant les calculs seront annexées aux observations.

REIN SANS RÉTENTION

Rein contenant un volumineux calcul infecté de 47 gram.

Débarrassé du calcul, ce rein a l'aspect d'une pyélonéphrose; toutefois, il n'y avait pas de liquide retenu, le bassinet et les calices avaient seulement la capacité nécessaire pour loger le

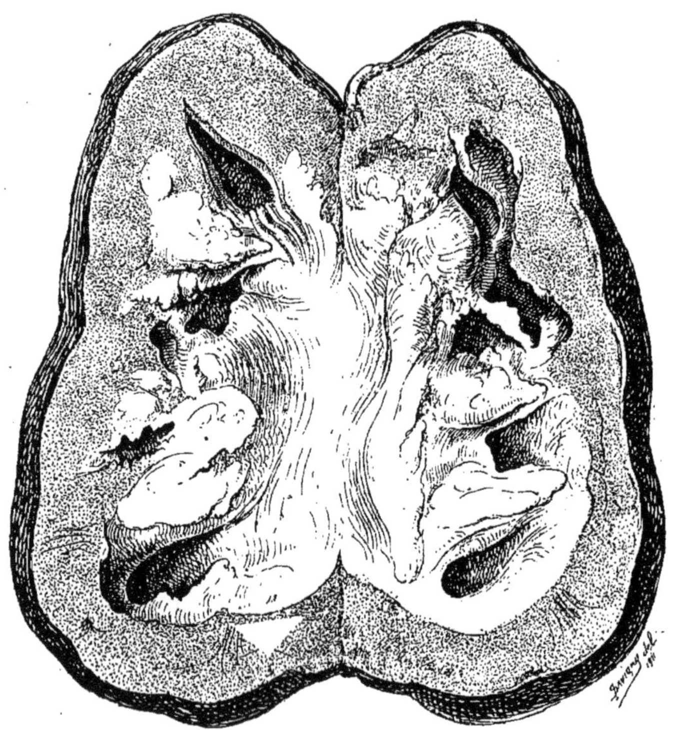

FIG. 11. (*Voir obs. 17.*)

corps étranger, de sorte que le rein est, plutôt qu'un rein dilaté, un rein *contracté sur le calcul.*

La substance rénale a, par places, conservé une épaisseur notable; aussi, ce ne fut pas la destruction pathologique du rein qui fournit l'indication de la néphrectomie, mais la nécessité de supprimer complètement un foyer d'infection.

REIN AVEC RÉTENTION MINIME

Rein contenant un calcul infecté de 42 gr., avec rétention nulle ou minime.

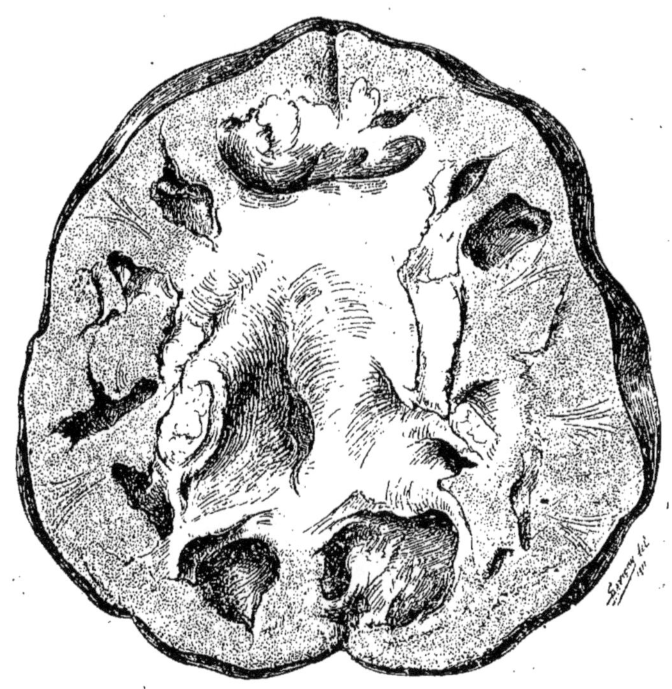

Fig 15. *(Voir obs. 27.)*

La substance rénale a conservé une valeur non négligeable, c'est pourquoi je tentai d'abord l'extraction du calcul par néphrotomie. La diffusion de la lithiase dans les calices me détermina à terminer l'intervention par la néphrectomie.

En examinant le rein après l'opération, je trouvai un fragment de calcul qui serait devenu le point de départ d'une récidive.

PETIT CALCUL ET RÉTENTION ASSEZ IMPORTANTE

Cette pièce provient d'une néphrectomie pratiquée d'urgence pour hémorragie secondaire après la néphrotomie. (Voir décès 5, p. 69.)

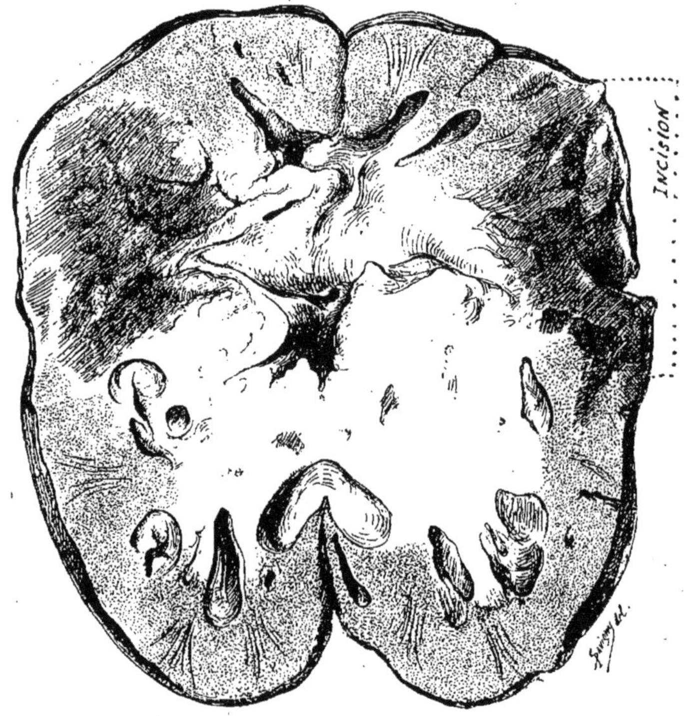

FIG. 16. (*Voir obs. 30.*)

Le calcul pesant 0,35 centigr. était mobile dans un bassinet nettement dilaté. Il obstruait parfois l'orifice urétéro-vésical, provoquant des crises de rétention avec fièvre et malaises généraux. L'infection était de date récente.

Le rein a un volume au-dessus de la normale, bien que la substance rénale soit en légère diminution.

PETIT REIN PYÉLONÉPHROTIQUE

Les deux planches qui vont suivre, représentent des lésions plus avancées. Leur caractère saillant, c'est l'exiguité du rein, celui-ci pesait 55 grammes.

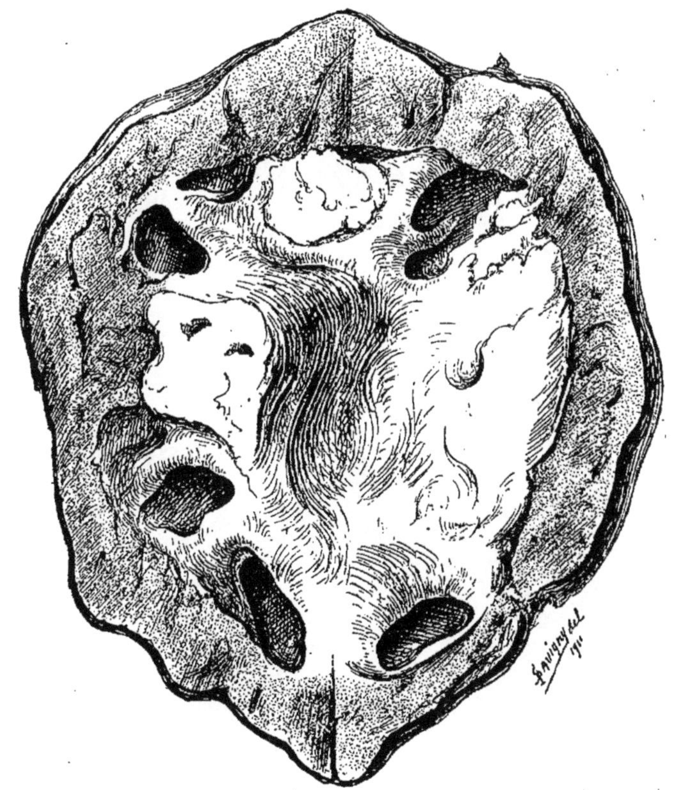

Fig. 17. (*Voir obs. 28.*)

Ce sont des hydronéphroses *naines*, comme les a dénommées avec raison Cathelin.

Les calices et bassinet sont très modérément dilatés, et il subsiste une épaisseur assez notable de tissu rénal. Mais ce tissu ne laisse voir que quelques vestiges de sa structure normale.

Petit rein pyélonéphrotique infecté : même physionomie anatomique et clinique que le précédent.

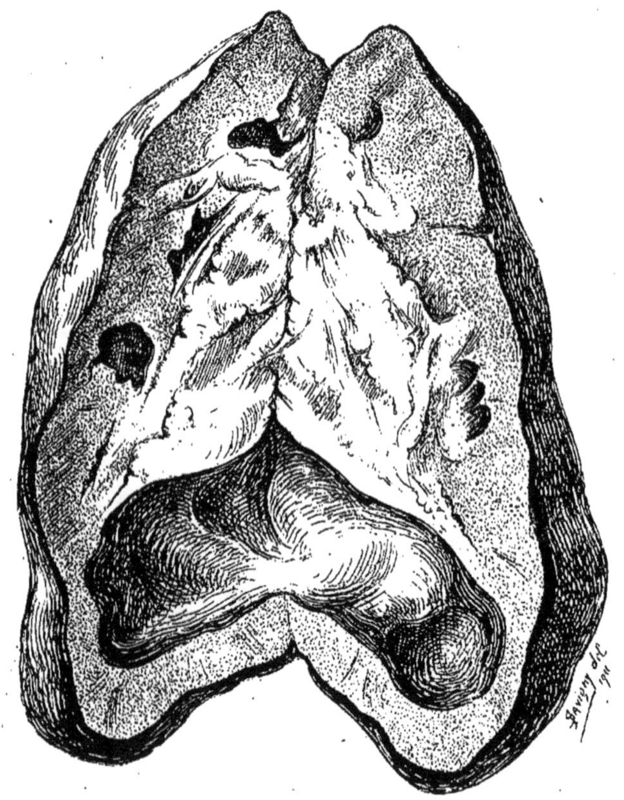

FIG. 18. (*Voir obs. 23.*)

Le calcul enlevé par néphrotomie pesait 1 gr. 12. L'insuccès de la néphrotomie me contraignit à pratiquer une néphrectomie secondaire.

Pyélonéphrose infectée à rapprocher de celle qui est étudiée dans le paragraphe XIX, page 187 (Des pyélonéphroses partielles) quoique la disposition soit ici moins nette.

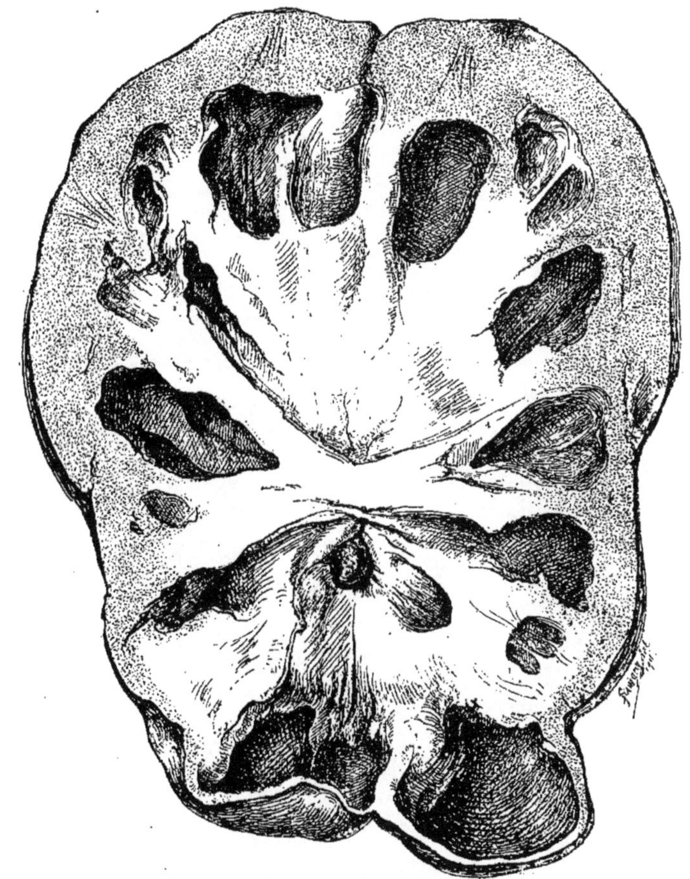

FIG. 19. (*Voir obs. 34.*)

Le calice inférieur est obturé par un calcul dont une extrémité fait saillie dans le bassinet. La partie du rein qui correspond à ce calice présente des lésions de rétention plus avancées que le reste de l'organe.

La partie supérieure du rein, moins lésée, était desservie par un calice comprimé seulement par voisinage.

PYÉLONÉPHROSE INFECTÉE

Pyélonéphrose infectée, présentant encore un peu de substance rénale.

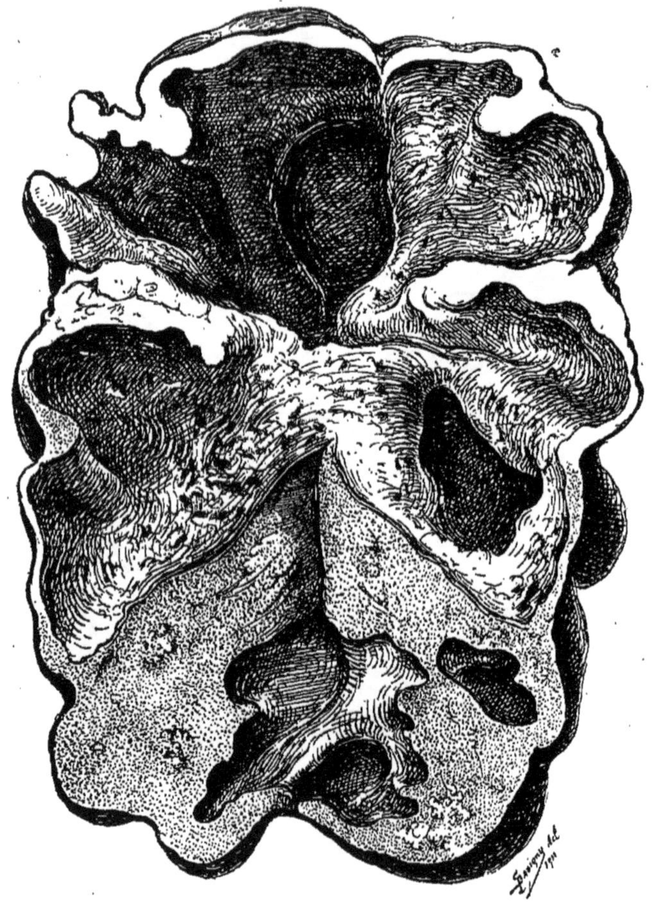

Fig. 20. (*Voir obs.* 45.)

Pyélonéphrose infectée; dans les cavités on trouva seulement des débris de calculs.

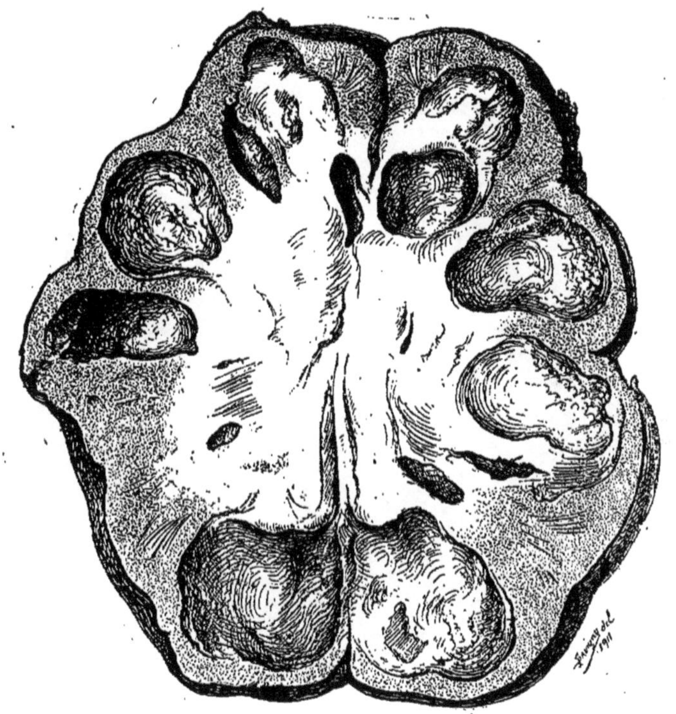

Fig. 21. (*Voir obs. 43.*)

Ce rein fut enlevé à une femme, qui a été opérée ensuite d'un calcul de l'autre rein.

REIN PYÉLONÉPHROTIQUE INFECTÉ

Rein pyélonéphrotique infecté, rétention modérée.

Le bassinet est peu dilaté, assez cependant pour contenir un

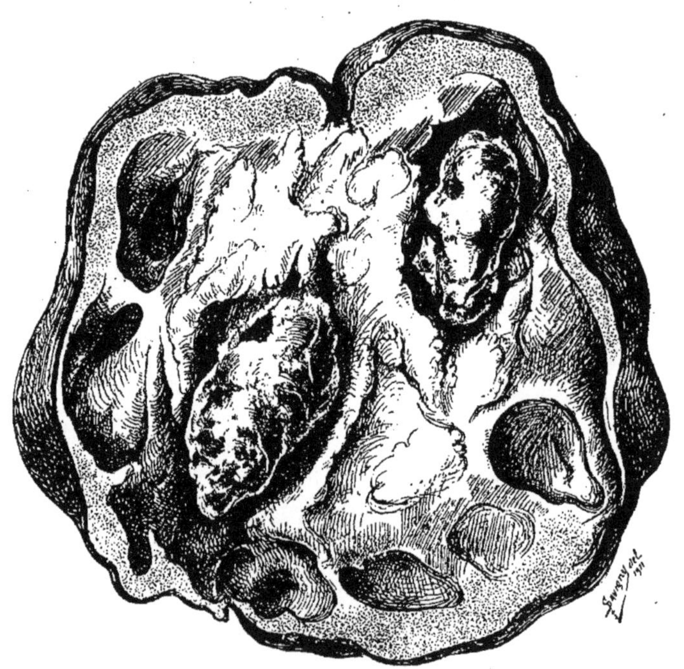

FIG. 22. (*Voir obs.* 8.)

calcul qui a plus de 4 centimètres de long. Les calices sont plus largement dilatés.

La substance rénale est très atrophiée.

Il reste par place un peu de substance rénale. Le bassinet est modérément dilaté et doublé par du tissu scléro-graisseux.

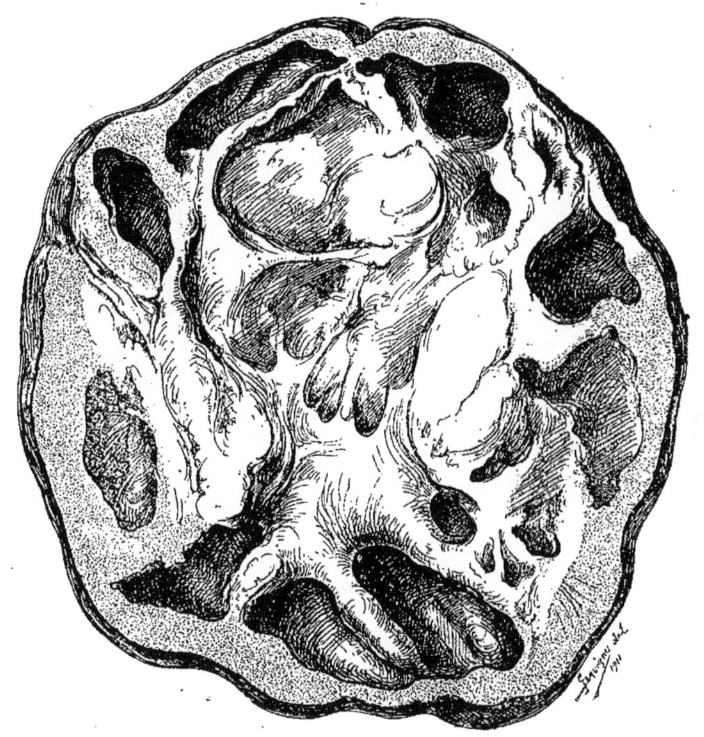

FIG. 23. (*Voir obs. 8.*)

PETIT REIN PYÉLONÉPHROTIQUE

Pyélonéphrose complète dont la petite dimension doit être mise sur le compte de l'ancienneté de la lésion.

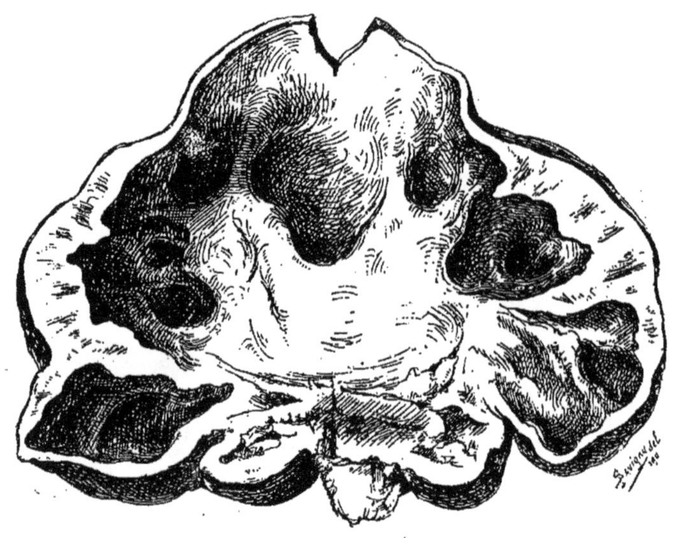

Fig. 24. (*Voir obs. 42.*)

La substance rénale est complètement atrophiée et le pédicule enserré par du tissu scléro-graisseux.

L'infection remontait à dix ou douze ans et la masse est en régression scléro-graisseuse.

ÉNORME PYÉLONÉPHROSE COMPLÈTE ET SUPPURÉE

La masse pesait 900 grammes.

La dilatation portait principalement sur les calices : le bassinet est comprimé par du tissu scléro-graisseux. La substance rénale a disparu.

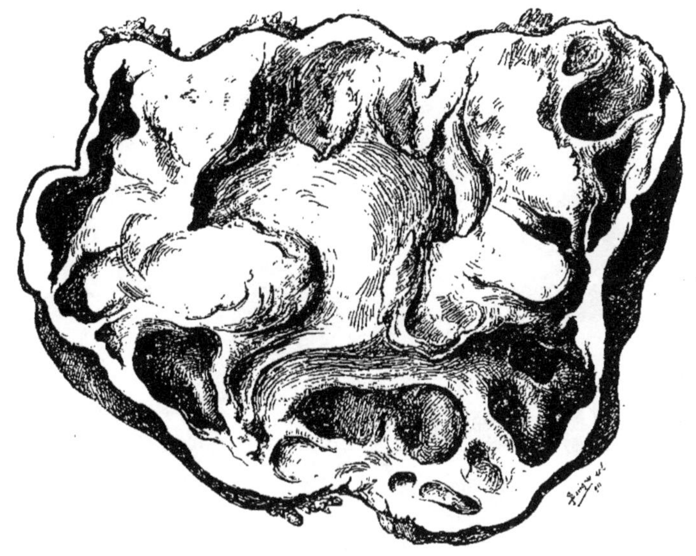

Fig. 25. (*Voir obs. 31.*)

PYÉLONÉPHROSE COMPLÈTE

Pyélonéphrose complète, très ancienne, en voie d'atrophie. Bassinet peu dilaté, calices formant des cavités à parois fibreuses, sans communication apparente avec le bassinet.

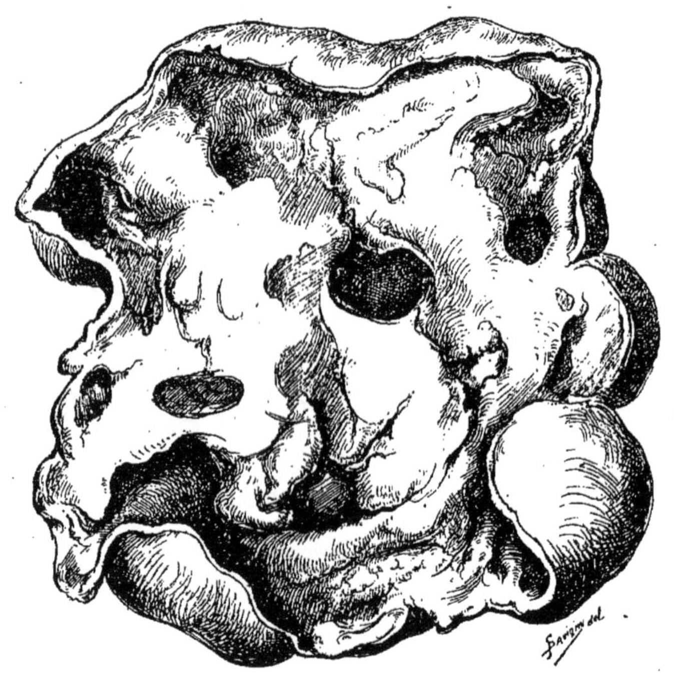

FIG. 26. (*Voir obs. 44.*)

La lésion remontait vraisemblablement à la jeunesse du malade qui ne fut opéré qu'à 70 ans.

ÉNORME PYÉLONÉPHROSE SUPPURÉE

La substance rénale a disparu complètement.

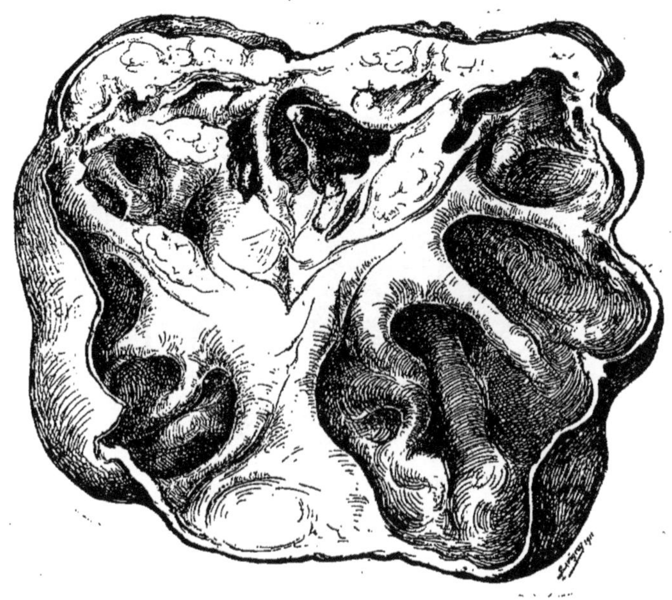

FIG. 27. (*Voir obs. 24.*)

PYÉLONÉPHROSE COMPLÈTE

Pyélonéphrose complète, consécutive à un calcul de l'extrémité inférieure de l'uretère.

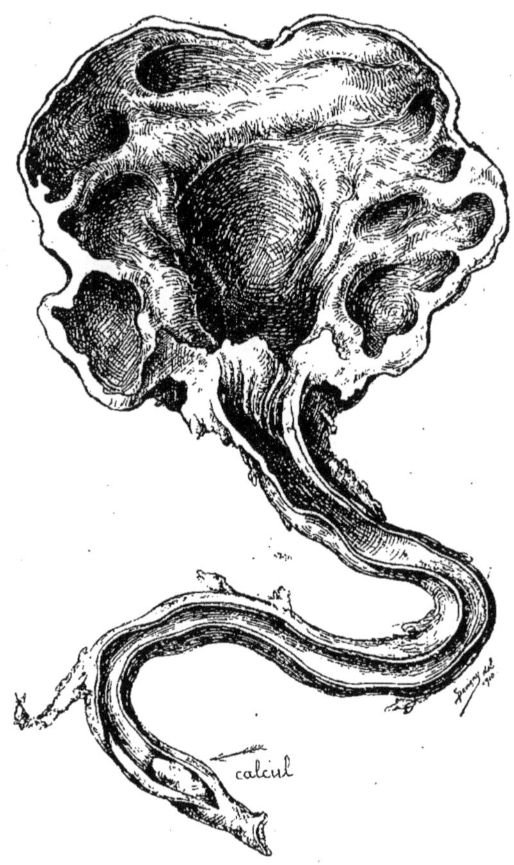

Fig. 28. (*Voir obs. 9.*)

PYÉLONÉPHROSE

Pyélonéphrose due à un calcul enclavé dans l'orifice urétéro-pyélitique.

L'observation correspondante remontant à la période pré-radiographique n'est pas rapportée in-extenso.

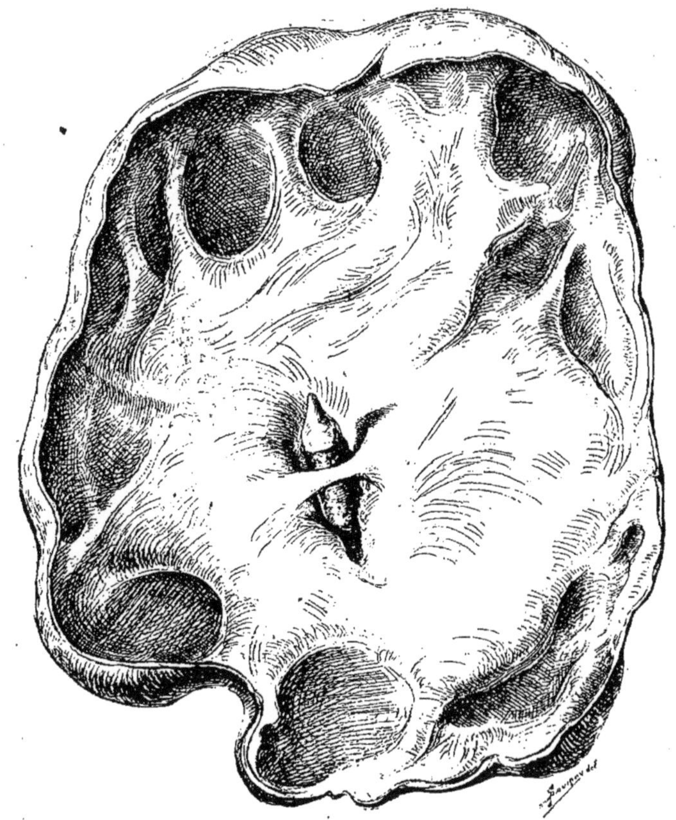

Fig. 29.

L'autre rein contenait un petit calcul obstruant parfois l'orifice urétéro-pyélitique, déterminant ainsi des crises d'anurie. (Voir page 182, où quelques détails sont donnés sur ce malade.)

CALCULS DU REIN

OBSERVATIONS

OBSERVATION 1.

Calcul vésical. Taille hypogastrique. Calcul infecté du rein gauche. Néphrolithotomie lombaire. Guérison (1).

B., 34 ans, demeurant à Crest (Drôme), est adressé à l'hôpital Saint-Joseph, le 9 mars 1906, par le docteur Thiers.

Antécédents généraux. — Néant.

Antécédents spéciaux. — Pas de coliques néphrétiques.

Depuis deux ans, éprouve des douleurs sous la forme d'un point de côté persistant dans la région du rein gauche. En même temps il ressent des douleurs en urinant. Ces douleurs se sont aggravées et c'est ce qui le décide à se faire soigner.

A son entrée on fait les constatations suivantes :

Urine. — Trouble, purulente, de couleur vaguement rosée, d'odeur ammoniacale; réaction neutre. L'examen direct et les cultures font reconnaître la présence de staphylocoques et de coli-bacilles (Faÿsse).

Un peu d'hématurie en descendant du train qui l'amène à Lyon. N'avait pas eu encore d'hématurie.

Mictions. — Toutes les heures, nuit et jour. L'influence de la marche et de la voiture est peu nette. Douleur en urinant.

Urètre. — Libre.

Vessie. — Capacité, 90 gr.

Prostate. — Rien d'anormal au toucher.

Testicules. — Gauche, atriophé; droit, légère augmentation de volume de l'épidydime.

Reins. — A droite, région mal dépressible; à gauche, le rein forme une masse volumineuse.

(1) Toutes les opérations rapportées dans les observations de calcul rénal, ont été faites par la voie lombaire. Parfois, la désignation de la voie suivie a été négligée.

Cystoscopie. — On trouve un calcul volumineux, qui est aussitôt extrait par la taille hypogastrique (le choix entre la taille et la lithotritie a été fait pour des raisons contingentes, le calcul aurait pu être facilement broyé).

Les suites furent assez simples, sauf une orchite suppurée; toutefois la fistule hypogastrique ne se fermait pas complètement, l'urine restait trouble, le rein gauche volumineux, et l'état général laissait à désirer.

Dans l'hypothèse d'un calcul rénal, le malade est soumis par M. Arcelin, à la radiographie. Le résultat est positif.

3 mai 1906. — Néphrotomie gauche. — Les couches superficielles incisées, le rein est mis à nu. L'atmosphère celluleuse est indurée, fibreuse, et la décortication extra-capsulaire du rein semble devoir présenter de grandes difficultés. Aussi se contente-t-on d'inciser le rein en

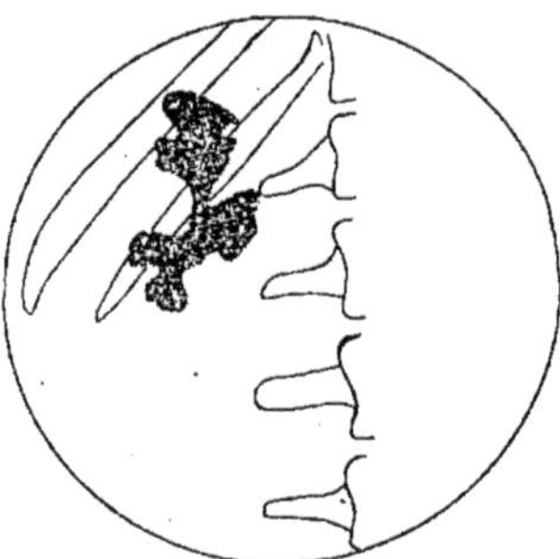

Fig. 30. Calque de la radiographie.

place, ce qui permet d'extraire un volumineux calcul coraliforme. Il n'y a pas de pus dans le rein, mais avec le calcul on enlève des débris d'un calcul sanguin desséché.

Examen du calcul. — Calcul coraliforme de couleur grise.

Poids, 13 gr.

Analyse du calcul. — Le fragment, soumis à l'analyse chimique par M. Mérieux, est composé de quatre couches concentriques :

1° Couche extérieure tendre, mince; oxalate de chaux et phosphate tribasique de chaux;

2° Couche dure, grise, mince; carbonate de chaux en faible quantité, oxalate et phosphate tribasique de chaux;

3° Couche légèrement rosée, tendre, épaisse; carbonate de chaux abondant, oxalate (faible) et phosphate tribasique de chaux;

4° Couche légère, pellicule entourant un noyau blanc, dur; carbonate de chaux (faible), oxalate et phosphate tribasique de chaux.

15 juin. — La plaie hypogastrique est cicatrisée, la plaie rénale l'est presque complètement.

Une nouvelle radiographie est négative, l'état général s'améliore, l'urine est légèrement trouble. Deux ou trois mictions pendant la nuit, toutes les deux ou trois heures le jour, sans douleur.

10 octobre. — L'urine est devenue limpide. Encore un peu d'albumine. Sur la cicatrice lombaire persiste un bourgeon charnu. Le malade reste comme infirmier à l'hôpital.

14 février 1907. — Il quitte brusquement l'hôpital, sans se faire examiner avant son départ.

15 mai 1908. — Je le vois à Crest, dans un hôtel où il fait le service de valet de 10 chambres. Il affirme que sa fistule est guérie.

Octobre 1910. — Le Dr Thiers m'écrit qu'il va bien. Il n'a pas pu être retrouvé plus tard.

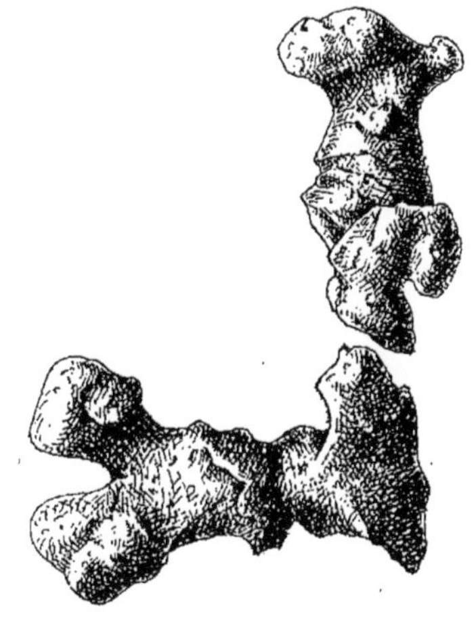

Fig. 31. Calcul.

OBSERVATION 2.

Cancer et calcul du rein. Néphrectomie.

Cette observation a été rapportée in-extenso, page 163.

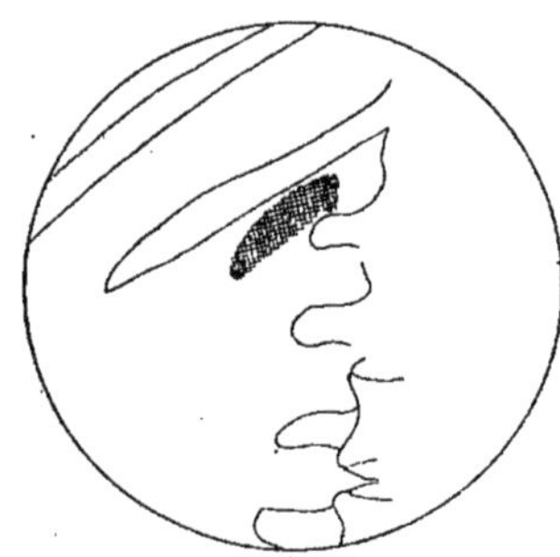

Fig. 32. Calque de la radiographie.

La figure 7, page 170, représente le calcul enlevé avec le rein cancéreux.

OBSERVATION 3.

Calcul aseptique du rein droit. Pyélotomie. Guérison. Malade revu plusieurs fois depuis lors. Coliques néphrétiques des deux côtés, avec émission de gravier.

X., 62 ans, ancien officier, a été vu par M. Rafin, le 7 octobre 1899.

ANTÉCÉDENTS. — Marié, pas d'enfant.

ANTÉCÉDENTS SPÉCIAUX. — Plusieurs blennorragies.

DÉBUT DE LA MALADIE. — Il y a vingt ans, coliques néphrétiques très violentes, probablement à gauche, avec émission d'un petit gravier, de la grosseur d'une lentille. En 1867, a été sondé par M. Poulet pour un rétrécissement. En 1899, reprise des coliques néphrétiques très légères, à gauche, sans irradiation dans la vessie, ni le testicule. En même temps dépôt abondant dans les urines, couleur rouge brique, quelques hématuries pendant les crises. A ce moment le docteur Benno, de Nice, a constaté des globules rouges dans les urines. Après chaque colique, l'urine est redevenue normale pour se troubler de nouveau à chaque fatigue. Depuis, le malade souffre de maux de reins sans prédominance à droite, ni à gauche. Après un séjour à Evian, le malade est amélioré. Les douleurs reviennent à la suite d'une fatigue et depuis quelques jours, douleurs dans l'épaule droite. Il y a dix jours rétention incomplète qui a duré une nuit.

ACTUELLEMENT. — Bon état général.

Mictions. — Une à trois la nuit, quatre à cinq le jour. La force du jet n'a pas diminué, pas d'interruption brusque pendant la miction. La marche ni la voiture n'ont aucune influence.

Urine. — Limpide, albumine en quantité assez appréciable.

A l'épreuve de deux verres. { 1er fond : fils.
2e fond : limpide.

Vessie. — Cystoscopie négative, résidu nul, capacité 220 gr.

Reins. — Non perceptibles, pas douloureux.

Prostate. — Petite, non délimitable.

Testicules. Un peu d'induration de l'épidydime droit.

25 octobre 1899. — Pas d'albumine, le malade va mieux.

12 novembre. — Toujours pas ou peu d'albumine. Le malade se plaint de barrement dans le ventre.

12 octobre 1900. — Après un séjour de quatre semaines à Barbazan (près Luchon), puis à Cajvers, le malade revient. Il souffre de douleurs néphrétiques plutôt à droite qu'à gauche. Emission de sable en plusieurs fois. Douleurs continuelles dans les reins, surtout à droite. Urine trouble, sanguinolente.

25 octobre 1904. — Toujours des douleurs lombaires. Il a émis, il y a quelques jours, un gravier comme une petite lentille. Il a aussi du sable dans les urines.

Mictions. — Deux à trois la nuit, trois à quatre le jour.

26 juin 1905. — Revient très affaibli, vieilli. Se plaint de douleurs dans le rein droit, surtout en se levant, s'irradiant en ceinture, douleur qui se dissipe sous l'influence de la marche.

Mictions. — Une à trois la nuit, le jour toutes les deux ou trois heures. Marche et voiture n'influencent pas.

Le rein droit est un peu douloureux à la palpation.

Urine. — Louche, l'examen microscopique montre de nombreux globules rouges.

10 juillet 1906. — De temps en temps, urine très foncée. Région rénale droite toujours douloureuse. La marche et la voiture n'ont aucune influence.

Mictions. — Une à deux la nuit, le jour normales.

Urine. — Rougeâtre, contient du sang et de l'albumine.

Rein droit. — Pression douloureuse, mais on ne le sent pas.

Rein gauche. — Rien.

Le malade est amaigri, pèse 24 kilogr. de moins.

Il prétend que quand il coupe du bois il souffre moins.

26 juillet. — Urine assez louche, beaucoup d'albumine. A la centrifugation, culot formé de globules rouges et de très peu de globules blancs.

La *radiographie*, pratiquée par M. Arcelin, montre un calcul du rein droit.

27 juillet. — Pyélotomie droite. — Incision lombaire droite en angle droit. Atmosphère cellulo-graisseuse indurée, adhérente à la capsule propre. Décortication difficile, on dirait qu'on décolle deux aponévroses adhérentes. Le rein est légèrement bosselé. On sent dans le bassinet un corps dur. Le tissu graisseux, au voisinage du bassinet, présente un aspect noirâtre, comme s'il y avait eu jadis une hémorragie. Le bassinet mis à nu se trouve déchiré comme par un coup d'ongle. Le calcul est sous la main de l'opérateur, c'est pourquoi on agrandit la déchirure et on l'extrait avec une pince. On enlève aussi un autre petit calcul, gros comme un pois, avec l'ongle. Le bassinet ne paraît pas trop dilaté. On fait deux points de suture sur le bassinet, mais il n'est pas certain que

cette suture affronte bien les bords perdus dans le tissu graisseux. Mèches au voisinage du bassinet. Suture des téguments.

Poids du calcul, 3 gr. 10,

Analyse chimique. — Urate et un peu d'oxalate.

29 juillet. — Ablation des mèches.

1er août et 6 août. — Une élévation brusque de la température se produit, 38°7 et 39°5, mais la température est normale le lendemain. Plaie à peu près fermée.

Octobre. — Le malade va très bien. Urine normale.

1er juin 1907. — Quelques douleurs à droite et à gauche, émission d'un petit gravier. Urine, traces d'albumine. Quelques hématies.

25 juillet 1907. — A émis un autre gravier. Urine limpide. Albumine 0.

4 janvier 1908. — A émis un gravier.

14 juillet. — *Radiographie* négative. — Quelques hématies et quelques leucocytes.

31 octobre. — Crises douloureuses, surtout à droite; a émis de petits graviers.

Août 1910. — Colique néphrétique gauche.

Novembre 1910. — Crise passagère de rétention.

5 mai 1911. — Plus de douleur ni de gravier, depuis le 10 mars.

ÉTAT GÉNÉRAL, bon.

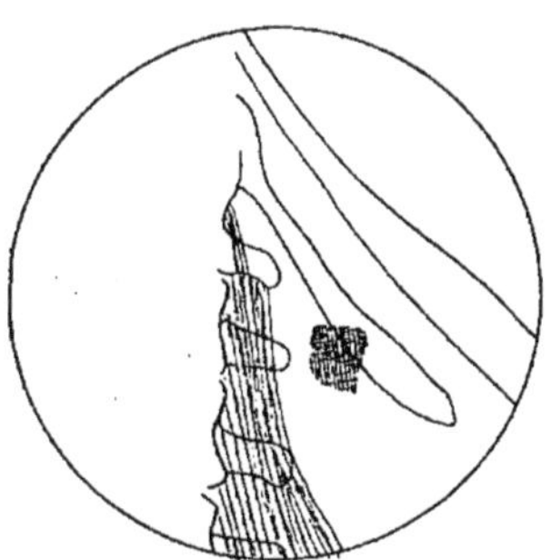

FIG. 33. Calque de la radiographie.

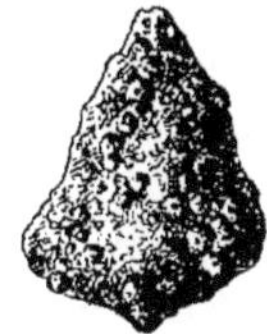

FIG 34. Calcul.

OBSERVATION 4.

Calcul aseptique du rein droit. Néphrolithotomie. Guérison.
Revu quatre ans et trois mois après.

M., 53 ans, négociant, envoyé par le docteur Giddon, de Nerande (Loire). Se présente chez M. Rafin, le 16 août 1906.

ANTÉCÉDENTS. — Marié, pas d'enfants, pas de blennorragie, pas de goutteux dans la famille.

A 18 ans, a souffert, pendant une semaine, de coliques hépatiques (?). En 1900, coliques néphrétiques à droite, s'irradiant dans les testicules, accompagnées de légères hématuries. Depuis cette époque, il souffre continuellement du côté droit. Les douleurs sont aggravées par la fatigue. Du reste, il marche très peu, étant rapidement essoufflé et transpirant facilement. Parfois, pendant la miction, il éprouve une douleur vive dans le rein droit et immédiatement le jet d'urine est arrêté.

ACTUELLEMENT. — *Mictions.* — Six la nuit, toutes les heures le jour. La voiture influence la fréquence des mictions; il a compté trente-cinq mictions en vingt-quatre heures. Un peu de douleur en urinant.

Urine. — Louche; gros disque d'albumine; pas de sucre. L'examen microscopique montre des leucocytes et quelques hématies, du reste en petit nombre.

Capacité vésicale. — 140 grammes.

Cystoscopie. — On ne trouve rien dans la vessie.

Reins. — A la palpation, les reins sont inaccessibles, en raison de l'obésité du sujet. Toutefois, le malade localise la douleur à la pression de la région du bassinet et de la partie supérieure de l'uretère.

Testicules. — A droite, rien. A gauche, un peu de liquide.

Radiographie par M. Arcelin, positive à droite.

ETAT GÉNÉRAL bon, abdomen développé, essoufflement facile, quelques râles à la base droite.

10 août 1906. — NÉPHROLITHOTOMIE droite. Après incision lombaire habituelle, le rein est facilement perçu. Atmosphère graisseuse épaisse. Le rein est bas situé, l'extrémité supérieure ne dépasse pas le rebord des fausses côtes. Le calcul, se trouvant dans le pôle inférieur, est extrait avec une pince par une incision sur le rein, de 7 centimètres. Suture

des tranches rénales par six points profonds au catgut et quelques points superficiels. On laisse dans la plaie rénale un petit drain et une mèche. Hémostase parfaite. On réunit les branches de la section musculaire par quelques points au catgut, après avoir placé deux mèches, l'une au pôle inférieur, l'autre en haut, contre la plèvre, parce que, pendant la manœuvre de la décortication du rein, il s'est produit une petite déchirure de la plèvre, de suite suturée.

Suture métallique de la peau.

Poids du calcul, 1 gr. 82.

Analyse chimique. — Calcul d'oxalate avec des traces d'urate.

20 août. — Le malade a eu un peu de rétention d'urine, le soir et le lendemain de l'opération. On l'a sondé. On extrait les mèches et le drain.

24 août. — Depuis trois jours, la température monte continuellement. On fait sauter quelques points de suture et il s'écoule une grande quantité de sang et d'urine mélangés de pus. La plaie paraît fermée.

25 août. — La température baisse; tout rentre dans l'ordre.

22 septembre. — Le malade s'en va avec une plaie presque complètement cicatrisée.

18 octobre. — Bon état général. Toujours un peu d'essoufflement. Cœur, pas de lésions, ni de bruit de galop. Quelques râles aux poumons.

Il persiste encore une petite ligne non cicatrisée.

Urine limpide, ni albumine, ni sucre.

Mictions. — Trois à quatre la nuit.

État général. — Excellent.

10 novembre 1910. — Aucune douleur depuis l'opération.

Mictions. — La nuit, 1 à 2; le jour, 6 à 8. Douleurs, néant.

Urine. — Albumine, traces douteuses. Culot, pas de globules blancs, un globule rouge.

Plaie, éventration marquée.

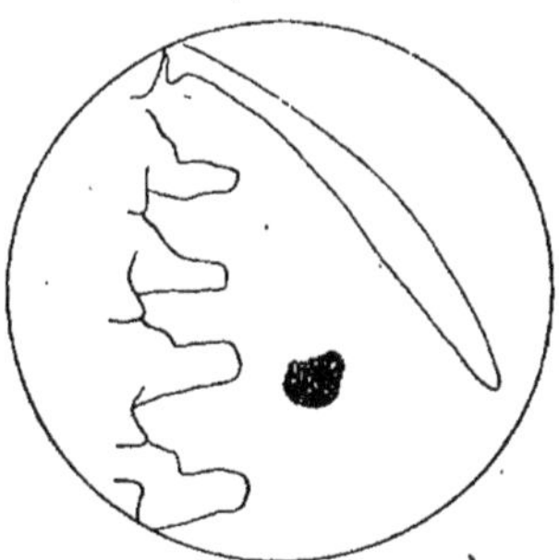

Fig. 35. Calque de la radiographie.

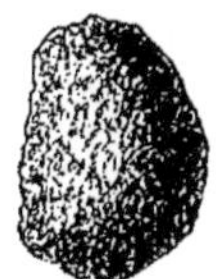

Fig. 36. Calcul.

OBSERVATION 5.

Calcul aseptique du rein droit. Néphrotomie. Guérison.
Malade revu 4 ans et 7 mois après.

A., employé des postes et télégraphes, 46 ans, se présente chez M. Rafin le 16 août 1906, sur le conseil du docteur Vieille.

Antécédents généraux. — Célibataire. Deux frères morts de la pierre, l'un à 14 ans, l'autre à 77 ans.

Antécédents spéciaux. — Pas de blennorragie. La première crise de coliques néphrétiques remonte à 20 ans. Depuis, à des intervalles éloignés, nouvelles crises, toujours à droite, jamais à gauche. Depuis 5 ans les douleurs sont beaucoup plus fréquentes.

Actuellement. — Crises presque tous les huit jours et de plus la douleur est presque continuelle.

Il a été obligé de quitter son service. A partir de ce moment, sans doute sous l'influence du repos, il n'a pas eu de crises.

La douleur pendant les crises se localise tantôt en arrière, tantôt en avant du rein, s'irradie dans le testicule, mais ni dans la vessie, ni dans le gland.

Mictions. — La nuit une, le jour toutes les quatre heures.

Urine. — Sanguinolente, sans odeur.

L'examen microscopique montre quelques leucocytes et un nombre tout à fait prédominant d'hématies.

Peu d'albumine dans l'urine, pas de sucre.

Reins. — Les reins sont inaccessibles, non douloureux. Même à droite, on ne réveille pas la douleur.

La *radiographie* est pratiquée par le docteur Arcelin. Elle est positive à droite.

12 août 1906. — Néphrotomie. — Rein amené au dehors.

Incision sur son bord circonférenciel de 3 centimètres, agrandie avec le doigt.

Ablation d'un calcul siégeant dans le bassinet. Suture du rein. Un drain juxta-rénal. Suture des parties molles.

Le calcul a la dimension d'une noisette. Sa forme est vaguement triangulaire, sa couleur blanche et presque cristalline, sa surface est hérissée d'un nombre infini de petits piquants très acérés.

Poids du calcul, 2 gr. 50.

Analyse chimique. — Carbonate et oxalate de chaux.

Les suites ont été simples, pas de fièvre, réunion par première intention. Toutefois, le malade a eu pendant huit jours un hoquet continuel qui a été extrêmement pénible pour lui.

18 septembre 1906. — Plaie bien guérie.

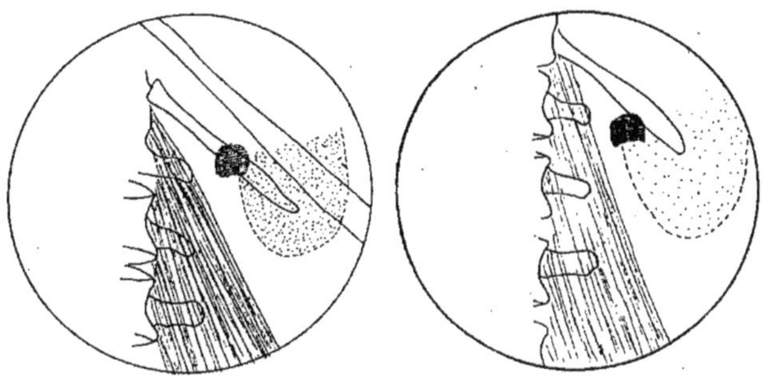

Fig. 37. Fig. 38.

Calques de deux radiographies différentes.

Urine limpide. Pas d'albumine, pas de sucre. Il ne souffre plus, se lève une ou deux fois la nuit pour uriner, le jour normalement.

1er janvier 1907. — Ecrit pour dire qu'il va très bien et pour remercier de l'avoir délivré de son martyre.

10 juin 1910. — Plus de douleur. Urine limpide. Albumine 0. Culot, 2 ou 3 hématies, 1 ou 2 globules blancs. Rein non perçu.

30 mars 1911. — *Urine* limpide. Un peu d'albumine. Culot, par ci par là un globule blanc, pas d'hématies certaines, un cylindre granuleux. N'a plus souffert malgré de longues marches.

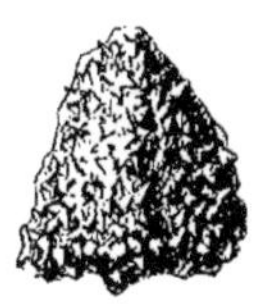

Fig. 39. Calcul.

OBSERVATION 6.

Lithiase infectée gauche. Séparation des urines. Radiographie négative (en 1903). Néphrotomie, drainage de nombreuses cavités suppurées. Extraction d'un volumineux calcul. Guérison opératoire. Formation de nouveaux abcès s'ouvrant spontanément et récidivant après fermeture de la fistule. Radiographie positive. Néphrectomie secondaire. Guérison opératoire. Urine albumineuse mais limpide. Malade revu 4 ans et 3 mois après la néphrectomie.

M., 32 ans, est vu par M. Rafin, la première fois, le 31 août 1896

ANTÉCÉDENTS GÉNÉRAUX. — Parents morts tous deux à 68 ans, en 1900. Sa mère pesait 140 kilogr. Un frère bien portant. A une fille bien portante, une autre morte à cinq mois.

A 2 ans, le malade aurait eu une irritation de la vessie ; à 10 ans, difficulté d'uriner, émit un gros gravier et alla mieux. A 16 ans, épistaxis fréquentes. Le docteur Tripier trouva de l'albumine, probablement d'origine calculeuse. A 19 ans, bronchite ; à 20 ans, eczéma et écoulement, cystite et hématurie. Depuis cette époque, urines troubles et glaireuses. A 26 ans, grande faiblesse. En juillet 1890, urine du sang en petite quantité pendant quinze jours, puis se porte bien jusqu'en décembre 1895. Avec cette hématurie, douleur dans la région urétérale gauche. A droite, quelques douleurs ces temps derniers.

En décembre 1895, douleurs rénales plutôt à gauche à la suite d'un écart de régime.

A ce moment, urines facilement acides, purulentes et avec grosses glaires.

Vessie. — Capacité, au moins 500 gr.

Reins. — Sensibilité du rein gauche depuis cinq mois, mais plus forte depuis un mois.

ETAT GÉNÉRAL. — En apparence bon, malade très gros.

4 août 1903. — Etat stationnaire. Entre à l'hôpital parce qu'il s'affaiblit. Le lendemain épreuve du bleu. Injection à 11 heures et demie. Elimination bonne, maximum une heure et demie après l'injection. Les cultures donnent du pneumocoque de Friedländer. Inoculation au cobaye négative.

8 août. — *Séparation.* — L'urine totale est très purulente.

On n'arrive pas à clarifier le milieu vésical.

Le séparateur de Luys est introduit. Tout d'abord, pus pur à gauche, et à droite urine claire. Puis l'appareil s'étant déplacé, le pus paraît des deux côtés.

Radiographie par M. X., négative.

11 août. — Néphrotomie lombaire. — Rein gros, bosselé, qui, incisé, laisse échapper une quantité considérable de pus, bien lié, sans odeur. Le doigt introduit ouvre d'autres collections purulentes. Une grosse loge remonte jusqu'au diaphragme. Le tissu rénal paraît réduit en bouillie puriforme. En explorant le bassinet, on sent un calcul enclavé, qui s'émiette au début, que l'on amène cependant, après avoir incisé une cloison interlobaire. Bon tamponnement, un drain et pansement.

Poids du calcul, 19 gr.

Analyse chimique. — Oxalate de chaux prédominant et phosphates.

14 août. — L'urine est considérablement améliorée.

31 août. — L'urine redevient trouble, comme si la plaie se fermant le pus coulait à nouveau dans la vessie, par l'uretère. Etat général bon, appétit excellent.

1er décembre. — La plaie est cicatrisée à part le trajet du drain. L'état général et l'appétit sont excellents, l'urine est sensiblement moins trouble.

15 janvier 1904. — Plaie cicatrisée depuis quelques jours. L'urine s'améliore beaucoup, cependant encore un dépôt est formé par du pus et de très rares hématies. Pas mal d'albumine. Etat général bon.

Une analyse d'urine, faite par M. Mérieux, trois jours après la néphrotomie, alors que seule l'urine du rein droit passait dans la vessie (au moins on est en droit de le supposer à cause de sa clarification), a donné les résultats suivants, qu'on pourra comparer avec ceux de l'urine avant l'opération.

	Avant l'opération.	Après l'opération.
Chlorures	13,07	10,92
Phosphates	1,36	0,97
Acide urique	0,66	1,02
Urée	23,63	22,08
Albumine	5,51	0,57

Le tout pour vingt-quatre heures.

14 avril 1905. — Le malade revient avec un abcès de la prostate.

Il urine très difficilement, a un écoulement purulent par le canal, fièvre tous les soirs. L'urine est albumineuse. Quelques jours après, amélioration notable, sans doute par évacuation spontanée dans l'uretère.

5 décembre. — Volumineux abcès du rein gauche, avec fièvre, qui s'ouvre spontanément. On constate que son urine était claire. A eu un jour 40° de fièvre.

Depuis lors, les mêmes accidents, fièvre, formation d'abcès, ouverture spontanée, se sont produits plusieurs fois. L'urine est très purulente. Région rénale occupée par une masse.

Août 1906. — *Radiographie* par M. Arcelin, montrant un calcul de très minime dimension.

13 octobre 1906. — Néphrectomie secondaire. — On incise le long de la cicatrice, on découvre une poche irrégulière remplie de pus et contenant un moignon de rein que l'on extrait avec les plus extrêmes difficultés.

On y trouve un petit fragment de calcul. L'uretère est épaissi, induré. On en résèque la partie supérieure.

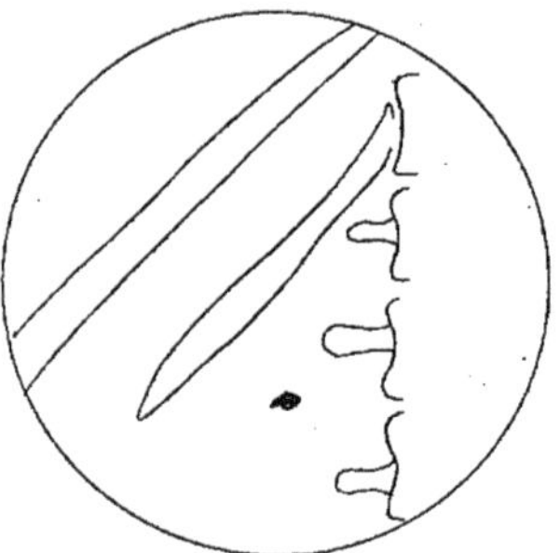

Fig. 40. Calque de la radiographie.

6 novembre. — L'urine est louche, contenant de l'albumine.

Le culot obtenu par centrifugation est composé de globules de pus; pas de globules rouges. La plaie est en bon état. Le malade reste pâle et amaigri, s'essouffle facilement, a la diarrhée.

15 mars 1907. — Etat général bon. Il persiste une fistule qui suppure abondamment. Urine limpide, beaucoup d'albumine.

Nouvelle intervention. Résection costale pour permettre l'affaissement de la paroi externe de l'abcès.

Cette fois la cicatrisation se fait complètement.

Le malade a été revu fréquemment depuis lors. L'albumine a persisté jusqu'à 5 grammes par jour.

5 janvier 1911. — L'état général est satisfaisant, il s'améliore. Urine un peu louche. Albumine, 1 gr. par litre. Culot : nombreux globules blancs, cylindres granuleux. Pas de globules rouges. Cultures stériles.

OBSERVATION 7.

Calcul infecté du rein gauche. Nombreuses interventions pour abcès périnéaux. Néphrolithotomie. Guérison opératoire. Fistules rénale et périnéale persistantes. Vu pour la dernière fois 4 ans et 4 mois après la néphrotomie.

X., 55 ans, entré pour la première fois à l'hôpital Saint-Joseph, le 11 juin 1902 (envoyé par le docteur Aubert).

ANTÉCÉDENTS GÉNÉRAUX. — Père a eu des coliques néphrétiques avec expulsion de graviers. Sœur a eu aussi des coliques néphrétiques. Marié, sa femme est bien portante, a eu cinq enfants dont trois morts en bas âge.

ANTÉCÉDENTS SPÉCIAUX. — Syphilis bénigne à 20 ans. Pneumonie à 43 ans. Pas de blennorragie.

DÉBUT DE LA MALADIE. — Première colique néphrétique en octobre 1884 à gauche. Depuis, le malade a des douleurs vagues à gauche. Quelquefois, mais rarement à droite. Les coliques se seraient montrées pendant 9 ans avec des accalmies. Il n'a jamais expulsé de graviers. Hématurie vers 1885. Il est traité en 1893 par des instillations au nitrate d'argent qui provoquent des hématuries violentes et à la suite une pyurie s'installe. Depuis, le malade n'a pas eu de vraies coliques néphrétiques, mais cependant a quelques douleurs toujours localisées au rein gauche. Ce qui l'amène, ce sont les troubles de la miction et les douleurs au col de la vessie.

ETAT ACTUEL. — Depuis un an le malade a une sensation de pesanteur au niveau du rectum, d'abord dans la station assise, qui provoque de la douleur. Petit à petit elle devient permanente.

Mictions. — Huit à dix la nuit, toutes les heures le jour, suivies de douleurs.

Urine. — Trouble, purulente, réaction neutre, sans odeur, ne fermente pas vite et se décante bien.

Examen bactériologique. — Staphylocoques. Inoculation négative.

Cystoscopie. — Vessie normale. Uretère gauche d'aspect papillomateux. L'urine s'échappe en éjaculations. Elle est franchement purulente. Uretère droit normal. On ne voit guère qu'une éjaculation, malgré une attente assez longue.

Testicules. — Noyau sur la queue de l'épididyme.

Prostate. — Un peu volumineuse, très douloureuse à la pression. Le lobe droit de la prostate est un peu plus dur et saillant. Pas de réflexe urétéro rénal.

Rein gauche. — Perceptible, douloureux au palper. Il remplit toute la région rénale gauche. On sent une masse fixe. La pression sur le bassinet amène une douleur à deux ou trois travers de doigt au-dessous.

Rein droit. — Pas augmenté de volume, pas douloureux.

L'épreuve du bleu de méthylène montre une élimination assez bonne, avec un léger retard.

1er décembre 1902. — Le malade revient après cinq mois d'absence. Etat général assez bon. On constate une tuméfaction au périnée, très nette, qui s'étend depuis les bourses jusqu'à l'anus, avec envahissement de la fesse gauche.

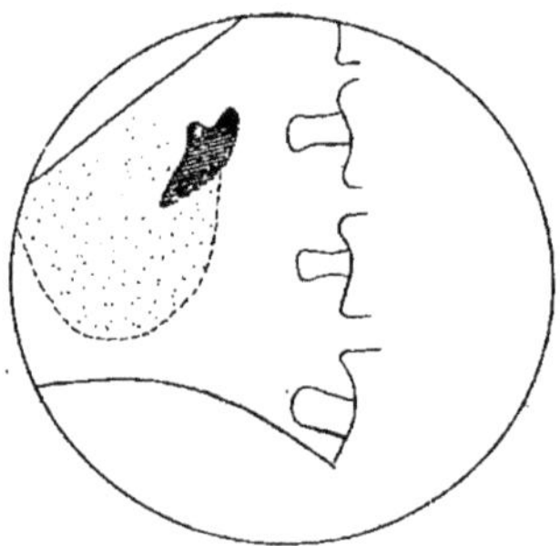

Fig. 41. Calque de la radiographie.

Mictions. — Toutes les demi-heures la nuit, le jet est déformé, filiforme.

2 décembre. — *Opération :* On incise le périnée sur la ligne médiane, prolongée de chaque côté vers le creux ischio-rectal. Issue de quelques gouttes de pus.

4 décembre. — Va bien, mais mictions douloureuses et pénibles.

Dans la suite, de nouvelles incisions périnéales furent pratiquées à diverses reprises.

Avril 1906. — Rein gauche très volumineux, douloureux à la partie inférieure.

Rein droit. — Peu augmenté de volume.

Prostate. — Rien d'anormal.

La fistule périnéale laisse s'écouler un peu d'urine. Pas d'inflammation.

Mictions. — Toutes les heures la nuit, lentes à se faire, toutes les deux heures le jour.

Radiographie par M. Arcelin, positive à gauche, négative à droite.

19 octobre 1906. — NÉPHROLITHOTOMIE LOMBAIRE GAUCHE. Le rein est dénudé incomplètement et non extériorisé. On l'incise sur une faible longueur. Immédiatement il s'écoule du pus. On sent profondément un calcul long de 3 centimètres avec trois pointes, circonférence de 2 centimètres. Il est enlevé.

Hématose par une grosse mèche introduite dans le rein. Trois autres mèches dans la loge périnéale, quatre petites ligatures, deux points de suture métallique.

Poids du calcul, 4 gr. 32.

Analyse chimique. — Phosphate de chaux et oxalate de chaux prédominant.

13 novembre. — Plaie en voie de cicatrisation. État général passable. Urine encore trouble. Toujours difficulté pour uriner. Prostate normale, mais la pression fait sourdre du pus par la fistule périnéale.

15 novembre. — Urine plus facilement. Moins trouble. Le toucher prostatique ne fait plus sortir du pus.

1er mars 1907. — Revient se montrer. Le malade s'est amélioré considérablement au point de vue général. La plaie est bien cicatrisée, mais il y a de l'éventration et l'on sent le rein mobile et adhérent aux plans superficiels comme si l'on avait fait une exonéphropexie.

Le malade se plaint de la difficulté de la miction en rapport avec l'état de son canal. Un Béniqué n° 35 passe cependant. Mais l'urèthre est dur, fibreux et irrégulier. Urine toujours très purulente.

Février 1911. — Revu à maintes reprises pour des troubles mictionnels et la fistule périnéale. Il urine toujours avec beaucoup de difficultés. L'évacuation vésicale n'est pas complète. L'urine très purulente. Une radiographie montre un petit calcul. La fistule rénale s'est réouverte. Etat général décline.

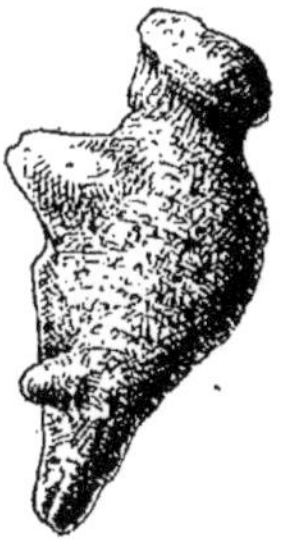

FIG. 42. Calcul.

OBSERVATION 8.

Néphrolithiase bilatérale infectée. Néphrectomie gauche en mars 1905. Première néphrolithotomie droite en janvier 1906. Radiographie positive en novembre 1906. Deuxième néphrolithotomie droite en décembre 1906. Mort, quinze jours après, de pneumonie.

Mme F..., âgée de 36 ans, se présente le 11 février 1905.

Antécédents généraux. Mère opérée, par M. Cordier pour une lithiase vésicale et par M. Chandelux, il y a onze ans, pour un calcul rénal. Une sœur morte bacillaire à 25 ans, une autre bien portante.

Antécédents spéciaux. — Mariée, deux enfants morts en bas âge. A eu une pleurésie à 18 ans. Pas d'hémoptysies.

Début de la maladie. — Depuis six ans, se plaint d'un rein flottant gauche, avec des douleurs vives, toujours à gauche, jamais à droite, s'irradiant vers la vessie. Première colique néphrétique, il y a un mois et demi, à gauche, qui a duré dix à onze heures avec envie d'uriner. Quinze jours après, nouvelle crise et, depuis, les crises se répètent tous les deux ou trois jours, très violentes, avec irradiation vésicale.

Actuellement. — *Urine*. — Très purulente, alcaline. Au microscope, beaucoup de leucocytes, pas d'hématies. Après coloration, on voit de nombreuses formes en cocci et quelques-unes en bâtonnets. On obtient des cultures de streptocoques et de coli-bacilles. Pas de bacilles de Koch. Inoculation négative.

Mictions. — Une fois la nuit, toutes les deux heures le jour. La marche et la voiture n'ont aucune influence.

Reins. — Rein droit un peu accessible.

Rein gauche volumineux.

Cathétérisme. — *Uretère droit*. — Urine absolument limpide, jaune, ambrée, avec traces d'albumine. Après centrifugation le culot est composé de rares globules blancs et rouges.

17 mars 1905. — Dernièrement, coliques très violentes, à gauche, qui ont nécessité une piqûre de morphine. Urine très purulente, réaction neutre.

21 mars 1905. — Néphrectomie gauche. — Le rein est totalement transformé en loges purulentes; on y trouve un très grand nombre de petits graviers, comme des grains de mil, un autre comme un pois, un

autre ramifié de 3 centimètres de longueur, et un autre, plus gros, enclavé dans le bassinet, difficile à extraire. Ligature du pédicule; l'uretère est lié: son extrémité thermo-cautérisée. Il s'en échappe une goutte de pus; l'uretère était évidemment gorgé de pus. Suites opératoires simples. Réunion par première intention, sauf au niveau des drains.

13 avril. — Il persiste encore une fistule. Suppuration presque tarie. Urine toujours trouble, alcaline; un peu de sable au repos. Etat général satisfaisant.

15 juillet. — Plaie fermée depuis longtemps. A eu récemment une colique néphrétique droite avec vomissement. Urine purulente et sanglante.

29 juillet. — Colique néphrétique avec anurie pendant trente heures. Sondée par le docteur Drey, qui n'a pas trouvé d'urine dans la vessie. Le rein droit augmente de volume.

26 août. — Bon état général. De temps en temps, douleurs au rein droit, surtout après une fatigue.

15 novembre. — La moindre fatigue produit des douleurs lombaires droites. Urine trouble, mal odorante.

Cystoscopie négative.

11 janvier 1906. — Urine trouble, douleur rénale droite.

Radiographie du rein, par M X., donne un résultat négatif, mais le diagnostic de calcul est fait et l'opération décidée.

Néphrotomie. — Incision ordinaire. En voulant ouvrir la loge rénale, le doigt glisse et ouvre le péritoine en avant du rein. On le referme par un surjet. Le rein est attiré doucement au dehors et débarrassé des adhérences cellulaires des parois de la loge. On le borde de compresses, puis, ayant reconnu, par le palper, un calcul volumineux dans le bassinet, on incise le rein sur son bord convexe, sur une longueur de 5 centimètres et, avec le doigt, on retire le calcul. Un petit fragment est encore retiré du même point. Le calcul pèse 10 grammes, il a la grosseur d'une noisette. Drain, trois points de catgut, trois mèches.

Poids du calcul, 6 gr. 20.

Analyse chimique. — Phosphate de chaux et traces d'oxalate.

14 février. — Plaie complètement cicatrisée; urine moins trouble, sans odeur. Deux mictions la nuit, quatre le jour.

Novembre. — Depuis cette époque, l'urine est restée trouble. Le rein est un peu augmenté de volume.

La *radiographie* pratiquée par M. Arcelin, décèle la présence d'un calcul.

4 décembre 1906. — Deuxième néphrolithotomie sur le rein droit. Incision sur la cicatrice déjà existante. On traverse trois centimètres de tissu fibreux cicatriciel, dans lequel on ne peut trouver le plan de cli-

vage. On arrive sur le rein. Pour éviter de le décapsuler, on essaie de sculpter autour de la capsule, dans le tissu fibreux. Ce faisant, on ouvre le péritoine, qui est immédiatement suturé. On renonce à libérer le rein

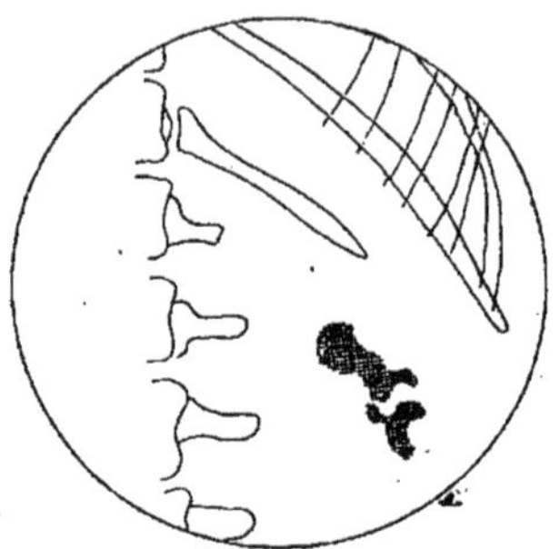

Fig. 43. Calque de la radiographie.

et on l'incise à son pôle inférieur. Le doigt pénètre dans le rein comme dans une coque, dont on extrait difficilement une série de calculs, non sans avoir dilacéré sérieusement la substance rénale. L'hémorragie de

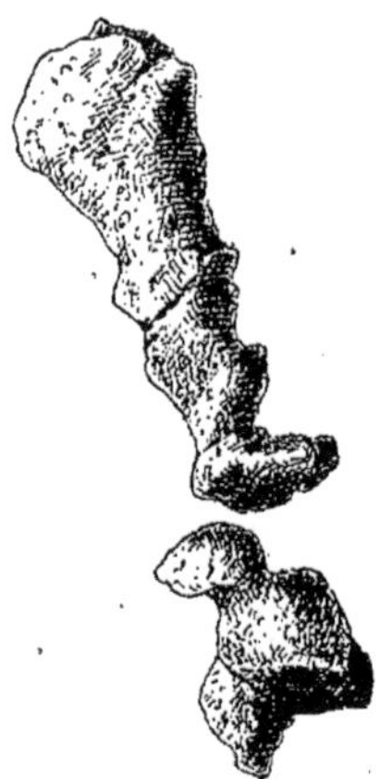

Fig. 44. Calcul.

l'incision persiste à être très abondante, malgré deux ou trois tamponnements. Finalement, on place une compresse dans le rein et deux mèches, trois fils métalliques aux extrémités de la plaie et on complète par un pansement compressif.

Poids du calcul, 3 gr. 10.

Analyse chimique. — Même composition que la précédente.

8 décembre. — Depuis l'intervention, toute l'urine passe par la plaie.

10 décembre. — L'urine passe toujours par la plaie. La température est oscillante, élevée le soir. La malade est prise, tout d'un coup, d'une forte dypsnée, point de côté, crachats rouillés. A la base du poumon droit, on entend un souffle tubaire et quelques râles crépitants.

12 décembre. — L'urine commence à passer partiellement par la vessie. Les crachats deviennent purulents. Elle a la diarrhée.

19 décembre. — Submatité dans la moitié inférieure du poumon droit; souffle tubaire presque caverneux; gros râles à ce niveau. Crachats adhérents rouillés. Pouls à 150.

20 décembre. — Morte de pneumonie (Voir page 68, premier décès).

OBSERVATION 9.

Calculs infectés du rein gauche. Calcul de l'extrémité inférieure de l'uretère droit. Disparition fonctionnelle du rein droit. Diagnostic par la séparation des urines et l'inspection cystoscopique des uretères. Néphrotomie. Mort. Autopsie.

Mme B., 40 ans, se présente le 11 décembre 1906, de la part du docteur Mermet, de Lons-le-Saulnier.

Antécédents. — Pas d'enfants. Réglée régulièrement, sauf au mois d'août, où les règles ne se sont pas montrées. Bonne santé habituelle. A habité longtemps le Brésil. Pas de malaria. Abcès ou kyste pelvien, il y a sept ans, opéré à Montevideo.

Début de la maladie. — Il y a deux ans, elle a eu une colique néphrétique à gauche et elle aurait rendu un gravier de la grosseur d'un noyau de datte. Depuis, les crises se sont répétées à plusieurs reprises, avec émission de plusieurs graviers jaunes ou rouges. Parfois un peu de sang dans l'urine.

A été sondée, il y a deux ans, et on lui a fait des lavages de la vessie, pendant un mois.

Actuellement. — Douleur continuelle à gauche, qui est influencée par la marche et la voiture.

Mictions. — La nuit, cinq à sept; le jour, toutes les demi-heures.

Urine. — Louche, très abondante, 4 litres la nuit dernière; beaucoup d'albumine, aurait eu du sucre. Leucocytes et hématies.

Examen bactériologique. — Pas de bacilles de Koch, inoculation négative.

Cultures. — Coli-bacilles.

Analyse chimique de l'urine par M. Besson, pharmacien :

	Par litre.	Par 24 heures.
Urée	9 gr. 21	25 gr. 45
Chlorures	7 90	21 70
Phosphates	1 05	2 90

Albumine en petite quantité.

Sucre = 0.

Reins. — Rein droit non accessible.

Rein gauche paraît gros, en tout cas douloureux quand on le comprime; douleur sans irradiation vésicale.

Séparation avec l'appareil de Luys. — A gauche, urine très purulente, louche, abondante, éjaculations extrêmement abondantes et coulant par véritable jet.

A droite, on n'obtient absolument rien.

La malade avait nié jusque-là avoir jamais éprouvé aucune douleur dans l'autre rein. On revient à la charge et alors elle déclare qu'il y a longtemps elle a eu quelques ressentiments de ce côté.

Au cystoscope, on voit des éjaculations à gauche, point à droite.

Etat général. — Grande, d'apparence forte, grasse, elle s'affaiblit de plus en plus. Elle a fait, cet été, divers séjours dans quelques stations d'eaux minérales, en France et à l'étranger, sans résultat. Devant cet

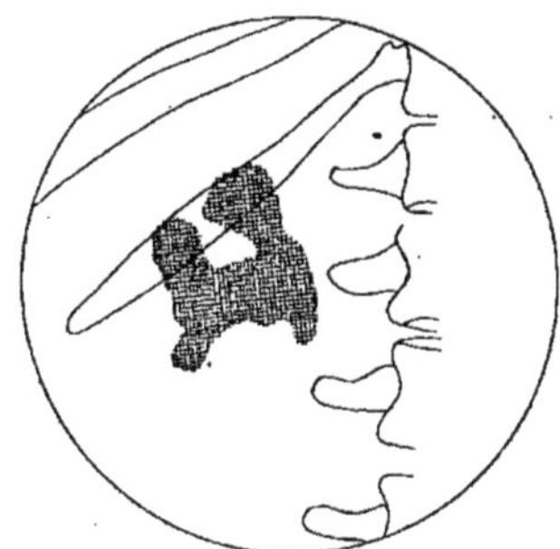

Fig. 45. Calque de la radiographie.

insuccès du traitement médical et sentant ses forces diminuer, elle vient réclamer avec insistance et sans délai une intervention chirurgicale.

Décembre 1906. — *Radiographie* pratiquée par M. Arcelin, est positive à gauche et montre un gros calcul ramifié.

18 décembre 1906. — Néphrolithotomie gauche. — Capsule adipeuse lobulaire. Rein amené partiellement au dehors, pédicule imparfaitement comprimé, ce qui causera une abondante perte de sang. Incision du rein, qu'on est obligé de prolonger peu après d'une façon presque complète d'un pôle à l'autre. Ablation de nombreux calculs d'aspect phosphatique contenus dans le bassinet. Le calcul enlevé, on examine soigneusement les deux faces de la coupe rénale. En un point, elle présente une induration que M. Rafin incise. Il trouve de nombreux débris contenus dans une petite loge. Opération pénible et de longue durée. Hémostase difficile et imparfaite.

Poids des calculs, 19 gr. 29.

Analyse chimique. — Carbonate et oxalate de chaux en parties égales, avec des traces de phosphate de chaux.

Au réveil la malade est pâle, demande de l'air, se réchauffe assez bien. Vers midi demande à boire et meurt brusquement. (Voir deuxième décès, page 68).

Autopsie. — *Rein droit.* — Graisse rénale abondante. Le rein est transformé en une poche hydronéphrotique sans aucune valeur sécrétoire. L'uretère, dilaté sur toute sa longueur, atteint la dimension du petit doigt. On trouve un calcul de la grosseur du noyau d'une datte dans l'extrémité inférieure de cet uretère (1).

Rein gauche. — La capsule s'enlève bien, pas d'adhérences. Le rein est augmenté de volume. Toute sa surface extérieure présente de petites saillies qui, sauf exception, ne sont pas des kystes.

A la coupe opératoire les différents éléments du rein se distinguent mal; aspect fibro-lipomateux, un peu de dilatation du bassinet. Sur un point, il reste une petite loge contenant du plâtras phosphatique qui se montre à peine sur la coupe et qui a échappé aux recherches pendant l'opération. On voit aussi deux ou trois débris dans la coupe.

(1) Voir fig. 28, page 252.

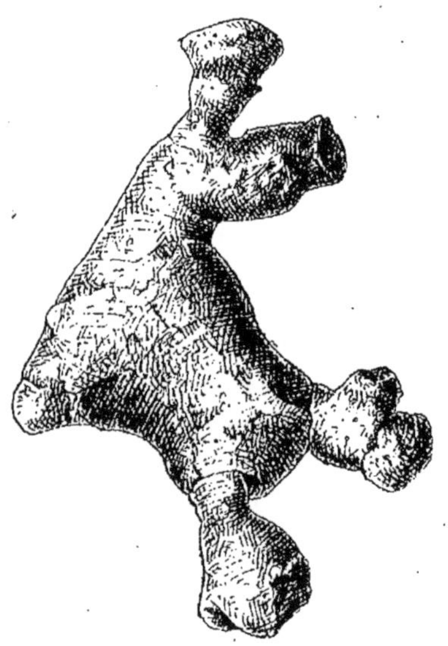

Fig. 46. Calcul.

OBSERVATION 10.

Calculs infectés du rein gauche. Séparation des urines. Néphrectomie. Guérison. — Malade revue 3 ans et 4 mois après.

Mme P., 50 ans, adressée par le docteur Laurençon, de Saint-Chamond, se présente chez M. Rafin, le 28 décembre 1906.

ANTÉCÉDENTS. — Pas de grossesse. Ménopause à 48 ans. Il y a dix ans aurait eu une maladie abdominale.

DÉBUT DE LA MALADIE. — Il y a cinq ans, envies fréquentes d'uriner avec douleurs très violentes, qui ne font qu'augmenter et qui persistent depuis. A séjourné dans une maison de santé, où on lui a fait de nombreux lavages vésicaux. Il y a trois semaines a uriné du sang pour la première fois, en urine depuis en petites quantités à deux ou trois reprises.

ACTUELLEMENT. — Mictions fréquentes : la nuit, huit à dix; le jour, presque toutes les demi-heures. La fatigue et la voiture les influencent.

Urine. — Purulente, véritable purée, fétide, neutre, beaucoup d'albumine.

Staphylocoques blancs et dorés. Inoculation négative (Mérieux).

Une inoculation faite ultérieurement avec un fragment du rein est également restée négative.

Vessie. — 80 à 100 gr.

Cystoscopie. — Le milieu est rapidement troublé et gène beaucoup la vision. On ne voit rien de spécial.

Rein droit. — Mobile, non augmenté de volume.

Rein gauche. — Région lombaire se laisse mal déprimer.

Souffre un peu à la palpation du côté gauche. On ne sent pas les uretères par le toucher vaginal; il semble cependant qu'à gauche on sente une légère induration. La pression sur le bas-fond de la vessie donne dans toute son étendue le besoin d'uriner.

Séparation avec l'appareil de Luys.

A gauche. — Quelques gouttes de liguide sanguinolent.

A droite. — Urine teintée de sang. La malade supporte difficilement la séparation. Après centrifugation, le culot se montre composé surtout d'hématies et de quelques leucocytes en petit nombre, plus que dans le sang cependant. Mais on n'a pas pu laver complètement la vessie et, par conséquent, on peut attribuer la présence de leucocytes au milieu vésical.

ANALYSE CHIMIQUE DE L'URINE (Mérieux).

		Rein droit (côté sain)	*Urine totale*
Chlorures.	par litre	8,19	6,65
Urée	—	21,40	11,65
Phosphates	—	1,10	0,64

28 janvier 1907. — La malade tousse depuis quinze jours. L'appétit tout à fait nul. La pression sur la région rénale est douloureuse. Le rein n'est pas gros.

La *radiographie*, pratiquée par M. Arcelin, montre dans le flanc gauche un calcul de 2 gr. environ. Il est probable que ce calcul est divisé en trois morceaux.

ÉTAT GÉNÉRAL. — Très mauvais, malade cachectique.

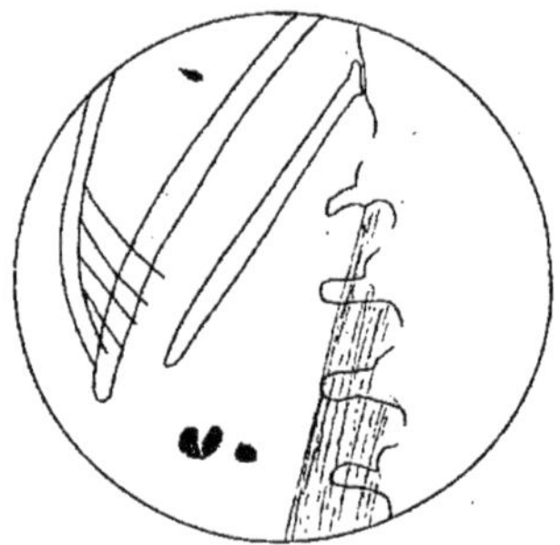

FIG. 47. Calque de la radiographie.

31 janvier 1907. — NÉPHRECTOMIE LOMBAIRE GAUCHE. — Le rein, un peu plus gros que normalement, apparaît au-dessous de la dernière côte. Il ressemble, au palper, à un côlon rempli de matières fécales. L'atmosphère celluleuse paraît un peu fibreuse, elle est adhérente aux deux pôles et en arrière. Pendant le décollement, le bassinet se déchire légèrement en arrière. Pince à entérectomie sur le pédicule. A l'incision du rein, il sort de l'urine purulente et fétide. On trouve cinq calculs dans le pôle supérieur du rein de la grosseur d'un pois, durs.

Les lésions du rein sont très avancées et la néphrectomie est préférée.

Poids des calculs, 29 gr.

Analyse chimique. — Phosphate de chaux prédominant et traces de carbonate de chaux.

Le rein est transformé en une poche purulente composée de petites cavernes de la dimension d'une noisette ; la portion corticale est réduite par endroits à un simple feuillet.

Le bassinet est un peu dilaté. Sa muqueuse, comme celle des calices, est recouverte de plaques de leucoplasie. (Voir page 161, l'examen histologique.)

4 février. — La malade se sent plus mal; elle est pâle et amaigrie. La température monte. Elle tousse et à l'auscultation on entend des râles disséminés.

22 février. — L'état général s'est amélioré peu à peu. La malade a bon appétit, se lève et demande à partir.

Plaie fermée en juin de la même année.

20 juillet 1907. — A engraissé de 10 kilos. Urine très trouble, malodorante, capacité vésicale, 200 gr.

26 avril 1910. — ETAT GÉNÉRAL. — Bon. Urine trouble, malodorante. Albumine 0 ou traces. Sucre 0. Cocci, bacilles et quelques globules blancs.

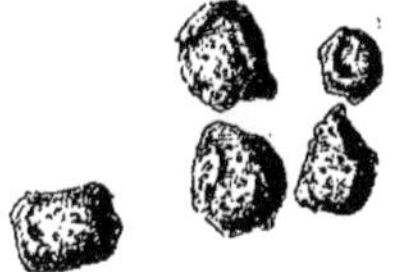

FIG. 48. Calculs.

OBSERVATION 11 (*Résumé*).

Calcul aseptique de la vessie. Lithotritie. Guérison. Calculs infectés du rein droit. Néphrotomie infructueuse. — Mort de cachexie urinaire cinq mois après.

L., 59 ans, envoyé le 28 octobre 1900 par le docteur Achard, de Lyon, pour des troubles vésicaux.

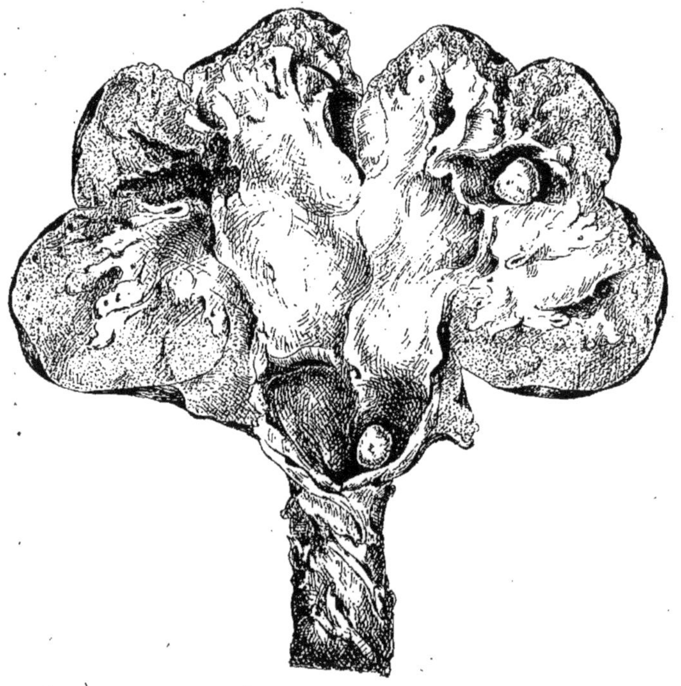

Fig. 49. Rein avec deux petits calculs (pièce d'autopsie).

A ce moment je constatai un petit calcul vésical aseptique, dont le malade fut débarrassé en une courte séance de lithotritie.

Le malade fut perdu de vue jusqu'au 17 juin 1906.

Il raconte que son état a été bon jusqu'en 1904. A cette époque, il éprouva des malaises dysuriques et se mit à se sonder. La rétention devint ensuite complète; un chirurgien lui pratiqua une perinéotomie et appliqua dans la vessie, un drain qu'il porte encore.

A son arrivée, on institue le cathétérisme régulier. L'urine est purulente et le malade souffre beaucoup.

Les souffrances ne furent nullement soulagées, malgré les soins variés qui furent donnés.

En janvier 1907, la radiographie du rein droit montre de petits calculs.

12 Février 1907. — Néphrotomie droite, sans résultat. Les calculs ne furent pas trouvés.

La plaie évolua normalement et se ferma complètement.

Le malade continua à mener une existence misérable et succomba cachectique, le 16 juillet de la même année.

A l'autopsie, on trouva dans le rein atrophié, deux petits calculs secondaires, et d'autres de même nature dans la vessie.

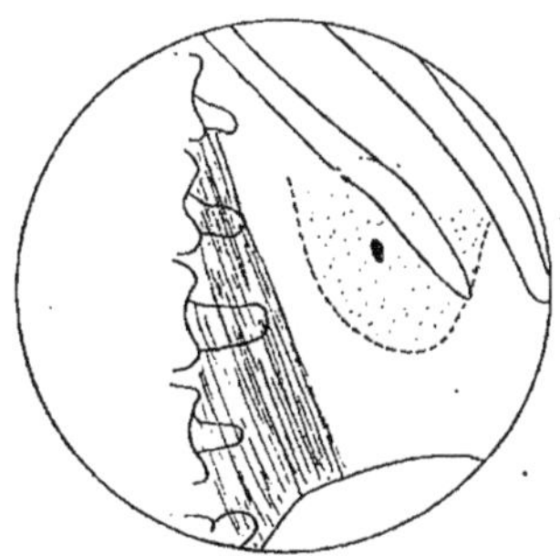

Fig. 50. Calque de la radiographie.

OBSERVATION 12.

Calcul aseptique du rein droit. Pyélotomie. Guérison. — Malade revu 3 ans et 4 mois après l'opération.

G., 48 ans, entrepreneur de serrurerie, 1er examen le 11 décembre 1901.

ANTÉCÉDENTS GÉNÉRAUX. — Marié, un enfant qui a 4 ans. Sa femme a une bonne santé et a eu 3 fausses couches. Un peu d'éthylisme professionnel.

ANTÉCÉDENTS SPÉCIAUX. — Syphilis, néant. Blennorragie à 30 ans, durée plusieurs années, et il y a encore des filaments. Pas de cystite, pas d'orchite. Il y a six ans, c'est-à-dire en 1895, se plaignait de malaises, fréquence des mictions avec douleur.

Coliques néphrétiques il y a 7 ans, à droite, émission de sable. Cette année a souffert des reins des deux côtés, émission d'un peu de sable, c'était à fin août. Il y avait de l'albumine en quantité notable. (Examen du docteur Chaumier de Lyon.)

Le malade vient consulter parce qu'il a des envies fréquentes d'uriner et des douleurs vagues dans les reins. Les envies d'uriner ont augmenté depuis 15 jours.

Le 25 novembre, une analyse est négative au point de vue albumine; il avait moins de gêne du côté de la vessie et des reins à ce moment-là.

Eprouve souvent un chatouillement dans le canal qui le fait uriner, espérant se soulager.

ETAT ACTUEL. — *Mictions.* — La nuit 1 à 2. Le jour toutes les 2 heures. Marche ni voiture n'influent. Douleur, néant.

Urine. — Quantité en 24 heures : 1.500 gr. à peine. Albumine, un peu. Sucre, néant. Filaments dans le premier verre. Hématurie macroscopique, néant.

Examen, urètre. — Libre.

Vessie. — Cystoscopie négative.

Prostate. — Un peu grosse, mais plate.

Reins et uretères. — Souffre un peu de la région rénale droite, mais la marche ne l'exagère pas. Reins non perceptibles.

Testicules, épiderme et cordon. — Néant.

ETAT GÉNÉRAL. — Bon.

Octobre 1902. — Il y a 3 semaines, fait un bon dîner, danse, a une pollution nocturne; le lendemain, un peu de sang dans l'urine (n'a pas souffert du rein ce jour); souffre presque constamment du côté droit, sans irradiation. Chatouillement dans le gland.

Mictions. — La nuit, 1 à 3 fois. Le jour, toutes les 2 heures, parfois beaucoup moins, parfois beaucoup plus. La voiture influe un peu.

4 Avril 1903. — Se plaint toujours des reins. A droite, la douleur se présente sous forme de lancées, jamais au repos, mais s'il marche, au bout d'un moment elle se produit et même il est parfois obligé de s'asseoir; ne souffre à peu près jamais la nuit, ni le matin, le plus souvent l'après-midi; cette douleur l'obsède un peu, il ne pourrait pas travailler.

En revanche, ne se plaint plus de la vessie depuis la fin 1902.

Reins non douloureux à la pression, non accessibles.

Urine louche. Au microscope, hématies, à peu près pas de leucocytes, beaucoup d'albumine.

Radiographie par le Dr X. — Négative.

11 Avril 1907. — Depuis lors, ce malade obsédé par la douleur a quitté Lyon et a abandonné ses affaires. J'avais conservé son souvenir, en raison de l'absence de diagnostic précis, la radiographie ayant été négative. En avril 1907, voulant le faire profiter des progrès effectués par la radiographie, je lui écris et l'engage à revenir à Lyon pour le soumettre à un nouvel examen. Il suit immédiatement mon conseil et se présente à mon cabinet. La douleur dans le rein droit persiste avec des périodes de bien-être et d'aggravation. Souffre à peu près autant la nuit que le jour. Ne fait plus de marche, se promène, et cela ramène quelquefois la douleur s'il va un peu vite. Il localise la douleur dans la région rénale droite, tantôt en ceinture, tantôt en avant, tantôt en arrière; tantôt la douleur traverse en coup de poignard, tantôt c'est comme une torsion du rein. La douleur ne descend jamais dans la vessie, ni dans le canal, ni dans le testicule, ni à l'anus.

Plus de fréquence des mictions depuis 1902. Les envies d'uriner ont passé tout d'un coup.

Mictions. — 0 la nuit, le jour environ 8 fois, mais boit beaucoup, notamment 2 à 3 verres d'eau d'Evian le matin.

État général. — Amaigri et cependant mange bien, seulement il ne dort pas à cause de la douleur.

Rein droit non perçu, pas de douleur à la palpation (mais la nuit qui suivit cet examen a souffert plus que d'habitude).

Urine louche (parfois plus trouble).

Albumine, présence importante. Sucre, néant. Globules de sang et leucocytes. Pas de cylindres.

Cœur et poumons, 0.

Parfois émet de petites glaires sanguinolentes dont l'émission est précédée par une petite colique néphrétique.

La *radiographie* montre un calcul du rein droit. (Arcelin.)

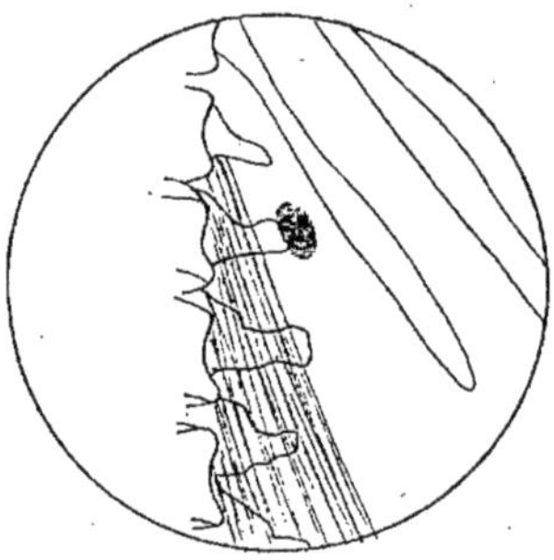

Fig. 51. Calque de la radiographie.

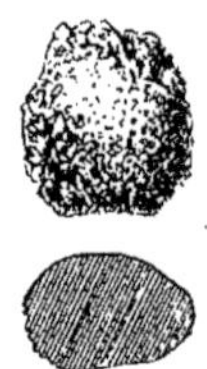

Fig. 52. Calcul.

13 Avril 1907. — Pyélotomie droite. — Incision lombaire courbe. Rein amené au dehors. On sent le calcul dans le bassinet en dehors de la substance rénale. Incision verticale de 1 c/m 1/2 de long sur le bassinet. J'enlève le calcul avec quelque difficulté, il semble un peu adhérent par une de ses extrémités, et la curette a dû être employée. (J'ai craint d'en avoir laissé un débris, mais, sur le vu de la pièce, je ne le crois pas.)

Je place deux points au catgut très fin, sur le bassinet, mais tant bien que mal, car il y a de la graisse qui gêne.

Guérison par première intention.

Poids du calcul, 1 gr. 59. Mélange d'oxalate de chaux et traces de phosphate tribasique.

7 Mai 1907. — Va bien, ne souffre pas.

Urine jaune, ambrée, quelques filaments.

Albumine, néant.

18 Août 1910. -- Va très bien, se livre à tout exercice, n'a plus souffert.

Mictions. — 0 la nuit, 3 le jour.

Urine. — Limpide. Albumine, néant.

Culot. — Très rares globules blancs, pas de globules rouges, quelques cellules épithéliales : débris de cristaux informes.

Ce malade, complètement guéri, regrette d'avoir abandonné sa profession.

OBSERVATION 13.

Calcul aseptique du rein gauche. Néphrotomie . Guérison.
Examen de l'urine 3 ans et 11 mois après.

D., 22 ans, employé.

ANTÉCÉDENTS GÉNÉRAUX. — Père en bonne santé, mère délicate. Une sœur également délicate. Un peu maigre, a été refusé au Conseil de révision pour tour de taille insuffisant.

ANTÉCÉDENTS SPÉCIAUX. — Blennorragie, néant.

DÉBUT DE LA MALADIE. — Il y a 5 ans, début de l'affection, crise douloureuse qui a duré 24 heures; a éprouvé des douleurs dans le testicule gauche et remontant dans le ventre à gauche jusqu'au rein, sans émission de graviers, une injection de morphine fut faite. La première année, a eu 2 ou 3 crises de même caractère et de plus en plus intenses. Depuis l'année passée il va mieux, n'a eu qu'une crise, il y a quelques jours, je l'ai vu après cette crise.

ETAT EN 1898. — *Mictions.* — Normales, marche ni voiture n'influent.
Urine. — Albumine, 0. Sucre, 0. Sang (macroscopiquement), 0.
Testicules. — A droite 0; à gauche léger varicocèle, et au-dessus de la tête de l'épididyme, kyste de la grosseur d'une petite noisette.
Prostate. — 0.

ETAT GÉNÉRAL. — Passable.
10 avril 1902. — Depuis un an et demi plus de douleurs au testicule, mais auparavant deux petites crises douloureuses, dans le testicule, ayant duré une fois un jour, une autre un demi-jour, avec irradiation dans la fosse iliaque, sans fréquence de la miction, ni douleur dans le canal.
Se plaint de douleurs dans les lombes depuis un an.
Urine. — Filaments menus, albumine traces très minimes.
28 mai 1907. — Crises néphrétiques gauche, en juillet 1905, durée 1 h. 1/2, sans nausées, sans irradiation testiculaire, ni glandaire, ni vésicale, ni sang, cependant difficulté pour uriner quand il souffre. Depuis lors, douleurs dans la région du rein gauche, parfois ressent comme un point, la marche et la fatigue les réveillent parfois.
Reins non perçus.

Radiographie. — 1er juin 1907. — La radiographie indique la présence d'un calcul dans le rein gauche (Arcelin).

Urine. — Louche, culot, leucocytes prédominants et hématies, cristaux d'acide urique. Albumine présence, inoculation négative.

4 juin 1907. — OPÉRATION. — Incision lombaire. On attire le rein au dehors. Le calcul ne se trouve pas tout à fait dans le bassinet. NÉPHROTOMIE. — On retire le calcul en 2 fragments : le premier plus petit, le second plus gros, mais très plat. On peut voir alors que le bassinet est un peu dilaté.

Rein suturé au catgut. Drainage de la loge rénale.

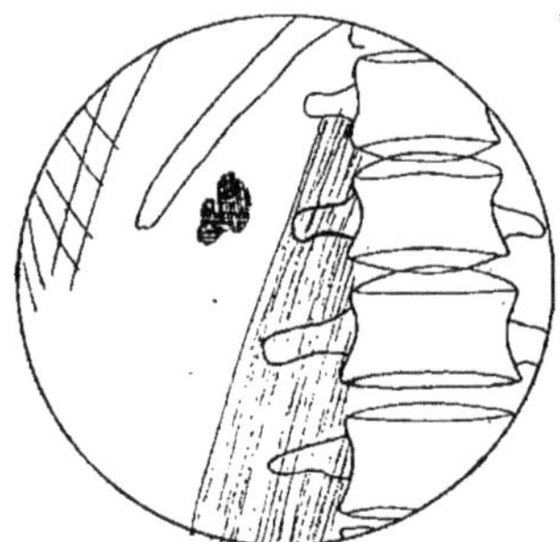

FIG. 53. Calque de la radiographie.

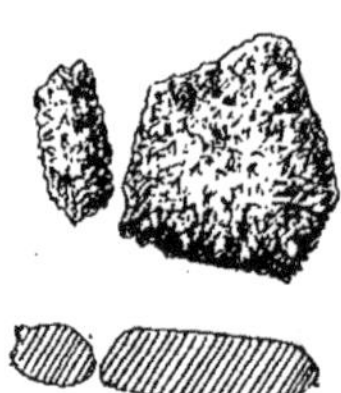

FIG. 54. Calculs.

(Le calcul se percevait par la palpation du hile du rein, mais il était profondément placé du côté du hile du rein, et ne faisait nullement ou à peu près pas saillie du côté du bassinet. Il ne convenait pas de faire la pyélotomie.)

Poids du calcul, 1 gr. 22.

Analyse chimique. — Oxalate de calcium pur (Mérieux).

9 août 1907. — La plaie s'était réunie par première intention. Une petite fistule suppurée s'est formée ces jours derniers, en haut de la plaie.

Urine limpide. Albumine 0. Centrifugation, culot minime, dans lequel on voit par ci par là un leucocyte et des débris cristallins informes.

Quantité 1000 à 1200 gr.

10 août. — Culot minime avec leucocyte, une hématie, un cristal d'oxalate. La plaie s'est cicatrisée rapidement après un curettage de la fistulette.

10 mai 1911. — *Urine.* — Albumine, néant. Culot, nombreux cristaux d'oxalate et d'acide urique. Un ou deux globules blancs, pas de rouges.

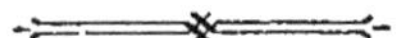

OBSERVATION 14.

Lithiase rénale bilatérale infectée. Etat général cachectique. Néphrotomie droite. — Mort.

Mme B., 39 ans, ménagère, m'est envoyée le 28 juin 1907, à l'hôpital St-Joseph, par le Dr Lémonon, de St-Donat (Drôme).

Antécédents généraux. — Père mort subitement. Mère morte d'un néoplasme du sein.

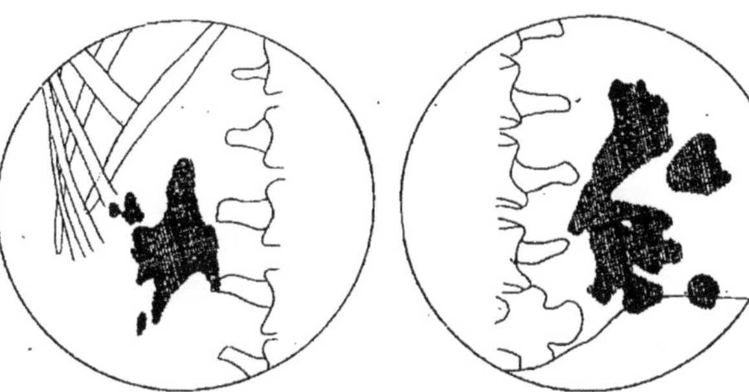

Fig. 55.
Calque de la radiographie du rein gauche.

Fig. 56.
Calque de la radiographie du rein droit.

Antécédents spéciaux. — Réglée à 12 ans, régulièrement. Mariée, 3 enfants. Pas de fièvre puerpérale. Pas de maladie de l'enfance.

Affection actuelle. — N'a jamais été sondée. Depuis 20 ans souffre du rein droit, parfois sous forme de crises, mais jamais n'a dû se mettre au lit à cause de la douleur. Parfois arrêt des souffrances pendant plusieurs mois; une seule crise violente il y a 20 ans au début de la maladie.

Hématurie très légère il y a 15 ans, ayant duré 24 heures, à la suite de fatigues; 2e hématurie légère aussi il y a 5 ans. Au mois d'avril dernier, nouvelle hématurie ayant duré 15 jours, à la suite d'une grippe, 3 semaines avant son dernier accouchement.

N'a jamais émis de graviers.

Actuellement, la malade se plaint de douleurs du côté droit; les douleurs sont moins vives, et, après quelques jours de repos, ne souffre presque pas. Jamais de symptômes vésicaux.

Mictions. — 3 fois le jour et 1 fois la nuit.

Urine. — Très purulente, comme de la purée.

Vessie. — Capacité : 220 gr.

Reins et uretères. — Le rein droit est perçu, très augmenté de volume; on ne sent pas le rein gauche.

ETAT GÉNÉRAL. — Femme très amaigrie. Etat général mauvais. Cœur 0. Poumons 0.

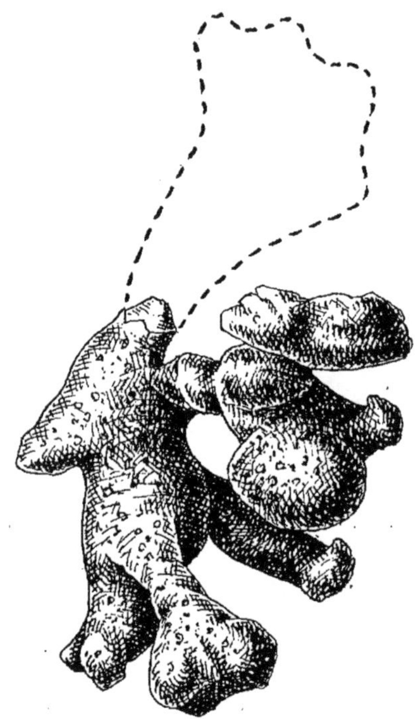

FIG. 57. Calcul du rein droit.
Le pointillé représente la partie brisée pendant l'intervention.

5 juillet. — *Séparation des urines.* — (Voir page 49, le résultat de la séparation. Voir même page, l'analyse chimique et bactériologique des urines séparées par le Dr Faÿsse).

Radiographie (Dr Arcelin).

Rein droit. — Enormes calculs.
Rein gauche. — Calcul moins volumineux.

23 juillet 1907. — INTERVENTION. — NÉPHROLITHOTOMIE DROITE (Rein le plus volumineux). — Incision lombaire. On arrive sur une masse énorme, du volume d'une tête de nouveau-né, avec point fluctuant au pôle supérieur. On ne voit pas de graisse périnéale. Issue de 200 gr. de pus fétide.

Mais on ne sait si la collection purulente ouverte est périnéphrétique ou rénale. Elle est très probablement rénale. Le doigt explorant cette poche évacuée, sent à sa partie inférieure, la pointe d'un calcul. Ce calcul est très friable et se casse sous le doigt. Pour le dégager, on fait une nouvelle section de la poche qui présente des parois très épaisses. Puis on décortique le pôle inférieur du rein et on le luxe au dehors. On sent alors par la palpation une masse calculeuse énorme. Incision suivant le bord converse. Extraction de calculs par gros fragments. Tout paraît enlevé.

Mèche et drain au-dessous. Suture hémostatique du rein au catgut gros.

Poids des calculs, 34 gr.

Analyse chimique. — Calculs de phosphate de chaux, avec des traces d'oxalate de chaux (Mérieux).

24 juillet. — La malade a un pouls rapide, 140, soif intense, vomissements noirs verdâtres très abondants. Ventre souple. Langue et lèvres sèches. On craint urémie. Lavement d'eau bouillie. Le pansement n'est pas souillé d'urine.

25 juillet. — La malade va un peu mieux, pouls à 108, pansement humide d'urine : dans la vessie, il n'y a pas d'urine.

26 juillet. — La malade s'affaiblit et meurt. Pas d'autopsie.

(Voir troisième décès, p. 69.)

OBSERVATION 15.

Calcul du rein droit. Infection modérée. Pyélotomie. Clarification des urines. — Dernières nouvelles 3 ans et 2 mois après l'opération.

T., 27 ans, employé d'administration, né à L. (Isère), examiné le 29 août 1907.

Antécédents généraux. — Père bien portant. Mère morte d'hémiplégie. Plusieurs frères et sœur dont un brightique.

Pas de gravelle ni de goutte dans la famille.

Pleurésie, il y a sept ans; durée trois mois.

Quelques furoncles à 20 ans. Pas d'adénite. Pas d'otite suppurée. Scarlatine 0. Fièvre typhoïde à 5 ans.

Antécédents spéciaux. — Pas de coliques néphrétiques, ni de graviers expulsés. Pas de blennorragie.

Début de la maladie. — Il y a un an et demi, à la suite d'un voyage, le malade constate que ses urines sont troubles, sans fatigue de la miction. Elles sont troubles depuis lors. Souvent elles sont noires, surtout après une fatigue, mais un ou deux jours après. Une fois, il y a six mois, elles furent rouges sang.

Le matin, vers 11 heures, lassitude douloureuse dans les reins, au début, *plutôt à gauche*, actuellement bilatérale. Cette douleur est augmentée par la marche.

L'examen des urines a été fait à l'occasion des symptômes suivants : lourdeur de tête, insomnie, un peu d'oppression, quelques crampes, un peu d'essoufflement. On trouve 0 c. c. 25 d'albumine par litre.

Son frère, médecin des plus distingués, a trouvé du pus et du sang dans ses urines.

Etat actuel. — Une miction chaque nuit, depuis très longtemps. Quatre le jour. La marche ni la voiture n'influencent pas la fréquence des mictions. Pas de douleur en urinant.

Urines. — Très troubles. Albumine en assez grande quantité. Leucocytes et hématies.

Analyse chimique (Faÿsse), 2 novembre 1907. — Quantité du nyctémère, 1.750 c. c.

Urée	par litre	17 gr. 29	. . .	par 24 heures	30 gr. 25
Phosphates. .	—	2 gr. 70	. . .	—	4 gr. 72
Chlorures . .	—	4 gr. 90	. . .	—	8 gr. 57
Albumine . .	—	0 gr. 25	. . .	—	0 gr. 43

Analyse bactériologique (Mérieux). — Examen direct montre des cocci associés par deux. Cultures : staphylocoques.

Pas de bacilles de Koch et inoculation négative.

Testicules. — Néant.

Prostate. — Normale.

Vessie. — Très grande capacité, on peut injecter 630 gr. de liquide.

Cystostopie. — Négative. Orifices urétéraux normaux.

Cathétérisme de l'uretère droit. — Une prise de 3 grammes montre quelques globules rouges, 2 à 3 globules blancs; des traces d'albumine.

Une deuxième prise de 5 grammes montre quelques globules rouges, 2 ou 3 globules blancs et de nombreuses cellules épithéliales en raquettes.

(On termine en injectant dans l'uretère 2 c. c. de nitrate à 1 °/oo.)

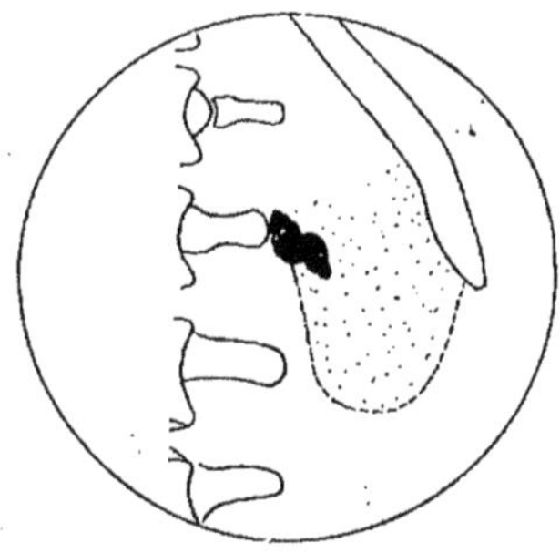

Fig. 58. Calque de la radiographie.

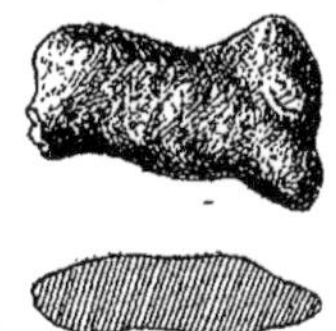

Fig. 59. Calcul.

Analyse chimique de l'urine droite (Faÿsse) :

Urée.	13 gr. 51	par litre
Phosphates . . .	3 gr. 20	—
Chlorures	9 gr.	—

Reins. — Non perceptibles. Non douloureux. Le malade ne souffre pas à droite. Spontanément, il croit plutôt que le rein gauche le ferait souffrir.

Radiographie par M. Arcelin : Négative à gauche, positive à droite.

5 novembre 1907. — Pyélotomie droite postérieure :

1° Incision courbe à concavité antérieure.

2° Le rein est amené assez difficilement en dehors. On dissèque le bassinet, ce qui est assez délicat; ce dernier étant noyé dans une gangue fibro-adipeuse assez résistante. Le rein est normal, non augmenté de volume.

3° On sent à travers la paroi pyélitique le calcul qui est extrait avec les doigts, après une petite incision verticale du bassinet.

4° Suture de la paroi postérieure du bassinet, avec deux points de catgut Répin. Capitonnage sur le bassinet, au catgut.

5° Drainage avec mèche en arrière. On laisse également deux drains venant en arrière au ras du bassinet.

6° Réfection de la paroi musculaire au catgut chromique.

Le calcul enlevé est jaunâtre, irrégulièrement rectangulaire, de 1 centimètre sur 2 centimètres, avec ses quatre pointes en saillie.

Poids du calcul, 1 gr. 50.

Analyse du calcul. — Calcul constitué par un mélange à peu près équivalent d'oxalate de chaux et de phosphate tribasique de chaux avec des traces d'urate (Mérieux).

7 novembre. — Poussée de température à 40°. Pansement. Localement la plaie présente un bon aspect.

8 novembre. — Température 39°5.

13 novembre. — Les drains sont enlevés. Le malade va bien. Un peu d'état subfébrile.

2 décembre. — *Analyse de l'urine* (Faÿsse). — Quantité de vingt-quatre heures : 2 litres 700 (malade boit beaucoup).

Urée	par litre	13 gr. 51 . . .	par 24 heures	36 gr. 47
Phosphates. .	—	2 gr. 25 . . .	—	6 gr. 07
Chlorures . .	—	3 gr. 80 . . .	—	10 gr. 26

Albumine, 0.

La plaie est à peu près cicatrisée. Urine encore trouble, se clarifiant en partie par l'acide acétique. Dans le culot de la centrifugation, on trouve des globules de pus. Exeat.

20 décembre. — Plaie cicatrisée. La réunion s'est effectuée par première intention dans les parties suturées. L'urine se clarifie. L'état général est bon. Il a engraissé de 8 kilos.

26 janvier 1908. — Le malade revient se montrer. Il a eu une poussée de rhumatisme dont il est guéri.

Urine, limpide, pas d'albumine.

Mictions. — Une la nuit, trois le jour.

Résultat excellent.

14 février 1908. — L'urine est limpide. Dans le culot, on trouve à peine un ou deux globules de pus, quelques rares cristaux d'acide urique. Pas d'albumine.

Les cultures restent stériles.

8 décembre 1910. — Habitant l'Algérie, il écrit qu'il va très bien. Aucune douleur rénale.

Urine limpide. A eu la grippe et l'urine est restée sans albumine.

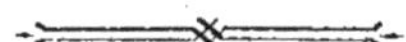

OBSERVATION 16.

Calcul aseptique du rein droit. Pyélotomie. Hémorragie interne grave au niveau du pédicule. Néphrectomie droite d'urgence le jour même. Guérison. — Dernières nouvelles 3 ans après l'opération.

Mlle M., célibataire, 24 ans, examinée le 16 novembre 1907. (Envoyée par le Dr Urpar, d'Arles-sur-Rhône.)

Antécédents héréditaires. — Rien à signaler. Pas de lithiase dans sa famille.

Antécédents personnels. — Menstruation régulière depuis l'âge de 13 ans. A deux reprises, à 5 et à 10 ans, fièvre intermittente pendant vingt ou vingt-cinq jours. Fièvre typhoïde à 14 ans. Pas d'affection pulmonaire.

Antécédents spéciaux. — Pas de coliques néphrétiques antérieures. Ni sable ni gravier dans les urines.

N'a jamais été sondée.

Affection actuelle. — A débuté il y a deux ans par une douleur vive à la suite d'une grande fatigue, douleur à siège vésical, s'irradiant dans l'hypochondre droit. Cette douleur se présente depuis, tantôt d'une façon continue, tantôt par crises. Il y a un an et demi, à la suite d'un bal, un médecin aurait constaté la présence de sang en petite quantité dans les urines.

L'hiver dernier, trois crises très violentes avec des vomissements, sans envie d'uriner, mais avec douleur descendant dans le bas-ventre.

Pas de crises véritables dans le rein droit depuis lors. Mais, si la malade se fatigue, la douleur devient très violente avec envie de vomir, elle doit alors conserver un repos complet et suspendre ses occupations.

État actuel. — *Mictions.* — 0 la nuit ; deux à trois le jour, sans douleur.

Urines. — Louches. Beaucoup d'hématies, à peu près pas de leucocytes. Beaucoup d'albumine (du sang).

Sucre. — Néant.

Analyse bactériologique. — Les cultures aérobies et anaérobies sont restées stériles.

Vessie. — Capacité, 300 gr.

Reins. — Ne sont pas perceptibles, mais la pression du rein droit provoque une douleur en arrière.

Examen radioscopique. — Calcul du rein droit, visible au niveau de l'apophyse transverse de la première lombaire.

État général. — Excellent. A cependant maigri de plusieurs kilos. Rien au cœur ni aux poumons.

19 novembre 1907. — Pyélotomie postérieure droite. — Anesthésie au mélange de Bilroth, sans incidents.

1° Incision lombaire.

2° Le rein est dénudé et amené au dehors assez facilement pour mettre à découvert le bassinet qu'on libère de la graisse qui l'environne.

3° Incision verticale sur la face postérieure du bassinet. Extraction facile du calcul que l'on trouve triangulaire.

A côté de l'incision, une petite veine saigne, elle a été déchirée pendant qu'on libérait le bassinet. Une ligature a été placée.

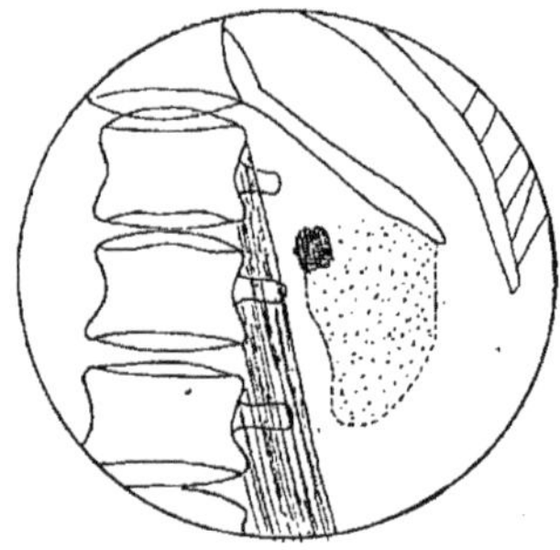

Fig. 60. Calque de la radiographie.

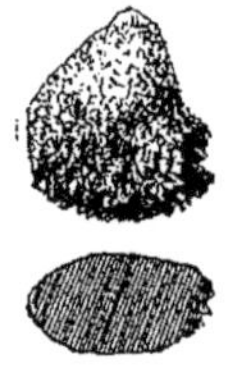

Fig. 61. Calcul.

4° Un point de suture au Répin sur le bassinet, et deux autres sur la graisse environnante.

5° Drains dans la loge rénale, en arrière.

6° Suture musculo-aponévrotique au catgut Répin.

Poids du calcul, 1 gr. 32.

Analyse du calcul. — Mélange d'oxalate de chaux dominant et de phosphate tribasique de chaux (Mérieux).

A 4 h. 1/2, on constate que la malade est très pâle, décolorée. Le pouls, incomptable, est à peine perceptible. Bref, tous les signes d'une hémorragie interne des plus graves, le pansement étant à peine taché de sang.

Deuxième intervention. — Néphrectomie droite, d'urgence.

1° On fait sauter la suture précédente. La loge rénale est remplie de caillots. Dès qu'elle est nettoyée, elle se remplit à nouveau de sang.

Une pince de Doyon est mise sur le pédicule vasculaire du rein et arrête immédiatement l'hémorragie.

2° On remplace cette pince par quelques grosses pinces à forcipressure, et on enlève le rein rapidement, étant donnée la gravité de l'état général.

3° Tamponnement très serré avec de nombreuses mèches de gaze.

Pansement.

Injection de sérum physiologique intraveineuse dans la basilique droite : 300 grammes.

A 11 heures du soir, la malade étant toujours pâle, on vérifie à nouveau la plaie qui ne présente rien de particulier.

20 novembre. — La malade va mieux.

Comme elle n'a pas uriné, spontanément on la sonde. On retire 700 gr. d'urine.

Le soir, nouveau cathétérisme ramenant 300 grammes d'urine.

21 novembre. La malade va bien. On enlève les pinces.

26 novembre. -- La miction spontanée ne s'était pas produite jusqu'à ce jour. On sondait la malade quatre fois par jour. Elle urine spontanément à partir d'aujourd'hui.

L'urine ne contient pas d'albumine.

7 décembre. — Le soir, sans cause appréciable, 39°.

8 décembre. — Plus de fièvre.

20 décembre. — Urine dépolie, albumine traces minimes. Culot globules de pus en assez grand nombre.

Plaie à peu près fermée. Exeat.

4 janvier 1908. — Plaie bien cicatrisée. La malade a eu un peu de cystite qui a nécessité quelques lavages de la vessie au nitrate d'argent.

Urine. — Assez louche, acide, sans odeur. Leucocytes assez nombreux. 1 ou 2 hématies. Albumine traces.

Capacité vésicale. — 250 gr. Parfois un peu de cuisson en urinant.

Mictions. — La nuit 2 à 3, le jour 3.

6 décembre 1910. — La malade écrit qu'elle est en parfaite santé. Elle travaille comme auparavant et n'éprouve aucun malaise.

OBSERVATION 17.

Calcul infecté du rein droit. Etat général mauvais. Néphrectomie. Guérison opératoire rapide. — Mort quatre mois et demi après (Urémie, affection hépatique?).

L., propriétaire, 59 ans, examiné en décembre 1907.

Antécédents spéciaux. — A eu du sang dans l'urine il y a 10 ans, pendant 2 à 3 ans.

Début de la maladie. — En 1888, troubles dyspeptiques légers qui ont persisté. En 1896, le Dr Désir de Fortuné fait le diagnostic de calcul du rein droit, à la suite d'hématuries répétées. Le malade consulte Albarran à cause de douleurs dans les reins, particulièrement à droite, où la douleur était fixée, parfois violente, sans irradiation vésicale testiculaire ou glandaire. Le malade refuse de se laisser opérer. Va à peu près ensuite jusqu'en septembre 1906. Depuis lors, mictions plus fréquentes, palpitations du cœur, faiblesse, anorexie.

Etat actuel. — *Mictions.* — 3 la nuit, toutes les deux heures le jour, non influencées par mouvements. Un peu douloureuses.

Urine. — Trouble, fétide, un peu hématique, le dernier jour un peu plus hématique, il vient ensuite un caillot.

Quantité : 1.250 c. c.

Analyse chimique (Faÿsse). — Quantité des 24 heures : 1.250 c. c.

Urée	par litre	14 gr. 05 . . .	par 24 heures	17 gr. 56
Phosphates. .	—	1 gr. 30 . . .	—	1 gr. 62
Chlorures . .	—	4 gr. 70 . . .	—	5. gr. 87
Albumine . .	—	0 gr. 40 . . .	—	0 gr. 50

Urètre, périnée. — Une boule 18 arrêtée à l'entrée de l'urètre membraneux, de même une boule 14, une boule 8 passe. On introduit ensuite une bougie conique olivaire 15 qui est laissée à demeure.

Vessie. — Résidu, moins de 30 gr. Capacité, 200 gr.

Cystoscopie. — Pas de calcul; mais, sur la partie supérieure, à gauche du col, on voit une petite masse flottante, comme une tumeur pédiculée appendue sur le col.

Prostate. — Petite.

Testicules. — 0.

Reins. — *Radiographie.* Rein gauche, aucun calcul visible. Rein droit, calcul volumineux (Arcelin).

A droite, le foie qui est gros déborde de 3 travers de doigt le rebord costal. Au-dessous on sent le rein volumineux, irrégulier, bosselé, dur, comme étalé. Le gauche se perçoit aussi.

Après application de la sonde à demeure, l'introduction du cystoscope a été possible.

Cathétérisme urétéral gauche. — Orifice urétéral normal. Sonde introduite de 3 c/m. (à la fin de la séance, injection de 2 à 3 gr. de nitrate à 1 °/oo).

L'urine gauche est jaune, ambrée, sortant par éjaculations; elle donne un culot constitué par quelques globules de pus et de rares globules rouges. Cette urine contient un peu d'albumine. Prise pour culture après 2 c. c. d'écoulement. Ces cultures ont fourni des staphylocoques.

Analyse de l'urine gauche.

Urée.	15 gr. 13	par litre
Chlorures	5 gr. 50	—

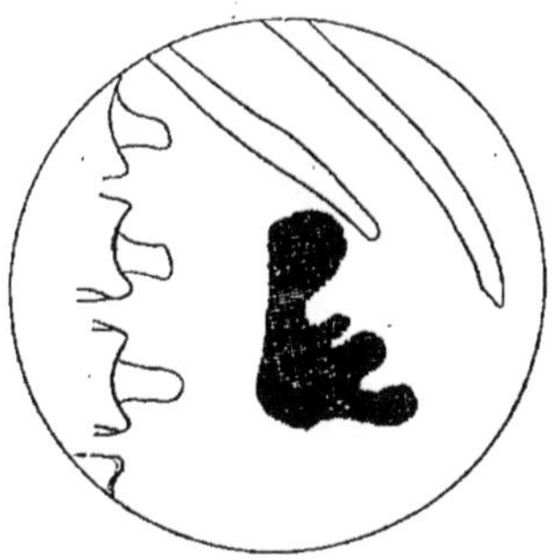

Fig. 62. Calque de la radiographie.

État général. — Mauvais, troubles dyspeptiques. On a nettement l'impression que le malade s'affaiblit de plus en plus et que son état devient chaque jour plus menaçant. C'est pourquoi il se résignerait à l'opération refusée jusque là.

Epreuve du bleu de métylène. — Injection de 5 centigrammes. Pendant les trois premières heures, coloration minime et pas de chromogène. De la 4e à la 9e heure inclus, bleu léger, chromogène très net. Puis le bleu est tantôt nul et remplacé par du chromogène, tantôt léger et sans chromogène. Pendant les 17e, 18e et 19e heure, un peu d'augmentation du bleu qui diminue ensuite tantôt avec, tantôt sans chromogène jusqu'à la 42e heure, après laquelle, plus de bleu ni de chromogène.

En somme, élimination défectueuse, surtout retardée, peu intense avec irrégularités. Durée 42 heures.

8 décembre 1907. — *Epreuve de la phlorydzine.* — Injection de 4 c. c. de la solution à 1/200.

Elimination de 6,71 centigrammes de sucre en 3 heures, après quoi, il n'y a plus que des traces.

10 décembre 1909. — Néphrectomie droite sous-capsulaire.

1° Incision habituelle de la peau.

2° La graisse de la loge écartée, le rein est facilement séparé du fascia avec lequel il présente des adhérences nombreuses.

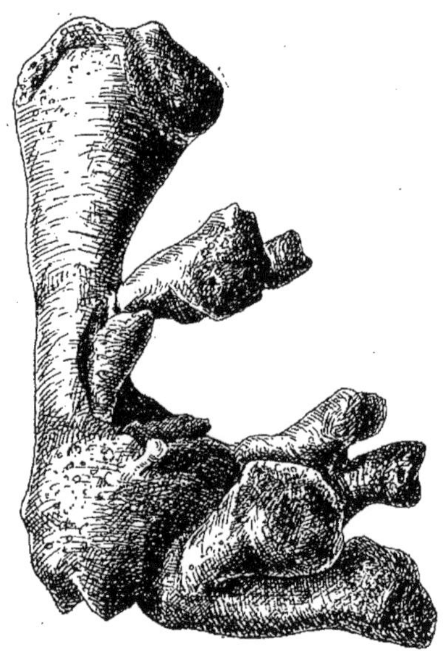

Fig. 63. Calcul.

3° Le rein est à peine plus volumineux que normalement, mais bosselé et on le sent rempli par une masse dure qui est manifestement le calcul diagnostiqué. On décide l'ablation.

4° On saisit le pédicule en masse, y compris l'uretère; le tout étant noyé dans un tissu graisseux très abondant, on pince, on sectionne et on lie par transfixion. Toilette de la loge rénale, hémostase.

5° On draine par deux mèches, deux drains.

6° Suture de la paroi au fil métallique.

Examen anatomo-pathologique (1). — Le rein enlevé est disséqué de

(1) Voir figure 14, page 238.

la graisse dans laquelle le bassinet est comme enveloppé. L'aspect extérieur est à peu près normal. Un fragment d'uretère assez long a été enlevé, il s'en écoule un liquide purulent, fétide. On sent le calcul sous la main, pour ainsi dire, à travers la substance rénale.

A la coupe, la substance rénale est réduite à une mince coque de quelques millimètres d'épaisseur. Le reste est occupé par un volumineux calcul coralliforme, remplissant un bassinet qui ne contient pas de pus en quantité appréciable. Odeur fétide.

Poids du calcul, 47 grammes.

Analyse chimique. — Carbonate et oxalate de chaux, et traces de phosphate de chaux (Mérieux).

10 décembre 1907 (soir). — Malade va bien. P = 84, quelques intermittences. Choc nul.

12 décembre 1907. — Va très bien.

19 décembre 1907. — Urines modérément troubles, sans odeur. Albumine, un peu (0 gr. 25). Culot, globules de pus, peut-être quelques hématies.

25 décembre. — Drains enlevés. On met une mèche. Cicatrisation presque complète.

Les suites opératoires ont été simples. La température a atteint deux fois 38°2, puis elle a été normale.

Quantité d'urine

1er jour. . .	400	grammes	9e jour. . .	1700	grammes
2e — . . .	700	—	10e — . . .	1800	—
3e — . . .	900	—	11e — . . .	1900	—
4e — . . .	1000	—	12e — . . .	2100	—
5e — . . .	1500	—	13e — . . .	2100	—
6e — . . .	1850	—	14e — . . .	2000	—
7e — . . .	1900	—	15e — . . .	1700	—
8e — . . .	2100	—	16e — . . .	1500	—

14 janvier 1908. — Exeat.

Plaie complètement cicatrisée, sauf une très petite fistule de la grosseur d'une lentille (sans doute d'origine urétérale).

Urines. — Encore troubles, mais infiniment moins qu'avant l'opération. Mictions faciles.

ÉTAT GÉNÉRAL. — Très amélioré. Encore un peu de manque d'appétit et surtout après les repas, palpitations de cœur.

1er février. — Les nouvelles du malade sont moins bonnes, appétit perdu, vomissements.

L'urine contient : Albumine, 2,50 par litre, soit 3,10 par 24 heures (à son départ, il n'avait que 0,38 d'albumine).

Urée, 7,15 par litre, soit 9,72 par 24 heures.

Azote uréique, 3,28 par litre, soit 4,46 par 24 heures.

Très nombreux globules de pus.

Pas de cylindre.

23 mars. — Etat persiste, maux de cœur, crachements, vomissements continuels.

Mort en avril 1908.

(On trouvera, page 133, quelques détails complémentaires.)

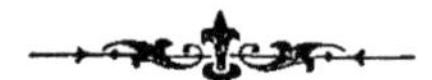

OBSERVATION 18.

Tuberculose rénale droite à forme pyélonéphrotique avec lithiase.

Cette observation a été rapportée in-extenso, page 172.

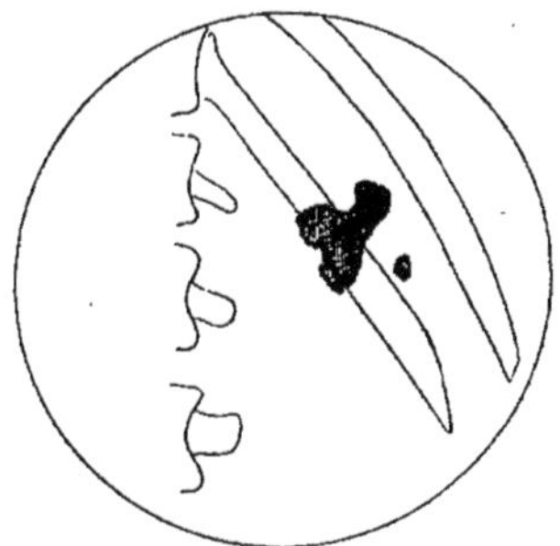

Fig. 61. Calque de la radiographie.

La figure 9, page 175, représente le rein enlevé. Le calcul ayant été brisé, le dessin n'a pu en être fait.

OBSERVATION 19.

Petit Calcul de la vessie. Lithotritie. Enorme calcul infecté du rein droit. Petit calcul à gauche. Néphrotomie droite. Guérison. — Fistule persistante 3 ans après.

J., 50 ans, charcutier. 1er examen le 18 novembre 1907.

Antécédents généraux. — Pas de graveleux dans la famille. Pas d'affection pulmonaire. Pas d'abcès. Pas d'angine suppurée, fièvre aphteuse en 1899.

Antécédents spéciaux. — Blennorragie, 0.

Début de la maladie. — Colique néphrétique à 27 ans, à droite, avec douleur dans l'aine. N'a pas vu de gravier, ni de sang. Deuxième en 1887 (3 ans après), à droite, douleurs dans le rein, irradiant jusqu'à l'aine, dans la verge et envies d'uriner. A émis un gravier blanc, pas de sang dans l'urine. Troisième, 3 ans après, nettement à gauche, élancement dans la verge, émission d'un gravier. Plusieurs autres petites crises, toujours à droite, une très forte il y a 8 ans, suivie de l'émission d'un gros gravier blanc. Reste 4 ans sans crise. Ensuite, quelques petites crises à droite, a émis un petit gravier il y a 2 ans. Depuis 2 ans, souffre du rein droit très fréquemment, avec parfois interruption de la douleur pendant quelques jours. La douleur se calme dès qu'il est couché. Une seule fois petite hématurie mise sur le compte de l'engagement du calcul dans la vessie, il y a deux mois.

Il y a un mois, crise à gauche avec irradiation jusque dans la vessie et la verge.

Après la dernière crise, il remarque une interruption dans le jet de l'urine. Le Dr Denis, de Mâcon, l'examine il y a trois semaines, et trouve un calcul dans la vessie.

Etat actuel. — *Mictions.* — La nuit 2 fois, le jour toutes les heures, la marche influe sur le nombre des mictions, mais non pas le chemin de fer. Douleur en urinant, 0.

Urine. — Modérément trouble, sans odeur, acide.

Examen bactériologique. — Cultures aérobies, staphylocoques. Cultures anaérobies, stériles.

Urètre. — Libre.

Vessie. — Capacité, 340 gr.

Cystoscopie. — Montre un petit calcul aplati comme une lamelle et accolé à la muqueuse du trigone. Quelques jours après, je le débarrasse de son calcul, en une séance de lithotritie.

Prostate et vésicule séminale. — De petit volume.

Reins et uretères. — Non perceptibles, non douloureux.

Le 25 novembre, la radiographie montre un énorme calcul dans le rein droit.

Cathétérisme du rein droit. — L'orifice urétéral est normal. La sonde n'est introduite que de 3 à 4 cent., issue d'urine par éjaculations très abondantes, urine pâle, louche, contenant du pus, pas d'hématie, un peu d'albumine. Le liquide laissé dans la vessie se trouble fortement.

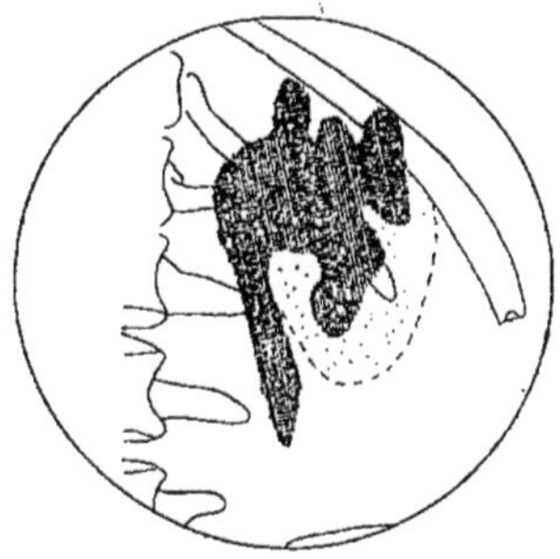

Fig. 65. Calque de la radiographie.

Analyse chimique des urines du rein droit et totales.

		Urine droite	Urine totale
Urée	par litre	3,96	8,95
Chlorures	—	3,04	6,73
Phosphates	—	0,20	0,53

État général. — Passable.

Analyse des urines. — Quantité en 24 heures, 2 litres. Réaction acide. Densité 1011.

	Par litre	Par 24 heures
Eléments fixes	24,46	48,92
Acide urique	0,17	0,34
Urée	10,02	20,04
Chlorures	6,42	12,94
Albumine (sérine)	1,03	2,06
Sucre	0	

Indican, présence.

6 janvier 1908. — On sent légèrement le rein gauche. Rein droit non perçu et non douloureux. Urines très troubles.

Epreuve du bleu de Méthylène — Injection de 5 centigrammes. Traces de bleu dans le verre recueillies une heure après. Maximum trois heures après. Coloration assez intense pendant les premières 24 heures. L'élimination se continue en décroissance progressive pendant le 2e nyctémère. Encore un peu de bleu pendant la moitié du 3e nyctémère. Il est à peine reconnaissable dans la deuxième moitié. Pas de chromogène.

11 janvier 1908. — Néphrotomie droite. — Anesthésie au Bilroth, sans incidents.

1° Incision lombaire.

2° On arrive sur la loge rénale : l'espace costo-iliaque est très réduit, mais on peut, la côte étant très courte, attirer à l'extérieur le rein. Il est très petit et rétracté sur un bloc pierreux que l'on sent nettement à travers la substance, et qui l'occupe presque complètement.

3° Incision du bord convexe du rein d'un pôle à l'autre : on ne peut, à cause du prolongement intra-urétéral du calcul, mettre une pince sur le pédicule que l'on se contente de comprimer avec le doigt.

4° On *pèle* le calcul ; en certains points on est obligé de dilacérer la substance rénale qui forme des espèces de ponts au-dessus des prolongements du calcul ; ce dernier est sorti en un gros bloc, puis, le prolongement intra-urétéral est extrait par morceaux. On s'assure ensuite de la perméabilité de l'uretère, on enlève à la curette de la poussière, de la boue qui reste dans les prolongements des calices et dans les logettes qui recelaient le calcul ; dans un calice, ce sont de fins petits graviers jaunes, les autres ont l'aspect phosphatique.

5° Suture du rein très complète uniquement par des points profonds, une douzaine au moins, au catgut Répin ; on laisse un drain qui pénètre dans le bassinet au niveau du point de jonction du 1/3 supérieur et du 1/3 moyen.

6° Hémostase de la la loge rénale très difficile. On met dans le cul-de-sac supérieur un gros drain et on fait un tamponnement serré tout autour du rein.

7° Suture de la plaie au fil de catgut chromique.

Poids du calcul. — Le calcul coralliforme pèse 54 grammes.

Analyse chimique. — Carbonate et phosphate de chaux, à peu près à parties égales (Mérieux).

12 janvier 1908. — Hier soir, violents accès de colique néphrétique, dûs à la migration de caillots par l'uretère. Pouls faible, incomptable. Mais pas de signes d'hémorragie interne. Urine teintée de sang. Injection

d'un litre et demi de sérum. Le malade est considérablement affaibli. Son état est inquiétant.

13 janvier 1908. — Malade va mieux ; le pouls est relevé à 124. Moins abattu. Plus de douleurs.

14 janvier 1908. — Ablation des mèches. L'état s'améliore, mais très lentement.

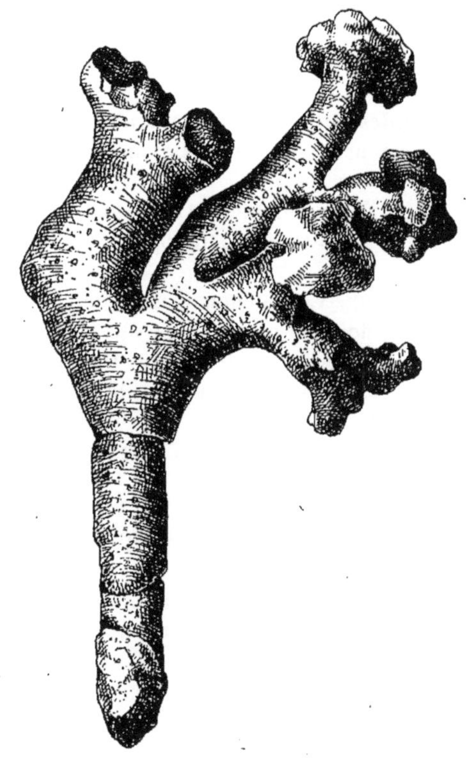

FIG. 66. Calcul extrait par néphrotomie.

16 janvier 1908. — La dernière mèche a été enlevée aujourd'hui. Avant-hier, l'urine émise par l'uretère était d'un beau jaune, ambrée et très peu trouble. C'était évidemment l'urine gauche. Aujourd'hui, l'urine est plus pâle et plus louche, sans doute l'uretère droit laisse passer davantage d'urine dans la vessie.

ÉTAT GÉNÉRAL. — Très médiocre.

28 janvier 1908. — L'état de la plaie est passable, bien qu'elle bour-

geonne un peu, elle s'est assez bien dépouillée; quand on fait tousser le malade, il sort de l'urine, sans doute par la partie supérieure de la plaie.

La langue est mauvaise. Depuis 2 jours, un peu de fièvre et douleur dans l'oreille.

29 janvier 1908. — Otite moyenne (Dr Bernoux). — Perforation spontanée de la membrane du tympan gauche, et issue de pus. Cette otite est probablement due à la propagation par la trompe d'Eustache de l'infection bucco-pharyngienne, qui donnait à la langue du malade un aspect vernissé.

2 février. — Grandes difficultés pour avaler. Symptômes d'œsophagite. La plaie est en assez bon état. Le malade énergique s'améliore lentement.

16 février. — Exeat. Va assez bien. Avale plus facilement.

Plaie en bon état, mais il coule toujours de l'urine. Urines totales encore troubles.

30 mars. — Va mieux. Commence à manger. Ne souffre pas. A eu deux accès de fièvre, dont un a coïncidé avec la fermeture de la plaie.

19 mai 1908. — Etat général satisfaisant. Urine trouble, sans odeur, beaucoup d'albumine. Mictions : 2 la nuit, le jour 4 à 5. Urine, 2 litres (buvait beaucoup de lait).

La plaie est fermée sauf fistule qui donne beaucoup d'urine. Elle coule surtout la nuit.

On ne sent pas les reins.

16 juillet 1908. — L'état général s'est encore amélioré. La fistule donne encore de l'urine.

Urine un peu trouble, sans odeur, acide, un peu ambrée; albumine, présence assez importante. Quantité d'urine, 1 litre 3/4 à 2 litres. Région rénale bien déprimable.

20 octobre 1908. — Etat général excellent. Pèsé 61 kilos habillé, pesait 44 à sa sortie de l'hôpital. Fistule non fermée. Urine un peu ambrée, modérément trouble. Albumine, présence comme avant. Palpation comme avant. Aucune douleur, ni à droite, ni à gauche. Quantité d'urine, 2 litres. Il y a des jours où la fistule ne donne plus.

26 novembre 1908. — La fistule rénale persiste, sans diminuer.

3 août 1909. — Etat général excellent. Urine louche, albumine un peu. Fistule rénale urinaire persiste. On ne sent pas le rein droit. A gauche, il a eu une petite crise douloureuse, mais de peu de durée.

10 novembre 1910. — Etat général « meilleur qu'il n'a jamais été ». La fistule persiste et laisse couler de l'urine. Urine totale modérément trouble. Culot, globules de pus et quelques rares globules rouges. Albumine, présence modérée. Rein droit non perçu. Il se laisse un peu

moins déprimer, Un peu d'éventration. Il y a 18 mois petite colique gauche, à la suite de laquelle il croit avoir expulsé le gravier, parce qu'il n'a plus souffert depuis lors.

Plus de douleur à droite, ni à gauche.

20 juin 1911. — Etat général très bon. Fistule urinaire persistante qui laisser passer 100 à 150 gr. Elle n'a pas de tendance à diminuer. Elle s'était fermée trois jours, pendant lesquels il souffrait un peu. Urine modérément trouble. Albumine peu. Culot, globules blancs et microbes.

Reins peu perçus.

OBSERVATION 20.

Calcul infecté du rein gauche. Lésion rénale ancienne. Polyurie. Affaiblissement général. Tachycardie. Néphrotomie. Mort le jour même.

V., 63 ans, industriel. 19 mai 1908, envoyé par le Dr Allemand de Cours.

ANTÉCÉDENTS GÉNÉRAUX. — Célibataire. De 1885 à 1890, affection hépatique. Erysipèle du cuir chevelu en 1890. Excès de table. A diverses reprises, il y a 5 à 6 ans, il y a 4 ans et surtout en novembre dernier, palpitations du cœur.

ANTÉCÉDENTS SPÉCIAUX. — Blennorragie en 1870 et en 1902, sans orchite ni cystite.

AFFECTION ACTUELLE. — En 1898, colique néphrétique, une crise du côté gauche. En 1899, crise du même genre et émission d'un calcul brun foncé.

A été sondé il y a 5 ans, 6 à 7 fois, le malade se plaint surtout de maigrir (il a perdu 22 kilos depuis le 22 décembre 1907), de battements de cœur, de perte de forces et dit ne souffrir de rien. Une fois par mois à peine, une piqure au bout du canal. Ne souffre pas du rein, mais un peu de lassitude dans le rein gauche, en arrière.

ETAT ACTUEL. — *Mictions.* — 1 la nuit, peut rester 6 heures sans uriner. Les courses en automobile et en chemin de fer n'influencent pas les mictions. Douleur 0.

Urine. — Très purulente, acide.

Quantité : l'hiver dernier, buvant 3 litres de liquide, urinait plus de 3 litres, actuellement 2.800 gr.

Analyse chimique. — Il y a 10 ans, le Dr Allemand a trouvé de l'albumine, 0,15 à 0,20 centigr.

Après filtration, albumine en quantité très modérée.

Sucre, néant.

Analyse microscopique. — Leucocytes extrêmement nombreux.

Analyse bactériologique. — Les cultures aérobies ont donné du staphylocoque abondant et quelques rares colonies de pneumocoques.

Analyse chimique (Faÿsse). — Quantité 2.800 gr.

Urée. . . .	par litre	12 gr. 16 . . .	par 24 heures	34 gr. 04
Phosphates .	—	1 gr. 40	—	3 gr. 92
Chlorures . .	—	7 gr. 40 . . .	—	20 gr. 71

Sucre, 0.

Albumine, léger disque.

Une analyse faite en mars 1988, avait donné 23 gr. d'urée en 24 heures, 0 gr. 44 d'albumine. La quantité d'urine etant de 2.800 gr.

Urètre, libre.

Vessie. — Résidu : 0.

Capacité : a pu uriner jusqu'à un litre en une miction.

Cystoscopie : Pas de calcul.

Prostate et vésic. sém. — Lobes saillants.

Reins et uretères. — Rein gauche, non perçu. Rein droit, région mal dépressible. Avant l'émission du gravier, a eu un peu de douleurs dans la fosse iliaque gauche.

22 mai 1908. — *Radiographie* des deux reins (Dr Arcelin).

Le rein gauche se dessine très bien dans son pôle inférieur, et on voit un petit calcul.

Rien à signaler à droite.

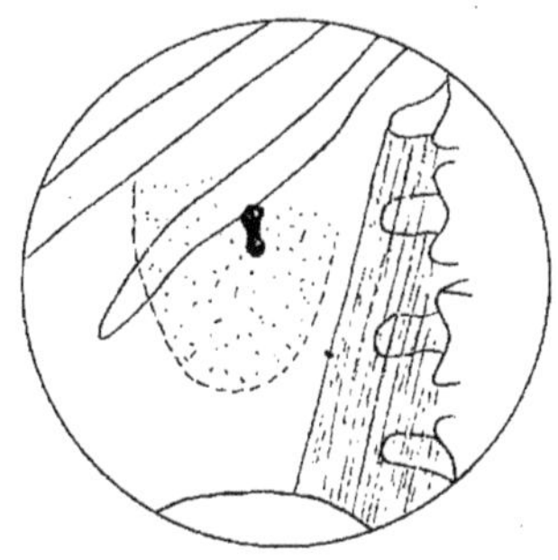

Fig. 67. Calque de la radiographie.

Cathétérisme urétéral droit. — L'urine droite est jaune, ambrée, limpide, sortant par éjaculations, traces infimes d'albumine, du reste explicables par quelques globules rouges; à peu près pas de leucocytes. Prise pour cultures, après 4 à 5 gouttes d'écoulement.

Analyse chimique.

		Urines totales	*Urine droite* (côté sain)
Urée	par litre	13,67	17,60
Chlorures	—	6,73	9,95
Phosphates	—	1,02	0,84

Cultures. — Les cultures aérobiee et anaérobies faites avec les urines droites (3e prise) sont restées stériles après 3 jours d'étuve à 35°.

État général. — A maigri de 21 kilos en 6 mois, pas de lésion au cœur, tachycardie continue, galop? le malade est considéré par les médecins comme brightique.

Traitement. — 4 juin 1908. — Néphrotomie gauche. — Anesthésie à éther sans incidents. Incision lombaire. Le rein est facilement amené en dehors de la plaie. Pince à entérectomie sur le pédicule. Le rein étant rouge vineux, très congestionné, présente des plaques fibreuses sur la face postérieure. Par la palpation, on sent dans le pôle inférieur du rein une masse dure qui doit correspondre au siège du calcul. Incision de trois centimètres sur le bord convexe du rein, on sent le calcul facilement; il se brise, on l'enlève avec le doigt, fragment par fragment. On retire ensuite quelques débris à la curette. L'exploration du rein ne révèle aucun autre calcul. Le bassinet est très dilaté. Rein hydro-pyonéphrotique.

Suture du rein au catgut. On laisse un drain que l'on fait remonter jusqu'au pôle supérieur.

L'extériorisation du rein a été gênée par un peu de périnéphrite fibreuse, le pédicule semble court,

Une petite incision a suffi pour enlever le calcul. Le doigt introduit par l'incision (qui n'occupe que la circonférence du tiers inférieur), parcourt toute l'étendue du bassinet, jusqu'au pôle supérieur, de sorte que cela suffit à la fois pour explorer le bassinet et constater sa dilatation modérée, mais nette.

Malgré l'absence de la capsule propre, qui a été involontairement décollée, les fils tiennent bien, ne coupent pas et cela montre qu'il y a de la sclérose rénale.

Hémorragie modérée.

Poids du calcul, 0 gr. 70.

Analyse chimique. — Calcul constitué par de l'oxalate de chaux dominant et du phosphate de chaux.

Après l'opération, le malade a la figure congestionnée.

Dans la soirée, agitation, pouls très irrégulier, douleur au creux de l'estomac.

Vers 4 heures, il urine du sang.

Lavement de 2 gr. de chloral.

Agitation avec période d'affaissement.

Vers le soir, les périodes d'affaissement augmentent, pouls filiforme, très irrégulier; je le sonde, pas d'urine.

Cheyne-Stockes. Le pansement est souillé de sang.

Mort à 9 heures du soir.

Autopsie. — Pas de caillots dans la plaie, quelques caillots dans le rein. Le rein opéré paraît petit, il pèse 150 gr.; le tissu rénal est réduit à un centimètre d'épaisseur et a un aspect fibreux.

Le rein gauche est plus gros, il est absolument comparable à la rate, un peu de dilatation du bassinet.

(Voir quatrième décès, obs. 69.)

OBSERVATION 21.

Calcul aseptique du rein droit. Pyélotomie. Guérison.
Examen 2 ans et 8 mois après.

M., 26 ans, envoyé par le Dr Laurençon, de St-Chamond, le 10 juin 1908.

Antécédents généraux. — Père et mère bien portants, cinq frères ou sœurs bien portants. Pas de graveleux ni de goutteux dans la famille. Variole dans l'enfance. Pas d'abcès, ni fièvre. Pas d'angine. Pas de scarlatine. Convulsions dans l'enfance à 3 ou 4 ans, puis jusqu'à 18 ans a des crises de nerfs ressemblant à de l'épilepsie. Plus de crise depuis l'âge de 18 ans.

Antécédents spéciaux. — Colique néphrétique 0, gravier 0, hématurie constatée 0.

Début de la maladie. — A 18 ans, le docteur X. constate de l'albumine. Depuis lors, 4 à 5 analyses au moins avec résultats positifs ou faibles et même négatifs.

A l'âge de 18 ans, est traité pour néphrite, régime mixte pendant 5 à 6 ans.

Depuis 3 mois, point douloureux dans la région rénale droite, surtout le jour et quand il se fatigue.

Etat actuel. — *Mictions.* — 0 la nuit, normal le jour. Douleur, 0.

Urine. — Dépolie, un peu louche. Beaucoup d'albumine.

Analyse microscopique. — Culot. Débris constitués probablement par des cristaux d'acide urique, quelques leucocytes, quelques grosses cellules rondes et beaucoup d'hématies.

Cultures. — Stériles.

Reins et uretères. — Rein gauche perceptible. Rein droit mobile au 3e degré, se perçoit comme un corps arrondi. Il éprouve dans ce rein tantôt aucune douleur, tantôt une douleur un peu aiguë.

Radiographie. — A gauche aucun calcul visible.

A droite, petit calcul de 0,20 à 0,25, visible dans le bassinet (Arcelin).

Testicules, épid. et cordon. — 0. 0.

Etat général. — Assez bon. Pas de céphalée, pas de troubles visuels, pas de crampes; auscultation du poumon, négative.

27 juin. — Reins, comme ci-dessus.

Urine troublée par des phosphates, se clarifie par acide. Albumine, traces.

Culot, phosphates, un globule rouge, pas de cylindre.

En somme, l'albuminurie marche presque parallèlement avec le sang.

15 juillet 1908. — L'urine d'aujourd'hui est très sanglante et contient beaucoup d'albumine.

Cathétérisme gauche. — L'urine est limpide, ne contient pas de pus. Quelques leucocytes et quelques hématies qui paraissent en nombre insuffisant pour expliquer l'albumine.

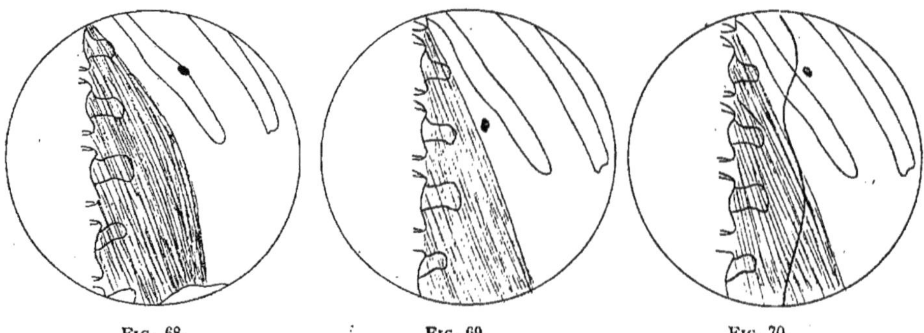

FIG. 68. FIG. 69. FIG. 70.

Calques de trois radiographies différentes.

Analyse chimique.

		Urine totale		*Urine gauche* (côté sain)
Urée . . .	par litre	20 gr. 27	. . . .	16 gr. 21
Phosphates .	—	3 gr. 15	. . . .	3 gr.
Chlorures. . .	—	9 gr.	. . . .	7 gr. 50

17 juillet 1908. — INTERVENTION. — *Cathétérisme urétéral droit.* — On fait remonter presque dans le bassinet une sonde contenant un mandrin métallique. *Radiographie* : elle montre le calcul placé contre la sonde urétérale, sur le bord intérieur du rein. Il s'agit donc d'un calcul du bassinet.

PYÉLOTOMIE DROITE. — Incision lombaire ordinaire. — Le rein est facilement amené à la plaie, il est en position haute. On trouve par la palpation du bassinet le calcul qui est dans sa partie supérieure. On dénude le bassinet, en refoulant le tissu cellulaire et les veinules, puis on pratique une petite incision verticale sur le bassinet. On retire alors le calcul avec une petite curette. Suture du bassinet. Les points de catgut intéressent peu la muqueuse. Le rein est un peu hypertrophié.

Mèches au contact de la face postérieure du bassinet. Drains en avant. Suture.

Poids du calcul, 0 gr. 25.

Analyse chimique. — Calcul constitué par de l'oxalate de chaux et du phosphate de chaux dominant.

Il est sorti de l'urine en abondance par la plaie pendant 48 heures. A ce moment, j'enlève la mèche, il n'en passe plus.

Guérison par première intention. La température rectale n'a pas dépassé 38°1.

La quantité d'urine émise après l'opération a été de 800 gr. le 1er jour, 1000 gr. le 2e, 700 gr. le 3e, 600 gr. le 4e, 1000 gr. le 5e, 1000 gr. le 6e.

31 juillet 1908. — Sort en très bon état. Plaie cicatrisée complètement.

15 octobre 1908. — Va bien. Plus de douleur dans le rein, mais quelques-unes au milieu de la colonne vertébrale.

Urine limpide. Albumine, 0.

14 novembre 1910. — Va bien. Plus de douleur en travaillant. Quelquefois, mais pas souvent, des courbatures, ausssi bien à droite qu'à gauche. Cicatrice bonne. On sent le pôle inférieur du rein droit fixe, non douloureux. Albumine, un peu.

Urine limpide. Culot : très rares globules blancs, assez nombreuses hématies.

M. Arcelin pratique la radiographie des deux reins, aucun calcul visible.

30 mars 1911. — Aucune douleur même en portant des fardeaux.

Urine limpide. Albumine 15 à 20 centigrammes par litre à l'Esbach. Culot, assez nombreux globules rouges, à peu près pas de blancs. Pas de cristaux. Cultures stériles.

Rein non douloureux.

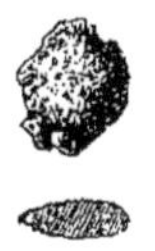

FIG. 71. Calcul.

OBSERVATION 22.

Calcul infecté du rein droit. Néphrotomie. Guérison.
Examen 2 ans et trois mois après.

Mme C., 25 ans, chapelière, examinée le 25 juin 1908.

ANTÉCÉDENTS GÉNÉRAUX. — Mariée depuis quatre ans; un enfant mort-né, accouchement au fer, après lequel elle eut un peu de fièvre, se plaignit de sciatique, et eut un peu de pleurésie droite. Pas d'autres affections pulmonaires, pas d'abcès ni d'autre affection fébrile.

Règles normales, un peu d'avance (2 à 3 jours), perd fortement (7 jours).

ANTÉCÉDENTS SPÉCIAUX. — A été sondée pendant 3 jours, 3 à 4 fois par jour après l'accouchement.

DÉBUT DE LA MALADIE. — Depuis 15 ans elle se plaint de douleurs vives dans le côté droit; mais la douleur a subi des arrêts de plusieurs années. La douleur vient brusquement, généralement après la fatigue ou le froid, et elle dure de 1 à 8 jours; elle est très vive; depuis cet hiver elle s'accompagne de fièvre jusqu'à 40°; fièvre qui dure parfois pendant 2 jours. La douleur irradie dans la vessie, sans émission d'urine; après la crise pas de décharge d'urine, pas de gravier, pas de sang. Elle souffre à la fois dans la fosse iliaque et les lombes à droite.

Les crises avec fièvre ont commencé en mars 1906, lors de l'accouchement.

ETAT ACTUEL, *Mictions*. — La nuit : 0 ou 1. Le jour toutes les 2 heures. La marche et la voiture donnent envie d'uriner.

Douleur : parfois nulle, urine des *peaux*, un peu de douleur.

Urine. — Très louche, sans odeur, acide.

Quantité : 1000 à 1100 grammes.

Analyse chimique. — Albumine, très peu.

Le 1er avril 1908, M. Lignon, pharmacien à Bagnols (Gard), a trouvé 1 gr. 25 par litre.

Le 3 août 1908, M. Faÿsse a trouvé 0, 10 par litre, 0,11 par 24 heures.

Urée. — 16,91 par litre.

Analyse microscopique. — Leucocytes nombreux, pas d'hématie.

Analyse bactériologique (Mérieux). — Nombreux bacilles coliformes.

Cultures anaérobies : stériles. Cultures aérobies : bactérium coli.

Urètre. — 0.

Vessie. — Résidu : 0. Capacité : 250 à 300 grammes.

Utérus. — En rétroflexion. Annexes, à gauche, 0. A droite on ne sent rien, mais douleur vive à la pression.

Reins et uretères. — On sent d'une façon irrégulière le rein droit qui n'est pas gros, la douleur à la pression siège en arrière.

Douleur dans la fosse iliaque. On ne sent pas les uretères par le toucher vaginal.

Etat général. — Appétit médiocre, n'a pas maigri.

30 juillet. — *Radiographie* positive à droite (Arcelin).

31 juillet 1908. — Urine totale peu trouble, acide, Albumine 0.

Séparation des urines. — (Voir page 49.)

Après la séparation, la température, qui était de 38°, est montée à 41°5, un seul jour.

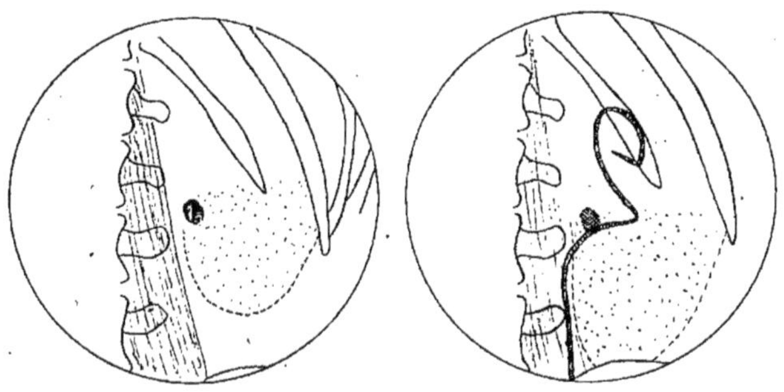

Fig. 72. Fig. 73.

Calques de deux radiographies.

1er août 1908. — La fièvre est tombée. *Cathétérisme de l'uretère droit.* — La sonde est enfoncée jusque dans le rein, il ne coule absolument rien. L'orifice urétéral est à peu près normal, il est situé sur une espèce de mamelon. La radiographie de la sonde imperméable aux rayons X montre que cette sonde a pénétré dans le bassinet, on la retire et on s'aperçoit que la sonde est fortement plicaturée au niveau de son œil, c'est ce qui explique l'absence d'écoulement.

4 août 1908. — Intervention. Néphrolithotomie droite. — Anesthésie au Bilroth, sans incidents.

1° Incision lombaire, courbe, concave en avant; on arrive sur le rein qui est volumineux, bosselé, que l'on amène à la plaie.

2° Après la mise en place sur le pédicule d'une pince à entérotomie de Doyen, on fait l'incision anatomique de l'organe, d'un pôle à l'autre; on ne trouve pas de calcul dans le parenchyme ni dans les calices, mais en certains points les calices sont dilatés, formant des poches contenant quelques gouttes de sérosité louche et du pus concentré, rappelant le mastic tuberculeux; on les curette.

3° Le calcul doit se trouver dans le bassinet au-dessous de la pince.

La pince enlevée, le doigt pénètre dans la partie inférieure du bassinet qui est dilaté et dès lors on trouve le calcul et l'extraction en est très facile.

Le bassinet était dilaté et la pince se trouvait placée au-dessus du calcul qui, de cette façon, étant refoulé vers la partie inférieure, et séparé des doigts par la pince, aurait pu passer inaperçu.

4° Suture du rein, points séparés au catgut Répin n° 2, passant par le sommet des pyramides; 4 à 5 points séparés, superficiels. Un drain est mis dans le bassinet et sort par le milieu de l'incision.

5° Un drain dans la loge rénale et deux mèches. Hémostase. Suture de la peau au fil métallique fort.

6° Pansement.

L'hémorragie rénale est assez modérée. A noter qu'en dehors de la dilatation du rein, sa surface avait un aspect normal.

Poids du calcul, 0 gr. 80.

Analyse chimique. — Oxalate de chaux pur.

13 août. — Le drain extérieur a été enlevé. On enlève le drain rénal Beaucoup d'urine dans le pansement. Va bien, température abaissée.

20 août. — Ecoulement d'urine considérable par la plaie, qui diminue ensuite peu à peu.

Les suites ont été assez simples. Pendant les trois jours qui ont suivi l'opération, la température est restée à 38°2 le soir, comme avant l'opération. Puis, pendant 3 jours, une poussée qui a atteint 39°1. Deux autres petites poussées moins importantes, puis la température est devenue peu à peu normale et l'état général s'est progressivement amélioré.

21 août 1908. — Urines pâles et louches. Albumine 0.

28 août 1908. — *Cathétérisme urétéral droit*. — Urine totale pâle et louche. Urine droite pâle et un peu trouble, peu d'albumine. Lavage du bassinet à l'az. d'arg. à 5 0/00.

14 septembre 1908. — Exeat.

État général. — Excellent.

Mictions. — Non douloureuses. 0 la nuit. Le jour, 4 à 5.

Urines pâles et louches. Albumine 0.

Localement, il persiste une fistulette en train de se combler.

5 novembre 1908. — Etat général excellent, a pris 3 kilos. A deux reprises au moment des règles, deux crises douloureuses dans les reins, très supportables et peu longues.

Par la fistulette: très peu de pus et pas d'urine.

Séparation des urines.

Analyse chimique des urines. (Faÿsse)

1° *Urine totale.* — Un peu louche. Nombreux globules blancs. Cocci et bâtonnets.

Urée	13 gr. 24 par litre	
Phosphates.	1 gr. 05	—
Chlorures	5 gr.	—
Albumine	0	

De rares staphylocoques et quelques colonies de coli-bacilles.

2° *Urine droite* (côté opéré). Quantité 35 c. c. Pâle, limpide, nombreux globules blancs.

Urée. . . .	8 gr. 91 par litre	0 gr. 311 pour 35 c. c.
Phosphates .	0 gr. 93 —	0 gr. 032 —
Chlorures . .	4 gr. 50 par litre	0 gr. 157 pour 35 c. c.

Cultures : comme pour l'urine totale.

3° *Urine gauche.* — Quantité 12 c. c. Jaune ambrée, quelques globules blancs, un globule rouge par ci par là.

Urée. . . .	17 gr. 29 par litre	0 gr. 207 pour 12 c. c.
Phosphates .	2 gr. 10 —	0 gr. 025 —
Chlorures . .	11 gr. —	0 gr. 132 —

Cultures stériles.

13 août 1909. — 1 an après l'opération. Etat général parfait. A engraissé de 10 kilos depuis l'opération, ne souffre pas du rein, un peu de gêne parfois; on ne sent pas le rein, cicatrice bonne.

Urine totale un peu louche, albumine 0.

Séparation et cathétérisme urétéral. (Voir page 49.)

25 novembre 1910. Etat général excellent. Cicatrice solide. N'a plus souffert.

Capacité vésicale. — 200 grammes.

Urines. — Limpides. Albumine 0. Culot : 1 ou 2 globules de pus. Pas d'hématie.

Cultures stériles.

Les reins ne sont ni perçus, ni douloureux. Le rein droit en particulier.

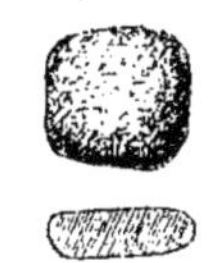

Fig. 74. Calcul.

OBSERVATION 23.

Lithiase rénale droite infectée. Néphrotomie. Néphrectomie secondaire. Guérison. Malade revue 1 an et 10 mois après.

Mme X., 44 ans, examinée le 23 juillet 1908.

ANTÉCÉDENTS GÉNÉRAUX. — 11 enfants, couches normales, pas de fièvre; en plus deux ou trois fausses couches; il reste 8 enfants vivants, dont la dernière a 7 mois, en a nourri 4.

Fièvre muqueuse il y a 6 à 7 ans.

ANTÉCÉDENTS SPÉCIAUX. — Se plaint d'avoir de temps en temps des crises très douloureuses avec fièvre siégeant dans le rein droit, s'accompagnant parfois de besoins d'uriner qu'elle ne peut satisfaire. La première crise a eu lieu il y a 9 ans, et, depuis, en a eu une dizaine à des intervalles très variables; parfois reste un an sans en avoir. Les crises durent 24 heures ou 48 heures. La fièvre s'élève parfois à 39°, elles n'ont pas la même intensité.

ETAT ACTUEL. — *Mictions.* — Fréquence : la nuit, 0; le jour, 3 à 4 fois.

Urine. — Louche, faiblement acide. Quantité : varie de 500 à 1200 gr.

Analyse chimique des urines (Faÿsse).

Quantité des urines de 24 heures : 600 grammes.

Urée	par litre	28 gr. 37 . . .	par 24 heures	17 gr. 02
Phosphates . .	—	2 gr. 95 . . .	—	1 gr. 77
Chlorures. . .	—	8 gr. 60 . . .	—	5 gr. 16
Albumine . . .	—	2 gr. . . .	—	1 gr. 20
Sucre	—	0		

Analyse microscopique. — Culot : nombreux leucocytes, une ou deux hématies.

Analyse bactériologique (Mérieux). — Diplocoques à l'examen direct, qui en cultures sont reconnus pour être des diplocoques de Vibert et Bordas.

Inoculation des urines, négative.

Vessie. — Capacité, 260 grammes.

Utérus, un peu mobile. Annexes, 0.

Reins et uretères. — Rein droit mobile au 3me degré, non augmenté de volume. Foie également abaissé, de même que tous les organes abdominaux. Ptose généralisée.

Rein gauche en position haute.

Radiographie. — Rien de visible dans le rein gauche. Dans le rein droit, un petit calcul (Arcelin).

12 août. — Urine totale limpide. Albumine 0.

Séparation des urines. — (Voir page 50).

Le lendemain de la séance, l'urine est considérablement purulente, et la fièvre tombe. Le rein était donc en état de rétention infectée au moment de la séparation.

Etat général. — Médiocre. Troubles gastro-intestinaux. Amaigrissement considérable.

18 août 1908. — Néphrotomie droite. — Le rein est très mobile, abaissé, appliqué contre la colonne, de sorte que j'hésite pour déchirer le fascia de crainte d'ouvrir le péritoine.

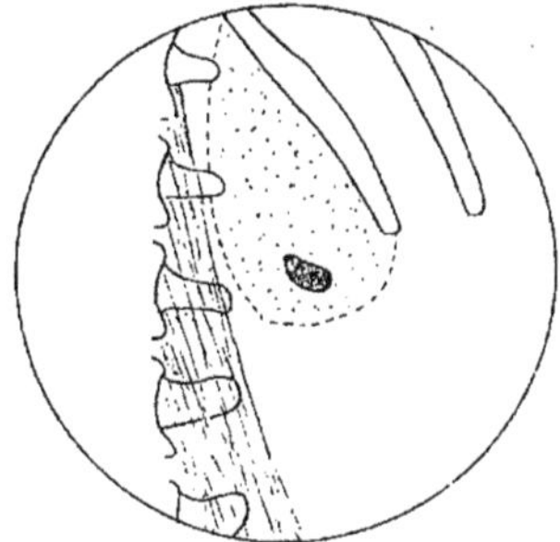

Fig. 75. Calque de la radiographie.

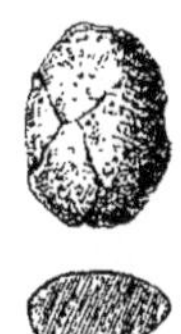

Fig. 76. Calcul.

Je l'amène au dehors pourvu de sa capsule; la périnéphrite est très modérée, je ne découvre pas le bassinet en arrière, car il est recouvert de la couche cellulo-graisseuse assez adhérente.

Le calcul est perçu au niveau du pôle inférieur et semble logé dans la substance rénale. Incision du rein sur le calcul. En réalité, il est logé dans un calice qui n'est séparé de l'extérieur du rein que par une mince couche de substance rénale. Ablation du calcul, curettage soigné de la poche. L'incision du rein est un peu agrandie, le doigt plonge dans le bassinet, on sent et on retire un petit débris. La substance rénale est en somme très atrophiée, la surface du rein est inégale, mais sur la faible étendue où la capsule a été soulevée, je ne vois rien qui permette de conclure à la tuberculose.

Le bassinet est dilaté. Cathétérisme rétrograde qui permet de constater que l'uretère est libre.

Suture du rein, avec drain dans le bassinet.

Néphropexie avec 4 gros catgut qui piquent dans les aponévroses. Mèches en avant et en arrière. Suture en un seul plan métallique.

Avant la séance, le cathétérisme de l'uretère suivi d'une injection d'un peu de nitrate a été pratiqué, mais je ne suis pas sûr d'avoir été dans le rein, cela est cependant probable.

Poids du calcul, 1 gr. 12.

Analyse chimique. — Calcul constitué par de l'oxalate de chaux dominant et du phosphate de chaux.

Après l'opération, la quantité d'urine émise par la vessie a été de 600 gr. les premiers jours, puis 800, 900, 1100 grammes.

Le drain a été supprimé au bout de 8 jours. A partir de ce moment, il ne passe presque plus d'urine par la plaie.

Les suites ont été simples. La température n'a dépassé 38° que 2 fois.

27 août. — Urine très trouble, sans odeur. Il sort beaucoup de pus par le lavage.

Etat général. — Satisfaisant. Se plaint de douleurs dans la fosse iliaque droite, il n'y a aucun empâtement et l'on sent nettement le rein petit, se délimitant bien.

16 décembre. — Jusqu'à ce dernier jour, il persistait une petite fistule donnant une très minime quantité de pus. Depuis avant-hier, pas de suppuration; sur le pansement, mis ce jour-là, il n'y a pas de pus.

Pas de fièvre. Depuis le 12 octobre, la température varie entre 37°2 et 36°2. Elle n'a pas souffert du rein depuis 1 mois 1/2, sauf une nuit pendant 3 heures. La quantité d'urine varie de 600 à 1000, 1200 et exceptionnellement 1400 et 1500 grammes.

Urine totale un peu louche, pas d'albumine.

Séparation. — En 20 minutes à droite, 1 c. c. 1/2 d'urine très pâle comme de l'eau et louche, à gauche 5 c. c. 1/2 d'urine jaune ambrée, limpide.

Analyse chimique des urines.

		Urine totale	*Urine gauche*	*Urine droite* (côté opéré)
Urée	par litre	6 gr. 48	10 gr. 27	2 gr. 16
Chlorures	—	7 gr.	11 gr. 50	2 gr.
				Très nombreux globules de pus. Cocci.

Donc, à s'en tenir au rapport au litre, le rein droit donne 5 fois moins d'urée, mais il faut aussi tenir compte de la quantité d'urine qui est environ 5 fois plus grande à gauche, ce qui accentue encore l'infériorité fonctionnelle du rein gauche.

18 décembre. — La malade a un peu souffert de son rein droit qui est manifestement plus gros.

22 décembre. — Lavage du bassinet. Après injection de 30 à 40 c. c., la malade accuse une légère sensation de plénitude.

26 décembre. — *Cathétérisme du rein droit.* — Une première sonde nº 6 est arrêtée à 2 ou 3 c/m. au-dessus de l'orifice urétéral. Une deuxième sonde nº 5 est arrêtée à 7 c/m., il est impossible d'aller plus avant.

30 décembre. — Lavage du bassinet. Une grosse sonde rigide est facilement introduite jusqu'au rein.

2 janvier 1909. — Quatrième lavage du bassinet. Ces jours-ci, la malade a souffert de son rein droit et a eu un peu de température. Dès que la sonde est introduite dans le bassinet, il s'écoule, sans éjaculation véritable, mais par gouttes assez espacées, un liquide très purulent, paraissant être du pus presque pur. Il s'en écoule 78 c. c. Lavage au nitrate d'argent à 1 °/₀₀.

5 janvier. — Cinquième lavage du bassinet. Pas de rétention. Urine très améliorée.

7 janvier. — La malade a souffert légèrement dans la région rénale droite et le rein paraît volumineux.

8 janvier. — Dans la journée, les douleurs dont se plaignait la malade ont disparu. Elle a passé une bonne nuit. Le matin, les urines vésicales sont très troubles. *Cathétérisme urétéral.*

La malade émet dans la journée de petits graviers qui sont reconnus constitués surtout par de l'oxalate de chaux.

13 janvier. — L'urine est limpide, renfermant cependant de légers flocons et un peu d'albumine.

L'orifice urétéral est bouché par un calcul, avec la sonde urétérale on le déplace et on le fait basculer, il sort de l'uretère. Le cathétérisme de l'uretère, tout aussitôt après, ne peut être pratiqué, la sonde butte aussitôt, il semble que l'on voit un débris noir sur lequel butte la sonde et qui doit être un calcul.

14 janvier. — Le rein paraît volumineux, mais la malade ne souffre pas.

15 janvier. — Septième lavage du bassinet. L'urine est un peu moins limpide, mais a une coloration jaune ambrée. Le rein est gros.

L'état ne s'améliorant pas, on se décide à intervenir.

19 janvier 1909. — Néphrectomie secondaire (1). — Voie lombaire. On se tient le plus possible sur la face postérieure de la loge rénale. Le rein est amené à la plaie. Il est réduit à un moignon ayant subi un processus scléreux intense. Suture en un seul plan au gros fil métallique.

Le soir de l'intervention, malade va très bien, température 37. Pouls 68. Cependant elle souffre assez vivement. Pansement souillé par le sang.

(1) Voir figure 18, page 242.

Après l'opération, la quantité d'urine a été de :

2e jour	300	grammes	6e jour	400	grammes
3e —	200	—	7e —	500	—
4e —	300	—	8e —	600	—
5e —	300	—	9e —	1000	—

Il s'est produit de l'infection de la plaie qui a nécessité l'ablation prématurée des fils de suture.

22 février. — La température avoisine encore parfois 38° le soir. Urine à la sonde, d'abord jaune, ambrée, limpide, puis gouttes épaisses à la fin.

Plaie en bon état.

26 février 1909. — Urine jaune, ambrée, à peu près limpide, mais le fond de la vessie est trouble. Traces d'albumine.

3 mars 1909. — Urine troublée par des phosphates. Se clarifie parfaitement par acide acétique. Albumine 0,

26 octobre 1909. — Amélioration nette de l'état général. Bonne digestion. Selles normales. Urine, aspect de bactériurie, un peu d'odeur. Albumine 0. Culot : rarissimes leucocytes, nombreux bâtonnets. Hématies 0. Un cristal d'oxalate. Cicatrice, un peu d'éventration. Rein gauche nettement mobile. Un peu de cystocèle. Poids nue 44 kilos au lieu de 39. Cultures : staphylocoques.

4 novembre 1909. — Amélioration progressive, digestion se fait de mieux en mieux, la plaie est complètement cicatrisée.

16 novembre 1910. — Etat général bon. Poids nue 45 kilos. « C'est une résurrection » dit le mari. Fonctions intestinales se font généralement bien. Urine limpide. Albumine 0. Culot : 0, on y trouve difficilement un globule de pus. Vessie capacité normale. Cicatrice, un peu d'éventration. Rein gauche un peu mobile. Règles parfois abondantes.

Urine. — Cultures stériles.

OBSERVATION 24.

Enorme pyélonéphrose calculeuse infectée. Néphrectomie droite Pleuro-pneumonie gauche. Guérison. — Revue 2 ans après.

Mme D., 54 ans, née à Pérouse (Italie), entrée en octobre 1908.

Antécédents généraux. — Père mort du choléra. Mère morte probablement d'un néoplasme. Six frères et sœurs, deux survivants. Réglée à 12 ans, toujours régulièrement. Ménopause à 52 ans, Mariée deux fois.

Suites de couches très simples. Du premier lit, deux enfants qui sont morts; de son second mari, pas d'enfant. Pas de maladie antérieure. Un peu de bronchite l'hiver depuis un an ou deux. Légère crise de choléra à 13 ans.

Antécédents spéciaux. — Pas de coliques néphrétiques. Hématurie 0. Gravier 0. N'a jamais été sondée.

Depuis sept ou huit mois, la malade dit avoir par intermittence des urines louches déposant légèrement au fond du vase. Un peu de douleur en urinant. Quelques douleurs lombaires. Jamais d'hématurie. Depuis un mois 1/2 elle garde le lit. Depuis cette époque également, elle souffre fréquemment de son côté droit.

Etat actuel. — Malade un peu amaigrie, souffrant peu. A l'examen on trouve, dans le flanc droit, une grosse masse, peu mobile, se déplaçant dans les mouvements respiratoires, un peu douloureuse à la palpation.

Cette masse s'étend transversalement jusqu'à l'ombilic qu'elle dépasse légèrement et en bas à un centimètre au-dessous de l'épine iliaque. A la palpation, on sent sur la face antérieure deux bosselures séparées l'une de l'autre. Un peu de contact lombaire.

Mictions. — Fréquence : 3 à 4 fois par jour, 1 à 2 fois la nuit.

Douleur assez vive, à peu près tout le temps de la miction, mais cette douleur n'est pas constante.

Urine. — Parfois trouble, parfois louche et même limpide. Les quantités recueillies chaque jour sont très variables. A sept jours d'intervalle, à l'occasion d'une analyse, on en a recueilli une fois 400 gr. une autre fois 2.800 gr. D'autres jours, on a mesuré 1 litre 250, 3 litres, 2 litres, 1 litre 500, 1 litre 800, 0 litre 800.

Hématurie : 0.

Cultures : stériles.

Inoculation : négative.

Analyse chimique des urines (Faÿsse). — Quantité des 24 heures : 400 gr.

Urée . . .	par litre	13 gr. 78	par 24 heures	5 gr. 51
Phosphates .	—	2 gr. 37	—	0 gr. 94
Chlorures. .	—	9 gr. 20	—	3 gr. 68

Analyse chimique des urines. — Quantité des 24 heures : 2.800 gr.

Urée	par litre	11 gr. 89 . . .	par 24 heures	33 gr. 29
Phosphates. .	—	1 gr. 04 . . .	—	2 gr. 91
Chlorures . .	—	3 gr. 75 . . .	—	10 gr. 50

Albumine, traces impondérables.

Vessie. — Capacité vésicale : normale.

Reins et uretères. — Rien au rein gauche. Rein droit, énorme comme il a été dit plus haut.

État général. — Médiocre. Aspect pâle des malades atteints de vieille suppuration.

Examen du sang : Globules rouges, 5,084,000. Globules blancs, 6854.

Poids, 65 kilos.

La malade a parfois des poussées de température, les jours qui ont précédé l'opération, elle a eu à deux reprises 40°2 et 40°4.

29 octobre. — *Séparation*, — Rien à droite, à gauche urine jaune, ambrée, limpide (voir page 50).

Epreuve du bleu de méthylène. — Injection de 5 centigrammes.

1er jour. Début dans la première demi-heure et la coloration est intense, l'élimination est avancée ou plus forte que d'ordinaire, bleu parfois remplacé par du chromogène, à deux reprises une fois arrêt (du bleu et du chromogène) complet une fois, incomplet l'autre.

2e jour. Coloration faible, pas de chromogène : dans le milieu de la journée, une petite augmentation de la coloration. Donc une intermittence.

3e jour. Deux verres présentent de la coloration sans chromogène, puis ni bleu ni chromogène, sauf deux verres qui ont un peu de bleu.

En résumé, élimination peut-être avancée, en tout cas intense dès le début. Marche intermittente. Intensité assez forte. Durée 70 heures. Bleu souvent remplacé par du chromogène. Il est à remarquer que les verres présentent tantôt de l'albumine nette, tantôt peu, tantôt pas et l'urine est alors absolument limpide.

13 novembre. — Urine extrêmement limpide. La cytologie montre de très rares globules blancs. Le rein droit est donc en état de complète rétention et cependant la température est normale.

14 novembre 1908. — Néphrectomie gauche. — Lombaire. Incision lombaire classique. Après incision des muscles, bien que l'on se tienne en

avant et assez bas, on déchire la plèvre qui descend plus bas que normalement. Elle est assez facilement suturée au catgut fin.

On arrive alors sur la poche rénale qui est volumineuse, bosselée. On la ponctionne au trocart et avec l'aspirateur de Potain, on retire un litre de liquide trouble. On sent alors à travers le rein un calcul assez gros, inclus dans le parenchyme rénal.

On continue par l'ablation complète de la poche, suivant la technique habituelle de la néphrectomie. L'uretère est petit, non épaissi, en somme d'aspect normal. Au moment de la suture, il se produit une hémorragie modérée, surtout veineuse, produite par de petites veines. Plusieurs ligatures.

Mèches et drains. Suture de tous les plans au gros fil métallique avec aiguille d'Emmet.

(Voir la figure 27, page 251, représentant le rein.)

Poids du calcul. — Le plus volumineux, 3 gr. 20, quatre autres petits, 0 gr. 50.

Analyse chimique. — Phosphate de chaux et oxalate de chaux dominant.

Analyse du liquide rénal. (Faÿsse) Quantité 800 grammes.

Urée : 0.		
Phosphates . . .	par litre	2 gr. 50
Chlorures	—	7 gr. 50

Cytologie. — Très nombreux globules blancs normaux ou déformés. Débris cellulaires.

Cultures. — Restent stériles.

Inoculation négative.

Examen histologique d'un rein. — Sur les préparations, l'aspect du rein est en général peu modifié. On note cependant un épaississement de la capsule, qui paraît sclérosée. Les glomérules et les tubuli sont bien conservés, mais le stroma interbulaire est nettement hyperplasié. En quelques points, on peut voir quelques tubes dilatés, remplis de débris granuleux. C'est là l'aspect d'une irritation ancienne, se manifestant par de la sclérose et quelques lésions épithéliales. Mais, en aucun point, on ne trouve de nappes cellulaires ni d'éléments pouvant faire songer à la tuberculose. Les recherches en vue de la tuberculose ont été multipliées en raison de la stérilité des cultures de l'urine et du liquide rénal, mais l'inoculation de l'urine étant négative, de même que celle du liquide rénal, l'histologie ne montrant également aucun élément tuberculeux, l'hypothèse de tuberculose ne peut être soutenue.

30 novembre. — Etat satisfaisant quoique appétit modéré. Plaie en très bon état. Réunion des parties suturées. Mais dans la nuit du 27 au 28 novembre, elle va à la selle, et, en se mettant au lit, grand frisson. Depuis lors, deux frissons par jour et fièvre. La température atteint ce soir 39°5.

Ce matin, je constate de la matité à la base droite, de l'égophonie et une légère pectoriloqui-aphone. Pas de point de côté. Peut-être quelques râles. Crachats ?

En somme, une pleuro-pneumonie (la plèvre avait été ouverte pendant l'opération, mais du côté gauche).

10 décembre. — L'état s'est amélioré, mais le souffle persiste. Aujourd'hui, quelques frissons modérés et un peu de fièvre. A l'auscultation, rien à gauche, mais à droite un peu de matité, souffle tubaire, un peu plus fort, mais pas très accentué; voix un peu aigre, la pectoriloqui qui avait disparu à réapparu. Peut-être un petit crachat rouge. Etat général laisse à désirer. S'alimente mal, vomissements. Très peu d'albumine dans l'urine.

5 janvier 1909. — Plaie cicatrisée depuis 10 à 12 jours. L'état général s'est relevé. Urine jaune ambrée, à peine dépolie. Pas d'albumine ni de sucre. Capacité vésicale : 530 grammes. L'urine contient encore des globules blancs. Les cultures donnent des staphylocoques.

26 novembre 1910. — Revient se montrer. Etat général des plus satisfaisants. Urine limpide. Cultures : coli-bacilles. Albumine : traces. Culot : ni globules blancs, ni globules rouges, quelques signes de brightisme possible. Céphalées fréquentes, crampes, fourmillements. Quantité d'urine en 24 heures : 1 litre et quart. (Il est curieux et difficilement explicable que les urines, stériles avant l'opération, aient contenu ensuite des staphylocoques, puis des coli-bacilles!)

OBSERVATION 25.

Calcul de la vessie. Lithotritie en Juin 1907. Guérison. — Calcul infecté du rein gauche. Néphrotomie. Guérison. — Revue 1 an et 9 mois après l'opération.

Mme A. D., 39 ans, ménagère, envoyée par le Dr Bauzon, 1er séjour en juin 1907, 2me le 22 mars 1909.

Antécédents généraux. — Père mort d'une fluxion de poitrine. Mère morte d'un cancer utérin. Un frère mort poitrinaire.

Une sœur en bonne santé, 5 mortes : d'une insolation, une poitrinaire, une de la rougeole, les autres d'affections indéfinies. Une seule grossesse à 27 ans, enfant mort-né. Pendant toute la grossesse, vomissements, un peu de fièvre, faiblesse générale, accouchement normal.

Antécédents spéciaux. — Pas de cathétérisme. Coliques néphrétiques à droite, pour la première fois en 1901 ; depuis lors, 3 ou 4 fois, toujours à droite. Emission de petits graviers rouges dans les urines, il y a 3 ans. Depuis, en a émis fréquemment.

Depuis 18 mois, douleurs lombaires plus vives avec périodes d'anurie ou de dysurie. Hématuries journalières depuis juin 1906.

En même temps, douleurs vésicales vives au moment des mictions, persistant après les mictions. Pollakiurie.

Douleurs exacerbées par la marche, voiture et chemin de fer.

Interruption fréquente du jet, pendant la miction.

Urine. — Purulente, odeur forte. Hématuries journalières depuis juin 1906.

Vessie. — Capacité 70 grammes. Exploration métallique : donne une sensation du calcul.

Radiographie de la vessie : montre un gros calcul.

Reins et uretères. — Rein gauche douloureux, non perceptible, rein droit, 0.

Etat fiévreux ; il y a 2 jours, point de côté gauche avec légère oppression, qui a disparu après 24 heures.

Ce soir, température 40°1.

Cœur : 0. Pouls 108. Poumons : ni râles, ni souffle.

12 Juin 1907. Traitement. — Lithotritie par le Dr Giuliani, assistant de l'hôpital St-Joseph. Suites simples.

22 mars 1909. — Elle revient parce que son urine est purulente. Elle a été troublée dès la sortie de l'hôpital sans aucune fatigue de la miction.

N'a plus éprouvé de coliques néphrétiques, ni de douleurs rénales.

A l'entrée, urine purulente. Sucre, néant. Cultures : staphylocoques.

Analyse chimique des urines. — Quantité des urines des 24 heures : 1.550 c. c.

Urée.	par litre	15 gr. 94 . . .	par 24 heures	24 gr. 70
Phosphates . .	—	1 gr. 81 . . .	—	2 gr. 80
Chlorures . . .	—	3 gr. 40 . . .	—	5 gr. 27

Mictions. — Une fois la nuit, trois fois le jour.

Capacité vésicale. — 250 grammes.

Radiographie (Arcelin). — Elle montre un calcul dans le rein gauche.

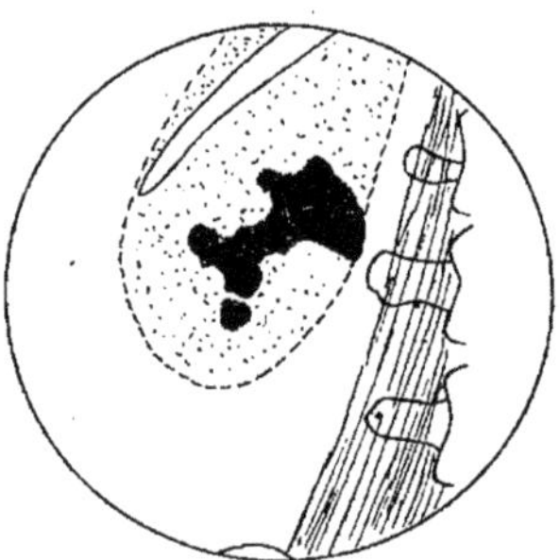

Fig. 77. Calque de la radiographie.

Cystoscopie. — On ne voit pas de calculs, mais seulement de petits grains brillants, paraissant être des produits d'incrustation. La vessie est parsemée de plaques inflammatoires. Orifices urétéraux béants.

Reins. — Non perçus, ni douloureux. La région rénale gauche se laisse moins bien déprimer, mais la malade déclare expressément qu'elle n'a jamais souffert du côté gauche.

Excellent état général. Pas de fièvre.

Séparation des urines. — (Voir résultats et analyses des urines séparées, page 51.)

10 avril. — *Cathétérisme de l'uretère gauche* en vue de vérifier l'état de l'uretère qui est reconnu perméable.

1er mai 1909. Traitement. Néphrolithotomie gauche, par M. Giuliani, assistant du service. Le rein est facilement découvert par voie lombaire. Il y a peu de périnéphrite. Son extériorisation se pratique aisément; il se présente gros, un peu bosselé, sans lésions superficielles; par la palpation, on sent le calcul dans la région du bassinet et du pôle inférieur.

Incision du rein à 5 m/m en arrière du bord circonférentiel, à l'union du tiers moyen avec le tiers inférieur; cette incision est prolongée sur 7 c/m environ et poussée profondément jusqu'au contact du calcul. La pression digitale du pédicule ne suffisant pas pour arrêter l'hémorragie, on le prend dans une pince élastique de Doyen. Libération du calcul, qui présente plusieurs fragments détachés, siégeant surtout vers le pôle inférieur; le bassinet est rempli d'une bouillie de sable avec quelques fragments plus volumineux; un petit calcul du volume d'un pois est juste à l'entrée de l'uretère. Tous les débris sont soigneusement enlevés à la curette; à l'aide de fines curettes, on explore les calices, et on enlève ainsi quelques débris très fins. La toilette est faite aussi minutieusement que possible; le rein se présente très bien, il n'y a pas d'hémorragie, aussi n'a-t-on pas de peine à vérifier chaque point. Il reste beaucoup de tissu rénal sain; il n'y a nulle part d'abcès collecté.

Drain dans le bassinet, sortant par l'extrémité inférieure de l'organe.

La suture du rein est faite avec huit ou dix points profonds au catgut, placés classiquement; on y ajoute deux points superficiels. Ablation de la pince de Doyen; l'hémostase est presque parfaite, à peine un léger suintement sur la ligne de suture.

Mèches tout autour du rein; pas de suture de la plaie.

Poids du calcul, 13 gr. 50.

Paraît composé de phosphates, de plusieurs fragments volumineux et de bouillie.

Analyse chimique. — Phosphate de chaux prédominant et oxalate.

2 mai 1909. — N'a pas eu de choc, pas d'hémorragie, le pansement est fortement imbibé d'urine; la malade a uriné 500 grammes.

4 mai. — 39° le soir.

Quantité d'urine émise par la vessie :

4 Mai.	1.100 gr.
5 Mai.	1.100 gr.
6 Mai.	1.300 gr.

7 mai. — La température baisse le soir, bon état général. Quantité d'urine émise par la vessie : 1.200 gr. Mèches enlevées. Plaie en assez bon état; on recueille par le drain de l'urine louche, sans odeur.

12 mai. — Le drain est enlevé. Plaie en bon état. Avant l'ablation du drain, on fait par le drain un lavage du rein.

Les suites ont été simples, elle a cependant eu pendant 4 à 5 jours 39° le soir, mais l'état est resté bon et n'a pas donné d'inquiétude.

19 mai. — Lavage du bassinet (par cathétérisme urétéral) au nitrate d'argent à 1 °/₀₀; on fait passer 100 gr. de liquide. La plaie va très bien, l'état général est bon (un peu d'angine ces jours derniers).

22 mai. — Lavage du bassinet au nitrate à 1 °/₀₀.

26 mai. — Lavage du bassinet, on retire du bassinet 3 c. c. d'urine louche, alcaline, 100 gr. de nitrate d'argent à 1 ‰.

18 juin. — Lavage du bassinet ; on recueille une urine presque limpide, légèrement alcaline.

22 juin. — Urine totale jaune modérément trouble et légèrement alcaline. La malade a été opérée il y a 63 jours et, dans le but de se rendre compte du fonctionnement comparé des deux reins, on fait une séparation des urines. Les éjaculations sont manifestement plus abondantes à gauche, mais l'urine droite est jaune, modérément foncée et limpide ; l'urine gauche (côté opéré) est pâle et contient des débris en suspension.

Séparation des urines. — (Voir page 60).

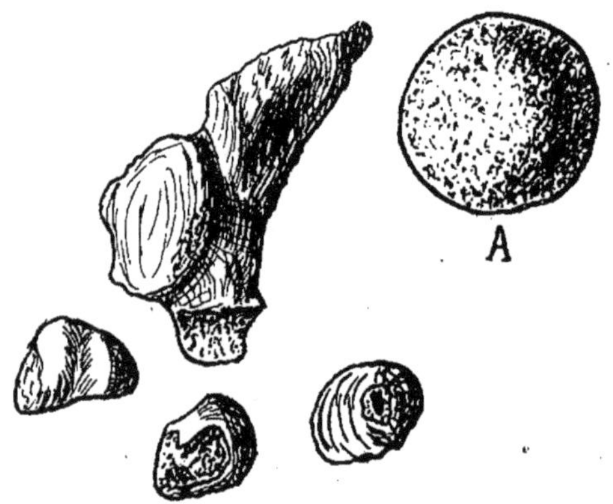

Fig. 78. Calculs.

4 août 1909. — La malade vient se montrer. Bon état général. Plaie entièrement fermée. Urines un peu louches, acides, sans albumine. Urine deux fois la nuit, 4 fois le jour, fait quelquefois de petits graviers sans crises douloureuses.

17 novembre 1909. Depuis la dernière visite, la malade est bien allée, pas de coliques néphrétiques. Mictions : 2 fois la nuit, toutes les 3 heures le jour ; jamais d'hématurie. Plaie bien cicatrisée. Rein gauche perçu, ainsi que le rein droit ; ils ne sont pas douloureux. L'urine totale est presque limpide, ambrée.

Cathétérisme du rein gauche (côté opéré). — Sonde introduite jusqu'au bassinet ; pas de rétention, on obtient de l'urine un peu pâle, mais tout à fait limpide, s'écoulant par éjaculations. Cette urine ne contient pas d'albumine. Cultures stériles.

Séparation des urines. — (Voir page 60).

Janvier 1911. — Revue en excellent état.

OBSERVATION 26.

Calcul aseptique du rein gauche. Néphrotomie. Pleurésie gauche. Guérison. — Revu un an et onze mois après l'opération.

X., 43 ans, examiné le 1er avril 1909.

ANTÉCÉDENTS GÉNÉRAUX. — Célibataire. Bonne santé habituelle.

Pas d'affection pulmonaire, pas d'abcès, un furoncle il y a 15 ans. Pas de fièvre grave.

ANTÉCÉDENTS SPÉCIAUX. — Une blennorragie il y a 22 ans, longue durée, suivie de goutte qui a duré 3 à 4 ans.

Depuis lors, une à deux fois a coulé pendant 3 semaines, mais depuis 10 ans ne s'aperçoit de rien.

DÉBUT DE LA MALADIE. — Il y a 4 ans 1/2, à la suite d'une partie de chasse, douleurs dans la région rénale gauche sans irradiation, suivies d'une hématurie; une seule miction sanglante.

Le Dr X. pratique une exploration métallique de la vessie, dont le résultat est négatif.

Depuis lors, pas de violente crise, mais assez souvent pendant et après la marche, il éprouve des douleurs dans l'aine remontant vers le rein, De sorte que le malade a cru avoir une hernie. Ce n'est que quelquefois et surtout à la fin qu'il souffrait dans le rein, avec sensation de crispation, de lourdeur dans le testicule; ces sensations sont calmées par le repos et la chaleur; elles ne s'accompagnaient pas d'envie d'uriner ni de modification de l'urine, sauf que l'urine était peut-être un peu louche. A cause de ces malaises, s'est condamné au repos, à cessé de chasser et ses occupations professionnelles sont devenues très pénibles. Inquiet, et surtout désolé de ne pouvoir marcher et travailler, ce malade a consulté sept médecins ou chirurgiens tant à Lyon qu'à Paris.

ETAT ACTUEL. — *Mictions.* — La nuit, une ou deux, avait des malaises vésicaux nocturnes il y a un ou deux ans, le jour allait mieux. Actuellement, 0 la nuit, le jour 5. N'a jamais souffert en urinant.

Urine. — Un peu louche avec des filaments. Quantité 1 litre 3/4.

Analyse chimique du 25 mars 1909, par M. Baron, pharmacien.

Urée	20 gr.	par litre (1 litre 3/4)
Acide phosphorique . . .	2 gr. 40	—
Sucre	0	
Albumine.	0 gr. 15	—
Densité : 1.020.		

Analyse microscopique. — Culot, nombreux globules de sang, expliquant probablement l'albumine, à peu près pas ou très peu de leucocytes, pas de cylindre.

Prostate et ves. sem. — Certainement un peu grosse, sans bosselure, mollasse. Après massage, une goutte venue au méat, contient très peu de leucocytes, pas d'hématie et beaucoup de granulations graisseuses.

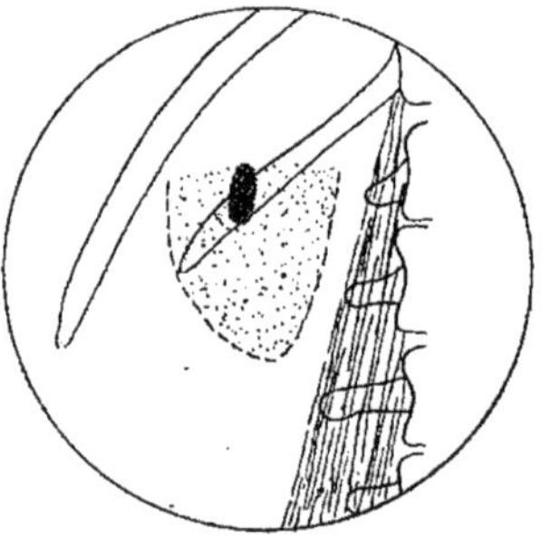

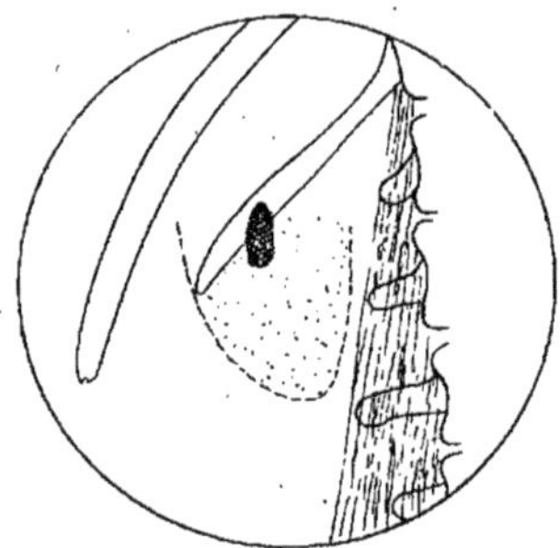

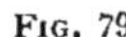

Fig. 79. Fig. 80.

Calques de deux radiographies différentes.

Reins et uretères. — Non perceptibles, non douloureux. Cependant souffre parfois en arrière, à la hauteur du rein, mais aussi un peu plus bas.

La *radiographie* par Arcelin montre un calcul dans le rein gauche.

Testicules, épid. et cordon. — 0, 0, un peu de varicocèle gauche.

État général. — Pâle, peu affaibli, est affecté physiquement et moralement. Est resté trois mois sans exercice pour essayer le repos et parce que la marche, de même que la station debout, le font souffrir à l'aine et au rein gauche où il y a des irradiations.

7 mai 1909. — Urine un peu louche. Culot : Très nombreux cristaux d'oxalate, très rares hématies. Beaucoup plus d'albumine que d'ordinaire, ce qui est en contradiction avec la petite quantité d'hématies.

8 mai 1909. — Néphrotomie gauche.

Incision ordinaire; après section des plans musculaires, ouverture de la capsule rénale, on attire le rein au dehors; il est plutôt petit, avec des veines très volumineuses; on note une fibro-lipomatose abondante au niveau du pédicule; au palper du rein, on ne sent pas le calcul, en raison du volume des veines et de la masse graisseuse qui entoure le bassinet, où elle constitue une petite masse, on renonce à faire une pyélotomie. On place une pince sur le pédicule et on incise le bord externe; l'index introduit dans le bassinet sent le calcul fixé dans un calice; on l'extrait à l'aide d'une pince; on constate alors sur la face postérieure du bassinet une déchirure par laquelle on peut passer le doigt, on ne la suture pas. On referme le rein par 4 ou 5 points de suture au catgut, et on enlève la pince placée sur le pédicule; il n'y a pas d'hémorragie notable. L'organe une fois remis en place, ce qui se fait avec quelque peine, on fixe un drain à la paroi et on referme la plaie par quelques fils métalliques.

Poids du calcul, 2 gr. 44

Analyse chimique. — Calcul constitué par de l'oxalate de chaux et du phosphate de chaux en quantités à peu près égales.

9 mai. — L'hémorragie post-opératoire a été très modérée, néanmoins le malade est assez faible. La nuit dernière, insomnie, agitation. L'urine est fortement sanglante.

10 mai 1909. — Amélioration légère, mais encore quelques petits vomissements, pas de hoquets; il n'est pas sûr qu'il ait coulé de l'urine par la plaie; l'urine est rouge, hématique, de couleur foncée. Au microscope, pas de cylindre; nombreuses hématies et très peu de leucocytes.

12 mai. — Dans l'urine pas davantage de globules blancs, toujours du sang.

17 mai. — Ablation du drain.

20 mai. — Ablation des fils.

La température atteignait le soir 38° à 38°2. A partir d'aujourd'hui, elle est de 37°7, exceptionnellement 37°8 ou 37°9.

26 mai. — Urines limpides, albumine en quantité très modérée.

Culot : assez nombreux leucocytes, très rares globules rouges.

La plaie est fermée sauf la place du drain, qui fournit toujours un peu, mais de moins en moins de liquide un peu sanguinolent. Il avait dû se produire un hématome. L'état général s'est bien amélioré, de même que l'appétit. A perdu 7 kilos.

10 juin. — De la plaie il persiste une petite surface cruentée (qui se cicatrisera peu à peu). Urine dépolie.

17 juin. — Le malade prend froid dans une course en automobile faite

un jour froid et pluvieux. Douleur lombaire et thoracique, un peu de point de côté à gauche; un peu de fièvre, 38° à 38°2. Je constate un épanchement thoracique gauche, net, avec diminution des vibrations, un peu d'égophonie et de pectoriloqui aphone. Le diagnostic de pleurésie de la base gauche fut vérifié par Audry.

Urine limpide, quelques filaments, pas d'albumine.

1er août. — La pleurésie est guérie.

5 août. — Plaie complètement épidermisée. Urine limpide, filaments. Albumine 0. Va très bien.

4 octobre 1910. — Va très bien. Urine limpide, un gros filament. Ne souffre pas. Culot : quelques globules blancs assez nombreux, pas de rouge certain. Albumine 0, a engraissé beaucoup, et le malade est particulièrement satisfait de ce que, débarrassé de ses douleurs, il peut se livrer, soit à ses occupations professionnelles, soit à l'exercice de la chasse.

20 avril 1911. — Va très bien. Plus de douleur.

Urine, limpide. Culot : quelques globules blancs, deux globules rouges. Albumine, néant.

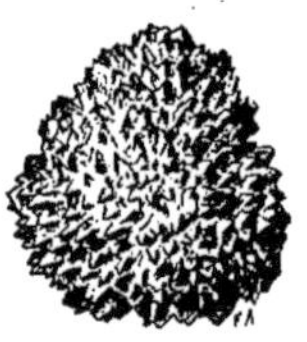

Fig. 81. Calcul.

OBSERVATION 27.

Calcul infecté du rein droit. Néphrectomie droite.
Revue 1 an et demi après l'opération.

Mme L., 49 ans, envoyée par le Dr Duplan, le 3 juin 1909.

ANTÉCÉDENTS GÉNÉRAUX. — Père mort à 60 ans, d'étylisme, mère morte à 60 ans, toussait. Un frère alcoolique.

Une fille de 8 ans, accouchement au fer, un peu de fièvre puerpérale. Règles régulières. Tousse facilement. Fièvre grave 0. Abcès 0.

ANTÉCÉDENTS SPÉCIAUX. — Colique néphrétique 0, gravier 0, sang 0.

A été sondée à l'occasion de son accouchement, l'analyse de son urine avait montré à ce moment un peu d'albumine.

DÉBUT DE LA MALADIE. — Cette malade s'affaiblit depuis 2 à 3 ans; on a constaté l'an dernier que l'urine était trouble. Elle souffre du rein droit depuis cet hiver, sans crise violente. A toujours eu des maux de tête fréquents, mais c'est l'affaiblissement qui l'amène à consulter.

ETAT ACTUEL. — *Mictions.* — Une et quelquefois deux la nuit depuis l'accouchement; le jour, 5 à peine. Parfois un peu de brûlure, depuis longtemps.

Urine. — Très purulente, sans odeur. Quantité : 1500 gr. environ en 24 heures.

Analyse.

Urée	9 gr. 95	par litre
Chlorures. . . .	7 gr. 02	—
Phosphates . . .	0 gr. 82	—
Albumine. . . .	0 gr. 18	—

Analyse microscopique. — Leucocytes très nombreux. Hématies 0.

Analyse bactériologique. — Les cultures fournissent des pneumocoques (Mérieux).

Vessie. — Capacité : 450 grammes.

Utérus et annexes. — Rien d'anormal.

Reins et uretères. — Le gauche, un peu perceptible; le droit abaissé, un peu gros, se réduit un peu difficilement.

Radiographie. — Rein gauche 0. Rein droit : le rein est volumineux, ses contours sont visibles, il contient un calcul volumineux (Arcelin).

Séparation des urines. — (Voir page 51.)

11 juin 1909. — Néphrectomie lombaire (1). — Incision habituelle, on saisit facilement le rein qui est abaissé et on l'amène au dehors. Pincement isolé de l'uretère et du reste du pédicule. Au palper, on sent une volumineuse masse calculeuse dans le bassinet et les calices. Incision longitudinale sur toute la longueur du bord convexe. On fait cette incision en suivant, avec la pointe du bistouri, les irrégularités du calcul; le rein une fois ouvert, on extrait un volumineux calcul moulé dans le bassinet et les calices; on trouve dans un calice de la boue calculeuse; au fond d'un calice non encore ouvert, un calcul assez gros et indépendant de la masse principale, des fragments dans plusieurs calices que l'on nettoie à la curette. Finalement, on fait une néphrectomie. Ligature et section isolée de l'uretère et du paquet vasculaire. Cautérisation au thermo de l'uretère, 2 mèches dans la plaie, 2 points avec fil métallique à l'angle inférieur de la plaie.

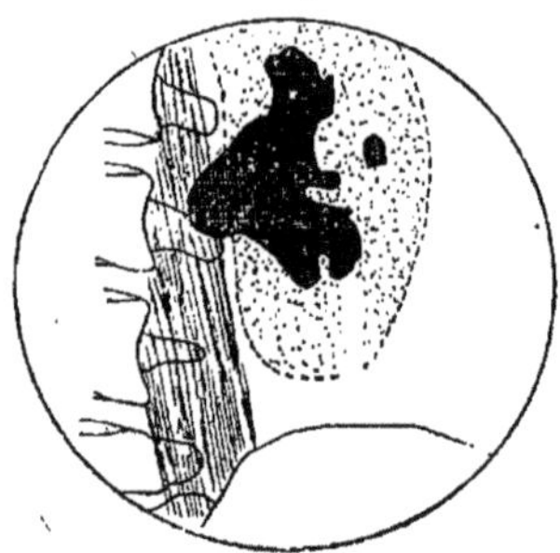

Fig. 82. Calque de la radiographie.

Poids du rein, 170 grammes.

Poids du calcul, 42 grammes.

Analyse chimique. — Calcul formé d'oxalate et de phosphate de chaux à peu près à parties égales.

Le soir, on sonde la malade et on retire 350 gr. de liquide jaune pâle (200 gr. d'eau boriquée qui ont servi à garnir la vessie pour le cathétérisme urétéral, le reste est de l'urine). Pas de sang appréciable à la vue.

12 juin. — Urine très trouble, s'éclaircissant complètement par la chaleur. Albumine 0.

14 juillet. — Urine trouble se clarifiant parfaitement par acide acétique. Albumine 0. Cultures : staphylocoques (Dr Faÿsse).

26 octobre 1909. — Va bien. Plaie cicatrisée en 100 jours. Cicatrice : légère tendance à l'éventration.

(1) Voir figure 15, page 239.

Urine limpide. Culot : nombreux cristaux d'oxalate et quelques-uns en sablier. Rarissimes leucocytes, mais un petit amas.

Cultures stériles. — Albumine 0, quantité 1800 gr.

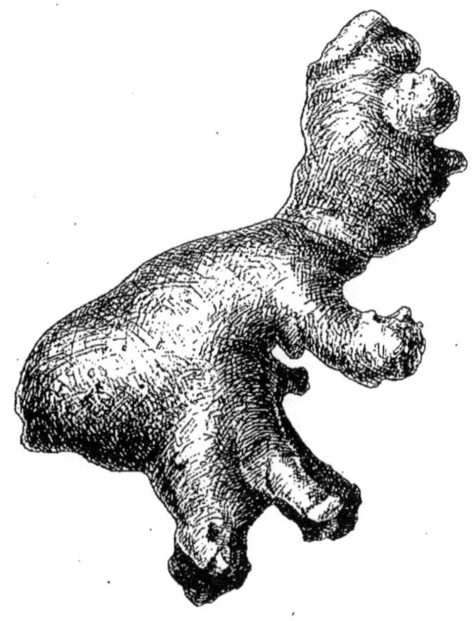

Fig. 83. Calcul.

12 juillet 1910. — Va bien. Albumine 0.

21 décembre 1910. — Va bien. Quelques irrégularités dans les règles. *Urine* limpide. Albumine 0.

Culot : ni globules blancs, ni globules rouges.

OBSERVATION 28.

Calcul infecté du rein gauche. Néphrectomie. Guérison.
Revue onze mois après.

Mme X., 35 ans, envoyée le 24 juin 1909, par le Dr Bordet, d'Evian.

ANTÉCÉDENTS GÉNÉRAUX. — Mère morte d'une affection du foie à 62 ans. Père vivant et bien portant. 3 frères et une sœur bien portants. Grand-père peut-être goutteux. Aucune maladie grave. Pas d'abcès. Hydarthose traumatique du genou, il y a 17 ans. Règles normales.

ANTÉCÉDENTS SPÉCIAUX. — 2 mois après le mariage, sans grossesse, symptômes de cystite. 7 grossesses, accouchements normaux, pas de fièvre après l'accouchement. Un cathétérisme après le dernier accouchement. Pas d'albumine dans les urines examinées à l'occasion des grossesses.

Pendant la première grossesse et presque à chaque grossesse, envies fréquentes d'uriner.

Il y a 5 ans et 3 mois, après l'avant-dernier accouchement, douleurs des reins sans localisation précise, douleurs qui gênaient la marche.

Crises néphrétiques gauches, étant enceinte de 4 mois, en octobre 1905, violentes durant 8 à 10 heures, avec irradiations vésicales. L'urine a été trouble depuis la première crise. Deuxième crise un mois après, plus violente, 10 à 12 jours de durée, 40°5, avec frissons violents, à plusieurs reprises pendant la crise, urine limpide et trouble après la crise. Troisième crise, en décembre avec frisson et fièvre. Entre ces crises parfois douleurs passagères. 15 jours après le dernier accouchement, période fébrile pendant 3 semaines, 38°5 au maximum, avec parfois un peu de douleur à gauche avec douleurs urétérales. On constate alors de l'albumine. Crise en juillet 1906. Puis reste 3 ans, sans crise ni fièvre. Mais en mars 1909, après une fatigue, crise dans le rein gauche, sans fièvre, irradiation urétérale et non vésicale. Dernière crise le 17 avril dernier, sans fièvre comme la précédente.

ÉTAT ACTUEL. — *Mictions.* — 0 la nuit, le jour 4. Douleur, néant.

Urine. — Modérément trouble, aspect de bactériurie. Albumine 0, Sucre 0. Culot faible, globules blancs assez nombreux, globules rouges 0.

Analyse bactériologique. — Coli-bacilles (Faÿsse).

Vessie. — Capacité : 500 grammes.

Reins et uretères. — Le rein droit n'est pas perçu. Le rein gauche non plus, mais la palpation provoque un peu de douleur en avant.

Séparation des urines (Voir page 52).

La *radiographie* décèle la présence d'un calcul dans le rein gauche (Arcelin).

Etat général. — Depuis la première crise, n'a plus retrouvé ses forces, mais l'appétit n'a pas diminué. Après la dernière grossesse, pendant un an, état languissant, nécessitant du repos.

Traitement. — 26 Juin 1909. — Néphrectomie (1).

1° *Cathétérisme de l'uretère.* — Après lavage de la vessie, on pratique la cystoscopie et le cathétérisme de l'uretère, et l'on injecte dans le bassinet 20 c. c. d'une solution de nitrate d'argent à 1 °/₀₀.

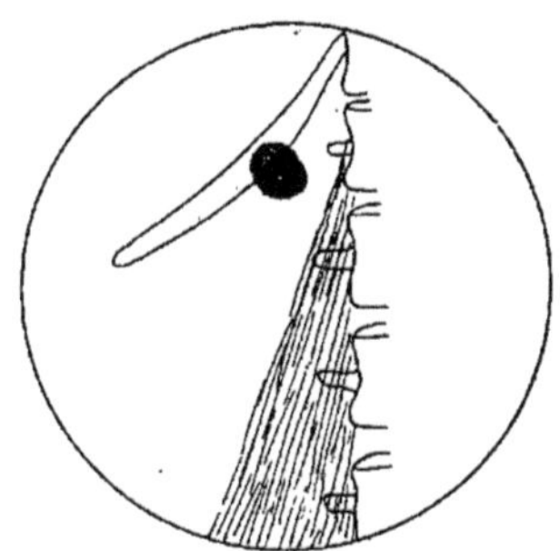

Fig. 84. Calque de la radiographie.

2° Néphrectomie gauche. — Anesthésie au Bilroth, sans incident. Incision lombaire curviligne. Dilacération de l'atmosphère graisseuse du rein. Adhérence de l'atmosphère avec la capsule. La main ramène un rein très petit (poids 55 gr.), dont une partie de la capsule s'est détachée. On met une pince sur l'uretère et une pince à néphrectomie sur le pédicule vasculaire. Le rein est ouvert. On retire un calcul de la grosseur d'une amande. On trouve une boue non calcaire, d'odeur ammoniacale. Dès l'incision sur le bord convexe, cette boue fait éruption. Le bassinet est nettement dilaté, on peut apprécier sa capacité à 30 gr., et le calcul est mobile dans le bassinet.

La première portion de l'uretère contient également de la boue et il en sort quand on le coupe avant de le lier. Le rein est jugé trop mauvais, on décide la néphrectomie, ligature du pédicule et de l'uretère. Ce der-

(1) Voir figure 17, page 241.

nier est cautérisé au thermo-cautère. On nettoie soigneusement la plaie opératoire à cause de la boue dont il a été question plus haut et qui a pu s'y répandre. On place trois mèches et une seule suture métallique sur la partie la plus externe de l'incision qui avait été prolongée un peu loin.

Le rein extrait pesait 55 gr. ; à la partie inférieure kyste de la grosseur d'une petite noix, qui s'est ouvert pendant l'intervention (voir figure 17).

Poids du calcul, 2 gr. 50.

Analyse chimique. — Calcul constitué par de l'oxalate de chaux et du phosphate de chaux, ce dernier dominant.

1er juillet. — Etat passable, a eu la fièvre, mais bon état général.

4 juillet. — Depuis 2 jours, 39°2 le soir. Ce matin pansement inondé de pus; au niveau du point de suture, abcès vidé partiellement; on enlève le fil, ce qui permet d'évacuer complètement la collection.

5 juillet. — Va mieux, baisse thermique; bon état général.

Les quantités journalières d'urines émises depuis l'opération ont été :

27 juin. . . .	400 grammes	4 juillet. . . .	900 grammes
28 —	200 —	5 —	1200 —
29 —	500 —	6 —	1100 —
30 —	400 —	7 —	1200 —
1er juillet. . .	900 —	8 —	1300 —
2 — . . .	800 —	9 —	1600 —
3 — . . .	800 —		

26 juillet 1909. — Urine à peine louche. Albumine 0. Culot : très rares globules blancs et nombreuses bactéries.

29 juillet 1909. — Exeat. Etat bon. Plaie incomplètement cicatrisée. Ectropion de la lèvre antérieure que l'on corrige avec du leucoplaste.

15 août 1909. — Etat général bon. La plaie a bien diminué.

L'urine (recueillie après lavage externe) est fortement louche et a l'aspect de la bactériurie.

26 octobre 1909. — Plaie cicatrisée depuis le 16 octobre 1909. Elle paraît assez solide. La malade se plaint d'une lassitude pénible et s'en préoccupe beaucoup.

Rein droit non perceptible.

Mictions. — Une la nuit et une à six heures du matin, quatre dans le jour.

Urine louche, aspect de bactériurie (n'a pas uriné depuis 4 h. 1/2).

Culot : très peu de leucocytes, un cristal d'oxalate, bâtonnets en assez grand nombre.

Albumine, traces douteuses. Cultures : coli-bacilles.

31 mai 1910. — Etat général excellent, sauf migraines fréquentes de-

puis plusieurs mois, surtout après fatigues. Appétit bon, digestions un peu pénibles.

Mictions. — 0 ou 1 la nuit; le jour, 4, le matin.

Douleur 0, pendant une journée un peu d'agacement.

Urine. — Jaune ambrée, presque limpide, sans douleur, albumine 0.

Culot : rarissimes globules blancs, quelques bâtonnets. Parfois le matin un peu d'odeur. Cicatrice assez bonne.

Juin 1911. — Aurait quelques troubles gastro-intestinaux.

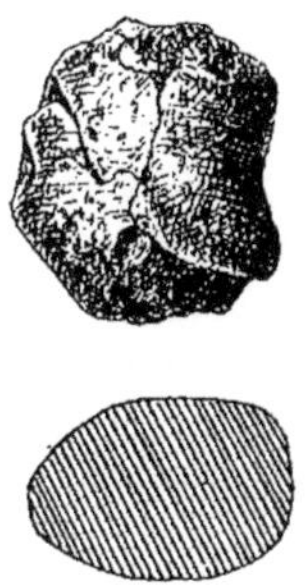

FIG. 85. Calcul.

OBSERVATION 29.

Calcul du rein droit infecté. Néphrotomie. Guérison.
Revue un an et trois mois après.

Mme X., 36 ans, demeurant à Rive-de-Gier, entrée le 5 août 1909, sur les conseils du Dr Périguat.

Antécédents généraux. — Parents morts âgés. 6 frères ou sœurs bien portants, un mort en bas âge. Mari et un enfant bien portants, 3 enfants morts, à 5 mois, 7 ans (pleurésie) et un mois.

Scarlatine à 16 ans. Anémie ensuite. Santé assez délicate. Rhumes assez fréquents mais de courte durée.

A toujours eu des pertes blanches. Depuis janvier 1909, pertes rouges abondantes à la suite d'un accouchement.

Antécédents spéciaux. — Pas de cathétérisme avant l'affection actuelle.

Il y a 12 ans, pendant une grossesse, a souffert de la vessie et a continué ensuite à en souffrir un peu de temps à autre.

Affection actuelle. — Début il y a quatre ans par mictions fréquentes et douloureuses, urines purulentes. A suivi au début le régime lacté absolu pendant 6 mois et le régime lacté mitigé ensuite, sans succès.

En décembre 1908, à 3 reprises, coliques sans localisation nette durant 1 heure environ et laissant de la lassitude pendant deux à trois jours; mictions pendant ces quelques jours un peu plus douloureuses, urines plus sales. Lavages de la vessie pendant six mois tous les jours par le Dr X., de St-Etienne, sans amélioration.

Actuellement. — *Mictions.* — Le jour, 3 à 4, la nuit, 0 à 2, depuis six mois environ.

Marche et voiture sans influence. Douleur : 0 depuis six mois.

Urine. — Modérément trouble, un peu d'albumine. Sucre 0. Hématurie, 0.

Vessie. — Capacité vésicale 340 gr.

Utérus. — Antéflexion (ou petit fibrome antérieur).

Reins et uretères. — Rein gauche non perçu. Rein droit non augmenté de volume mais mobile au 3e degré, non douloureux. Le rein forme comme une masse arrondie et dure.

On ne sent pas l'uretère gauche, on sent peut-être le droit.

Douleur fréquente dans la région rénale gauche, assez vive; quelquefois douleur dans la fossse iliaque droite. Pas d'irradiation douloureuse.

La *radiographie* montre un calcul à droite.

Etat général. — A maigri de 8 kilos depuis janvier 1909. (Il y a 13 ans, 52 kilos, actuellement 40 kilos.) Appétit bon. Oppression par la marche.

Cœur et poumons normaux.

6 août 1909. — *Séparation des urines* (Voir page 53).

17 août 1909. — Néphrotomie droite.

Incision lombaire habituelle; on extériorise le rein en le repoussant fortement par la paroi abdominale, le rein est très mobile. Pince sur le pédicule. Incision sur le bord externe après que l'on a senti nettement un calcul dans le bassinet. Auparavant, on a noté sur la face externe des bosselures larges et fluctuantes donnant l'aspect d'un rein tuberculeux avec abcès superficiels; il n'y a cependant pas de granulations.

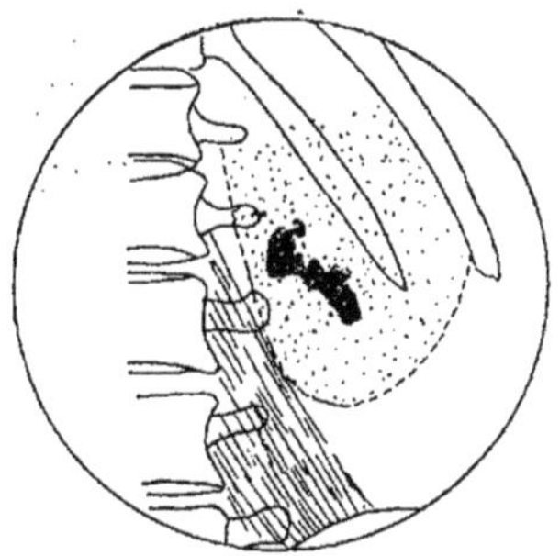

Fig. 86. Calque de la radiographie.

Le rein, une fois ouvert, on en extrait un calcul principal situé dans le bassinet et plusieurs petits dans les calices; peu de boue; nettoyage des calices à la curette.

Suture par de nombreux points séparés au catgut.

Un drain de la grosseur du petit doigt pénètre dans le rein; on y ajoute une rallonge qui passera à travers le pansement; ce drain est fixé par un point de suture au Répin.

2 points de suture profonds à l'angle inférieur de la plaie. Mèches.

Poids du calcul, 3 gr. 65.

Analyse chimique. — Calcul constitué par de l'oxalate de chaux et du phosphate de chaux, Ce dernier dominant.

Le soir, la malade n'ayant pas uriné, est sondée et on retire 300 gr. d'urine fortement sanglante.

18 août. — Il n'y a pas eu d'hémorragie appréciable, il ne passe rien par le drain. Ce matin, la malade a uriné spontanément.

21 août. — Le drain est sectionné de manière à rester caché dans le pansement.

23 août. — Il s'écoule de l'urine par le drain. Suites bonnes. Pendant les quatre premiers jours la température rectale dépasse légèrement 39°. A partir d'hier elle baisse rapidement.

27 août. — Pansement. La plaie va bien.

3 septembre. — Etat général et local excellent. La plaie n'a pas suppuré. La température est normale à partir d'aujourd'hui.

L'urine totale est dépolie; en somme de très bon aspect, il est du reste vraisemblable que l'urine droite passe en partie, sinon en totalité, par la plaie. Cette urine contient un peu d'albumine. Culot : composé de globules blancs et de rarissimes globules rouges.

Cathétérisme de l'uretère droit. — Orifice normal, la sonde étant introduite jusqu'au rein, il ne coule rien. On injecte 15 c. c. d'Az. d'argent et à ce moment on en voit refluer un peu par l'orifice inférieur de l'uretère, en même temps qu'il s'en écoule par l'orifice de la plaie. On continue ainsi de manière à faire un lavage.

Après l'opération, la quantité d'urine émise par la vessie, chaque jour, a été la suivante :

1er jour	1300 gr.	9e jour	1600 gr.
2e —	900 gr.	10e —	800 gr.
3e —	800 gr.	11e —	1500 gr.
4e —	1000 gr.	12e —	1300 gr.
5e —	1300 gr.	13e —	1000 gr.
6e —	700 gr.	14e —	1000 gr.
7e —	1300 gr.	15e —	1400 gr.
8e —	1000 gr.		

8 septembre. — Lavage du bassinet.

11 septembre. — Lavage du bassinet ; l'urine du rein opéré est trouble et légèrement alcaline.

17 septembre. — Lavage du bassinet. La sonde ne peut pas arriver jusqu'au bassinet, elle butte à 10 c/m. environ au-dessus de l'orifice urétéral; on recueille un peu d'urine modérément trouble et un peu alcaline; plaie en bon état, état général bon.

22 septembre. — Lavage du rein; l'urine recueillie est un peu pâle et presque limpide; on en recueille suffisamment pour l'analyse chimique. La sonde est arrivée jusqu'au rein.

Analyse chimique :

Urée.	5 gr. 94	par litre
Chlorures	4 gr. 50	—

Cytologie. — Très nombreux globules blancs. Un globule rouge par ci par là. Quelques grosses cellules rondes de l'uretère ou du bassinet.

Cultures. — Quelques colonies de coli-bacilles. (Faÿsse)

25 septembre. — Lavage du rein.

27 octobre 1909. — La plaie est cicatrisée depuis quinze jours. Cicatrice bonne, paraît solide. Le rein semble avoir bien diminué de volume, on le sent de la grosseur d'un œuf.

Etat général. — Excellent.

Urine. — Assez louche, sans odeur; pas d'albumine. Culot : contient de nombreux globules blancs. Cultures : Coli-bacilles.

Capacité vésicale : 300 gr.

Séparation des urines. — Le rein gauche seul donne des urines. Aussitôt après, on fait le *cathétérisme urétéral droit.*

On recueille de l'urine assez louche, venant par éjaculations irrégulières, elle est fortement acide,

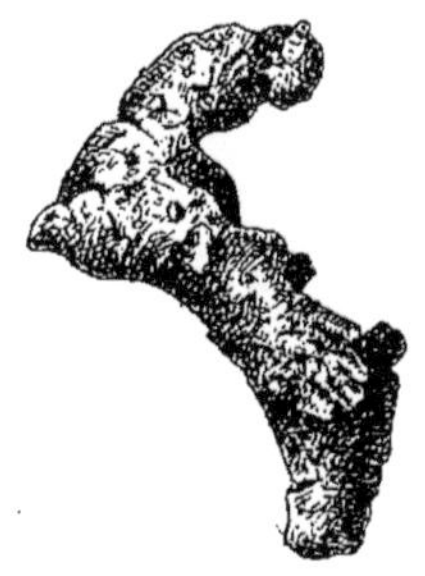

Fig. 87. Calcul.

Analyse chimique des urines. (Faÿsse)

Urine gauche (recueillie par séparation)			*Urine droite* (recueillie par cathétérisme urétéral immédiatement après)		
Urée . . .	par litre	23 gr. 51	Urée . . .	par litre	7 gr. 29
Chlorures .	—	12 gr.	Chlorures .	—	3 gr. 50

On injecte par la sonde urétérale 50 c. c. d'eau nitratée, sans douleur, mais qui reflue par l'orifice urétéral.

16 novembre 1910. — La malade vient se faire visiter. Etat général très bon. Souffre parfois, quand elle se baisse, du côté opéré (flanc et fosse iliaque). Rein droit non perçu.

Urines à la sonde, limpides. Albumine 0.

Séparation des urines (Voir page 127).

23 novembre 1910. — *Urine totale.* Albumine 0. Culot : quelques globules blancs.

24 juin 1911. — Bon état général. Urine presque limpide. Culot : globules blancs en quantité modérée.

OBSERVATION 30.

Calcul du rein gauche et de l'uretère gauche. Rétention vésicale. Infection par le cathétérisme. Néphrotomie gauche. Hémorragie secondaire. Néphrectomie. — Mort.

X., 50 ans, examiné le 14 octobre 1909.

Antécédents spéciaux. — Une ou deux blennorragies, il y a longtemps. Il y a 12 ans, a uriné un peu de sang.

Début de la maladie. — Il y a 9 ans, une colique néphrétique gauche suivie d'expulsion de deux graviers. Depuis, en a eu quelques-unes, et le côté gauche est resté un peu sensible.

Il y a 3 ans, a uriné du sang et il en a été souvent de même pendant deux ans.

Colique néphrétique en juin 1909, puis, il y a un mois, sans expulsion de gravier. Depuis cette dernière crise, rétention d'urine complète.

Les crises ont toujours siégé à gauche. Depuis 3 ans, il souffre de la fosse iliaque gauche, et éprouve la sensation de quelque chose qui descendrait, si bien qu'il est allé voir un chirurgien, croyant avoir une hernie.

Etat actuel. — *Mictions.* — Une la nuit, un peu fréquentes le jour; parfois un peu de difficulté.

Evite la voiture.

Actuellement, la rétention est presque complète, et comme on ne le sonde qu'une et tout au plus deux fois par jour, il a de fréquentes et incomplètes mictions.

Urine. — Très purulente, mal odorante depuis qu'on le sonde. D'après les renseignements fournis par le médecin (Dr Berthier, de Meximieux), qui a vu le malade, il y a un mois, quand il était à la campagne, l'urine était limpide quand on l'a sondé pour la première fois. Elle resta telle tant que le malade fut sondé par lui.

Urètre. — Libre.

Prostate et vés. sém. — Un peu grosse, de même que les vésicules séminales, surtout la gauche.

Reins et uretères. — Non perçus; le gauche est sensible et douloureux. Le malade a parfois des crises dans le rein droit accompagnées de fièvre, avec douleurs, nausées, vomissements.

Testicules, épid. et cordon. — 0.

État général. — Sujet vigoureux, mais santé altérée par des crises de rétention rénale, avec fièvre et troubles digestifs.

Traitement. — Appelé auprès du malade, mon premier souci fut d'assurer le cathétérisme. Jusqu'ici, il était fait en nombre insuffisant et par une personne étrangère à la médecine. Le soin en fut confié au Dr Giuliani. Le malade fut sondé quatre fois par jour. L'urine resta très purulente, mais perdit rapidement sa fétidité. L'interrogatoire du malade ayant attiré mon attention dès le premier jour, du côté de la lithiase, je le fis radiographier. La *radiographie* montre un calcul dans le rein gauche et dans l'uretère du même côté.

16 octobre 1909. — Avant-hier 38°7, ce soir 38°1. Il semble qu'il y a eu une décharge purulente rénale, et, en fait, le rein gauche est moins sensible à la palpation et on ne le perçoit pas. Quantité d'urine : 600 gr. en 24 heures.

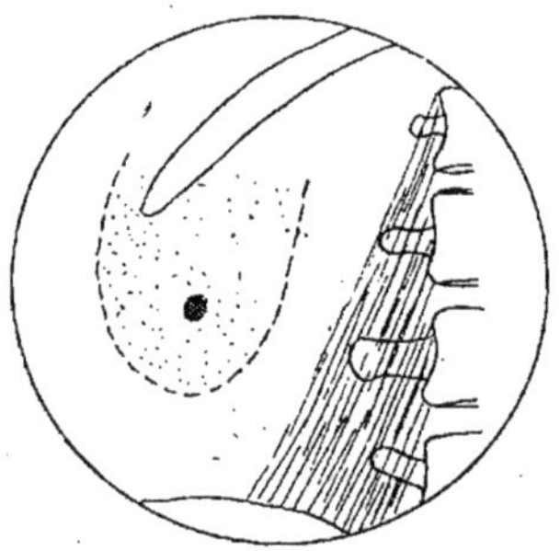

Fig. 88. Calque de la radiographie.

Une nouvelle crise de rétention rénale, avec douleurs à gauche, fièvre, nausées, qui se juge en 12 heures par une abondante évacuation d'urine très purulente. Pendant la crise, le rein est gros. Le lendemain, il est un peu perceptible seulement et peu douloureux.

30 octobre 1909. — En raison des crises douloureuses du côté du rein gauche, s'accompagnant de fièvre et de symptômes gastriques, je ne crus pas devoir attendre plus longtemps pour intervenir.

La rétention vésicale persiste incomplète.

Néphrotomie gauche. — Incision habituelle. Il est difficile d'attirer le rein au dehors par suite de l'embonpoint du sujet. On ne peut donc pas mettre une pince sur le pédicule. Les vaisseaux sont pincés entre deux doigts et le rein incisé sur 3 à 4 centimètres de longueur à l'union du tiers moyen avec le tiers inférieur. Par cette incision, le doigt pénètre dans un bassinet assez fortement dilaté, au fond duquel est senti un petit calcul arrondi, que l'on retire aussitôt avec une pince, en même temps qu'une urine purulente s'évacue. Le doigt pénètre ensuite dans les calices et les explore; on se rend compte ainsi qu'ils sont dilatés, la substance rénale est diminuée d'épaisseur, le rein doit cependant avoir une bonne valeur. Suture du rein que l'on remet dans sa loge. Drainage, 4 grands fils profonds.

Bien qu'on n'ait pas pu pincer le pédicule, l'hémorragie a été minime pendant et après l'opération.

Celle-ci a été particulièrement simple, rapide et en quelque sorte schématique.

Poids du calcul, 0 gr. 35.

Analyse chimique. — Calcul constitué par de l'oxalate de chaux pur.

31 octobre. — La température est ce matin 37°4, soir 38°1.

Le soir de l'intervention, les urines retirées étaient absolument purulentes.

Température rectale : 38°4.

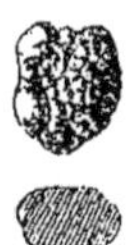

FIG. 89. Calcul.

1er novembre 1909. — Les urines sont devenues beaucoup plus claires. Le malade va bien. Souffre peu. Le soir, l'urine est limpide d'une façon à peu près absolue, donc l'uretère est bouché du côté opéré au moins momentanément. Albumine : traces infimes.

Température le matin 37°3, soir 37°7.

2 novembre 1909. — Urine un peu moins limpide; au microscope, quelques globules blancs, pas de rouges.

Température le matin 37°3, soir 37°5.

3 novembre. — La température est normale, toutefois l'appétit n'est pas revenu. La nuit dernière, un peu de douleur et de malaise. Ce matin, l'urine du cathétérisme est très sanglante et mal odorante. Un peu de sang par la plaie. Au pansement, on voit que le drain est sorti et bouché par un caillot de sang, il n'a pu fonctionner et l'urine gauche passe en partie en dehors du tube pour souiller le pansement. Hier soir déjà, l'urine sortie par le tube était sanglante. Rétention, malaises généraux, 2 ou 3 dixièmes de température en plus (37°9), le tout jugé par une évacuation sanglante, qui indique que l'uretère n'est pas complètement bouché. On enlève le long tube rénal, et on le remplace par un simple drain.

4 mars. — Etat assez satisfaisant, l'urine vésicale est améliorée, c'est-à-dire moins sanglante.

5 mars. — Ce matin à 10 heures, je trouve le malade très pâle, pansement inondé de sang, en état de syncope. De suite, anesthésie Bilroth, ablation du rein. L'opération finie, le malade était mort. Respiration artificielle pendant une heure, inutilement.

Au niveau de la petite incision du rein, un fil a lâché, mais n'est-ce pas pendant la néphrectomie ?

Il y avait du pus dans l'atmosphère cellulaire.

Il s'agit donc d'une hémorragie par infection. Ce cas est étudié plus haut. (Voir cinquième décès, page 69 et figure 16, page 240.)

OBSERVATION 31

Calcul infecté du rein droit. Néphrectomie. Guérison.
Revue 11 mois après l'opération.

Mme B., 47 ans, institutrice à X. (Loire). Examinée le 25 février 1910.

ANTÉCÉDENTS GÉNÉRAUX. — 2 enfants, 16 et 10 ans, accouchements normaux (une fois forceps à la vulve), pas de fièvre. Scarlatine 0. Abcès 0. Pas d'affection pulmonaire. Règles parfois (mais exceptionnellement) tous les 15 jours, perd beaucoup, pendant 4 à 8 jours. Pertes blanches, à peu près jamais.

ANTÉCÉDENTS SPÉCIAUX. — Coliques néphrétiques 0. Gravier 0. Hématurie 0. N'a jamais souffert. N'a jamais été sondée avant la maladie actuelle.

DÉBUT DE LA MALADIE. — Il y a trois ou quatre ans, et même cinq à six ans, a remarqué que son urine était trouble. Le Dr Fontanille, de St-Etienne, a sondé le rein droit et a retiré du pus, il y a un an et demi.

Souffre dans le dos sans savoir de quel côté, depuis trois ou quatre ans, et actuellement la douleur se localise à droite (peut-être parce qu'elle sait que ce rein est malade).

Appétit diminué depuis deux ans.

ETAT ACTUEL. — *Mictions*. — La nuit 0, le jour toutes les heures ou deux. Douleur : 0.

Urine. — Très purulente, odeur mauvaise et bizarre. Réaction neutre. Quantité : 1. 440 gr.

Sucre, présence intermittente. La constatation en a été faite il y a 3 à 4 ans.

Analyse microscopique. — Beaucoup de leucocytes, pas d'hématies. Bâtonnets.

Analyse bactériologique. — Cultures : Coli-bacilles. Inoculation négative (Dr Vidal, de St-Etienne).

Vessie. — Capacité : Urine en une fois 700 grammes.

Utérus. — Semble un peu gros. Annexes 0.

Reins et uretères. — Gauche 0. Droit forme une masse volumineuse, dure, de forme plutôt allongée, ne semble pas fuir sous les côtes, descend non loin de la crête iliaque, douleurs à la pression.

Radiographie positive (Arcelin).

Séparation (Voir page 53).

ETAT GÉNÉRAL. — Très grasse. Poids 77 kilos. Elle se sent affaiblir, appétit diminué, et c'est là ce qui la détermine à venir consulter.

NÉPHRECTOMIE le 16 mars 1910 (1)

La malade est anesthésiée au Bilroth.

Incision lombaire assez étendue. — Décollement lent du rein que l'on libère de toutes ses adhérences. Pendant ces manœuvres, l'uretère se rompt, ce qui rend plus facile l'extériorisation du rein.

Ligature. Drainage. Suture.

Poids du calcul, 37 grammes.

Analyse chimique. — Calcul constitué par de l'oxalate et du phosphate de chaux à peu près en quantités égales (Mérieux).

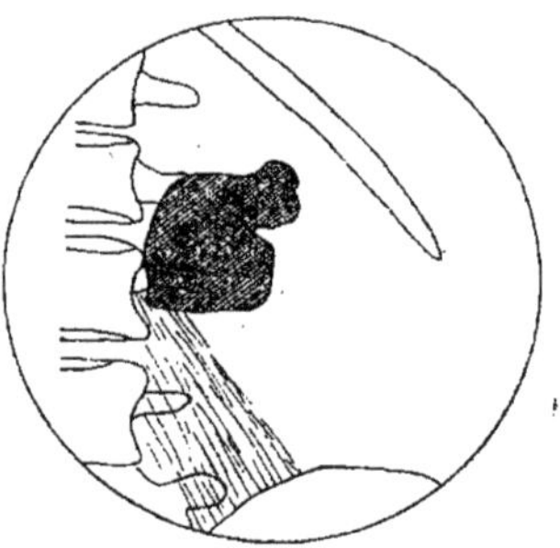

FIG. 90. Calque de la radiographie.

Le rein enlevé pèse 900 grammes.

A l'examen de la pièce, on constate que la substance rénale forme à la périphérie une couche d'une épaisseur de 5 à 6 m/m. Elle entoure une vaste cavité pleine de pus et cloisonnée. Le calcul pèse 37 grammes, il est enchatonné dans une loge qui représente peut-être le bassinet.

19 mars. — On enlève les mèches, sauf deux ou trois. Etat général excellent.

8 avril. — Exeat. —Les suites ont été d'une très grande simplicité. Bon état général, la suture a bien tenu, un peu de suppuration sur un fil en avant, la plaie n'est pas tout à fait cicatrisée. Urine assez trouble, quelques globules de pus assez nombreux et bâtonnets nombreux.

(1) Voir figure 25, page 249.

La quantité d'urine émise les jours qui ont suivi l'opération a été :

1er jour	500 gr.	5e jour	900 gr.
2e —	700 gr. (purge)	6e —	1000 gr.
3e —	1050 gr.	7e —	1400 gr.
4e —	700 gr.	8e —	1700 gr.

11 août 1910. — Plaie fermée vers le 15 mai 1910. Cicatrice bonne. Etat général bon. Excellent appétit.

Urine limpide à la sonde. Albumine un peu. Sucre, réaction positive.

Culot : ni globule blanc, ni globule rouge.

Probablement 2 litres d'urine par jour. Pas de soif.

23 février 1911 (11 mois après l'opération). — Etat général bon, mais n'est pas très forte. Règles toujours très abondantes, mais régulières.

Urines. — Quantité 1600 gr. en 24 heures. A la sonde, limpide. Albumine présence, environ 0 gr. 80. Sucre 0; en trouve parfois. Culot : cellules épithéliales, pas de globule rouge, par ci par là un très rare globule blanc.

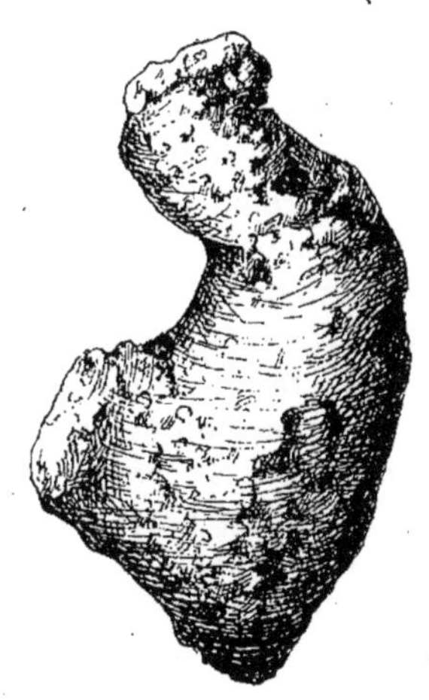

Fig. 91. Calcul.

OBSERVATION 32.

Calcul du rein droit chez une enfant de six ans et demi. Urine non purulente. Pyélotomie. Fistule guérie le quarante-deuxième jour. Guérison. Le calcul est constitué presque exclusivement par du carbonate de calcium. — Revue onze mois après.

Mlle X., six ans et demi.

ANTÉCÉDENTS GÉNÉRAUX. — La famille comprend trois enfants, dont deux bien portants. Père et mère en bonne santé, sans affection goutteuse : le grand-père maternel goutteux.

PERSONNELLEMENT : a été nourrie pendant 3 mois par la mère, puis élevée au biberon avec du lait de vache et de chèvre non stérilisé. Vomissements continuels pendant les six premiers mois.

Elle a eu dans la suite de bonnes digestions. Elle n'a jamais pris de phosphate de chaux, ni même de l'eau de chaux.

DÉBUT DE LA MALADIE. — Première hématurie, il y a trois ans, sans aucune douleur. Depuis lors, l'hématurie est constatée de six mois en six mois, ne survenant qu'à l'émission du soir. Il y a deux ans, des hématuries fréquentes se produisent pendant quinze jours à trois semaines. Le Dr Fayard, de Saint-Etienne, fait la radiographie de l'appareil urinaire et trouve un calcul dans le rein droit.

Mictions. — 0 la nuit, normales le jour ; non douloureuses.

L'urine recueillie après lavage extérieur est louche, mais s'éclaircit par l'acide acétique. Albumine en quantité assez importante ; nombreux globules rouges ; pas de globules blancs ; pas de cristaux.

Reins. — A la palpation, on ne perçoit pas le rein gauche, le rein droit est nettement augmenté de volume.

L'état général est passable ; l'appétit est bon.

Le 7 mars 1910, le docteur Arcelin fait la *radiographie* totale des voies urinaires et trouve un calcul au niveau du bassinet droit.

Les parents refusent l'intervention et ne ramènent l'enfant qu'en mars de l'année 1910.

A ce moment, l'état général est le suivant :

ETAT GÉNÉRAL. — L'enfant est un peu pâle, avec un état général assez bon. Elle ne souffre pas, s'amuse comme ses petites amies ; elle est seulement lasse le matin.

Urine. — L'urine non recueillie à la sonde et centrifugée donne un petit culot, composé surtout de globules rouges et très peu de leucocytes. On note de l'albumine en quantité modérée due sans doute au sang.

Reins. — A la palpation, le rein gauche n'est pas perçu ; le rein droit est nettement perçu et augmenté de volume ; il déborde de trois doigts la côte.

La température a été prise pendant une quinzaine de jours, il y a trois mois : on notait 36°2, 36°4 le soir.

Séparation endo-vésicale, après injection dans la vessie de 0 gr. 10 centigr. de stovaïne (appareil de Luys).

Des deux côtés, l'urine a le même aspect, de quantité à peu près semblable, un peu plus à droite.

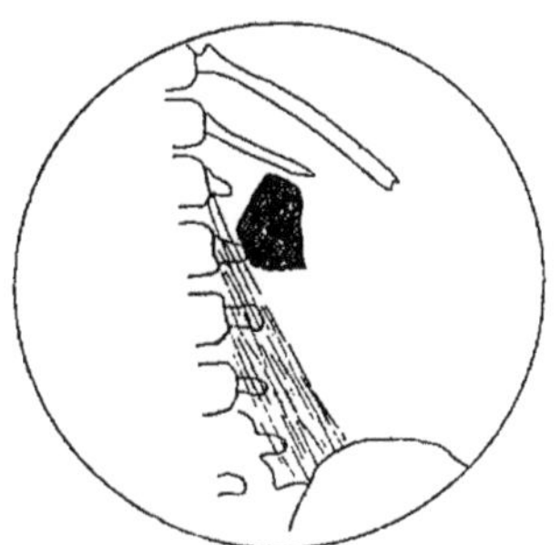

FIG. 92. Calque de la radiographie.

Analyse des urines séparées (Mérieux) :

		Urine droite (côté malade)	*Urine gauche*
Urée. . . .	par litre	6 gr. 65	8 gr. 56

Urine totale : examen microscopique du culot : à la centrifugation, quelques rares globules rouges, quelques globules blancs, dont un amas de trois à quatre.

Albumine : présence nette.

OPÉRATION. — Le 22 mars 1910, en présence du docteur Roussel, médecin de l'enfant.

Incision lombaire en L. Le rein est extériorisé; on ne trouve pas de périnéphrite; le rein ne paraît pas beaucoup augmenté de volume; à la palpation, on sent nettement le calcul dans le bassinet.

Le rein étant facilement extériorisé et le calcul nettement situé dans le bassinet, on incise le bassinet en arrière sur une longueur de 1 centimètre 1/2. Le calcul est extrait, mais avec un peu de difficulté. La muqueuse du bassinet est un peu tuméfiée, tomenteuse.

Le petit doigt introduit dans le bassinet l'explore ainsi que les calices qui sont assez dilatés.

Deux points de suture sur le bassinet; deux points superficiels pour le recouvrir avec la graisse environnante.

On draîne la loge. Suture musculo-aponévrotique à points séparés.

Examen du calcul. — Calcul de 8 gr., à forme un peu allongée, composé d'un corps et de deux extrémités pointues. L'une, celle qui est en haut, est extrêmement rugueuse, mais, malgré un examen attentif, on ne constate pas de cassure récente. D'une façon générale, le calcul a une forme en enclume et la surface basale était en contact avec la paroi postérieure du bassinet.

Analyse du calcul (Mérieux). — Calcul gris-blanc constitué par :

Carbonate de calcium : forte quantité.
Phosphate de calcium : traces.

Ne contient ni oxalate ni urate.

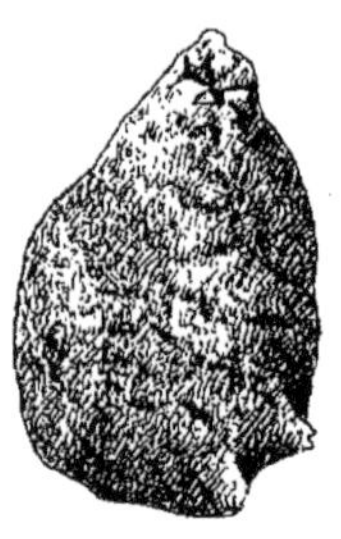

Fig. 93. Calcul.

Suites opératoires. — 23 mars. — Nuit agitée avec vomissements; au matin, langue sèche, température 37°9, pouls 140. Région opératoire tuméfiée, pansement humecté par une grande quantité d'urine sanguinolente.

Soir : a dormi tout le jour, langue humide, n'a plus vomi. Pouls : 135, 38°6. Pansement traversé par l'urine.

24 mars. — Bonne nuit, mais langue sèche, 38°; pouls, 112; pansement mouillé très abondamment par l'urine non sanglante.

25 mars. — Etat stationnaire, langue sèche le matin, à peu près humide le soir, dort beaucoup. Soir, 0 : 38°3; pouls : 135. Pas d'appétit, soif; pansement inondé par l'urine.

26 mars. — Amélioration légère. Pouls, 124. Langue moins sèche le matin; côté moins tuméfié; pansement aussi mouillé.

28 mars. — On enlève le drain bouché par un caillot fibrineux, pas de pus.

29 mars. — Toute l'urine du rein passe par la plaie. La ligne de suture est un peu rouge. On remarque que la partie située au-dessous du drain se soulève sous l'influence des efforts. On fait sauter quatre points et on écarte les lèvres de la plaie. Il s'écoule de l'urine qui décollait la peau ; les tissus sont gris, comme infiltrés. Le soir même, la malade qui était un peu stupéfiée, va mieux et demande à manger.

30 mars. — Aspect plus rosé de la plaie toujours inondée. L'urine, émise par miction, est limpide, sans albumine, ni pus dans le culot; c'est évidemment l'urine du rein opposé.

7 avril. — Etat général excellent. La plaie va bien. Depuis 4 jours, l'urine est moins limpide; on trouve à cette date, dans le culot, quelques leucocytes, dont un petit amas d'une dizaine d'éléments, ce qui fait supposer qu'il passe un peu d'urine venant du rein droit.

10 avril. — La température remonte. Matin : 38°5, soir : 40°. La plaie a diminué, mais coule toujours autant; l'appétit est bon.

12 avril. — La température ne subit qu'une légère rémission; elle se présente sous de grande oscillations, 38°3, 39°. L'urine recueillie sans cathétérisme est limpide. Le culot est composé de quelques globules blancs, quelques bâtonnets; à peine une trace d'albumine.

19 avril. — Exeat. La malade est apyrétique depuis six jours. L'état général est bon, la plaie se cicatrise rapidement, mais il persiste une fistule et toute l'urine du rein droit passe sans doute par la fistule, car l'urine émise par miction, souvent troublée par les phosphates, se clarifie par l'acide, et dans le culot on trouve à peine un globule blanc; albumine 0.

22 avril. — Poussée thermique, 40°; défervescence en lysis.

26 avril. — L'urine ne coule plus que par intermittence par la plaie qui reste sèche dans l'intervalle. L'urine est limpide.

2 mai. — L'urine, envoyée par la poste, est trouble, ayant fermenté, et présente un peu d'albumine. A partir de ce jour, le *quarante-deuxième*, la plaie ne donne plus d'urine; la fistule est fermée définitivement.

19 mai 1910. — On amène l'enfant. L'état général simplement passable ne s'est pas encore relevé; l'enfant se plaint de soif intense. Elle a eu, il y a six jours, un quatrième accès fébrile depuis son opération.

La plaie est recouverte d'une croutelle qui paraît un peu douloureuse. Le linge est parfois un peu taché le matin. On sent le rein assez gros, non douloureux, ni à la pression, ni spontanément.

L'urine recueillie, sans cathétérisme, est limpide, jaune, peu colorée, très abondante, la malade boit beaucoup; pas d'albumine. Centrifugée, elle donne un culot où l'on trouve quelques globules blancs; l'enfant n'a pas de fièvre.

20 juin 1910. — L'état général s'améliore : « l'enfant se transforme », dit la mère.

L'urine recueillie, sans cathétérisme, est limpide; dans le culot, un à deux globules blancs, pas d'albumine. La guérison est complète.

23 février 1911. — Vient d'avoir la grippe, a eu un petit abcès à l'oreille. Le Dr Roussel lui a trouvé pendant ce temps, des traces d'albumine. N'en avait pas avant. On en trouve des traces douteuses.

Urine non recueillie à la sonde (après lavage vulvaire), limpide. Culot, un globule blanc, pas de rouge, pas de cylindre.

Rein, un peu perçu.

L'état général satisfaisant l'été dernier, est moins bon depuis octobre.

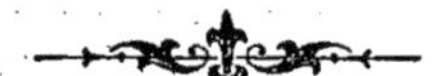

OBSERVATION 33.

Lithiase rénale infectée. Pyélonéphrose partielle. Bifidité de l'extrémité supérieure de l'uretère. Obstruction du calice inférieur par un calcul. Néphrectomie. Guérison.

Cette observation a été rapportée in-extenso page 187 et suivantes. Voir page 188, les figures représentant le rein.

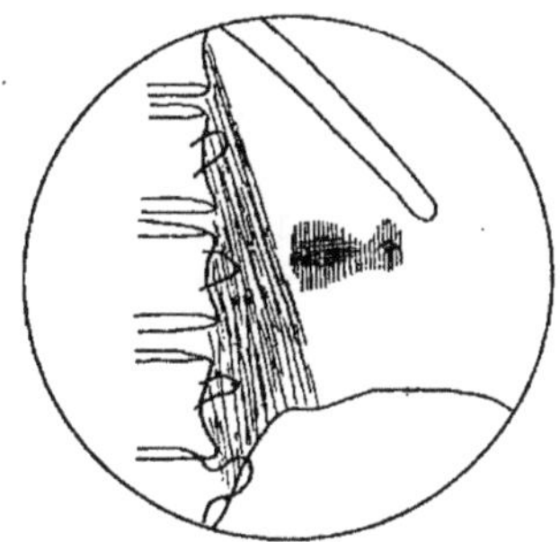

Fig. 94.
Calque d'une radiographie posée.

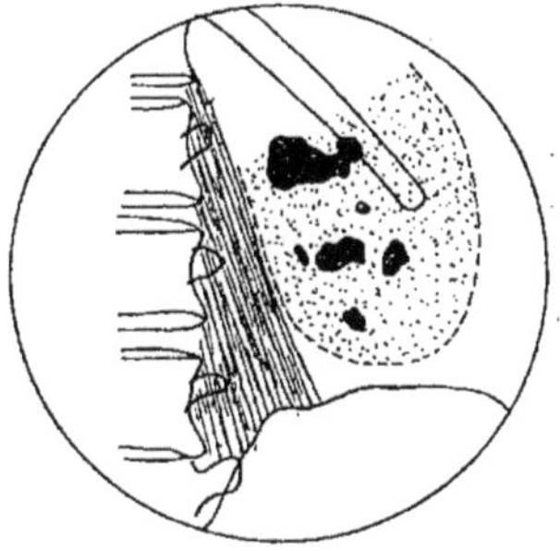

Fig. 95.
Calque d'une radiographie instantanée.

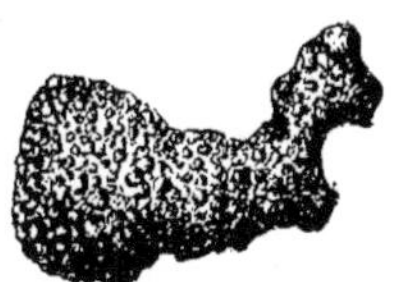

Fig. 96. Calcul.

OBSERVATION 34.

Calcul infecté du rein droit. Obstruction complète du calice inférieur par un calcul. Pyélonéphrose infectée. Néphrectomie. Guérison. — Revu neuf mois après.

J., 38 ans, comptable, examiné le 14 mai 1910.

Antécédents généraux. — Père mort à 60 ans et mère morte à 69 ans. Pas de graveleux ni de goutteux dans la famille. Pneumonie à 24 ans. Abcès 0. Il y a 8 ans eczéma aux mains qui persiste, et il y a deux ans série de furoncles dont il n'est pas complètement débarrassé. Aucune fièvre grave.

Etaient 8 enfants, dont 6 sont morts, deux en bas-âge, une sœur morte de pleurésie à 36 ans, une autre de phlébite après fausse couche, un frère à 46 ans, alcoolique.

A encore une sœur de 41 ans qui se porte bien.

Antécédents spéciaux. — Blennorragie 0.

Début de la maladie. — Depuis l'âge de 5 à 7 ans, souffre du côté droit, la douleur était presque continue, avec crises tous les mois, très violentes jusqu'à 14 à 15 ans, puis la douleur et les crises ont disparu jusqu'à 25 ans. Une crise à 25 ans, plus de crises depuis lors, mais légère douleur jusqu'à 30 ans. Une crise à 30 ans, légères douleurs, mais plus de crises. A uriné du sang à trois reprises, à 10 ans, à 13 ans, à 30 ans, à l'occasion de crises.

N'a jamais vu de graviers.

Urine toujours trouble, mais davantage depuis la dernière crise. N'avait jamais regardé son urine, c'est sa femme qui, il y a 4 à 5 ans, lui a fait remarquer qu'elle était trouble.

Les crises ont toujours eu leur siège à droite, elles s'accompagnaient d'envies d'uriner, sans irradiation dans le canal ou le testicule, pas de vomissements. La dernière a nécessité une injection de morphine.

Etat actuel. — *Mictions.* — Fréquence : la nuit 2; il y a 3 ans, 5 à 6; le jour 4 à 6; il y a 3 ans un peu plus. Douleur : 0.

Urine. — Un peu de mauvaise odeur. Réaction acide, se clarifie bien par le repos et la partie supérieure est jaune.

Quantité : 1 litre 1/4 en 24 h. et en 9 mictions.

Analyse chimique des urines. — Quantité : 2 litres.

Urée. . . .	par litre	14 gr. 32 . . .	par 24 heures	28 gr. 64
Chlorures . .	—	5 gr. 70 . . .	—	11 gr. 40
Phosphates .	—	0 gr. 93 . . .	—	1 gr. 86

Albumine : un peu.

Sucre, 0.

Analyse microscopique. — Pus très abondant, quelques hématies.

Analyse bactériologique. — Nombreux cocci en amas. Cultures : staphylocoques (Faÿsse).

Urètre. — Une boule 19 passe librement.

Vessie. — Capacité : 240 gr.

Cystoscopie. — 20 mai. — Pas de calcul dans la région du trigone, le reste de la vessie n'a pu être examiné à cause des décharges de pus qui troublent très rapidement le milieu.

Reins et uretères. — A droite, rein volumineux, allongé, un peu inégal, non douloureux. A gauche, rein très perceptible, mais moins gros.

Rein droit : *radiographie* positive (Arcelin).

Cathétérisme urétéral. — 20 mai. — Orifices urétéraux normaux. Cathétérisme de l'uretère gauche : Urine jaune ambrée, limpide. La 1re prise de 1 gr. montre quelques cellules épithéliales et à peine un globule blanc douteux. Albumine 0 ou trace infime. Dans la 2e prise de 1 gr., on trouve des globules rouges, des cristaux d'acide urique et peut-être un globule blanc. Pendant l'examen, il se produit d'énormes décharges de pus du rein droit. On termine en injectant du nitrate d'argent.

La 4e prise après 4 à 5 gr. d'écoulement est nettement sanglante. Elle servira pour les cultures.

Cet examen fait conclure à l'intégrité complète du rein gauche et à une énorme suppuration du rein droit.

	Urine totale	*Urine gauche* (côté sain)
	Cultures staphylocoques	Stériles
Urée . .	par litre 16 gr. 75.	13 gr. 24
Chlorures .	— 11 gr.	12 gr.

Testicules, épid. et cordon. — 0. 0.

État général. — A maigri depuis depuis deux ans. S'affaiblit.

25 mai 1910. — Néphrectomie lombaire droite. — Anesthésie au Billroth sans incident.

Incision lombaire. On amène au dehors le rein, très volumineux, bosselé, fluctuant; on sent un calcul dans le bassinet.

Protection de la plaie par un *champ en caoutchouc* enserrant le pédicule rénal. Incision du rein, il sort une grande quantité de pus sanglant et le rein paraît alors tellement atteint qu'on se décide à la néphrectomie.

Examen de la pièce (1) : Rein 400 gr. Enorme pyélonéphrose. Le bassinet, distendu, refoule la substance rénale. De celle-ci il ne persiste qu'un cent. et demi, en épaisseur, du côté du pôle supérieur et 0 cent. 5 du côté du pôle inférieur où la distension est beaucoup plus marquée.

A l'examen de la pièce, on constate en outre qu'un des calices, l'inférieur, est obturé par un calcul qui est pris dans son ouverture, de telle sorte qu'une des extrémités du calcul fait saillie dans le bassinet, et l'autre dans le calice ; ce calice était donc complètement obturé. C'est à son niveau que répond le maximum de destruction de la substance rénale. La partie supérieure du rein, moins lésée, était desservie par un autre calice qui n'était comprimé que par le voisinage du calice inférieur.

Calculs multiples, celui du bassinet pesait 0 gr. 90.

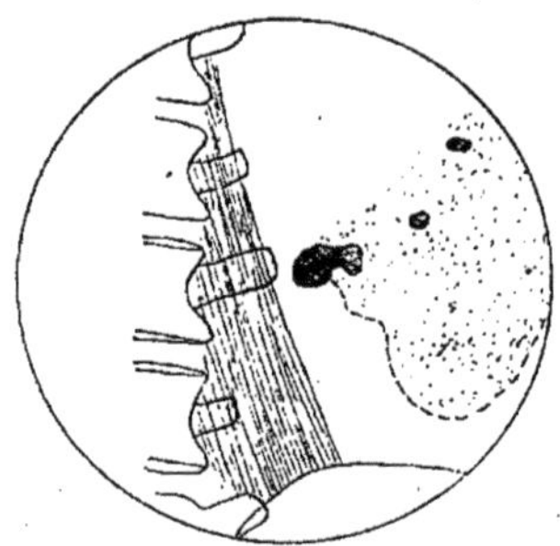

Fig. 97. Calque de la radiographie.

Analyse chimique — Oxalate de chaux et phosphate de chaux dominant.

23 mai. — Pinces enlevées. Va bien. Urine clarifiée. Albumine 0.

29 Mai. — Les quantités d'urine émises ont été :

1er jour	550 gr.	3e jour	800 gr.
2e —	725 gr.	4e —	625 gr.

7 juin. — Va bien. Plaie en bon état, un peu de suppuration au niveau des fils enlevés, et c'est à cela que l'on attribue une légère élévation de la température.

9 juin. — Suites simples.

Se plaint d'un peu de douleur en urinant et de mictions plus fréquentes.

Urine fortement trouble, avec un amas de pus épais. Albumine : présence importante, mais moindre après filtration de l'urine.

(1) Voir figure 19, page 243.

23 juillet 1910. — Etat général très bon. A pris de 3 kilos. L'urine est presque limpide. Albumine 0.

16 novembre. — Va bien. A engraissé de 9 kilos.

Cicatrice, un peu d'éventration. Rein gauche perçu en partie, mobile, semble irrégulier. Urine louche, faiblement alcaline, ne se clarifiant pas par acide. Albumine 0 ou traces très douteuses. Culot : quelques globules blancs peu nombreux, innombrables bâtonnets. Cultures : staphylocoques.

23 février 1911. — Vient d'avoir la grippe, a eu de violents maux de tête, aussi a-t-il maigri un peu. A bon appétit.

Urine fortement louche. Réaction acide, sans odeur. Albumine 0. Culot : globules de pus assez abondants. Innombrables bactéries.

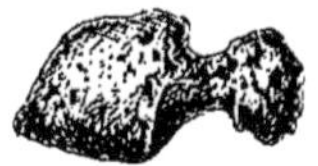

Fig. 98. Calcul.

OBSERVATION 35.

Calcul légèrement infecté du rein droit. Pyélotomie et Néphrotomie. Guérison opératoire. — Revu un an après. — Coliques néphrétiques. Emission de plâtras. Lavages du bassinet.

X., 48 ans, envoyé par le Dr Chanay, de Tournus, le 26 mai 1910.

Antécédents généraux. — Otite suppurée à 23 ans, 4 enfants bien portants. Jaunisse il y a 12 ans, sans colique hépatique. Pas d'affection pulmonaire. Furoncles il y a 4 ans. Fièvre de marais à 16 ans pendant un mois.

Antécédents spéciaux. — Il y a 13 ans, étant marié, a coulé pendant un mois. Le Dr Daviot fit faire des lavages au permanganate, il eut peut-être un peu de cystite à ce moment. Une colique néphrétique à droite il y a 8 ans, très vive, durant plusieurs jours; émission d'un gravier un mois après, mais pas de sang. Deuxième colique 6 ans après, celle-ci légère, avec émission de graviers, pas de sang, à droite également. Pas de douleur entre les deux crises, mais parfois courbature.

Le 1er mai, après une course en bicyclette, point de côté à droite pendant 10 jours et sang en petite quantité dans l'urine; au bout de ce temps, douleur vive et faiblesse générale, appétit perdu.

État actuel. — *Mictions.* — La nuit, depuis quinze années, parfois 1, le jour normales. Marche ni voiture n'influent.

Douleur : 0.

Urine. — 1er verre un peu trouble; 2e, fond presque limpide.

Analyse chimique. — Albumine, un peu. Sucre 0.

Une analyse du 28 mai 1909 donne très peu d'albumine. Quantité 1 l. 1/2.

Analyse microscopique. — Culot du 1er verre : globules blancs peu nombreux et globules rouges.

Culot du 2e verre : globules rouges et très peu de blancs.

Urètre. — Libre.

Prostate et ves. sém. — Normale.

Reins et uretères. — Gauche 0, peut-être perceptible; droit, un peu augmenté de volume et un peu sensible, mais très peu.

Testicules, épid. et cordon. — 0.

État général. — Un peu maigre, affaibli et inquiet, en raison des douleurs éprouvées.

Traitement. — 4 juin 1910. — Pyélotomie et néphrotomie droite. — Anesthésie au Bilroth sans incident. Incision lombaire. Le rein se laisse bien extérioriser, il est mobile.

Incision du bassinet par la face postérieure. On enlève aisément le gros calcul du bassinet. Mais il est impossible d'atteindre les petits calculs que la radiographie à montrés dans le pôle inférieur du rein, bien que le toucher permette de les sentir. Le petit doigt a été introduit par l'incision du bassinet dans les calices que l'on sent dilatés ; on touche un calcul, mais il fuit sous le doigt et on ne peut l'amener au dehors. Après application de 3 points de suture sur la paroi du bassinet, j'incise le pôle inférieur du rein au niveau du bord circonférenciel, et j'arrive à

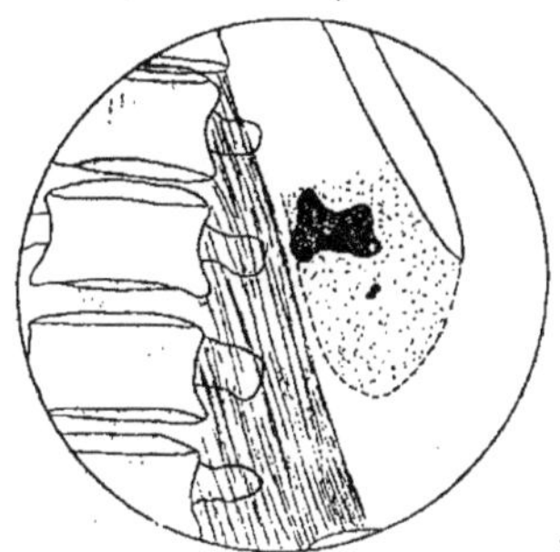

Fig. 99. Calque de la radiographie.

sentir, non sans peine, — l'incision n'ayant guère que 3 à 4 centim. — les deux petits calculs, et à les extraire. Je me suis assuré, par le cathétérisme rétrograde de l'uretère, de sa perméabilité en évitant d'introduire la sonde jusque dans la vessie, car il y a probablement un peu d'infection des voies urinaires inférieures.

Suture du rein (Répin). Pas d'hémorragie. On ne met pas de mèche, mais un seul drain affleurant l'incision du bassinet. Suture à un plan de l'incision.

Poids du gros calcul, 3 gr. 69. *Poids des petits*, 0 gr. 025.

Analyse chimique. — Calcul constitué par du phosphate de chaux avec des traces de carbonate de chaux.

10 juin. — Urines un peu troubles, se clarifiant un peu par l'acide azotique. Un peu d'albumine. Culot : nombreux grains de phosphates auxquels est dû le trouble de l'urine. Quelques globules blancs et quelques globules rouges.

12 juin. — Ablation d'une partie des fils de la paroi.

15 juin. — Urine presque limpide. Albumine 0.

Bon état général.

18 juin. — Urines limpides avec de nombreux points blancs en suspension, pas d'albumine.

(Nota). Il n'est pas passé d'urine par la plaie.

20 juin. — Va bien. Réunion par première intention. La température a oscillé d'abord entre 38°2 et 38°8. Le dernier chiffre a été atteint le soir du 3e jour. Le lendemain, elle était au-dessous de 38°, et au bout de 4 jours, elle oscille autour de 37°. La quantité d'urine a été de :

1er jour.	800 gr.	4e jour.	900 gr.
2e —	1000 gr.	5e —	700 gr.
3e —	1000 gr.		

24 août. — Etat général bon. A engraissé de 4 kilos.

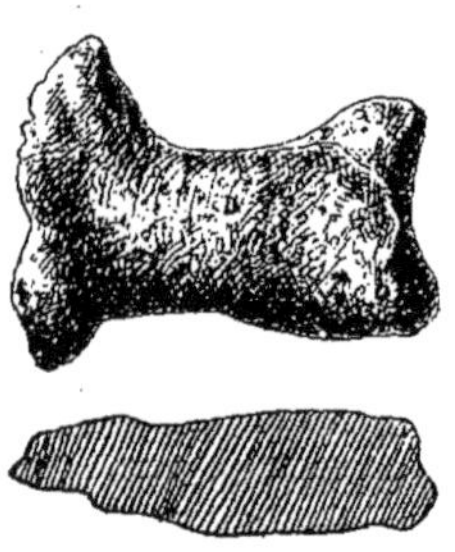

FIG. 100. Calcul.

Colique néphrétique gauche, suivie le jour même de l'expulsion d'un gravier gros comme une lentille, de couleur blanche, même à la coupe, comme de la craie; en avait expulsé de plus petits quelques jours avant.

La plaie va bien, on sent un peu le rein. Sur la plaie, il y a une petite plaque de sphacèle produite par un fil qui n'est pas encore cicatrisé. Urine dépolie avec filament. Ne se clarifie pas par acide. Albumine 0. Culot : par ci par là un très rare globule blanc, mais nombreux amas de cocci.

2 février 1911. — Plus de douleurs néphrétiques. A deux reprises a uriné de petits fragments comme du plâtras.

Urine n'est pas limpide, brillante; il y a des points en suspension. Réaction acide. Albumine 0. Culot : très peu de globules blancs disséminés, on en voit à peine un par ci, par là, mais un petit filament est constitué de phosphates et de quelques globules blancs. On voit aussi de nombreux débris qui sont sans doute aussi des phosphates.

Rein. — On sent un peu le rein à travers la paroi abdominale, bien dépressible, peu ou pas augmenté de volume.

Cultures. — Staphylocoques.

13 juin 1911. — Plus de coliques néphrétiques.

A deux reprises aurait vu un petit filament de sang.

Quelques douleurs articulaires vagues, et un lombago.

Parfois de petits plâtras dans l'urine.

Urine trouble, se clarifiant en grande partie par l'acide acétique, sans dégagement de gaz. Réaction alcaline. Albumine 0. Culot : Hématie 0, leucocytes, très peu. Cultures, staphylocoques. En somme, il y a eu de l'infection staphylococienne et précipitation des phosphates sans suppuration véritable.

Des lavages du bassinet seront faits.

OBSERVATION 36.

Calcul du rein droit. Pyélotomie. Guérison.
Revue dix mois après.

Mme X., 39 ans, demeurant à Lyon, 31 mai 1910.

Antécédents généraux. — Père mort à 60 ans, après une opération de la pierre, il était très gros. Ne paraît pas avoir eu de rétention vésicale.

Trois enfants bien portants. Accouchements normaux. Les règles avancent presque toujours de 8 jours. Affection nerveuse pour laquelle elle fit un séjour dans une maison de santé. Fièvre typhoïde à 5 ans. Variole à 13 ans. Affection pulmonaire 0. Abcès 0.

Antécédents spéciaux. — Gravier 0. Sucre 0. A été sondée à l'occasion d'un accouchement.

Début de la maladie. — Il y a 4 ans, par douleur dans le rein droit, d'abord peu violente, mais qui est allée en augmentant, avec des intervalles d'amélioration; parfois crises très vives durant jusqu'à ce qu'elle se couche. Pas d'irradiation vésicale.

En février 1910, M. X. lui aurait trouvé 8 fois plus d'albumine le soir que le matin.

Depuis au moins deux ans, souffre de la vessie; le moment le plus douloureux a été il y a un an et demi; 20 mictions le jour et 0 la nuit.

Actuellement. — Surtout depuis un mois, douleur très vive dans le rein droit, survenant à la moindre fatigue et même dès qu'elle est debout, n'est bien que couchée.

Mictions. — La nuit 0, le jour 5 à 6.

Douleur : Un peu quand elle marche.

Urine. — Modérément trouble. Quantité de 1500 à 1800 gr. par jour.

Albumine, présence assez importante (du sang probablement). Sucre 0.

Culot : globules blancs modérément nombreux, hématies très prédominantes, pas de cylindre.

10 juin. — *Urine.* — Modérément trouble, peut-être davantage de globules blancs, pas de cylindre, cristaux d'acide urique.

Cultures aérobies et anaérobies, négatives.

Analyse chimique (Faÿsse). — 13 juin 1910. — Quantité des 24 heures : 1100 c. c.

Urée	par litre	13 gr. 51	par 24 heures	14 gr. 86
Chlorures	—	8 gr. 20	—	9 gr.
Phosphates	—	1 gr. 21	—	1 gr. 33

Vessie. — Capacité : 300 grammes.

Utérus. — Fibromateux, un peu plus gros qu'un gros poing, assez fixe. Annexes 0.

Reins et uretères. — On sent un peu le droit qui est peu douloureux à la pression.

La *radiographie* montre un calcul mobile dans le bassinet.

7 juin. — Un peu de sensibilité du rein droit.

10 juin. — *Séparation.* — La séparation est rendue impossible par la présence d'un fibrome.

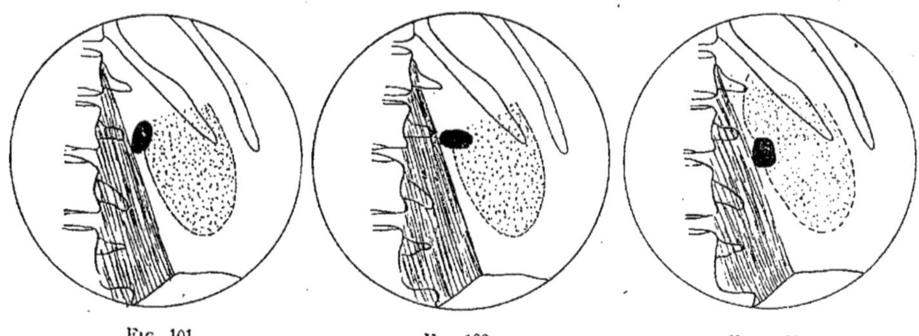

Fig. 101. Fig. 102. Fig. 103.

Calques de trois radiographies différentes.

14 juin 1910. — Pyélolithotomie droite. — Anesthésie au Bilroth sans incident. Incision lombo-iliaque. Le calcul est aisément extrait par une petite incision du bassinet que l'on ferme ensuite avec trois points catgut. Il existe une certaine dilatation du bassinet. Est-elle due au fibrome ou au calcul ?

Le bassinet renfermait une certaine quantité d'urine sanglante sous pression. Le rein, très mobile, s'est laissé facilement extérioriser. Un drain est placé affleurant en arrière le bassinet. Suture du bassinet à un plan, mais 3 points de capiton sur le tissu graisseux, qui recouvrent incomplètement les précédents.

Poids du calcul, 2 gr. 78.

Analyse chimique. — Calcul d'oxalate et de phosphate de chaux.

19 juin. — Il y a eu de la rétention d'urine vésicale, ce qui a nécessité

des cathétérismes. Au premier cathétérisme, l'urine est un peu sanglante. Rien ne passe par la plaie. Etat satisfaisant.

21 juin. — La température a atteint 38°3 le lendemain au soir de l'opération, puis 38°, et depuis lors elle est descendue progressivement à la normale. La quantité d'urine journalière a été :

1er jour. . . .	500 grammes	6e jour. . . .	700 grammes
2e —	600 —	7e —	900 —
3e —	500 —	8e —	900 —
5e —	400 —	9e —	800 —

22 juin. — La malade a été sondée pendant les trois premiers jours. On la sonde aujourd'hui pour vérifier l'état de l'urine; elle est un peu louche. Pas d'albumine. Petit culot contenant des globules blancs et peut-être des globules rouges. Pas de cylindre.

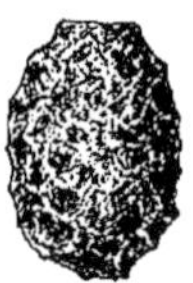

FIG. 104. Calcul.

29 juin. — L'urine est un peu louche, mais cela est dû à des phosphates. Albumine 0. Culot : par ci par là un rare globule blanc. Pas d'hématie.

9 juillet. — Lavage de la vessie.

16 juillet. — Urine dépolie ou louche. Albumine 0. Culot : quelques globules blancs et probablement des cocci. Du reste très légère cuisson en urinant le soir.

18 juillet. — Urine à peine dépolie. Lavage boriqué et nitraté. Pas de douleur en urinant. Albumine 0.

21 juillet. — Urine limpide. Culot : quelques globules blancs.

En novembre, décembre 1910 et janvier 1911, la malade souffre un peu de cystite, il a été fait un certain nombre de lavages vésicaux qui ont fait disparaître les malaises.

19 janvier 1911. — Capacité vésicale à la seringue : 250 grammes. Rendu 0.

26 janvier 1911. — Se trouve mieux.

Urine. — Un peu louche. Albumine 0.

Culot : globules blancs assez nombreux, globules rouges moins nombreux. C'est la première fois, depuis l'opération, que l'on trouve autant d'éléments figurés dans l'urine.

Cystoscopie. — Négative.

Reins. — N'en souffre plus depuis l'opération.

31 janvier. — Va bien. Urine limpide. Culot, quelques globules blancs, pas de rouges.

Quant à son rein, elle ne le sent pas.

20 avril 1911. — Urine limpide. Albumine, néant. Culot, quelques globules blancs, un ou deux globules rouges.

Se trouve bien, ne souffre ni des reins, ni de la vessie.

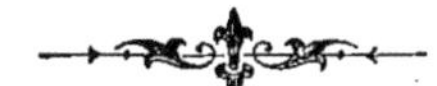

OBSERVATION 37.

Calcul aseptique du rein droit. Néphrotomie. Guérison.
Revu neuf mois après (1).

X., 41 ans, examiné le 22 mars 1910.

ANTÉCÉDENTS GÉNÉRAUX. — Père mort de cirrhose à 51 ans. Mère vivante. Un frère un peu obèse. Une sœur morte d'un cancer à 41 ans. Fièvre typhoïde à 26 ans. Abcès 0. Crises d'hyperchlorhydrie. Après la fièvre typhoïde, pleurésie droite et un peu d'induration du sommet droit. Hémoptysie 0.

ANTÉCÉDENTS SPÉCIAUX. — Blennorragie 0. A constaté une fois de petits grains dans l'urine, mais n'a jamais vu de sang.

DÉBUT DE LA MALADIE. — En mai 1908, après une marche, éprouve un peu de douleur dans la partie inférieure du thorax à droite, pendant quelques heures. Depuis lors, assez souvent, douleur sourde, passagère, au même point. Pas de crise néphrétique.

En juillet 1909, douleurs violentes à droite pendant un quart-d'heure. Depuis lors, à de nombreuses reprises, même douleur, toujours pendant la marche, et durant de 10 minutes à 1/4 d'heure, disparaissant après quelques minutes de repos. Au repos, ne souffre pas, mais à la pression un peu de douleur.

Jamais d'irradiation dans vessie, gland, urètre ni testicules.

ETAT ACTUEL. — *Mictions*. — La nuit, au moins une, quelquefois deux, depuis 10 ans. Le jour, 5 à 6. Marche ni voiture ne donnent pas envie.

Urine. — Qualités physiques : Louche. Quantité : 1.700 grammes.

Analyse chimique : Albumine, un peu (du sang). Sucre 0.

Analyse microscopique : Culot : Hématies en grand nombre ; quelques globules blancs, un peu plus que dans le sang.

23 Mars. — Urine moins louche. Culot : Globules rouges moins nombreux, mais globules blancs proportionnellement plus nombreux.

Cultures aérobies et anaérobies, négatives. Double inoculation, négative.

Reins et uretères. — Non perçus, non douloureux.

Radiographie, d'abord un peu douteuse, puis positive, et indiquant nettement la présence d'un calcul dans le rein droit (Arcelin).

Testicules. Epid. et Cordon. 0. 0.

(1) Cette observation a été rapportée en résumé et discutée, page 119.

10 mai 1910. — Urine louche, un peu d'albumine (du sang). Culot : nombreuses hématies, quelques globules blancs, en quantité très modérée, parfois un ou deux sur-le-champ, pas de cylindre.

La douleur, d'une façon générale, est moindre.

Pas de crises violentes, mais parfois un peu de courbature après l'exercice. Rein non perçu, non douloureux. Etat général meilleur que jamais.

20 juin 1910. Néphrotomie droite. — Malade gros, espace costo-iliaque restreint, apophyse transverse de la première vertèbre lombaire très développé.

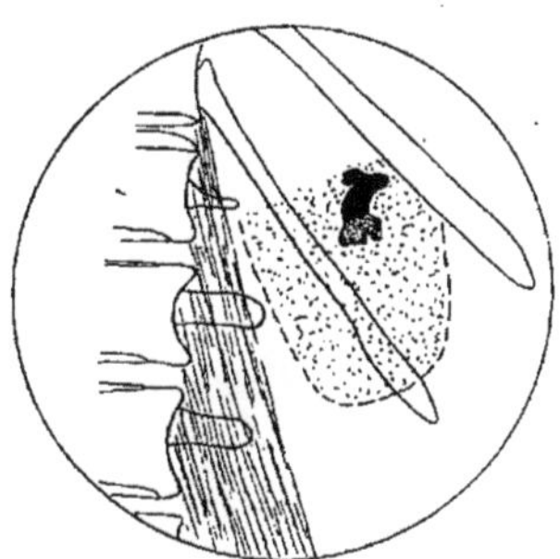

Fig. 105. Calque de la radiographie.

On ne peut extérioriser complètement le rein, et, de ce fait, la pyélotomie est impossible; du reste on ne sent pas le calcul par la palpation du bassinet.

Pince de Doyen sur le pédicule.

Incision de 5 à 6 cent. sur le bord circonférentiel.

Extraction du calcul qui est assez difficile, il est dans le bassinet ou les calices, il se casse. On extrait les fragments.

Suture du rein, complète, 6 points profonds catgut Robert. La pince enlevée, l'incision du rein ne saigne pas, mais il se fait une petite hémorragie qui suinte vers la face postérieure, ce qui nécessite l'application de deux mèches en arrière au contact du pôle supérieur ; drain en arrière.

Suture musculo-aponévrotique au catgut. Suture de la plaie.

Poids du calcul, 1 gr. 20.

Analyse du calcul. — Calcul formé d'oxalate de calcium (Mérieux).

Soir, se trouve bien. A uriné 150 gr., un peu sanguinolente. Pansement traversé par du sang et peut-être de l'urine.

21 juin. — Pansement souillé par le sang, en quantité modérée, mais il paraît y avoir aussi du liquide à odeur urineuse. L'urine est assez abon-

dante cette nuit, environ 400 grammes, fortement hématique. Ce matin urine limpide. Je renouvelle le pansement.

22 juin. — Urine tantôt trouble, tantôt presque limpide.

23 juin. — Pas de fièvre. Urine macroscopiquement non sanglante. Langue un peu sèche. Ventre ballonné. Je conseille diète et lavement.

25 juin. — Urine, pas de sang macroscopiquement. Pas de bonne selle, Ventre un peu moins ballonné. Mèche enlevée.

26 juin. — L'urine est redevenue nettement sanglante, noirâtre depuis l'ablation de la mèche. Pas de fièvre. Ablation du drain.

28 juin. — Urine toujours sanglante, mais moins. Va bien. Pas de fièvre. Le pansement est intact depuis 4 jours.

30 juin. — Ablation des fils. Urine s'est clarifiée, presque plus de teinte hématique.

La température a atteint 38°8 le lendemain de l'opération. Elle est descendue ensuite peu à peu à la normale.

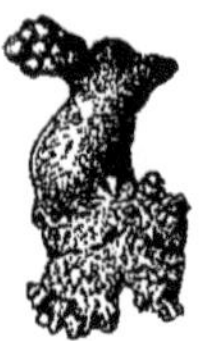

FIG. 106. Calcul.

3 juillet. — Urine un peu trouble. Globules blancs assez nombreux.

9 juillet. — Urine louche. Albumine, traces douteuses. Culot : Pas de globule rouge, quelques blancs.

Va bien, pas de fièvre ni de douleur locale. La palpation rénale laisse percevoir le rein un peu gros, mais en somme pas de réaction périrénale sérieuse.

15 juillet. — Etat général bon. Ne souffre pas. On sent un peu le rein, mais dans sa forme normale, légèrement augmenté. Urine assez trouble. Albumine, traces. Culot : leucocytes et quelques grappes de staphylocoques. Part pour Evian.

24 août. — Etat général bon. Plus de douleur. Marche librement. Urine très améliorée, limpide. Albumine 0. Culot : quelques globules blancs et, par ci par là, un rouge.

Cicatrice bonne. On sent un peu le rein qui paraît un peu gros, mais le ventre est bien dépressible.

2 novembre 1910. — Aucune douleur, même par la marche et la bicyclette.

Urine dépolie. Culot : par ci par là un globule blanc et quelques rouges. Albumine 0.

1er janvier 1911. — Urine limpide. Albumine 0. Culot : quelques globules blancs, pas de rouge. Pas de cristaux.

30 mars 1911. — Urine limpide. Albumine 0. Culot : quelques globules blancs. Un ou deux rouges incertains. Débris de cristaux informes.

Cultures. — Deux petites colonies de staphylocoques.

A marché et fait de la bicyclette avant de venir. Souffre un peu du rein gauche (côté non opéré). Palpation non douloureuse. Croit avoir déjà souffert avant l'opération.

Se livre à toutes ses occupations professionnelles, fait de la bicyclette et marche, sans douleur dans le rein opéré.

OBSERVATION 38.

Calcul aseptique du rein gauche. Néphrotomie. Phlébite. Guérison. Calcul d'acide urique pur. — Revu huit mois après.

M. l'abbé P., 49 ans; demeurant à M. (Jura), examiné le 18 juillet 1910.

ANTÉCÉDENTS GÉNÉRAUX. — Père mort à 83 ans, mère à 76, un frère et une sœur bien portants. Pas de graveleux dans la famille, ni de goutteux.

DÉBUT DE LA MALADIE. — En 1897, après s'être mouillé, point de côté à droite très violent pendant une ou deux heures, sans irradiation. (Depuis qu'il sait avoir un calcul à gauche, il n'est plus aussi affirmatif.) La marche provoque des hématuries, surtout s'il marche vite ou court, ce qui lui arrive parfois. En 1898, grande course, 50 kilom. à pied, suivie d'hématurie. L'hématurie cesse dès le repos. En 1899, première saison à Contrexeville, deuxième en 1900. Depuis le début, l'état est le même, c'est-à-dire hématurie après la marche, cédant avec le repos, mais plus de crise.

Ne souffre pas, même en marchant ou en courant.

En 1898, 1899, graviers fins, rouges, quelques blancs.

Le Dr Boursier soupçonnant un calcul rénal lui conseille de se faire radiographier.

ETAT ACTUEL. — *Mictions.* — En 1898, envies fréquentes surtout par la marche, actuellement 5 à 6 par jour. Chemin de fer ni voiture n'influent.

Cuison quand il y a du sang.

Urine. — Hématique, foncée. Globules rouges nombreux, déformés, comme dissous. Cristaux d'acide urique nombreux. Pas de pus, pas de cylindre.

Les cultures restent stériles (Faÿsse).

Vessie. — Exploration négative par le Dr Boursier, de Contrexeville, le 20 juin 1910.

27 juillet 1910. — *Cystoscopie* : pas de calcul.

Reins et uretères. — Rein non perçu. Gauche un peu mobile, dimensions normales, dur. *Radiographie* positive de ce côté.

27 juillet 1910. *Cathétérisme urétéral droit.* — L'urine est normale, sauf nombreuses cellules épithéliales; ni pus, ni sang.

Analyse chimique des urines (Faÿsse).

Urine totale. — Quantité des 24 h. 1. 100 gr.

Urée. . . .	par litre	17 gr. 56 . . .	par 24 heures	19 gr. 31
Chlorures . .	—	10 gr. . . .	—	11 gr.
Phosphates .	—	1 gr. 57 . . .	—	1 gr. 62
Acide urique .	—	0 gr. 349 . . .	—	0 gr. 628

L'analyse de l'acide urique a été faite un autre jour où la quantité d'urine était de 1800 gr.

Urine droite (côté sain) :

Urée	14 gr. 05 par litre
Chlorures . . .	17 gr. —

Testicules, épid. et cordon. — Testicule gauche 0.

Testicule droit, a été opéré d'une hydrocèle en 1900.

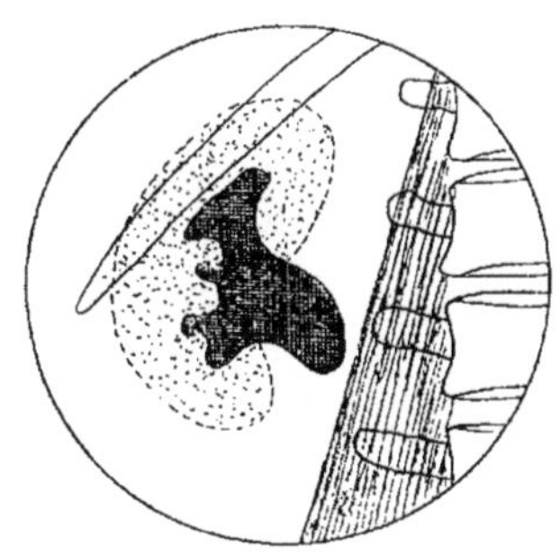

Fig. 107. Calque de la radiographie.

30 juillet 1910. — Néphrotomie droite — Anésthésie au Bilroth, sans incident. Incision lombo-iliaque. Le rein se laisse bien extérioriser. Pince de Doyen sur le pédicule. Incision de tout le parenchyme rénal; la pointe du bistouri suit les sinuosités du calcul, dont l'ensemble dessine la forme des calices; le calcul est enlevé avec précaution; une recherche attentive montre une petite corne du calcul restée dans le calice secondaire médian, puis un très petit calcul.

Suture du rein au Répin 3. La suture est un peu laborieuse car la capsule s'est un peu déchirée sur la face rénale postérieure, pendant l'extériorisation, mais l'hémostase, une fois la pince du pédicule enlevée, paraît satisfaisante. Un drain, suture métallique à un plan.

Examen histologique d'un fragment du rein, enlevé pendant l'opération.

Sur les préparations, on trouve deux aspects bien différents. Superficiellement, existe une zone où le rein est absolument normal, où l'on ne trouve aucune lésion épithéliale ou interstitielle.

Plus profondément, on voit une zone envahie par du tissu conjonctif lâche, les tubes sont aplatis; les cellules sont disloquées, abrasées. Il y a une inflammation nette. Mais la réaction interstitielle étant peu intense, ce rein était capable encore d'un bon rendement (Dr Faÿsse).

Analyse du calcul. — Calcul d'acide urique pur (Mérieux).

Poids du calcul, 33 grammes.

Le soir, urines hématiques.

31 juillet. — Température atteint 39°.

5 août. — Va très bien, urines claires, le sang a disparu peu à peu de l'urine. La température s'est abaissée peu à peu. Elle est aujourd'hui normale.

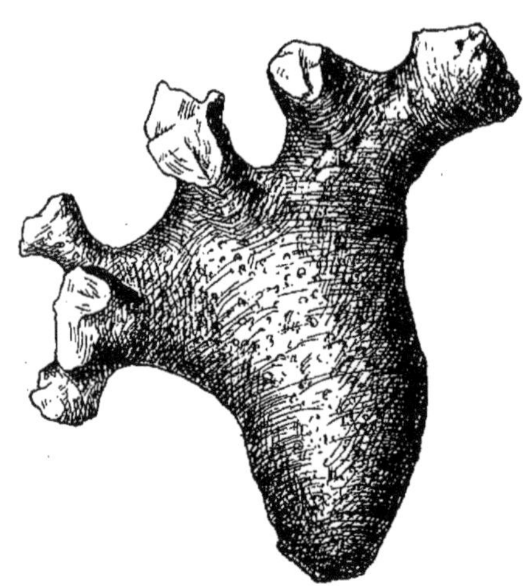

Fig. 108. Calcul.

8 août. — A eu hier de la température. Urine très peu trouble. Albumine 0 ou traces. Culot : quelques globules blancs, très rares rouges, un certain nombre de formes qui sont peut-être des cylindres granulo-hyalins. On avait enlevé le drain le 7.

9 août. — La température persiste; on écarte les lèvres de la plaie, il sort un peu de liquide coloré et le doigt pénètre en arrière du rein, dans une loge qui vient de se vider. L'ablation du drain a été prématurée, et il avait dû se former sous ce point un hématome qui s'est un peu infecté. Urine très peu trouble.

13 août. — Douleur dans la jambe et la cuisse droite. Léger œdème.

16 août. — L'œdème de la jambe droite s'est accentué. Le diagnostic de phlébite s'affirme.

30 août. — L'œdème de la jambe droite a à peu près disparu. Le malade souffre de sa jambe gauche. Le réseau veineux superficiel y est très apparent. De plus, sur la face interne de la cuisse, on a une plaque de rougeur sur une longueur de 5 c/m environ, sur le trajet de la saphène interne.

Plaie en très bon état, on laisse cependant le drain par prudence.

Urine. — Albumine 0. Culot : globules blancs en quantité très modérée, pas d'hématie. Un gros cylindre peu granuleux avec quelques gros globules blancs teintés de rouge.

3 septembre. — Drain enlevé.

26 septembre. — La phlébite a suivi son cours ordinaire. Le malade est resté immobile au lit jusqu'à ce jour. Actuellement il va bien, se lève, un peu d'œdème des jambes, surtout le soir.

Urine limpide. Albumine 0.

Culot : très rares globules blancs, pas de rouge. Cristaux d'acide urique.

28 octobre. — Exeat.

22 novembre 1910. — Depuis son retour, se livre à des occupations peu pénibles, ne souffre nullement.

28 mars 1911. — Va bien. Pas de douleur.

Urine limpide. Albumine, traces infimes. Quantité de 900 à 1750 gr. Culot : nombreux cristaux d'acide urique, ni globule blanc, ni globule rouge.

Cicatrice bonne. On sent le rein à travers la paroi abdominale dépressible. Il paraît un peu diminué de volume et adhérent à la paroi lombaire comme si on l'avait fixé.

OBSERVATION 39.

Calcul aseptique du rein gauche. Néphrotomie. Guérison.
Revue sept mois après.

Mme M., 33 ans, ménagère, demeurant à Lyon, envoyée par le Dr Jamin, de Lyon, examinée le 1er septembre 1910.

ANTÉCÉDENTS GÉNÉRAUX. — Père et mère vivants. Mère emphysémateuse. Une tante du côté maternel peut-être graveleuse. Pas de goutteux.

Règles régulières.

Un enfant de 6 ans bien portant. Rougeole dans l'enfance. Probablement scarlatine. Fièvre typhoïde 0. Adénite du cou en 1900, qui fut incisée, la suppuration a duré quelques semaines, un ou deux petits ganglions ont persisté, ils ont grossi pendant la grossesse, mais passagèrement.

Pendant la grossesse, vomissements. L'analyse n'a pas montré d'albumine à ce moment; le Dr Desfontaine, du Creusot, il y a un an et demi, n'a pas trouvé d'albumine; le Dr Jamin en a trouvé récemment.

ANTÉCÉDENTS SPÉCIAUX. — Gravier 0. Sang : le Dr Jamin en aurait vu. N'a jamais été sondée.

DÉBUT DE LA MALADIE. — Il y a 6 à 7 ans, par douleur dans le rein gauche s'irradiant dans le côté gauche du ventre, jusque dans la vessie. Elle persiste depuis, avec des périodes d'amélioration qui duraient au plus un mois et qui vont en diminuant de durée.

C'est plutôt un malaise qu'une douleur très violente, cependant la douleur lui arrache des gémissements et elle provoque à la longue des vomissements. La plupart du temps et même toujours, la marche ou le mouvement provoquent la douleur, et le repos la calme; mais maintenant, elle souffre de plus en plus souvent, même la nuit. La douleur provoque un peu le besoin d'uriner.

ETAT ACTUEL. — *Mictions.* — Si elle souffre, 4 la nuit; si elle ne souffre pas, 0 ou une; le jour 4 à 5. Douleur 0.

Urine. — Limpide. Albumine 0. Sucre 0. Culot : Ni globules blancs, ni rouges, quelques grosses cellules rondes et quelques rares allongées, pas de cylindre. (Est immobile au lit depuis deux jours.)

24 octobre. — Après la *radiographie* on trouve dans le culot d'assez nombreuses hématies, globules blancs un peu plus que dans le sang.

Vessie. — Capacité : 250 grammes.

Reins et uretères. — Non perçus, non douloureux.

21 octobre 1910. — *Séparation.* — Des deux côtés, urine de même apparence et de même quantité. Ejaculations plus nettes à droite.

Analyse chimique des urines séparées (Faÿsse).

		Urine droite	*Urine gauche* (côté malade)
Urée . . .	par litre	6 gr. 48	6 gr. 21

État général. — A maigri un peu.

18 octobre. — A gardé le repos et a peu souffert, mais malaise à peu près continuel.

Urine non recueillie à la sonde presque limpide. Albumine 0.

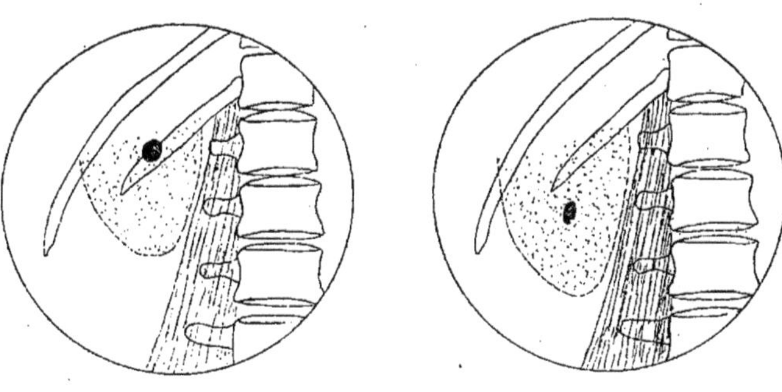

Fig. 109. Fig. 110.

Calques de deux radiographies différentes.

25 octobre 1910. — Néphrotomie lombaire gauche. — Anesthésie éther, sans incident.

Incision lombo-iliaque. Extériorisation du rein, la capsule adipeuse est normale. La capsule propre est en partie décollée, mais soigneusement conservée. Le rein a un aspect lobulé.

Pince de Doyen sur le pédicule, après constatation de la non présence du calcul dans le bassinet en dehors du rein. Incision du rein au-dessous de la partie moyenne. Extraction du calcul. Suture du rein, 4 points profonds, 2 supérieurs, il y a un peu de chevauchement de la lèvre du rein à la partie inférieure. Suture de la plaie, 2 plans, 4 mèches, 1 drain.

Un peu d'hémorragie à la face postérieure du rein, provenant sans doute d'un vaisseau de l'atmosphère, et qui nécessite l'application de mèches en ce point.

Calcul de couleur inégale, par place rouge noir, d'autres ont l'aspect phosphatique, tous petits points qui font songer à de l'oxalate.

Poids du calcul, 0 gr. 50.

Analyse chimique. — Calcul constitué par de l'oxalate de chaux et du phosphate de chaux en quantité à peu près égale.

26 octobre. — A peu souffert. Urine sanglante. Pansement assez souillé de sang, un peu d'odeur urineuse.

28 octobre 1910. — Hier, les mèches ont été enlevées, l'urine est plus sanglante.

3 novembre. — La température a atteint 39°5 le jour de l'opération, puis elle s'est abaissée progressivement, et à partir de ce jour, elle est normale.

La quantité d'urine émise chaque jour a été :

3e jour. . . .	400 grammes	9e jour. . . .	700 grammes
4e —	450 —	10e —	1000 —
5e —	400 —	11e —	1300 —
6e —	700 —	12e —	900 —
8e —	600 —		

Suites simples. Fils enlevés, bonne réunion, un peu de plaie du drain.

10 novembre. — Départ de la malade qui se sent très bien. Urine recueillie à la sonde, limpide avec de petits points. Albumine 0. Culot : quelques rares globules blancs, un rouge douteux. Petits débris. Cultures : très abondantes colonies de staphylocoques.

31 décembre 1910. — La plaie est réduite à une petite surface correspondant au passage du drain. Va bien, ne souffre pas. On sent le pôle inférieur du rein.

Urine limpide. Albumine 0.

Culot : par ci par là, un très rare globule blanc, et un très rare globule rouge crénelé.

Cultures stériles.

28 mars 1911. — Va bien. N'a plus souffert. *Urine* limpide. Albumine 0. Culot : pas de globule blanc, rarissimes hématies.

Rein, on le perçoit un peu.

6 juin 1911. — *Urine* limpide. Albumine 0. Culot : pas de globules blancs ni de cristaux. Deux hématies. Pas de douleur.

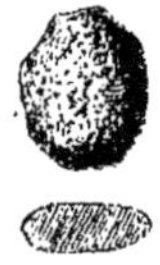

Fig. 111. Calcul.

OBSERVATION 40.

Calcul aseptique du rein droit. Pyélotomie. Guérison.
Revue quatre mois après.

Mme H., 42 ans, demeurant à St-Chamond, adressée le 25 octobre 1910, par le Dr Thévenon.

Antécédents généraux. — Mari mort d'une attaque à 47 ans, une fille bien portante. Anémique dans la jeunesse. Affection pulmonaire 0. Abcès 0. Fièvre grave 0. Troubles digestifs 0.

Antécédents spéciaux. — Pas de graveleux ni de goutteux dans la famille. N'a jamais été sondée.

Début de la maladie. — A 26 ans, coliques néphrétiques droites et émission d'un petit gravier; depuis lors, a eu une vingtaine de coliques; après la première crise, elle est restée cinq à six ans sans en avoir; dans la suite, elle est restée parfois un an sans crise, parfois en avait plusieurs de suite et à chaque crise a émis un gravier; dans l'urine elle ne voyait pas de sang, à la dernière crise le médecin en a constaté. Pendant la crise, besoin d'uriner; les crises sont toujours à droite, sauf la dernière il y a un mois qui a été nettement à gauche, mais aussitôt la crise terminée a souffert à droite. Le calcul émis à la suite de cette crise a l'aspect oxalique. A eu peut-être une autre crise à gauche il y a longtemps. Dans l'intervalle des crises, mais seulement depuis 5 ans, a conservé une douleur dans le côté droit qui irradie dans la fosse iliaque, la vessie, et au bout du canal de l'urètre : cette douleur n'était pas continue, mais tendait à le devenir, le moindre mouvement ou fatigue la ramenait : au commencement de cette douleur se couchait pour la faire passer, puis ne se couchait plus.

Etat actuel. — *Mictions.* — 2 la nuit, le jour id.
Marche ni voiture n'influent. Douleur : 0.
Urine. — A la sonde, assez trouble, un peu hématique.
Analyse chimique. — Albumine modérée. Sucre 0.
Analyse chimique :

Urée	9 gr. 72	par litre
Chlorures . . .	11 gr. 20	—
Phosphates . . .	1 gr. 14	—

Analyse microscopique. — Hématies nombreuses, globules blancs plus nombreux que dans le sang; pas de cristaux (Faÿsse).

Analyse bactériologique. — *Cultures stériles.*

Reins et uretères. — Non perçus; à droite point douloureux à la hauteur de l'ombilic. Au toucher vaginal on sent un peu l'uretère droit, mais pas de calcul.

Séparation. — 11 novembre 1910. — A gauche, en 20 minutes, on obtient un plein tube d'urine normale, jaune, ambrée. A droite, pas une goutte d'urine. A la palpation du rein droit, on ne sent pas le rein et l'examen est très peu douloureux.

Radiographie. — Elle montre un calcul dans le rein droit.

ETAT GÉNÉRAL. — Bon.

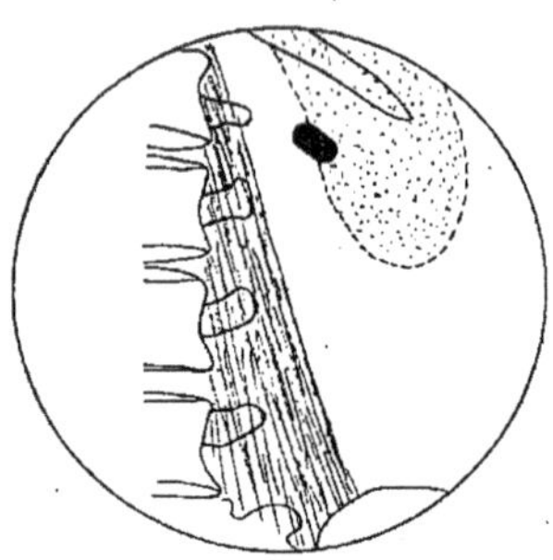

FIG. 112. Calque de la radiographie.

12 novembre 1910. — PYÉLOTOMIE DROITE. — Anesthésie au Bilroth sans incident. Incision lombaire concave en avant.

La loge rénale est remplie d'un tissu adipeux, épaissi, un peu dur, et adhérent à la capsule propre du rein, de sorte que pendant les manœuvres pour luxer le rein hors de la plaie, la capsule propre est un peu déchirée. Le bassinet est recouvert par une petite couche de tissu graisseux, dur, adhérent et difficilement décollable. Petite incision sur la face postérieure du bassinet. Petite hémorragie à la section vite arrêtée. Extraction au doigt du calcul. Deux points de suture sur le bassinet et la graisse sus-jacente.

Suture à deux plans de la paroi. Gros drain, pas de mèche.

Calcul du volume d'un gros haricot, noirâtre, dur.

Poids du calcul, 1 gr. 20.

Analyse chimique. — Calcul constitué par de l'oxalate de chaux pur.

21 novembre. — La malade a eu une température progressivement ascendante depuis 4 jours, elle atteint aujourd'hui 38°7, chiffre qu'elle

n'atteindra plus, car, à partir de ce jour, elle fut au-dessous de 38°, et tout à fait normale deux jours après. Le pansement est un peu souillé par du pus grumelleux qui doit provenir du sphacèle du tissu graisseux. Elle a souffert un peu le premier jour où s'est produite l'élévation de la température, mais depuis, ne souffre plus.

La palpation du rein en avant ne montre pas de tuméfaction et ne provoque aucune douleur. L'urine paraît limpide (non recueillie à la sonde). Aujourd'hui, pansement, ablation des fils, dont un laisse échapper une petite goutte de pus. Le drain est sorti et remis en place.

22 novembre. — La température a baissé (38° hier soir), mais la malade a souffert assez vivement pendant la nuit, la douleur siège dans le rein, mais surtout dans la fosse iliaque et la vessie; elle a des envies fréquentes d'uriner. Elle a cru avoir une colique néphrétique et regarde si elle n'a pas fait de gravier. Recherche infructueuse. L'urine paraît aussi claire.

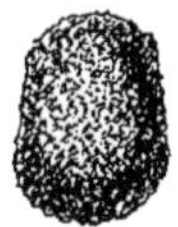

Fig. 113. Calcul.

23 novembre. — Mêmes signes, mais atténués. Douleur rénale droite. Envies fréquentes d'uriner. Peu de douleur vésicale.

Il y a toujours par la plaie un écoulement assez abondant de pus grumelleux. On raccourcit le drain de 3 centimètres.

24 novembre. — La malade se trouve très bien ce matin ; n'a pas souffert, n'a pas de fièvre.

26 novembre. — Même état. En faisant le pansement, on trouve une petite collection de pus sous la partie supérieure de l'incision, dont les bords sont bien réunis. On l'évacue, drain remis en place.

28 novembre. — Un coup de bistouri débride au niveau de la partie supérieure de la cicatrice le petit foyer purulent déjà signalé.

2 décembre. — Urines limpides (à la sonde), sans albumine.

La malade a expulsé ce matin deux ou trois petits graviers gris, jaunes; pas de douleur à l'émission, mais un peu de sensibilité rénale la nuit dernière.

Un autre petit calcul a été expulsé dans l'après-midi, sans aucune douleur.

5 décembre 1910. — Exeat. Plaie à peu près cicatrisée. Ni pus, ni fièvre, ni douleur.

La quantité d'urine a été de :

1er jour . . .	1400 grammes		
2e — . . .	200 —		
3e — . . .	600 —		
4e — . . .	300 —	(grosse purgation)	
5e — . . .	900 —		

31 janvier 1911. — Plaie fermée depuis une dizaine de jours. Ne souffre plus, même à la marche.

Urine limpide (à la sonde). Albumine 0. Culot : pas d'hématie, un ou deux globules blancs. Pas de cristaux. Nombreuses cellules des couches superficielles. Cultures stériles.

Rein. — On sent à travers la paroi abdominale bien dépressible, le rein qui semble petit et comme adhérent à la paroi postérieure.

30 mars 1911. — Pas de douleur à la marche.

Urine. — Limpide. Albumine 0. Culot : Pas d'hématie, 1 ou 2 globules blancs, peut-être quelques cocci.

OBSERVATION 41 (1).

Calcul du rein gauche. Première opération par X. de X., il y a 5 ans. Deuxième opération le 4 février 1911. Guérison. — Revu deux mois et demi après.

T., 48 ans, garçon d'hôtel, examiné le 21 janvier 1911.

ANTÉCÉDENTS GÉNÉRAUX. — Marié, deux enfants, 20 ans et 13 ans, bien portants.

Séjour au Tonkin en 1885, pas de fièvre, mais dysenterie.

Aucun antécédent graveleux ni goutteux dans la famille. Affection pulmonaire 0. Abcès 0. Furoncles à la joue de peu d'importance. Rhumatismes 0. Gros mangeur, non buveur. N'a jamais eu d'écoulement.

DÉBUT DE LA MALADIE. — A été opéré pour calcul du rein par le Pr X. de X., il y a 5 ans, le 5 Février 1906, après radiographie qui n'avait pas donné de résultat. Au retour du Tonkin en 1887, douleur dans le côté gauche, qu'il considère comme un point, cela passait et revenait ; parfois douleurs violentes, crises qui duraient 48 heures avec irradiation vésicale, mais ni testiculaire, ni glandaire. Ces crises revenaient à peine 6 ou 8 fois par an. La douleur venait parfois sans cause, parfois sous l'influence de la fatigue, la fatigue ramenait toujours la douleur. Etait resté six mois sans crise, à la fin elles deviennent plus fréquentes, pas de gravier ; mais il n'avait pas vu de sang un mois avant l'opération, c'est alors qu'il fut opéré. Le calcul avait la forme et la grosseur d'une fève de Soissons, suture du rein au cagtut. Drainage du rein et de la plaie. Réunion par 1re intention. (Les renseignements opératoires sont dus à M. le Pr X.)

Pendant 4 ans, plus de douleur. Depuis 8 mois un peu de douleur qui augmente surtout depuis 3 mois. Il y a des jours qui se passent sans souffrir. La douleur se présente comme une lassitude, une gêne, parfois irradiations dans la vessie, avec envie d'uriner. Le repos le soulage immédiatement.

ETAT ACTUEL. — *Mictions.* — La nuit 0, le jour 5 à 6. Marche pas d'influence. Douleur : 0.

(1) Cette observation a été rapportée en résumé, page 114.

Urine. — Dépolie. Albumine, présence assez importante. Sucre 0. Culot: globules blancs assez nombreux, globules rouges nombreux.

Vessie. — Résidu : 0.

Reins et uretères. — Droit 0. Gauche peut être perçu, pas de douleur à la palpation. Comme siège de la douleur, il montre toute la région rénale, en avant et en arrière, et la direction de l'uretère jusqu'à la vessie.

La *radiographie* montre un calcul dans le rein gauche.

Testicules. Epid. et Cordon. — Gauche 0. Droit : kyste comme un œuf de poule.

ETAT GÉNÉRAL. — A maigri depuis un mois. Troubles digestifs. Cœur 0. Poumons 0.

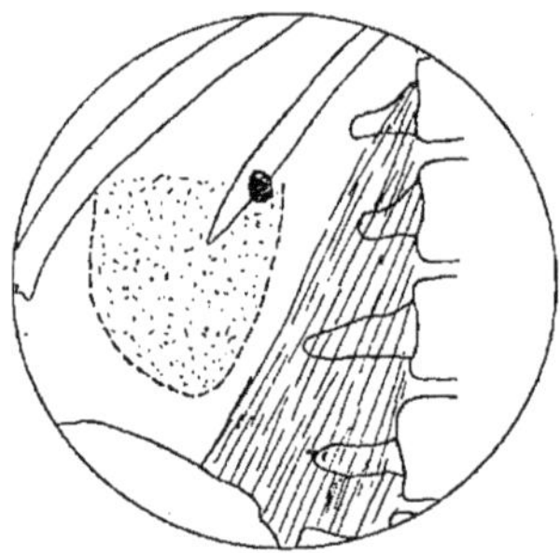

FIG. 114. Calque de la radiographie.

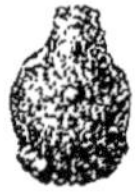

FIG. 115. Calcul.

1er Février. — *Cathétérisme du rein droit.*

Analyse des urines

	Urine droite (côté sain)	*Urine totale*
Urée	par litre 10 gr. 87.	14 gr. 32

Un peu d'albumine.
Nombreuses cellules épithéliales.
Quelques globules rouges.

4 février 1911. — NÉPHROTOMIE GAUCHE. (Bilroth sans incident.) Incision lombaire concave en avant. On trouve le rein très adhérent, on essaie de le luxer pour le radiographier pendant l'intervention, mais il faudrait le décapsuler totalement, on y renonce. D'ailleurs, les adhérences à la loge sont telles qu'il se produit une légère déchirure péritonéale (de suite fermée par une suture au Répin) et une hémorragie assez abondante.

J'ai vu assez bien dénuder le rein en avant, en arrière, en bas, bien que la capsule adipeuse, devenue un peu fibreuse, adhérât, et qu'en somme on ne la décolle pas de la capsule. (On passe dans l'atmosphère fibro-graisseuse). Mais c'est en haut que la dénudation est impossible à cause de l'adhérence péritonéale. Il eût fallu sectionner délibérément le péritoine pour extérioriser complètement le rein. On voit la ligne de l'incision de la néphrotomie qui forme une légère dépression longitudinale.

Incision du rein sur 4 à 5 centimètres de la longueur de son bord convexe, énucléation du calcul, enchassé dans un tissu fibreux, adhérent. Suture au Répin 1, sur le rein et la capsule (1).

Mèches nombreuses tamponnant la loge pour arrêter l'hémorragie.

Poids du calcul, 0,43 centig.

Analyse chimique. — Calcul constitué par de l'oxalate de calcium. Des traces de phosphate.

5 février. — Pouls à 124. Se plaint de ne pouvoir uriner. Le pansement est imbibé d'urine probablement émise par l'urètre inconsciemment et non point par la plaie, car les mèches sont sèches en partie.

Pansement : pas d'hémorragie appréciable depuis hier. Pas de fièvre. Ablation de plusieurs mèches. Urine hématique.

6 février. — L'urine s'est beaucoup clarifiée, à peine teintée de rose ; au microscope on y trouve d'assez nombreux globules rouges et des globules blancs en quantité très modérée.

15 février. — Les dernières mèches ont été enlevées sans incident il y a 5 jours. Aujourd'hui on enlève les fils. Bon état général et local, le drain est laissé, le pansement étant encore assez imbibé.

5 Mars. — L'urine n'est pas encore complètement clarifiée, elle est louche et le culot contient d'assez nombreux globules de pus.

La plaie est réduite à une petite fistule. Le drainage a été maintenu longtemps, parce qu'il livrait passage à une sécrétion abondante provenant sans doute de l'atmosphère celluleuse.

15 Mars. — Urine clarifiée. Albumine néant. Culot, rares globules blancs, une hématie. Cultures, quelques colonies de staphylocoques.

25 Avril 1911. — Va bien. Urine limpide. Albumine, néant. Culot, quelques globules blancs, pas de rouges. Cultures, rares colonies de staphylocoques.

(1) Voir page 115, l'examen histologique d'un fragment du rein enlevé pendant l'opération.

OBSERVATION 42.

Calcul infecté du rein droit. Néphrectomie. Guérison.
Revue deux mois après.

Mme X., 46 ans, envoyée le 21 janvier 1911, par le Dr Frécon, de Vienne.

ANTÉCÉDENTS GÉNÉRAUX. — Trois enfants, dont la plus jeune a 20 ans. Les règles parfois avancent, parfois retardent depuis 6 mois. Affection pulmonaire 0. Abcès près du rectum, 5 ans après l'accouchement. Fièvre grave 0. Accouchements : les deux premiers ont été normaux, le troisième dystocique (présentation de l'épaule).

Pas de cathétérisme.

DÉBUT DE LA MALADIE. — Quelque temps après l'accouchement, il y a 12 ans, on trouve de l'albumine. Le Professeur X. conseilla un régime qu'elle suit depuis lors, d'abord lacté exclusif, puis mitigé, et tisane de feuilles de murier blanc. On lui trouva le rein gros; depuis lors, par périodes, elle souffre du rein, mais reste quelques mois ensuite sans souffrir; jamais de crises très pénibles, mais parfois élancements. Le rein grossit quand elle souffre. La douleur est en ceinture.

A vu son urine trouble par période depuis 3 ans.

Ce qui l'amène, ce sont les périodes de *douleur avec augmentation de volume* du rein droit, accompagnées de *perte de forces*.

ÉTAT ACTUEL. — *Mictions.* — Une la nuit; le jour 3 à 5. Marche ni voiture n'influent.

Douleur : N'a jamais souffert en urinant.

Urine. — Trouble, faiblement acide.

Quantité : 1 litre 1/2 à 2 litres exceptionnellement.

Analyse chimique. — On a trouvé en mai 1910, 0 gr. 43 d'albumine, par litre pour 1310 gr. Sucre 0.

Analyse microscopique. — Culot : Globules blancs nombreux, par ci par là un rouge, pas de cylindre. L'urine se clarifie mal par centrifugation. Cultures stériles.

Inoculation négative.

Analyse chimique des urines. Quantité des 24 heures : 1 litre 100.

Urée	par litre 12 gr. 16 . . .	par 24 heures	13 gr. 17
Chlorures . .	— 5 gr. 80 . . .	—	6 gr. 38
Phosphates . .	— 1 gr. 17 . . .	—	1 gr. 28

Vessie. — Capacité : 380 gr.

Utérus. — Repoussé en arrière.

Reins et uretères. — Gauche 0, région libre, n'en a jamais souffert; à droite, la région rénale ne se laisse pas déprimer. Un peu de douleur en dedans; il y a 8 jours, à l'occasion d'une crise, le rein était gros. Pas de fièvre.

La *radiographie* montre un calcul du rein.

ÉTAT GÉNÉRAL. — Les forces ont bien diminué et vont encore en diminuant. Depuis un mois brouillard dans les yeux. A eu de fréquents maux de tête en 1900 dans les tempes, ils ont bien diminué. Crampes dans les doigts, mollets. Sensation de froid aux jambes et aux pieds. Un jour sensation de piqûre d'aiguille dans les doigts.

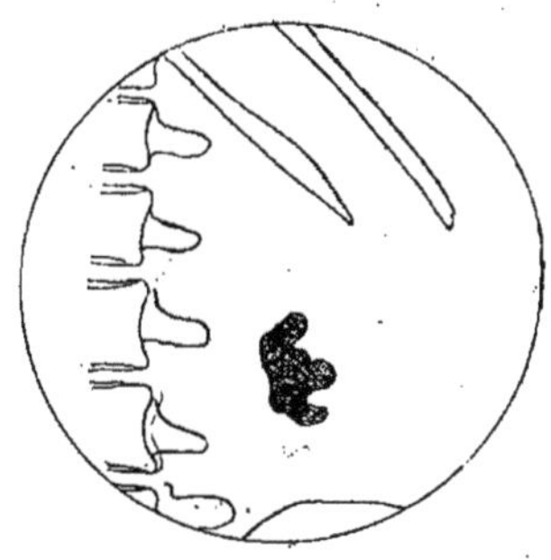

FIG. 116. Calque de la radiographie.

26 janvier 1911. — *Injection de bleu de méthylène* (0 gr. 05) à 5 heures du soir. Du 26 au 27, élimination non retardée, d'intensité suffisante, bleu remplacé souvent par du chromogène, une courte intermittence. Durée trois jours. Encore une décharge de bleu le 4e et le 5e jour.

Il n'y a que des traces d'albumine, parfois à peine visibles.

1er février. — *Séparation.* — A droite, il ne coule rien. A gauche urine limpide, jaune, ambrée.

Culot : par ci par là un globule blanc, de très rares globules rouges, quelques cellules épithéliales.

Albumine, présence importante.

Epreuve de la phloridzine. — En six heures et demie, la malade urine 380 c. c. d'urine contenant 10 gr. 48 de glucose. Le dernier verre en contient encore 13 gr. 43 par litre. Il a été injecté 2 centigr. de phloridzine (Elimination tout à fait exceptionnelle).

4 février 1911.— Néphrectomie droite (1). — Anesthésie au Bilroth sans incident. Incision lombaire concave en avant. Dénudation assez facile d'un rein de petit volume, de consistance inégale. Ligature et section de l'uretère et du pédicule vasculaire séparément. Pas d'hémorragie appréciable.

Drain. Mèche. Suture à un plan au fil métallique gros.

Rein. — 70 gr. Petit rein, substance rénale atrophiée, bassinet modérément distendu; les calices le sont notablement. Le liquide contenu est fortement purulent. Analyse de ce liquide. — Urée 2 gr. 70 par litre.

Poids du calcul, 5 gr. 25.

Analyse chimique. — Calcul constitué par du phosphate de calcium.

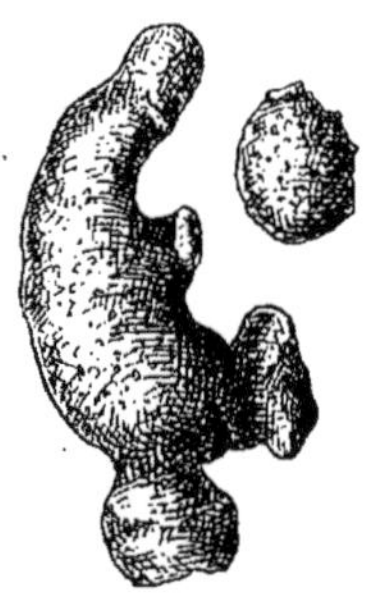

Fig. 117. Calcul.

Examen histologique. — Nous trouvons sur ce rein des lésions de sclérose assez avancées. Il existe en effet une sclérose diffuse, plus ou moins intense suivant les points. Ici, ce sont des nappes fibreuses, où l'on voit quelques vestiges de tubes atrophiés et de glomérules devenus fibreux.

Là les tubes sont plus ou moins dilatés; leur épithélium est difficilement reconnaissable; en certains points, il est desquammé. D'autres tubes sont remplis d'une matière hyaline. Les vaisseaux, avec leurs parois épaissies, scléreuses, sont atteints d'endactérite.

Fonctionnellement, ce rein a une valeur à peu près nulle (Dr Faÿsse).

9 février. — Pansement. Mèches. Plaie en très bon état. Pas de fièvre.

17 février. — Plaie en bon état.

22 février. — Exeat. Urine limpide, sans albumine.

(1) Voir fig. 24, page 248.

Dans le culot : pas de cocci. Quelques globules blancs. Nombreuses cellules épithéliales (Faÿsse).

Cultures stériles.

Un cobaye a été inoculé avec le liquide contenu dans le rein. Résultat négatif.

27 avril 1911. — Bon état général. Urine limpide. Albumine : très léger disque par l'acide nitrique et par la chaleur. Culot : 2 ou 3 globules blancs. Nombreuses cellules épithéliales.

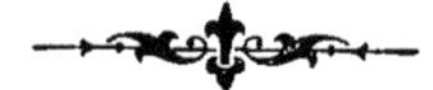

OBSERVATION 43.

Lithiase rénale infectée bilatérale. Néphrectomie gauche. Néphrolithotomie droite. — Malade en traitement.

Mme X., 51 ans, envoyée le 22 février 1911, par le Dr Trévoux.

ANTÉCÉDENTS SPÉCIAUX. — 5 enfants. Accouchements normaux. Jamais de cathétérisme.

AFFECTION ACTUELLE. — Coliques néphrétiques (3 crises, la première il y a 2 ans), à droite. Ni sang, ni gravier lors des deux premières. Phénomènes de cystite avec hématurie au commencement de 1910.

Le 25 décembre 1910, une nouvelle crise de coliques néphrétiques. En même temps, la malade s'apercevait que ses urines étaient troubles.

ETAT GÉNÉRAL. — Médiocre.

Signes de cystite modérée. Pollakiurie et douleur légère à la miction.

Douleur lombaire gauche, sourde, mais tenace, sans irradiation à la cuisse.

Mictions. — Le jour et la nuit, toutes les heures. Douleur 0. Il y a un an, a souffert en urinant, pendant 3 semaines.

Urine. — Très purulente, nettement alcaline. Quelques globules de sang, de nombreux globules de pus et microbes.

Cultures : staphylocoques et quelques coli-bacilles.

Vessie. — On trouve dans la vessie 225 grammes d'urine.

Utérus, 0. Annexes 0.

Uretères, non perçus par le toucher vaginal.

Reins et uretères. — Droit : région douloureuse, où on perçoit mal le rein.

Gauche : rein un peu augmenté de volume, senti plus nettement.

28 février. — *Séparation des urines* (voir page 54).

Cathétérisme de l'uretère gauche. — Dans une autre séance, on sonde le rein gauche. Aucun écoulement. On injecte de l'eau stérilisée. On obtient alors un peu de pus dilué par le liquide injecté.

ETAT GÉNÉRAL. — Médiocre. Est cependant obèse. Soif assez vive. Pas de fièvre.

Hernie ombilicale assez volumineuse.

Poumons : normaux.

Epreuve du bleu de méthylène. — Injection de 0 gr. 05 de bleu. Bleu constamment sous forme de chromogène. *Elimination non retardée, d'intensité médiocre,* de courte durée (10 heures environ).

Urine de 24 heures : 2 litres 200. Extrêmement *purulente.*

8 mars. — *Séparation.* — Même résultat que la première. Droite : urine modérément trouble, avec quelques grumeaux. Gauche 0.

Après le lavage vésical consécutif, il sort une grosse décharge purulente.

Culot, urine droite : nombreux globules de pus. Globule rouge, 0. Albumine, présence importante.

11 mars. — NÉPHRECTOMIE GAUCHE (1). — Bilroth sans incident.

Incision lombaire courbe, concave en avant.

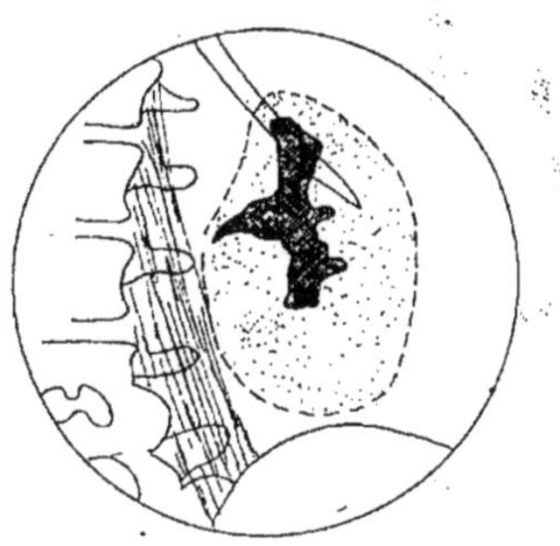

FIG. 118.

Calque de la radiographie du rein droit.

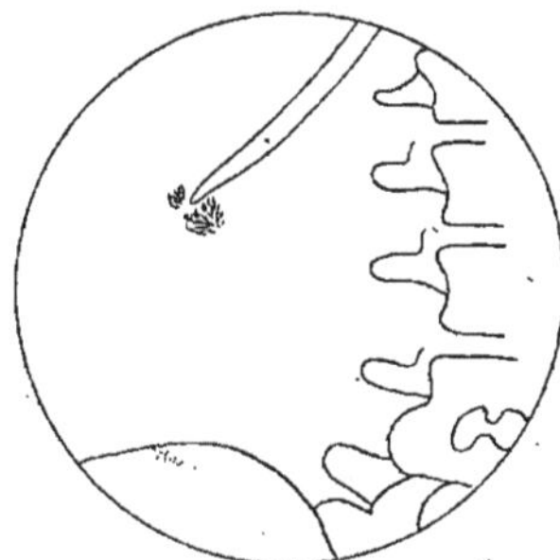

FIG. 119.

Calque de la radiographie du rein gauche.

Tissu périrénal un peu dur, rein se détachant d'abord assez bien de sa capsule. La substance rénale est réduite à une coque purulente, qui crève pendant les manœuvres d'énucléation.

Large drainage. Un seul point de suture à l'extrémité inférieure de l'incision. Pansement.

Rein volumineux (240 gr. vide du pus), bosselé, pôle inférieur allongé montrant à la coupe une coque mince, cloisonnée en cavernes volumineuses, à surface inférieure granuleuse. Le liquide renfermé dans le rein ne contient pas d'urée. Dans les loges rénales, débris de calculs de tout petit volume.

20 mars. — Suites simples. Diminution immédiate de la pollakiurie. Pas de fièvre notable. Urines très éclaircies.

(1) Voir figure 21, page 245.

26 avril 1911. — L'état général s'est considérablement amélioré, la langue est humide, l'appétit bon. L'urine reste trouble, elle contient de l'albumine en quantité variable suivant l'abondance du pus, parfois à peine des traces. Au microscope, globules de pus, peu ou pas d'hématies.

La malade n'a pas de fièvre, cependant il y a quelques jours, poussée fébrile pendant trois jours, avec un peu de douleur dans le rein droit.

Le rein droit est perçu, modérément augmenté de volume, mobile.

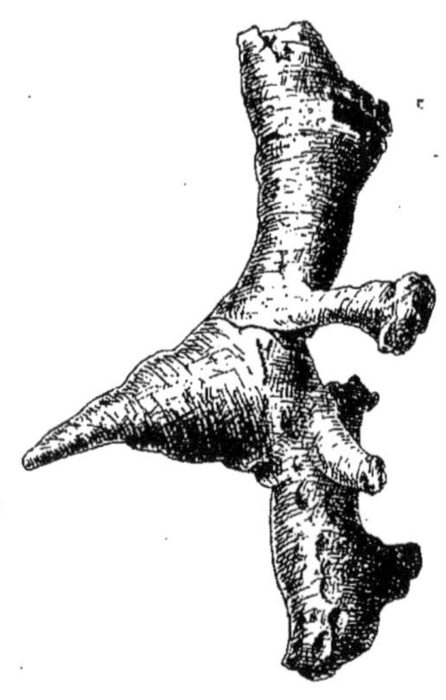

Fig. 120. Calcul.

L'épreuve du bleu de méthylène donne une mauvaise élimination, comme avant la néphrectomie.

La poussée fébrile fait prévoir que quand la malade se lèvera et vaquera à ses occupations, elle recommencera à souffrir, c'est pourquoi l'opération est décidée.

26 avril. — Opération. — Néphrolithotomie droite.

Le rein est abaissé, mobile, peu de périnéphrite, il est dénudé et facilement amené au dehors. Il est volumineux. Pince sur le pédicule. Incision d'un pôle à l'autre. Pas de rétention rénale. Le bassinet est incisé sur le calcul, ses parois sont épaissies.

Le calcul est extrait quelque peu fragmenté. Sous le calcul on enlève de la *poussière* de calcul et des débris de plâtras logés au fond des calices.

La substance rénale a l'aspect du rein blanc, de plus, dans le voisinage du bassinet, elle est envahie par des traînées scléro-graisseuses.

Suture profonde, 6 à 8 fils profonds.

Drain. — Mèches en avant et en arrière.

Suture partielle des plans superficiels.

Poids du calcul, 10 gr. 70.

Analyse chimique. — Oxalate de chaux et phosphate de chaux prédominant.

Les suites immédiates ont été médiocres. Etat général assez mauvais, langue couverte d'un enduit épais, suppuration tout autour du rein.

Finalement la malade reprend; langue bonne. La plaie détergée bourgeonne. L'urine passe en partie par la plaie. Les lavages du bassinet qu'on n'avait pas pu faire au début, en raison du mauvais état général, sont pratiqués, car l'urine est purulente.

Depuis que ces lignes ont été écrites, la guérison s'est accomplie; la fistule lombaire s'est tarie; l'état général est bon et la malade a quitté l'hôpital. L'urine est encore trouble, et l'on fait des lavages du bassinet.

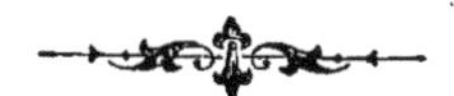

OBSERVATION 44.

Lithiase infectée. Néphrectomie. Guérison opératoire. Troubles vésicaux. Guérison.

X., 68 ans, envoyé le 24 février 1909, par le Dr Ferlin, de Valence.

ANTÉCÉDENTS GÉNÉRAUX. — Bonne santé habituelle. Otite avec mastoïdite, incisée en 1896. Pas d'affection pulmonaire.

ANTÉCÉDENTS SPÉCIAUX. — En 1862, à 22 ans, deux blennorragies à quelques mois de distance; a conservé une goutte pendant 5 à 6 ans, a émis du sable blanc à ce moment, mais sans cystite. Sondé il y a 15 ans pour la première fois.

DÉBUT DE LA MALADIE. — Vers 1865, un peu de difficulté en urinant, et du sable blanc avec muquosités, un médecin trouve l'urine trouble. Vers 1868, séjour à Vittel et on trouve des phosphates ammoniaco-magnésiens.

Depuis, toujours irrégularité dans les mictions, tantôt fréquentes, tantôt très retardées, mais pas de douleur. Depuis le même temps, lassitude dans la colonne vertébrale. Une seule colique néphrétique probablement à droite en 1894 avec frisson et fièvre, et émission d'un gravier blanc comme un petit pois avec mucosité. De 1862 à 1894, a vu plusieurs fois Guyon. En septembre 1908, phlegmon de la fosse iliaque droite que j'ai incisé quelques jours après; un peu de matière fécale sort par la plaie. Guérison en 49 jours.

ETAT ACTUEL. — *Mictions.* — De 2 à 3 la nuit; le jour, toutes les 2 ou 3 heures. Marche ni voiture, ni exercice ne le fatiguent. A fait de l'équitation jusqu'en 1900. Douleur 0.

Urine. — Qualités physiques : trouble, sans odeur.

Quantité : 1 litre 1/4.

Analyse chimique. — Albumine modérée. Sucre, néant.

Analyse microscopique. — Culot : leucocytes, rarissimes hématies, pas de cylindre ni de cristaux, bâtonnets.

Urètre, périnée. — Un explorateur 18 passe librement.

Vessie. — Résidu : Quelques grammes. Capacité 180 grammes.

Cystoscopie. — Vessie à colonnes, pas de calcul.

Prostate. — Non hypertrophiée, un petit noyau sur le lobe gauche.

Reins et uretères. — Droit non perçu. Gauche un peu gros, non douloureux ni l'un ni l'autre.

Radiographie par Arcelin, calcul du rein gauche.

ÉTAT GÉNÉRAL. — Bon, teint un peu jaune, n'a pas retrouvé ses jambes depuis la première opération.

5 avril 1911. — L'état est resté satisfaisant jusqu'en janvier 1911. Alors grippe; dès lors, a décliné constamment, perte des forces, douleurs parfois assez intenses dans le rein gauche, non irradiées, non accrues par l'exercice. En présence de cet état, le Dr Pagès, qui lui donne ses soins, conseille l'intervention sur le rein.

Mictions. — Depuis un an, toutes les heures la nuit, toutes les 2 heures le jour.

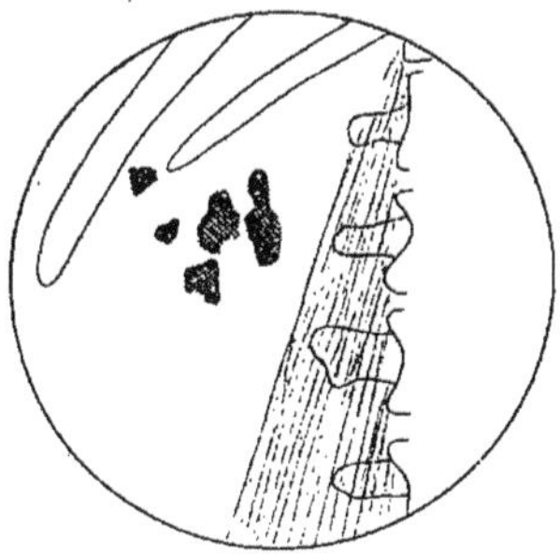

FIG. 121.

Calque d'une radiographie posée.

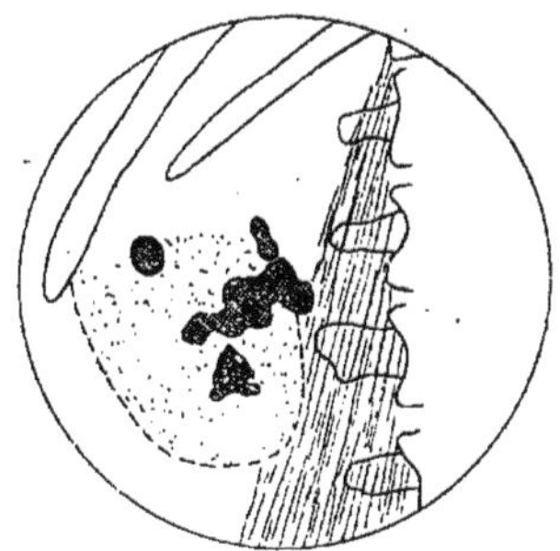

FIG. 122.

Calque d'une radiographie instantanée.

Résidu habituel : 40 à 60 grammes.

Rein droit : pôle inférieur est perçu.

Rein gauche : volumineux, mobile, dur, non douloureux à la palpation.

Appétit médiocre. Langue à enduit blanchâtre.

Urine très purulente. Mal odorante, réaction neutre.

Nombreux globules de pus très déformés. Pas d'hématies. Cultures : coli-bacille.

Cathétérisme urétéral gauche. — Ejaculations purulentes par le méat gauche (Vermiotes très épaisses). La sonde est placée à demeure dans l'uretère gauche et ne laisse rien couler (elle est restée plusieurs heures). Une sonde à demeure dans la vessie, a été placée en même temps et recueille l'urine du rein droit. La sonde placée dans l'uretère gauche n'a pas donné une seule goutte d'urine, bouchée sans doute par du pus épais.

Après avoir jeté la 1re prise, on recueille une 2e prise de 60 gr. louche, mal clarifiée par centrifugation. Petit culot constitué par des globules rouges en assez grand nombre. On y trouve quelques globules blancs (5 à 6 par champ).

Analyse de l'urine droite.

Albumine. .	par litre	0 gr. 40
Urée . . .	—	9 gr. 55
Chlorures .	—	4 gr. 60
Phosphates .	—	0 gr. 72

Injection de 0 gr. 05 bleu de méthylène. — Elimination intense, non retardée, durée 24 heures. Chromogène, un peu dans le 1er verre. Les deux jours suivants, très légère teinte.

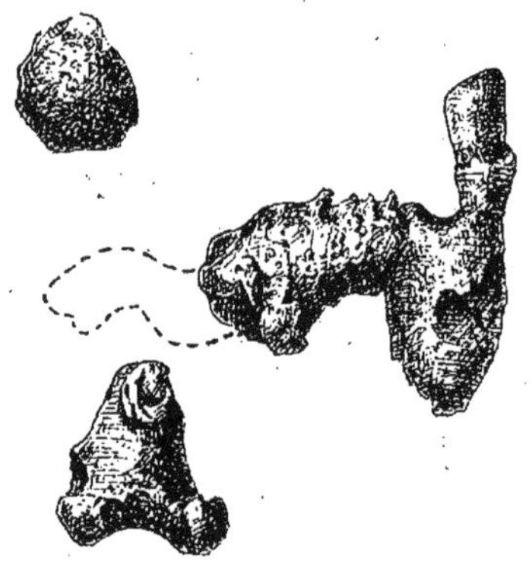

Fig. 123. Calcul.

10 avril. — Le malade se plaint d'envies fréquentes et douloureuses d'uriner, plus que d'ordinaire; toutes les demi-heures la nuit dernière. Urine très purulente; par ci par là un globule rouge.

11 avril. — Néphrectomie gauche. — Incision lombaire courbe à concavité antérieure.

On arrive sur un tissu dur, épaissi, constitué par l'atmosphère sclérosée. On décapsule le rein dans sa totalité, mais ses parois étant très molles et friables et tendues par le pus, crèvent pendant l'énucléation. Pus inodore, jaune, légèrement verdâtre.

Pincement et ligature en masse du pédicule, vaisseaux et uretère.

Un seul fil de suture.

Rein vide (1). — 175 grammes. Cavernes périphériques nombreuses à parois intérieures granuleuses ; les calices distendus, dont quelques-uns semblent isolés de la cavité pyélitique, revêtent également un aspect caverneux. Le bassinet est partiellement comblé par un tissu adipo-fibreux.

La substance rénale est méconnaissable, dure par endroits, ramollie en certains points de la surface extérieure qui porte de nombreuses granulations jaunâtres.

Ce rein frappe par son aspect caverneux et rappelle également par les granulations de sa surface, un rein tuberculeux.

Poids du calcul, 3 gr. 80.

Analyse chimique. — Oxalate de chaux prédominant et phosphate de chaux.

15 avril. — Suites très simples. Pas de fièvre, bon pouls, urine bien. Légère tendance à la nausée.

On enlève les mèches, on en laisse 3 seulement.

18 avril. — Depuis 3 jours, douleur plus vive au niveau du col de la vessie, au moment des mictions. Lavages nitratés. Le résidu est de 20 gr. seulement.

Le malade a quitté l'hôpital, souffrant beaucoup de la vessie avec de la rétention d'urine qui nécessite de fréquents cathétérismes.

3 juin 1911. — Le Dr Pagès m'écrit que bien que la rétention persiste, l'état vésical s'est amélioré, que la plaie est presque cicatrisée. L'état général est parfait.

29 juin 1911. — Etat général bon. La rétention persiste.

La plaie a bien guéri ensuite, et la rétention s'est considérablement réduite.

(1) Voir fig. 26, page 250.

OBSERVATION 45.

Lithiase suppurée gauche. Néphrectomie. Guérison.

Mme T., 44 ans, envoyée le 27 avril 1911 par le Dr Gigard, de la Côte-Saint-André (Isère).

ANTÉCÉDENTS GÉNÉRAUX. — Père et mère morts. Mère morte d'une maladie dans le ventre. Un frère et une sœur bien portants. A eu trois grossesses.

ANTÉCÉDENTS SPÉCIAUX. — Pas de maladie d'enfance. À la suite d'une couche, il y a 14 ans, la malade dit avoir pris froid et avoir subi une opération à la Charité (abcès à la suite d'infection puerpérale).

A toussé beaucoup cet hiver. Pas d'hémoptysies.

Sondages antérieurs ? Coliques néphrétiques, 0. Graviers, 0. Hématurie, 0.

AFFECTION ACTUELLE. — Se plaint de douleurs dans le côté gauche depuis 8 ans environ. La douleur augmente par le mouvement et cesse par le repos ; localisée à la région lombaire gauche.

Dit avoir vomi cet hiver, ces vomissements étaient alimentaires. À la palpation, on sent, dans le flanc gauche, une masse résistante. Il y a 4 mois que la malade s'est aperçue de cette masse dans le flanc gauche. La douleur à ce moment était plus vive qu'actuellement. Depuis, douleur intermittente, sans paroxysme très violent, mais revenant souvent.

La malade s'est aperçue depuis plusieurs mois que ses urines étaient troubles.

Mictions. — Fréquence. Normale pendant la journée et la nuit. Douleur, nulle.

Urine. — Boue purulente, un peu fétide. Très nombreux globules de pus non déformés. Réaction acide.

Analyse chimique des urines (Faÿsse). — Quantité des 24 h. : 1100 c. c.

Urée. . . .	par litre	10 gr. 54	par 24 heures	11 gr. 59
Chlorures . .	—	8 gr. 40	—	9 gr. 24
Phosphates .	—	0 gr. 62	—	0 gr. 68

Pas d'hématurie.

Vessie. — Capacité 480 grammes.

Utérus. — Depuis une huitaine de mois, pertes blanches assez abondantes.

Reins et uretères. — Rein gauche volumineux. On sent un peu le pôle inférieur du rein droit.

ÉTAT GÉNÉRAL. — Médiocre. Malade pâle, teint jaunâtre, un peu terreux.

Cœur : 0.

Poumons : 0.

28 avril. — *Séparation des urines.*

Urine gauche. — Fortement purulente. Urée 2 gr. 16 par litre.

Urine droite. — Jaune, ambrée, limpide.

Culot : globules blancs en quantité très modérée. Globules rouges, rares. Peut-être un cylindre granuleux. Albumine : présence importante qu'on ne peut tout entière attribuer au culot, ou du moins on le croit.

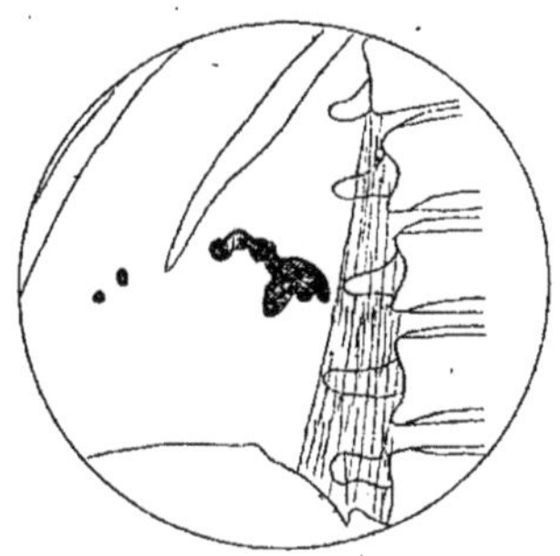

FIG. 124. Calque de la radiographie.

Epreuve du bleu. — Injection de 0 gr. 05 de bleu de méthylène.

Le premier jour, élimination non retardée, très suffisante, parfois remplacée par du chromogène. Quantité d'urine 700 grammes.

Le deuxième jour, elle cesse au bout de 2 heures (à la 26e heure).

Quantité d'urine de 24 heures : 1 litre, la malade ayant eu deux selles.

6 mai. — NÉPHRECTOMIE GAUCHE. — Bilroth sans incident. Incision lombaire. Très petit espace costo-iliaque. On essaie de faire une extracapsulaire, pour éviter plus facilement la rupture de la poche nettement fluctuante. La capsule est fortement adhérente, et on est obligé de faire une sous-capsulaire. Ponction de la poche. L'aspiration fait venir 250 grammes de pus, mais il en reste encore. Le pédicule est très court et cède difficilement. Après un moment de traction continue, on peut placer la pince et on sectionne. A ce moment, on extrait un fragment de calcul placé au ras de la pince, on découvre un petit amas de plâtras, au

niveau de la partie supérieure de l'uretère qu'on curette pour l'en dégager, le calcul a été saisi et écrasé par la pince dans sa portion urétérale.

Mèches et drain dans la loge rénale. Une mèche dans le tissu cellulaire un peu décollé. Un seul point de suture.

Le rein pèse 195 grammes (1), après l'opération.

Rein ayant absolument l'aspect d'un rein caverneux, soit sur la face externe, soit sur la coupe. De plus, par places sur la face externe, comme de petites plaques de matières grisâtres. A la coupe, bien qu'occupant toute l'étendue du rein, les lésions sont un peu dissemblables dans les deux moitiés. L'une des moitiés est occupée par des cavernes à parois minces, recouvertes comme par un tissu granuleux rougeâtre, qui fait penser à une membrane tuberculeuse. Dans l'autre moitié, les cavernes sont plus petites, leurs parois sont fibreuses, plus épaisses, et de plus elles sont tapissées par une couche de substance gris-jaune, comme de la tuberculose en voie de caséification. 2 cobayes sont inoculés avec cette substance en raison de la ressemblance avec un rein tuberculeux. (Inoculations négatives.)

Il n'y a pas de dilatation du bassinet, qui est scléreux.

Le calcul était dans le voisinage du bassinet puisqu'il a été pincé par la pince pédiculaire (son ablation a été complète, peut-être de petits débris ont été perdus dans la plaie). Il est grisâtre, mou.

Poids du calcul, 1 gr. (divers fragments ont été égarés).

Analyse chimique. — Oxalate de chaux et phosphate de chaux en parties à peu près égales.

Pinces enlevées au bout de 48 heures.

15 mai. — Les suites sont des plus simples. Petits débris sphacélés au fond de la plaie.

22 mai. — Urine très louche, aspect de bouillon trouble, se clarifie mal par centrifugation.

Albumine, traces douteuses.

Culot, à peu près pas de globules blancs, innombrables microbes.

Etat général se relève.

10 juin 1911. — Ecrit qu'elle va très bien. Plaie presque fermée.

(1) Voir figure 20, page 244.

OBSERVATION 46.

Calcul aseptique du rein droit. Pyélotomie. Guérison.

X., 55 ans, envoyé le 12 mai 1911, par le Dr Arsac, de Chabeuil (Drôme).

Antécédents généraux. — Deux enfants bien portants. Fièvre 0. Affection pulmonaire 0. Non migraineux.

Sciatique nette à droite il y a 15 ans, pendant 5 mois.

Antécédents spéciaux. — Un peu de dyspepsie.

Blennorragie 0. Sang 0.

Graviers 0. Hématurie, parfois une goutte de sang quand il faisait les gros travaux des champs, en dehors des crises.

Début de la maladie. — Dès l'âge de 18 à 20 ans, a souffert du rein droit, c'est-à-dire crises très douloureuses qui restaient parfois 5 à 6 ans sans revenir; même la crise passée, petite douleur dans le rein, s'il se fatiguait surtout. Aggravation depuis deux ou trois ans, c'est-à-dire douleur presque continue (il a abandonné les gros travaux depuis cette époque à cause de la douleur), et augmentée par la fatigue, mais les crises sont moins intenses sans doute à cause du changement de profession. Il en a cependant avec maux de cœur; avec irradiation dans la vessie et le testicule. Le repos soulage nettement. L'influence du repos et des mouvements est des plus nette.

Etat actuel. — *Mictions*. — La nuit, 2 à 3 depuis 2 ou 3 ans ; le jour, 6 à 8. Marche ni voiture n'influent. Douleur : parfois un peu de cuisson.

Urine. — Limpide. Albumine 0. Sang 0. Culot : Une ou deux hématies.

Reins et uretères. — Non perçus, non douloureux à la pression, même à une pression ferme.

Testicules, épid. et cordon. — 0, 0.

La *radiographie* montre un calcul dans le rein droit (Arcelin).

Etat général. — Bon.

15 mai 1911. — Pyélotomie (ou mieux Urétéropyélotomie). Extériorisation assez aisée du rein, quoique le pédicule soit court. Le calcul est perçu en dehors du rein assez bas vers l'uretère. L'extrémité supérieure de l'uretère est à ce niveau un peu plus large. Le calcul est situé à deux centimètres du sinus, et il n'est pas douteux qu'il eût été difficile de le

saisir à travers l'incision de la néphrotomie, et dans un bassinet aussi étroit. On eût été d'autre part exposé à le fragmenter.

Enucléation du calcul à travers une incision d'un centimètre. Le calcul sort de lui-même, sans pince, à l'aide d'une légère pression à son niveau sur la face antérieure de l'uretère.

Suture de la muqueuse urétéro-pyélitique, qui est un peu épaissie. Deux points au Répin 00, et un point de capiton.

Petite hémorragie veineuse rétropyélitique au niveau du sinus ; cette petite hémorragie se produit pendant que l'on place un fil de capiton, et cependant on n'a ni coupé ni piqué en ce point.

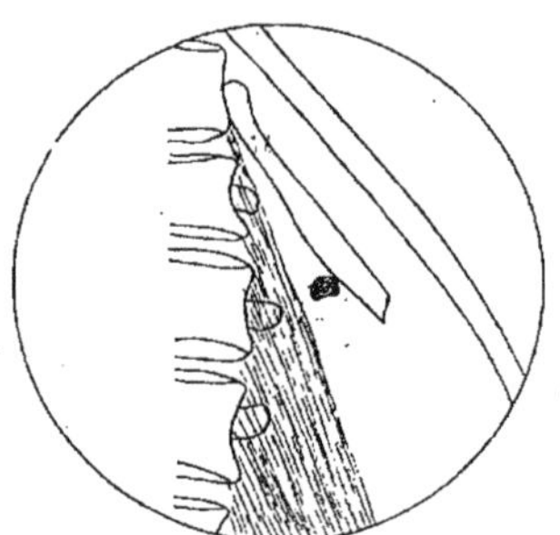

FIG. 125. Calque de la radiographie.

Un drain à la face postérieure du rein. Suture à 2 plans.

Poids du calcul, 0,73 cent.

Analyse chimique. — Le pansement a suinté assez fortement, mais rien ne prouve qu'il y ait de l'urine.

20 mai. — Ablation du drain. Le soir même la température qui n'avait pas atteint 38° est de 38°4.

21 mai. — La température s'est abaissée.

22 mai. — Urine un peu trouble.

Le malade est parti trois semaines après l'opération. Arrivé chez lui, il a eu un accès de fièvre, avec urine trouble, puis tout est rentré dans l'ordre (Dr Arsac).

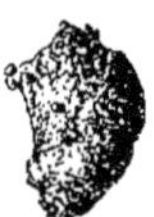

FIG. 126. Calcul.

OBSERVATION 47.

Calcul aseptique du rein droit. Néphrotomie. Guérison.
Dernières nouvelles, un an et onze mois après.

N., 54 ans, examiné le 24 novembre 1908.

Antécédents généraux. — 6 enfants, un mort en bas âge, les autres bien portants. Pneumonie il y a dix ans, diphtérie il y a 12 ans. Pas d'abcès. Pas de fièvre. Pas de fièvre typhoïde. Pas d'angine suppurée. Est très sobre, dyspeptique. Constipation habituelle qui provoque des coliques.

Antécédents spéciaux. — Pas de graveleux, ni de goutteux dans la famille. Il y a 7 ou 8 ans, on lui trouva un peu d'albumine et, depuis lors, à peu près tous les ans, l'analyse en montre la présence.

Début de la maladie. — Il y a 1 an 1/2, après course très pénible en voiture, première hématurie sans douleur prémonitoire; l'urine était noire, deux mictions sanglantes. Il y a un an, après voyage et fatigue, nouvelle hématurie, une seule fois, sang noir, moins abondante, la fatigue avait été moindre. N'en a plus vu depuis. Pas de colique néphrétique, mais souvent, depuis deux ans, douleur sourde, sous forme d'un point, dans la région lombaire droite, sans irradiation vésicale ni testiculaire, ni glandaire, mais quelquefois et rarement dans la cuisse droite. Jamais douleur à gauche. L'intensité de la douleur est variable, suivant la constipation. A perdu l'habitude de la marche et évite d'instinct tout effort et la voiture.

Pendant un voyage en chemin de fer, l'hiver dernier (de Lyon à Annonay), douleur sans hématurie. A refait 10 fois le voyage sans souffrir.

Etat actuel. — *Mictions.* — La nuit, 0. Le jour, aucune modification. Le chemin de fer n'influe pas. Douleur : 0.

Urine. — Limpide. Quantité 1 litre 1/2 en 24 heures. Albumine, un peu. La quantité d'albumine vérifiée à diverses reprises est de 0 gr 20 à 0 gr. 40. Sucre, 0. Culot : quelques globules rouges, rares globules blancs, pas de cylindre.

Il semble, qu'après la palpation des deux reins, le culot est un peu plus abondant.

Le Dr Cade, qui a examiné l'urine à deux ou trois reprises, a trouvé des globules rouges.

Reins et uretères.— Non accessibles ni l'un ni l'autre. Pas de points douloureux.

Radiographie positive à droite, montre un petit calcul gros comme un noyau de prune (Barjon).

Testicule, épid. et cordon. — 0. 0. Sauf un peu d'hydrocèle minime des deux côtés.

ETAT GÉNÉRAL. — A maigri un peu.

9 février 1909. — Urine limpide. Albumine, un peu ; culot : quelques hématies.

11 février 1909. — NÉPHROTOMIE. Anesthésie au Bilroth.

Incision oblique. L'espace costo-iliaque est très étroit. Le rein étant extériorisé, on ne sent pas le calcul dans le bassinet. Une pince à entérectomie est appliquée sur le pédicule.

Incision sur la moitié de la circonférence du rein.

Le calcul est trouvé dans le bassinet et extrait. La forme en est aplatie, dimension d'un noyau de pruneau, couleur rouge due au sang, la surface est légèrement rugueuse.

Suture du rein avec 6 points profonds.

Un peu de sang vient autour du rein et nécessite une mèche qui est placée en arrière. Drains : un en avant, un en arrière.

Des points au catgut sur la paroi musculo-aponévrotique.

Poids du calcul, 0 gr. 82.

Analyse chimique. — Calcul constitué par de l'oxalate de chaux pur.

12 février. — Un peu de sang sur le pansement, un peu également dans l'urine.

13 février. — Quelques spasmes stomacaux. Un peu d'état nauséeux. Plus de sang dans l'urine. Ablation des mèches.

15 février. — Commence à s'alimenter un peu. Le soir, un peu d'élévation de température.

17 février. — La température a baissé. Se trouve mieux. Urine toujours de couleur brune, contient évidemment un peu de sang.

19 février. — La température a monté un peu.

20 février. — Un peu de délire la nuit (a pris un suppositoire à la belladone), cependant langue passable. Drain sorti et remis. Suintement abondant par la plaie. Pas de douleur à la pression en avant sur le rein.

22 février. — Fils tous enlevés. Suintement abondant à la place du drain. Pas de fièvre, urine un peu brunâtre le soir.

Le jour de l'opération, la température rectale a atteint 38°8. Depuis lors, elle était de 38°1 à 38°4 le soir. A partir d'aujourd'hui elle est normale.

14 mars. — Exeat. La sécrétion par la plaie a diminué de plus en plus.

Elle est peu importante. La plaie est réduite à une fistule d'un centimètre de large. Etat général bon. Urine parfaitement limpide. Albumine 0. Culot : un ou deux leucocytes, un cylindre granuleux.

31 mars. — Après une période de bien-être, poussée à 39°2. Un peu de pus dans l'urine. Envies d'uriner fréquentes. Pendant quelques jours, l'état laisse à désirer.

17 mai 1909. — Plaie guérie.

Urine limpide. Albumine 0. Culot : quelques globules blancs, gros cristaux d'acide urique.

8 juin. — Plaie va bien. Plus de fatigue vésicale.

18 janvier 1910. — Va bien. Bon état général. Plus de douleur. Urine limpide. Albumine : traces minimes. Culot : rarissimes globules rouges. Cicatrice bonne. Rein non perçu.

2 décembre 1910. — *Urine* limpide, 5 à 10 centigr. d'albumine. Culot : un globule blanc par ci par là et un amas de 8 à 10, peu de rouges, pas de cylindre.

23 mars 1911. — Albumine traces. Sucre 0. Dépôt : urates, acide urique, quelques très rares cristaux d'oxalate de chaux. Très rares globules blancs, à peu près pas de rouges. (Examen du Dr Cade.)

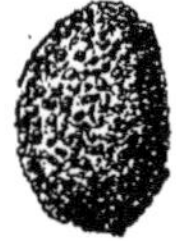

Fig. 127. Calcul.

OBSERVATION 48.

Lithiase suppurée droite. Néphrectomie. Guérison.
Revu un an et deux mois après.

F., 51 ans, envoyé le 6 juillet 1909, par le Dr Roques, de Barjac (Gard).

Antécédents généraux. — Parents morts âgés. Un frère et une sœur bien portants. Une sœur morte à 12 ans d'affection indéterminée.

Antécédents spéciaux. — Jamais sondé. Hématurie 0.

A 25 ans, pendant 4 mois, douleurs parfois très vives au niveau de l'hypochondre droit survenant à l'occasion du travail, cessant par le repos au lit, reparaissant tous les trois ou quatre jours, parfois moins fréquemment. Après la crise, le malade urinait des caillots. Pas d'autres troubles dans la miction. On lui fit suivre un régime lacté mitigé.

A 26 ans, hydrocèle droite ponctionnée deux fois.

Il y a 5 ans, a été traité pendant trois mois pour de la congestion du foie.

Affection actuelle. — Depuis un an environ, a remarqué que ses urines étaient troubles, surtout à la fin de la miction; les mictions n'étaient ni douloureuses, ni fréquentes. Il y a trois mois, perte de l'appétit et des forces, on le met au lait; deux mictions abondantes la nuit depuis lors, mais aucune douleur, pas d'hématurie. Ce qui inquiète surtout le malade, ce sont les urines purulentes, la perte d'appétit et l'affaiblissement progressif.

Mictions. — La nuit 0 ou une, 3 le jour. Douleur : 0.

Urine. — Très purulente. Cultures : staphylocoques. Inoculation négative.

Après l'opération, deux cobayes ont été inoculés avec un fragment de rein, inoculations négatives.

Examen urètre. — Une boule no 20 passe librement.

Vessie. — Capacité vésicale : plus de 600 gr.

Prostate et vésic. sém. — Petite, pas de lésion actuelle, mais probablement atrophie.

Reins et uretères. — Rein droit très volumineux, formant une grosse masse allongée transversalement dans l'abdomen et descendant à quatre travers de doigt au-dessous de la ligne horizontale passant par l'ombilic. Pas de douleur au palper.

Rein gauche non perçu.

Ce malade n'a pas été radiographié.

Testicule, épid. et cordon. — Testicule droit forme une masse un peu plus grosse que normalement, et dans laquelle il est difficile de distinguer le testicule. Ponctions d'hydrocèle par le Dr Flandrin, du Pont-St-Esprit.

Testicule gauche : 0.

État général. — Mauvais. Poumons : légère submatité au sommet droit en arrière et respiration un peu soufflante.

La température prise pendant huit jours avant l'opération est normale sauf le lendemain de la séparation, où elle atteignit 38°. Poids 58 kilos.

10 juillet 1909. — *Cathétérisme urétéral.* — La vessie paraît absolument saine, de même que les orifices urétéraux. On sonde l'orifice urétéral gauche, la sonde pénètre à travers le méat et est arrêtée aussitôt, rien ne vient.

13 juillet 1909. — *Séparation des urines.* — A droite, un centimètre cube absolument purulente et très pâle; à gauche 3 à 4 centimètres cubes d'urine jaune et trouble. Sur une goutte de cette dernière, examinée au microscope, sans centrifugation, on voit que le trouble est dû à des globules rouges exclusivement. On ne voit pas de globules blancs certains, de sorte qu'il est permis de dire que la séparation a été microscopique.

15 juillet 1909. — Néphrectomie droite. — Incision habituelle. Après section des différents plans, on parvient à extérioriser, sans la rompre, la grosse masse que forme le rein. On note au niveau du pédicule une énorme quantité de tissu graisseux au milieu duquel on parvient difficilement à découvrir les vaisseaux. Section de l'uretère au thermo, ligature des vaisseaux au catgut. Un seul point de suture profond (métallique) à l'angle inférieur de la plaie.

Examen de la pièce (1). — Masse énorme qu'on n'a pas pesée entière parce qu'elle s'est rompue en tombant à terre.

Rein volumineux, bosselé sur toute sa surface par des abcès; pas de granulation à la suface, seulement quelques petits kystes de la grosseur d'une tête d'épingle.

On sent dans le bassinet un volumineux calcul, et, en un autre point, de petits calculs.

A la coupe, partout abcès à parois lisses; ne sont fongueuses que les parois des petits abcès en train de s'agrandir, on note également une ou deux zones granuleuses où l'abcès ne s'est pas encore formé, on en a prélevé pour l'examen histologique et l'inoculation, car des doutes persistent sur la possibilité de la tuberculose.

(1) Voir fig. 23, page 247.

L'inoculation resta négative.

22 juillet 1909. — Premier pansement, état général assez satisfaisant. Urines limpides. Albumine 0.

10 août 1909. — Le malade est parti, plaie presque cicatrisée, état bon.

Les suites ont été très simples. La température rectale n'a pas atteint 38°.

26 septembre 1909. — Plaie réduite à une surface granuleuse de 2 centimètres de long et un centimètre de large.

Etat général très amélioré.

Urine. — Limpide (non examinée au microscope). Albumine 0.

26 septembre 1910. — Urine limpide. Albumine 0.

Mictions. — 0 ou 1 la nuit, de 5 à 6 le jour. 2 litres 1/2. Boit du lait, ce qui explique peut-être la grande quantité d'urine.

Douleur 0. Etat général bon. Cicatrice solide.

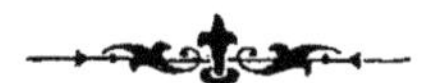

CALCULS DE L'URETÈRE

OBSERVATIONS

OBSERVATION 1.

Calcul de l'uretère pelvien gauche situé dans la portion intrapariétale. Dépression diverticulaire de la zone urétérale. Infection. Ablation par la voie transvésicale. Guérison. — Examen du malade quatre ans après.

C., 25 ans, employé de commerce, entre à l'hôpital Saint-Joseph, le 6 juin 1905.

Antécédents généraux. — Antécédents héréditaires sans intérêt.

Surdité depuis l'âge de six ou sept ans.

Pas de fièvre typhoïde, pas de scarlatine.

Antécédents spéciaux. — Pas de blennorragie. Gravier 0. Parfois du sang.

Affection actuelle. — Vers l'âge de quinze ans, plusieurs accès de fièvre dont on ne détermina pas l'origine : six ou sept ans plus tard seulement, à 21 ou 22 ans, on constata que les urines étaient troubles. Peu après, en août 1903, sa santé s'altère, il se produit un accès de fièvre et, en même temps, les mictions deviennent fréquentes et douloureuses, les urines contiennent du pus, des hématuries surviennent.

En juillet 1904, colique néphrétique et, depuis lors, fréquents accès douloureux dans le rein gauche s'accompagnant de fièvre, sans irradiation testiculaire ni vésicale.

Actuellement. — *Mictions.* — Fréquence normale. Marche ni voiture n'influent sur cette fréquence. Pas de douleur en urinant.

Urine. — Trouble, d'odeur désagréable, contenant un nombre modéré de leucocytes, mais beaucoup de bactéries (bactéries de Clado, examen de M. Mérieux). Inoculation négative, ni albumine ni sucre. Réaction parfois acide, parfois alcaline.

Plus de sang dans les urines depuis un an,

Urètre. — Laisse passer facilement et sans douleur un explorateur, ainsi que le cystoscope.

Vessie. — Capacité, 480 gr.; résidu, 150 gr.

Cystoscopie. — Pas de calcul : orifice urétéral droit normal; à gauche on remarque une dépression de la largeur d'une pièce de 50 centimes, la sonde y pénètre de deux ou trois centimètres, puis est arrêtée. On ne peut donc cathétériser l'uretère gauche et on n'est fixé que sur l'existence d'un diverticule vésical, mais non sur le point de départ précis de la suppuration.

Reins. — Rein gauche non perçu, rein droit un peu mobile.

Radiographie des reins, négative.

Vésicules séminales. — Néant.

Prostate. — Normale.

Etat général bon.

Séparation des urines. — Il s'écoule beaucoup plus d'urine à gauche qu'à droite, le double environ.

Le culot, après centrifugation, contient, à droite, des globules de pus peu nombreux, à gauche, des globules de pus en grande quantité; il y a toutefois à tenir compte du fait que l'on n'a recueilli qu'une petite quantité d'urine, le malade ayant eu envie d'uriner et ayant ainsi interrompu la séance.

5 juillet. — TAILLE HYPOGASTRIQUE EXPLORATRICE. — Après ouverture de la vessie que l'on maintient fortement béante, on note sur son fond, du côté gauche, un diverticule qui n'est autre que celui constaté à l'examen cystoscopique; le doigt y pénètre d'une longueur de deux centimètres environ, l'orifice en est très dilatable, et on retourne facilement ce diverticule en le saisissant par son fond avec une pince. Par l'orifice urétéral rétracté et situé sur le côté interne de l'embouchure du diverticule, on introduit un stylet qui vient butter contre un corps dur : c'est un calcul. On agrandit par une petite incision l'orifice de l'uretère et, par cet orifice, on extrait le calcul au bout d'une pince. Ce calcul, en forme de noyau de datte, dur, d'apparence uratique, à surface mûriforme, pèse 4 grammes et mesure 35 millimètres de long sur 30 millimètres de circonférence maxima, son bout rénal se termine en pointe effilée.

Le calcul une fois extrait, on introduit dans l'uretère une sonde qui ramène une goutte de liquide contenant des leucocytes. L'uretère incisé est laissé sans suture; on place dans l'urètre une sonde de Malecot et par l'ouverture vésicale, suturée presque complètement, passe un tube de Guyon-Perrier.

Deux gros drains et une mèche dans le tissu cellulaire para-vésical.

Suture de la paroi.

6 juillet. — Un peu de fièvre, langue saburrale.

7 juillet. — On enlève le tube de Guyon-Perrier, état satisfaisant.

12 juillet. — Ablation de la sonde de Malecot.

14 juillet. — Toute l'urine passe par la plaie.

22 juillet. — Le malade se lève et urine spontanément, la plaie vésicale est à peu près fermée.

30 juillet. — La plaie ne se fermant pas complètement, on a placé une sonde à demeure le 26; aujourd'hui il ne sort plus rien par la plaie.

1er août. — Une notable quantité d'urine s'est écoulée hier par la plaie.

4 août. — Le malade part avec une petite fistule hypogastrique et des urines un peu troubles.

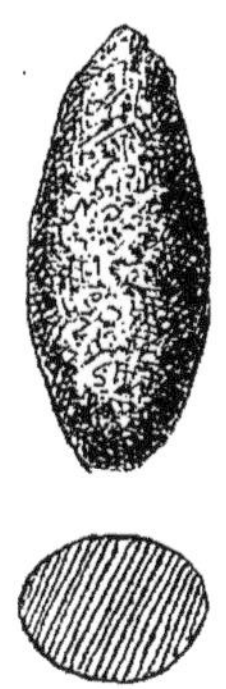

Fig. 128. Calcul.

23 octobre 1905. — Fistule fermée depuis un mois ou six semaines, plus de douleur au niveau du rein; quelquefois, douleurs légères dans la fosse iliaque, au croisement de l'uretère et du promontoire, où le palper est douloureux.

L'urine est trouble comme auparavant, mais sans odeur; le malade reste toujours très longtemps sans uriner.

Rein non accessible, mais la région est douloureuse au palper.

15 février 1909. — Etat général bon; urine aussi trouble qu'au dernier examen, odeur de fermentation, ne se clarifiant pas par filtration.

Culot : pus et bâtonnets nombreux.

Pas ou traces infimes d'albumine.

Capacité vésicale : 900 grammes; la sonde étant retirée après injection de 900 grammes de liquide, le malade éprouve de la gêne mais sans envie d'uriner.

Plus de douleur dans le rein; à une ou deux reprises a éprouvé une sensibilité à gauche comme si quelque chose passait.

Cystoscopie. — On voit un diverticule dans lequel pénètre la sonde, mais on ne peut trouver l'orifice urétéral.

Séparation. — Urine abondante : un peu moins à gauche; des deux côtés, éjaculations qui sont plus rares mais plus abondantes à gauche.

Analyse chimique des urines (Dr Faÿsse).

		Urine droite	*Urine gauche* (côté opéré)
Urée.	par litre	14 gr. 05	11 gr. 35
Phosphates . .	—	1 gr. 23	0 gr. 99
Chlorures . . .	—	11 gr.	9 gr.

Cytologie :

Urine droite. — Nombreux globules blancs, quelques globules rouges, quelques cellules épithéliales, nombreux cristaux d'acide urique.

Urine gauche. — Nombreux globules blancs, quelques globules rouges, quelques cellules épithéliales, nombreux cristaux d'acide urique, nombreuses bactéries.

OBSERVATION 2.

Calcul de la portion juxta-vésicale de l'uretère gauche. Diagnostic par la radiographie combinée avec le cathétérisme urétéral. Ablation par laparotomie sous-péritonéale. Guérison. Examen fonctionnel du rein. Récidive au niveau du rein.

Mlle B., 19 ans, lingère, de Bourgoin, entre à l'hôpital Saint-Joseph le 17 août 1908, sur le conseil du docteur Chaix, de Bourgoin et soignée ensuité par le Dr Garcin, de Crémieux.

Antécédents généraux. — Père mort à 42 ans, albuminurique.

Bronchite à six ans, rhumes assez fréquents, pas de pleurésie.

Antécédents spéciaux. — Son père a subi une lithotritie à 40 ans à l'Hôtel-Dieu.

Personnellement : n'a jamais uriné ni sang, ni sable, ni gravier.

Affection actuelle. — Il y a un an, crise assez violente de coliques ayant duré trois heures environ. La douleur était, dit la malade, nettement localisée au côté droit de l'abdomen; elle s'accompagna de vomissements bilieux.

Au mois de mars 1908, crise très violente de colique néphrétique; la malade souffrait atrocement au niveau du rein gauche, la crise dura deux à trois jours, oligurie pendant la crise, polyurie après.

Cette crise passée, la douleur ne disparut pas complètement et, à part quelques jours de bien-être absolu, persista plus ou moins intense.

Des crises violentes, comparables à la première, nécessitant l'usage de la morphine, se produisirent à plusieurs reprises.

Le siège de la douleur a toujours été le rein; il n'y avait que peu ou pas d'irradiation vésicale; dans les derniers temps seulement, elle souffrit légèrement au niveau du calcul. A chaque crise, oligurie et polyurie se répétaient, accompagnées de vomissements bilieux. Cet état dura deux mois, puis santé parfaite pendant quinze jours ou trois semaines, et enfin réapparition des crises, qui se produisent alors tous les huit ou quinze jours, durant deux ou trois jours chacune.

Les crises ayant reparu, elle vient à l'hôpital en août 1908, en pleine crise; une radiographie (M. Arcelin) révèle la présence d'une ombre dans le bassin, à gauche.

Mictions. — Deux à trois jours, autant la nuit, non douloureuses.

Urine. — Limpide (recueillie à la sonde), sans albumine ni sucre.

20 août 1908. — Pas d'albumine. Culot : quelques globules blancs, quelques globules rouges, quelques cellules épithéliales, cultures stériles, inoculation négative.

24 octobre. — Ni albumine, ni globules blancs, ni phosphates, un ou deux globules rouges.

Reins. — Les reins ne sont pas perçus. La palpation de la région rénale gauche provoque une douleur assez vive.

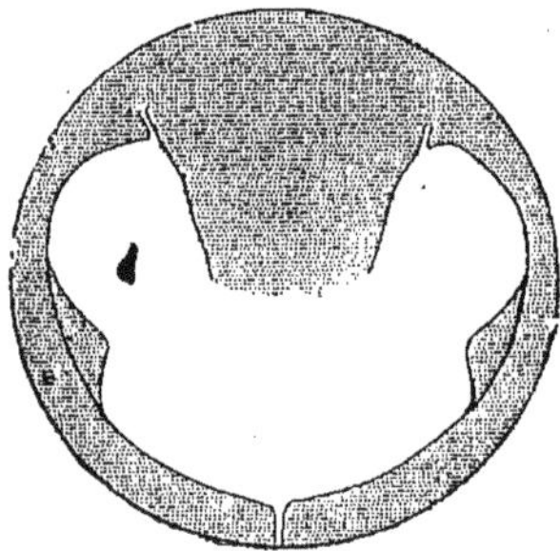

Fig. 129.

Calcul de l'uretère gauche.

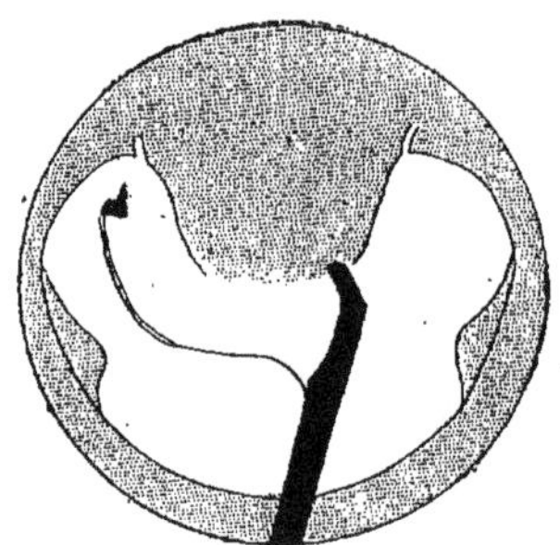

Fig. 130.

Même calcul localisé au moyen de la sonde urétérale.

19 octobre. — Presque tous les jours, crise douloureuse dans le rein gauche, dont l'une a nécessité une piqûre de morphine. Ces crises s'accompagnent d'un peu d'envie d'uriner et de vomissements. Pas de sang dans l'urine, pas de gravier. Ne peut pas uriner pendant la crise; après la crise, miction particulièrement abondante.

20 octobre. — *Séparation endo-vésicale* : on n'obtient rien à gauche.

A droite, au contraire, nombreuses éjaculations continues d'urine ambrée et limpide. La séparation a duré une demi-heure.

22 octobre. — *Cathétérisme de l'uretère gauche.* — La sonde urétérale est arrêtée à deux ou trois centimètres de l'orifice.

23 octobre. — *Cathétérisme* avec sonde opaque (sonde munie d'un mandrin métallique) introduite dans l'uretère jusqu'au contact du calcul. M. Arcelin pratique aussitôt la *radiographie*, la sonde est arrêtée au niveau de l'ombre.

Urétérolithotomie. — Incision médiane comme pour une taille hypogastrique. Pour se donner plus de jour, on débride transversalement et partiellement le grand droit du côté gauche à sa partie inférieure. On suit la voie sous-péritonéale.

On trouve l'uretère près de la ligne médiane, sous la forme d'un cordon assez augmenté de volume, on sent le calcul, qui se trouve bien à la distance prévue; on incise sur un centimètre de long à peine et on l'extrait.

C'est un petit calcul moulé sur l'uretère et présentant un prolongement conique à son pôle supérieur.

Un point de catgut n° 00 sur l'adventice reforme la paroi de l'uretère.

On suture soigneusement au catgut le muscle grand droit, puis les plans superficiels au fil métallique. Mèches et drain à la partie inférieure.

Suites opératoires. — Les mèches sont enlevées le troisième jour. Il passe un peu d'urine par la plaie, en petite quantité; on a de la peine à s'en assurer en examinant les linges. Ce suintement ne dure que trois à quatre jours. Le drain est laissé; il existe une abondante suppuration grumeleuse, en rapport sans doute avec un peu de désintégration du tissu cellulaire.

6 novembre. — Réunion par première intention. Ablation des fils, sauf au niveau du drain, qui est encore laissé mais raccourci de deux ou trois centimètres, la suppuration est en effet toujours abondante quoiqu'en diminution. L'état général a, du reste, toujours été bon; la plaie est parfaitement souple et non douloureuse.

20 novembre. — De la plaie il ne persiste que peu de chose au niveau de l'orifice du drain.

Urines louches, phosphatiques, se clarifiant facilement par l'acide acétique. Pas d'albumine.

Séparation endo-vésicale (34 jours après l'opération) :

Urine jaune ambrée des deux côtés, en quantité égale. Capacité vésicale, plus de 400 grammes.

Analyse des urines et cytologie :

		Urine totale	*Urine droite*	*Urine gauche* (côté opéré)
Urée	par litre	16 gr. 21	15 gr. 13	17 gr. 27
Phosphates	—	3 gr.	2 gr. 50	2 gr. 50
Chlorures	—	11 gr.	10 gr.	13 gr.

Cytologie par centrifugation :

Urine totale. — Cellules épithéliales, quelques globules blancs, quelques globules rouges, cristaux d'oxalate de chaux.

Urine droite. — Quelques globules blancs et rouges, cellules épithéliales.

Urine gauche. — Globules blancs et rouges plus nombreux qu'à droite; cellules épithéliales.

15 février 1909. — Va bien. Plus de douleur.

Urine. — Pas d'albumine.

Culot : cellules épithéliales, très rares leucocytes, quelques cristaux d'oxalate.

Cicatrice solide, sauf le point du drain.

En somme, excellent résultat.

Août 1909. — Eventration de la partie inférieure de la plaie.

10 février 1910. — M'écrit qu'elle se porte très bien.

2 décembre 1910. — Le 24 août 1910, colique néphrétique à *droite*, pendant 24 heures, n'a pas fait de calcul ni de sang, puis conserve un point dans le rein droit; le 15 septembre, nouvelle crise à droite, avec expulsion de gravier, jaune, blanc, irrégulier, la crise a duré 3 jours. Depuis lors, ni gravier, ni point dans le rein droit, et migraine tous les jours. *Rein droit* un peu perçu, douleur spontanée (et à la pression) en arrière du rein, la douleur descend dans la cuisse en arrière et dans la fosse iliaque, elle vient sous l'influence des mouvements, calmée par le repos. Toucher urétéral 0. *Urine* dépolie. Culot, de nombreux globules blancs, très rares rouges. Albumine, présence. L'éventration n'a pas augmenté. Etat général, bon.

26 janvier 1911. — Pas de crise, mais toujours un peu de douleur à droite.

Radiographie — Petit calcul visible au niveau du rein gauche.

Reins. — On sent un peu le rein. D'abord la pression du rein est douloureuse, puis pas.

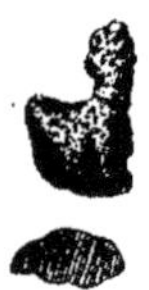

Fig. 131. Calcul.

OBSERVATION 3.

Calcul de l'uretère pelvien gauche. Radiographie combinée avec le cathétérisme urétéral. Extraction par laparotomie sous-péritonéale. Guérison.

X., 55 ans, de Paray-le-Monial, examiné le 30 novembre 1908, après avoir été examiné par le docteur Leclerc, médecin des hôpitaux de Lyon.

ANTÉCÉDENTS GÉNÉRAUX. — Six enfants bien portants. A 30 ans, pneumonie suivie immédiatement d'une crise de goutte au gros orteil droit.

A eu une hydarthrose au genou droit, qui a bien guéri.

ANTÉCÉDENTS SPÉCIAUX. — Père très goutteux.

Personnellement : un peu dyspeptique, mais amélioré depuis dix ans; sobre, jamais de vin ni de liqueurs, un peu de gibier, mange vite.

Il y a quatre ans, en 1904, colique néphrétique gauche, qui dura 4 heures, assez violente, sans vomissement, sans irradiation vésicale, ni testiculaire, ni glandaire; ni gravier ni sang dans les urines.

Deuxième crise quelques mois plus tard, avec vomissements sans irradiation quelconque; pas de gravier ni de sang; durée 7 à 8 heures.

Troisième en juin 1905, plus longue, sans irradiation.

Après cette crise, et peut-être déjà avant, douleur sourde dans le testicule gauche. Depuis lors, pendant l'année qui suivit, nouvelle crise tous les trois ou quatre mois.

En 1906, séjour à Contrexeville, mal supporté.

Pendant l'année 1907, envies très fréquentes d'uriner : cela durait quelques heures et revenait au bout de huit à dix jours. En février, la même année, douleurs très violentes dans les bras, sans gonflements articulaires; quinze jours après, début d'une névralgie goutteuse des membres inférieurs qui dura six à sept mois, et en même temps deux à trois crises néphrétiques.

A partir d'août 1907, un peu plus de douleur dans le testicule gauche; six à sept crises néphrétiques pendant l'automne.

En 1908, de janvier à mars, une seule crise, pas très forte.

De mars au 20 septembre, pas de crise, mais douleur plus constante du testicule.

Depuis le 20 septembre, cinq crises pas très fortes, mais précédées de douleur dans la verge et au testicule.

Depuis surtout 1907, les crises sont provoquées par la marche et la voiture.

Pendant l'année 1907, avait par périodes des envies très fréquentes d'uriner.

Actuellement, son état est le suivant :

Mictions. — 0 la nuit, en nombre normal le jour.

Douleur en urinant : nulle.

Urine. — Limpide, sans albumine ni sucre.

Examen microscopique par centrifugation : deux à trois leucocytes, deux à trois globules rouges et, à froid, quelques cristaux d'acide urique.

Prostate. — Rien d'anormal.

Testicules. — Normaux.

Reins. — Non perceptibles, non douloureux.

Le malade montre comme siège de la douleur, pendant la crise, le trajet de l'uretère dans le bassin. Depuis 1905, la douleur de la crise s'est irradiée dans le testicule gauche. Depuis septembre, il éprouve avant et pendant la crise une douleur dans toute la verge.

Etat général bon.

Radiographie par M. le Dr Arcelin : Radiographies négatives pour les reins droit et gauche, pour l'uretère droit. Elle montre dans le bassin, à gauche, une ombre très nette.

On pratique le cathétérisme de l'uretère gauche. La sonde est rapidement arrêtée (sonde munie d'un mandrin de plomb). La radiographie, pratiquée séance tenante, montre que la sonde est arrêtée au niveau de l'ombre.

Le malade, du 5 décembre 1908 au 13 février 1909, jour de l'opération, a noté au jour le jour ce qu'il ressentait; voici quelques-unes de ces notes qui offrent, en raison de leur précision, un certain intérêt au point de vue de la symptomatologie subjective des calculs de l'uretère; elles ont été écrites par un malade parfaitement capable de bien décrire ses sensations; spécifions cependant qu'il avait été radiographié et était à ce moment-là fixé sur le siège de son calcul.

5 décembre (après un voyage de plusieurs heures et 1.200 mètres à pied). — Vers 3 heures de l'après-midi, contractions de la vessie; vers 4 heures, quelques douleurs au rein avec irradiation à la verge; vers 5 h. 1/2, douleurs plus violentes *au rein*, puis recrudescence des douleurs *au rein* presque sans irradiation à la verge et au testicule; pas de douleur *dans la région de l'uretère;* les urines se troublent après l'émission.

Crise assez forte et n'ayant affecté que la région du rein, en avant et en arrière, et non celle de l'uretère.

6 décembre. — Seulement quelques irradiations au testicule.

7 décembre. — Points douloureux légers et passagers au rein; un peu de douleur au début de la miction; sable rouge dans les urines.

8 décembre. — Légers points douloureux et lourdeur dans la région du calcul avec irradiation à la verge et aux deux testicules.

9 décembre. — *Idem.*

10 et 11 décembre. — Etat normal.

12 décembre. — Quelques irradiations au testicule; le soir, point de côté en avant, à hauteur de l'ombilic, sans irradiation.

13 décembre. — Points de côté, *idem*, sans irradiation.

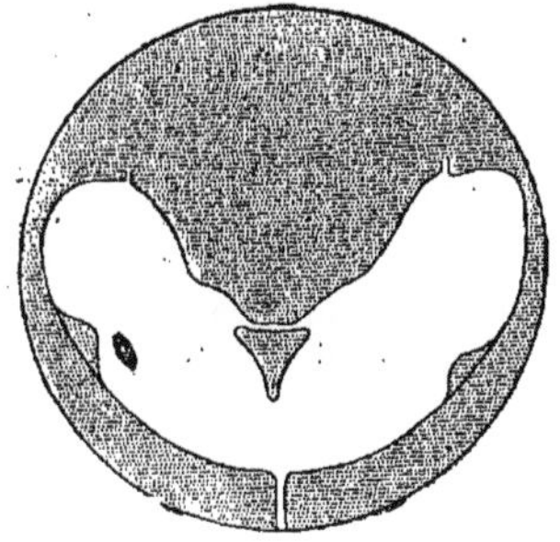

Fig. 132

Calcul de l'uretère gauche.

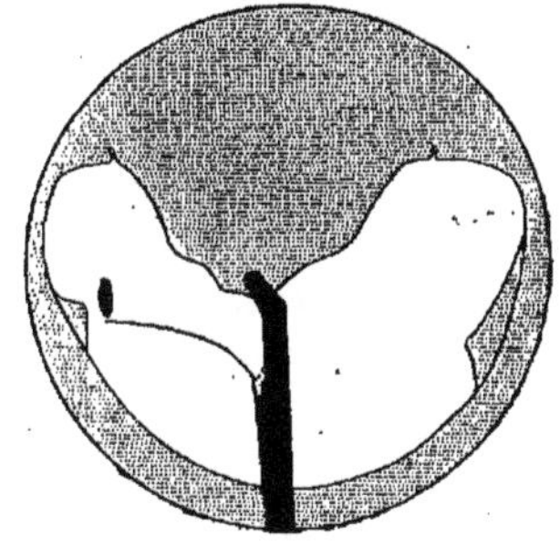

Fig. 133

Même calcul localisé au moyen de la sonde urétérale.

14 décembre. — Etat normal.

15 décembre. — Seulement quelques sensations douloureuses au rein.

16 décembre. — Etat normal.

17 décembre. — Le soir, point douloureux *à hauteur du calcul* avec sensation nette de sa présence; irradiation au testicule gauche, irradiation faible à la verge.

18 décembre. — Etat normal.

Du 18 au 28 décembre. — Pas de crise violente mais fréquentes douleurs légères, localisées ou irradiées.

28 décembre. — Crise de coliques néphrétiques de 10 h. 1/2 du soir à 8 heures du matin. Début par des irradiations violentes au testicule gauche et à la verge, puis douleurs vésicales, enfin douleurs dans tout le ventre; *point peu douloureux au niveau du calcul;* testicule et verge très sensibles, quelques vomissements.

2 janvier 1909. — Depuis une dizaine de jours, points douloureux presque constants à l'endroit du calcul, un peu au-dessus du point précédemment douloureux (le malade localise la douleur exactement à deux centimètres au-dessous de l'épine iliaque antéro-supérieure). Dans la nuit du 2 au 3, exacerbation de cette douleur, douleurs en même temps dans le bas-ventre et dans tout l'abdomen (crise de 9 heures de durée).

7 janvier. — Après un état normal pendant plusieurs jours, crise de vingt heures (douleurs très vives au rein et au bas-ventre). Les jours suivants, points douloureux fréquents au niveau du calcul avec irradiation au testicule.

17 janvier. — Crise de quatorze heures (rein et verge).

18 au 26 janvier. — Etat normal, avec fréquemment sensation nette de la présence du calcul.

27 janvier. — Crise de treize heures (rein et ventre).

1er février. — Sensation au niveau de la vessie.

2 février. — Crise de quinze heures (vessie seulement).

Les jours suivants, quelques sensations douloureuses à la vessie.

Le malade revient. Une nouvelle radiographie, pratiquée par M. Arcelin, montre l'ombre signalée lors du premier examen.

13 février 1909. — Opération.

Laparotomie sous-péritonéale. Incision médiane sous-ombilicale, comme pour une taille hypogastrique; on incise transversalement mais incomplètement le grand droit gauche à sa partie inférieure; on décolle la face gauche de la vessie et on recherche l'uretère; on sent nettement le calcul au voisinage de la vessie; incision longitudinale de l'uretère sur un centimètre environ; le calcul extrait, on place deux points de suture sur l'adventice (catgut n° 00); mèches; suture soignée des muscles.

Le calcul siégeait au ras et en arrière de la vessie. A son niveau, la paroi urétérale est épaissie, presque fongueuse. Une sonde n° 12 passe bien dans l'uretère au-dessus et au-dessous.

Examen du calcul. — Poids, 70 centigr.; longueur, 17 millim.; épaisseur maxima, 7 millim., minima, 6 millim. Sa forme est allongée et sa couleur jaune.

16 février. — Ablation des mèches; il ne semble pas qu'il y ait de l'urine dans le pansement. Va bien. Pas de fièvre.

18 février. — Le pansement est fait tous les jours car la gaze est humide; il se peut qu'il y ait un peu d'urine, mais ce n'est pas sûr. Par la plaie, en comprimant, il sort un liquide sanguinolent assez abondant.

19 février. — Plaie *idem*. A été sondé avant l'opération et tout de suite

après, et encore dans le courant de la journée, parce qu'il n'avait pas uriné.

22 février. — Orchite par cathétérisme.

Suintement assez abondant de liquide grumeleux par la plaie.

16 mars. — *Mictions.* — Une la nuit, le jour toutes les trois à quatre heures. Quantité d'urine, 1000 à 1200 gr. Pas de douleur, un peu de lenteur à la fin de la miction.

Urine. — Absolument limpide, un petit filament, pas d'albumine.

Plaie très réduite.

Appétit très bon, sommeil revenu.

20 mai. — Cicatrisation complète depuis une quinzaine de jours. Pendant mars et avril, parfois point douloureux profond dans la région du calcul. Un peu de gêne à la vessie avec quelques irradiations à la verge. Testicule gauche un peu sensible, cordon volumineux.

Etat général bon; en somme est satisfait, fait sans fatigue des courses de six à sept kilomètres.

7 juin. — Urine limpide. Pas d'albumine.

Culot : un globule rouge, un leucocyte.

Rein gauche non perçu, non douloureux.

L'état général s'est nettement amélioré. Résultat excellent.

19 juillet. — Le malade revient. Il s'est formé au niveau de la plaie, sans aucune douleur, un petit abcès qui s'est ouvert spontanément.

Urine limpide, sans albumine; culot : néant.

Etat général bon.

7 octobre 1910. — M'écrit qu'il va bien. N'a plus souffert.

29 novembre 1910. — Va bien. A beaucoup engraissé. Urine limpide. Albumine 0,50. Culot : quelques globules blancs, pas de rouge. Cicatrice, un peu d'éventration.

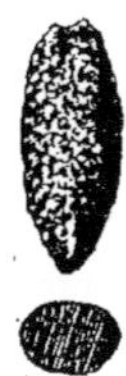

FIG. 134. Calcul.

OBSERVATION 4.

La malade, dont l'observation suit, n'a pas été opérée (contrairement aux malades de toutes les autres observations ci-dessus mentionnées). Elle est rapportée malgré l'absence d'intervention, comme un exemple intéressant d'expulsion spontanée d'un volumineux calcul de l'uretère.

Mme X., 44 ans, m'est adressée le 6 novembre 1908, par le Dr Lafaurie, de Tain.

ANTÉCÉDENTS GÉNÉRAUX. — 4 enfants, péritonite après le quatrième, il y a 12 ans. Pas d'autres maladies.

ANTÉCÉDENTS SPÉCIAUX. — N'a jamais uriné de gravier, ni vu de sang dans son urine.

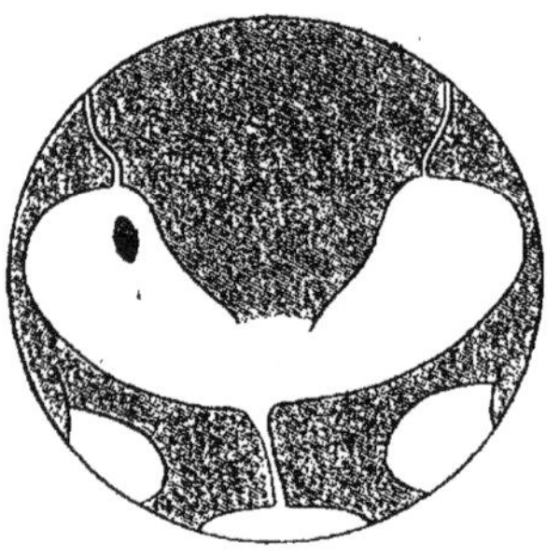

FIG. 135. Calcul de l'uretère pelvien.

DÉBUT. — Depuis son dernier accouchement, il y a 12 ans, elle a parfois des crises douloureuses dans le côté droit. La douleur n'est pas localisée au rein, elle suit le trajet de l'abdomino-génital. Ces crises survenaient parfois tous les 2 ou 4 mois; elle est restée 3 ans sans en avoir.

Depuis 1 an 1/2, elles redoublent de fréquence, survenant après un mois, ou trois semaines, ou 15 jours.

Au début, les crises duraient 3 à 4 heures. Elles sont de plus longue durée actuellement, et la malade se fait faire des piqûres de morphine. La douleur s'accompagne de vomissements glaireux, d'envies d'uriner avec sensation de brûlure en urinant. La douleur a les mêmes caractères qu'autrefois. Elle remonte parfois jusqu'au cou.

Après la crise, la malade urine un demi-vase à la fois.

Mictions en dehors des crises. — Le jour 3 à 4, la nuit 1 à 3. Douleur 0.

Urine. — Limpide. Albumine 0. Sucre 0. Culot : cellules épithéliales, un cristal d'acide urique, quelques leucocytes et très rares hématies.

Utérus. — Col déchiqueté.

Rein gauche. — Non perceptible, non douloureux à la palpation. La pression sur l'uretère réveille de la sensibilité.

Toucher vaginal. — On sent au fond du cul-de-sac latéral gauche, un noyau gros comme un haricot, dont la pression (par le toucher combiné au palper) est douloureuse : c'est le calcul.

Radiographie. — Elle révèle un calcul dans l'uretère pelvien (Arcelin).

Etat général bon.

Juin 1911. — Le Dr Lafaurie veut bien m'écrire que cette femme a continué à souffrir, le faisant appeler au moment des crises pour des injections de morphine, et qu'enfin, après une crise particulièrement douloureuse, elle vient d'expulser le calcul qu'il nous fait parvenir, et dont voici le dessin.

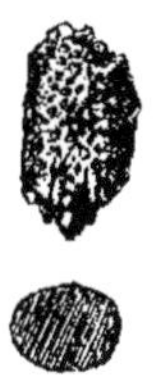

Fig. 136. Calcul.

FIN DE LA PREMIÈRE PARTIE

DEUXIÈME PARTIE

PARTIE RADIOGRAPHIQUE

DEUXIÈME PARTIE

PARTIE RADIOGRAPHIQUE

I

HISTORIQUE DE NOS RECHERCHES

Nous nous proposons simplement d'exposer la série des recherches auxquelles les deux auteurs se sont livrés en collaboration. Nous mettrons en lumière les résultats que nous ont fournis cinq années de pratique journalière. Les données radiographiques dont nous parlerons ont été soumises au contrôle le plus rigoureux soit de l'examen clinique, soit de l'intervention. Lorsqu'il nous arrivera de citer des exemples radiographiques dépourvus de vérification, nous les distinguerons soigneusement des précédents. Nous jugeons l'ensemble de faits que nous présentons ainsi suffisamment complet pour donner au lecteur une juste idée de la valeur de l'exploration radiographique des voies urinaires.

S'il nous est permis de donner aujourd'hui une appréciation motivée sur une nouvelle méthode d'examen, nous tenons à faire remarquer que nous ne sommes arrivés à ce résultat que grâce à un ensemble de circonstances.

D'une part, l'administration de l'hôpital St-Joseph s'est prêtée admirablement au développement graduel et progressif de son laboratoire de radiographie. Toutes les fois qu'un appareil nouveau, qu'un perfectionnement a été demandé, il a été accordé sans discussion. Le côté matériel n'a jamais arrêté d'une heure les perfectionnements progressifs de notre technique radiographique.

D'autre part, l'étroite collaboration des deux auteurs a permis de mettre au point bien des questions qui n'avaient pas encore été étudiées méthodiquement en France. Depuis la publication du célèbre mémoire présenté par Rontgen en décembre 1895 à la Société médicale de Wurtzbourg, jusqu'en 1906, l'étude de la radiographie des calculs urinaires avait été presque entièrement négligée. Si l'on recherche, par exemple, dans les annales des sociétés savantes de Lyon, les malades opérés pour lithiase urinaire sur la production d'une radiographie, on en trouve un cas unique (1). C'était le second publié en France; MM. Albarran et Contremoulins avaient présenté le premier à l'Académie des Sciences, le 17 juillet 1899. Tandis que cette méthode d'examen prenait une extension rapide en Allemagne, elle se développait lentement à Paris, restait oubliée à Lyon !

A partir de l'année 1906 nous commençâmes nos recherches. A cette époque, aucun laboratoire de radiographie n'existait à l'hôpital St-Joseph. La mission délicate de l'organiser nous fut confiée. Un vaste sous-sol fut mis à notre disposition. Une première salle était destinée aux appareils producteurs de courant, à l'examen des malades. Une salle voisine servait au développement et à l'examen des clichés. Sur les conseils de notre maître en radiologie, nos premières recherches furent pratiquées à l'aide d'une machine statique de Drault à 12 plateaux. Pendant plus d'un an toutes nos radiographies rénales étaient obtenues à l'aide de cet appareil. Nous n'avions alors qu'un porte-ampoule très léger, muni d'un diaphragme en plomb fabriqué de nos propres mains. La compression et l'immobilisation du rein étaient obtenues au moyen d'un ballon de caoutchouc

(1) Destot, *Lyon médical*, 15 octobre 1899, p. 222.

maintenu sur la paroi abdominale par une sangle dont les extrémités étaient chargées de sacs de sable.

Ces très primitifs appareils nous permirent d'obtenir, chez certains sujets, de superbes épreuves de calculs. Mais lorsqu'il s'agissait de malades épais, nerveux, de reins très mobiles, les résultats étaient médiocres ou même mauvais par suite du manque de netteté de l'épreuve dû au déplacement du sujet ou du rein pendant le temps de pose.

Il fallait abréger le temps de pose pour éviter les déplacements et trouver le moyen de bien immobiliser le rein. Aussi dès le commencement de 1908, notre machine statique était remplacée par une bobine de Drault à interrupteur motomagnétique. Dès lors le temps de pose se trouvait considérablement réduit, de ce fait la moyenne de nos épreuves devenait bien meilleure par leur plus grande netteté. A la même époque nous faisions construire par Drault le premier modèle de notre compresseur pour la radiographie des voies urinaires.

En 1909, les progrès de la technique radiographique furent tels que nous proposâmes à l'administration de l'Hôpital St-Joseph de renouveler pour la troisième fois notre matériel radiographique. Des crédits suffisants nous furent alors donnés pour créer un *laboratoire modèle.* Après diverses modifications de détail nous sommes arrivés à donner à notre laboratoire la disposition que nous allons décrire. Aujourd'hui nous avons à notre disposition tous les appareils voulus pour obtenir d'excellentes radiographies rénales au 1/10 de seconde. Nous croyons qu'il est inutile de chercher à abréger davantage le temps de pose. Toutes nos images radiographiques sont parfaitement nettes par suite de l'immobilité du sujet, du rein, et des calculs pendant le temps de pose.

II

LE LABORATOIRE DE RADIOGRAPHIE DE L'HOPITAL SAINT-JOSEPH

Au moment de la construction de l'Hôpital St-Joseph, aucun local n'avait été prévu pour l'organisation d'un laboratoire comme le nôtre. Mais à notre arrivée, de superbes sous-sols étaient inoccupés. C'est dans l'un de ceux-ci, dont nous donnons le plan ci-joint, que nous avons disposé notre matériel radiographique.

I. Salle des machines

Nos appareils producteurs de courant de haute tension ont été placés dans une salle spéciale, séparée de celle où sont examinés les malades par un mur de 60 centimètres d'épaisseur. Grâce à cette disposition, nos malades ne sont troublés ni par la vue, ni par le bruit de nos appareils. Ils ne sont pas gênés non plus par les odeurs. En cela, nous n'avons fait qu'imiter les installations industrielles bien comprises, où chaque groupe d'appareils a son logement séparé. Il me semble qu'en France nous avons la détestable habitude de faire de nos salles d'examens radiologiques de véritables ateliers où nous entassons le plus d'instruments possible, et où il se fait le plus de bruit possible. J'ai vu souvent les malades sortir terrifiés de certains laboratoires! Donc dans notre salle d'examen des malades, *ni bruit, ni odeur, ni vue d'appareils terrifiants.*

Notre salle d'appareils producteurs de courant de haute tension renferme trois types d'appareils répondant aux besoins les plus variés de la radiographie.

a) Une installation sur courant alternatif triphasé que nous

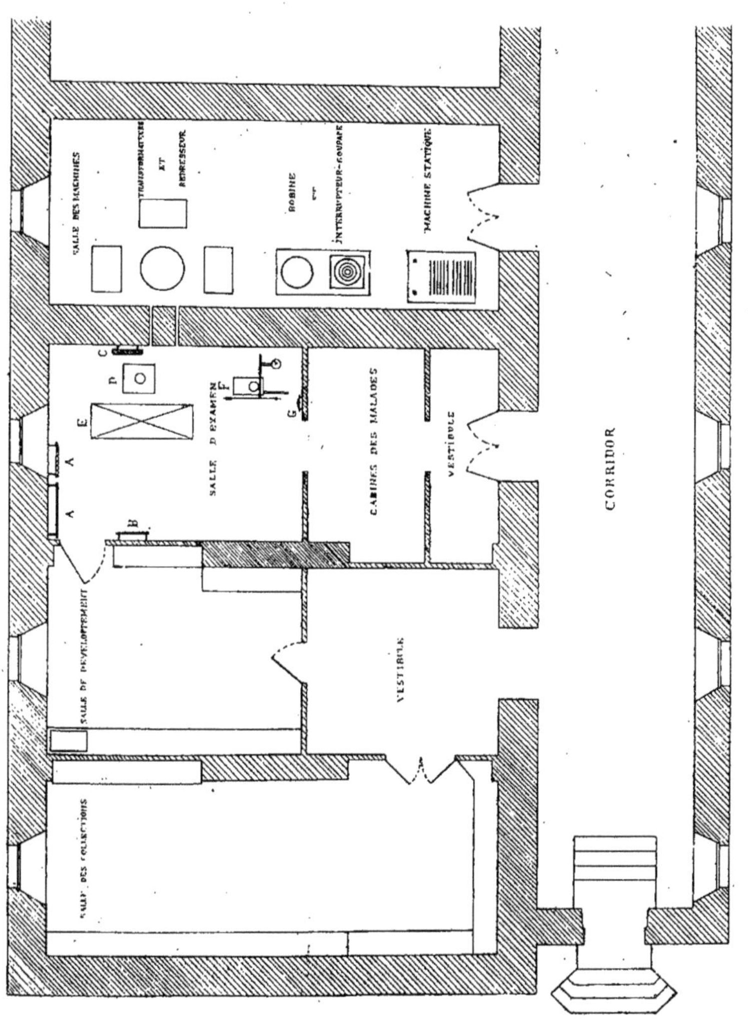

Fig. 137. — Plan du Laboratoire de radiographie de l'Hopital Saint-Joseph.

Salle d'examen : A. Tableaux de commande courant alternatif. — B. Tableau de commande courant continu. — C. Milliampèremètre du secondaire. — D. Support compresseur. — E. Table d'examen. — F. Orthodiagraphe. — G. Petit rhéostat et interrupteur pour examen radioscopique.

avons fait construire à Lyon, d'après nos idées personnelles, par le constructeur Maury. En voici le principe :

Le courant alternatif triphasé à 110 volts nous est fourni par la Société des Forces Motrices du Rhône au moyen d'une canalisation spéciale, longue de 150 mètres environ. Les cables ont chacun 100 millimètres carrés de section pour chaque fil.

Sur chacune des phases est branché un transformateur à circuit magnétique fermé et à bain d'huile. Chaque transformateur est d'une puissance de 8 K W A ; il donne entre les bornes du secondaire une tension de 100 000 volts. L'étincelle maxima est de 28 centimètres.

Un redresseur synchrone à trois étages permet de redresser le courant produit par chacun des trois transformateurs statiques et d'envoyer dans l'ampoule du *courant ondulé de haute tension*, si l'on utilise en même temps les trois phases.

Dans ces conditions, avec écran renforçateur, nous pouvons radiographier en *un dixième de seconde* le rein d'un sujet de 15 à 18 centimètres d'épaisseur, l'anticathode étant à 60 centimètres de la plaque.

En ne laissant passer le courant que pendant un dixième de seconde, une ampoule convenablement réglée n'est pas détériorée. Mais si nous maintenons le courant pendant trois à quatre dixièmes de seconde, l'anticathode est fondue, percée ; le tube est hors d'usage. Avec les tubes actuels, sans écrans renforçateurs, il est donc impossible d'obtenir des épreuves en une fraction de seconde des parties épaisses, du bassin en particulier. Seuls les écrans renforçateurs permettent ces poses très courtes pour les parties épaisses.

A titre documentaire, nous pouvons dire qu'un tube Drissler, modèle Bergonié, nous a donné 60 épreuves instantanées (à ce moment, accidentellement une étincelle à percé l'ampoule). Un tube Radiologie : 120 épreuves, le tube métallisé était devenu instable au bout de ce service et inutilisable. Un tube Burger : 135 épreuves, mis au rebut alors pour la même raison que le précédent. Dans ces trois tubes, les anticathodes ont été fondues sur de petites plages ovoïdes de 2 $^{m}/_{m}$ de long sur 1 $^{m}/_{m}$ environ de

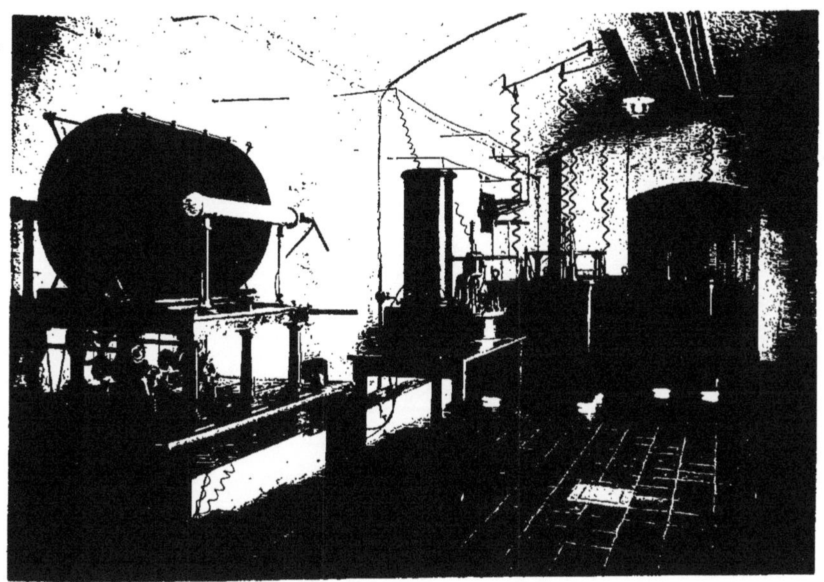

Fig. 137 *bis*. — Salle des appareils de haute tension.

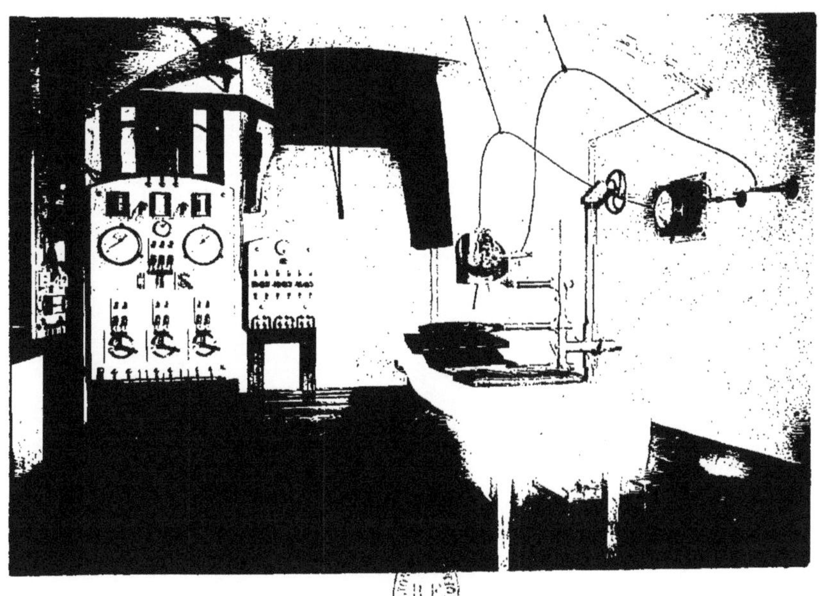

Fig. 137 *ter*. — Salle d'examen des malades.

large. Mais, fait à remarquer, au fur et à mesure que ces tubes vieillissaient, le faisceau cathodique se déplaçait et fondait l'anticathode sur des points différents. Avec d'autres tubes, même au début de leur existence, nous avons vu l'anticathode fondue sur de plus larges surfaces. Dans certain cas, une seule décharge d'un 1/10 de seconde fondait l'anticathode en plusieurs points. Avec les tubes Muller, que le constructeur a mis obligeamment à notre disposition, nous avons par contre observé des points de fusion de l'anticathode plus limités. Cette remarque a son importance parce qu'elle correspond à une finesse plus grande de l'image radiographique.

Sans entrer dans d'autres détails, nous estimons que notre appareil permet d'obtenir habituellement des radiographies rénales instantanées et cela sans entraîner des frais trop considérables.

b) L'installation sur courant continu est alimentée par le secteur de la Cie du Gaz de Lyon. Il met à notre disposition du courant à 110 ou 220 volts. Les canalisations et le tableau de distribution sont disposés pour laisser passer jusqu'à 100 ampères.

Nous nous servons d'un transformateur à circuit magnétique ouvert du commerce, d'une *turbine soupape*, construite d'après nos idées, par Maury. Cet appareil nous permet d'avoir du courant de haute tension, toujours dans le même sens et cela sans avoir à utiliser et à régler des soupapes à vide.

c) La machine statique à 12 plateaux qui servit à nos premiers essais existe encore dans notre usine électrique. Aujourd'hui elle n'est plus utilisée que pour la radioscopie et l'électrothérapie.

Comme nous l'avons dit, tous ces appareils sont disposés dans une salle isolée par un mur de 60 centimètres d'épaisseur de celle qui sert à l'examen des malades. Le courant de haute tension, fourni par l'une ou l'autre de ces sources, traverse le mur et arrive au moyen de deux conducteurs isolés jusqu'à l'ampoule. Un commutateur de haute tension, placé dans la salle des machines, permet de brancher l'un ou l'autre de ces appareils sur le circuit d'utilisation. Il se manœuvre de la salle d'examen au moyen d'un cable souple.

II. Salle d'examen

Cette partie de notre installation comprend un vestibule d'attente, deux cabines pour permettre aux malades de se dévêtir. La salle d'examen renferme les tableaux de commande des deux installations, sur courant continu, sur courant alternatif; les appareils de mesure; le support compresseur, type Maury, spécialement disposé pour la radiographie rénale; un orthodiagraphe, type Destot, pour l'examen radioscopique. Au voisinage de cet appareil et à portée de la main se trouve un commutateur à trois directions qui permet soit d'éclairer la salle, soit de faire l'obscurité, soit de lancer le courant dans l'ampoule, sans avoir à se servir du tableau principal de distribution. A côté du commutateur, se trouve un petit rhéostat qui règle l'intensité du courant primaire.

Ainsi disposée, notre salle d'examen permet de faire des radiographies et des radioscopies dans les meilleures conditions. Le malade, ni les opérateurs ne sont gênés par aucun appareil. Aucun fil ne traîne à la portée de la main, ils sont tous suspendus au plafond et descendent verticalement à l'ampoule. Lorsqu'il s'agit d'une radiographie combinée à un cathétérisme de l'uretère, le chirurgien a toute sa liberté d'allure. La place est suffisante pour que toutes les précautions d'asepsie soient gardées.

Dans de telles conditions, lorsque le soleil brille, la lueur de l'ampoule devient presque invisible et le patient est radiographié, pour ainsi dire, sans qu'il s'en doute !

Pour la radioscopie, un système de rideaux et de volets permet de faire l'obscurité la plus complète.

III. Salle de développement

Tout à côté de la salle d'examen, communiquant par une porte, se trouve une vaste pièce destinée au développement des plaques photographiques et à la conservation des ampoules. Un meuble vitré nous permet d'avoir toujours à notre disposition une douzaine d'ampoules montées chacune dans une pince. Suivant ce que nous voulons faire, nous prenons telle ou telle ampoule. Grâce à sa pince, elle est centrée, sans perte de temps, une fois pour toutes. En général, chaque jour, une ampoule ne sert qu'une fois. Elle refroidit ensuite jusqu'au lendemain. Par ce moyen nous avons des ampoules qui datent de plus de trois ans.

Un autre meuble sert à la conservation des plaques, des produits photographiques.

Un cadre avec verre dépoli et intermédiaires est suspendu devant l'unique fenêtre, il sert à l'examen des plaques radiographiques.

IV. Salle des collections

A la suite des locaux exclusivement réservés à la radiologie, se trouve une salle réservée aux collections anatomiques et aux clichés radiographiques. Il est inutile d'insister sur l'intérêt d'une pareille installation. C'est là véritablement que l'on peut juger des résultats que donne l'association intime de la chirurgie et de la radiologie. Le visiteur, comme l'étudiant, peuvent voir d'un côté les éléments du diagnostic radiographique, de l'autre le résultat de l'intervention chirurgicale. C'est là que seront bientôt disposés tous les documents de ce travail.

III

TECHNIQUE RADIOGRAPHIQUE

La multiplicité des appareils radiographiques créés depuis quelques années ne permet guère de passer en revue tous les dispositifs actuellement en usage. Chaque radiographe a ses instruments qu'il juge souvent meilleurs que ceux du voisin, ses méthodes qu'il croit plus sûres.

Nous décrivons notre technique, en insistant sur les points principaux qui peuvent intéresser le lecteur. Quelque soit le procédé employé, le but est le même : obtenir l'ombre la plus nette possible du ou des calculs contenus dans un segment des voies urinaires. S'il s'agit du rein lui-même, voir son ombre, sinon dans toute son étendue, du moins au niveau de son pôle inférieur.

Trois règles générales dominent toute la question :

I. — Pendant le temps de pose, immobilité absolue du rein et des calculs qu'il contient.

II. — Utilisation de rayons X de telle qualité, en telle quantité que toutes les différences d'opacité aux rayons X de la région examinée soient rendues sur la plaque sensible.

III. — Connaissance des lois de formation des images radiographiques.

Accessoirement, le radiographe aura besoin de certains appareils et de certaines connaissances pour bien conduire l'examen qu'il pratiquera. En radiographie urinaire, il ne suffira pas d'avoir une ampoule disposée d'une façon quelconque et de placer le malade sur la plaque comme on le fait souvent pour la radiographie d'un membre. Il sera nécessaire de prendre des précautions spéciales que nous passerons en revue dans trois paragraphes distincts.

IV. — Nécessité d'un porte-ampoule spécial servant à comprimer et à immobiliser le rein.

V. — La préparation du malade, avant et pendant la radiographie.

VI. — La radiographie proprement dite des voies urinaires.

I. La mobilité rénale, ses conséquences radiographiques

A l'état normal, le rein est mobile sous la double action des mouvements respiratoires et des battements artériels. Cette notion joue un rôle de premier ordre dans l'étude radiographique de cet organe. Pour simplifier le problème, prenons comme exemples, des calculs de diverses dimensions. Supposons-les soumis pendant le temps nécessaire pour obtenir une bonne radiographie à des déplacements verticaux successivement de 2 centimètres et de 5 millimètres. Etudions l'aire de projection de ces divers calculs en les supposant de forme rectangulaire, successivement de 400, 100, 25 millimètres carrés. L'anticathode étant à l'infini et le mouvement uniforme.

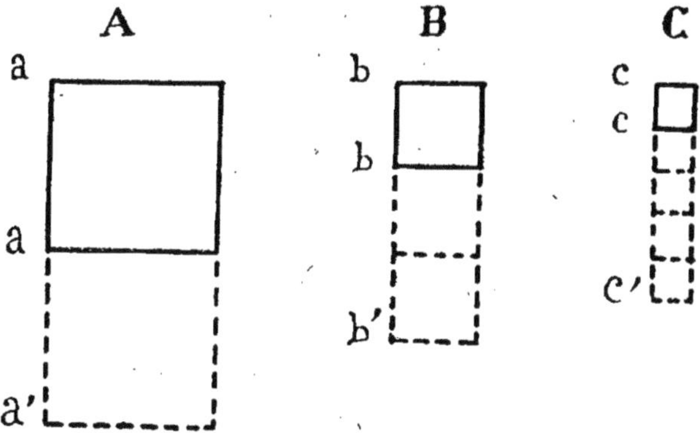

Fig. 138. — Calculs se déplaçant de 2 centimètres, *le chemin parcouru est figuré en pointillé.*
A, calcul *aa* se déplaçant suivant *aa'*. — B, calcul *bb* se déplaçant suivant *bb'*. C, calcul *cc* se déplaçant suivant *cc'*.

Dans le cas d'un déplacement de 2 centimètres, on constate

qu'un calcul de 2 centimètres de côté projette une ombre au niveau de la plaque sensible sur une surface double de celle qu'aurait l'aire de projection du calcul immobile. Il en résulte que cette ombre n'aura comme valeur photographique que la moitié de celle qu'aurait donnée un calcul fixe (v. fig. 138, A). Si le calcul n'a qu'un centimètre de côté, l'ombre projetée avec un déplacement de 2 centimètres se répartira sur une surface triple. Celle-ci n'aura, comme valeur photographique, que le tiers de celle qu'aurait donnée un calcul fixe (v. fig. 138, B). Enfin, si le calcul n'a que 5 millimètres de côté et un déplacement de 2 centimètres, l'ombre photographique se répartissant

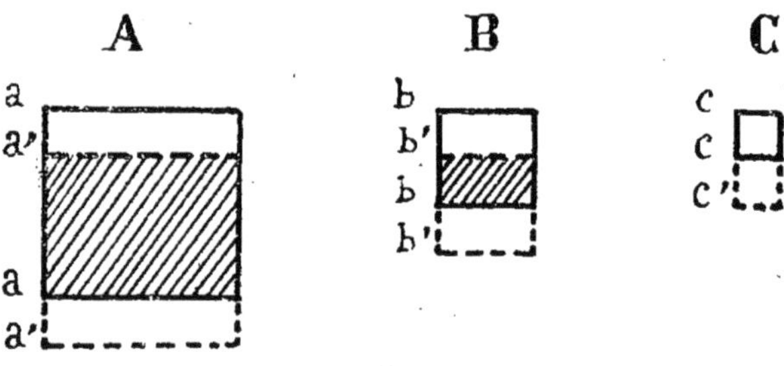

Fig. 139. — Calculs se déplaçant de 5 millimètres.

A, calcul *aa* se déplaçant en *a'a'*. La partie *a'a* n'est jamais démasquée. — B, calcul *bb* se déplaçant en *b'b'*, la partie *b'b* n'est jamais démasquée. — C, le calcul *cc* se déplace en *c'c*, aucune partie de la plaque n'est protégée pendant tout le temps de pose.

sur une surface quintuple n'aura plus qu'un cinquième de sa valeur (v. fig. 138, C).

Supposons les mêmes calculs soumis à un déplacement moindre, 5 millimètres par exemple. Dans le cas d'un calcul de 2 centimètres de côté, l'aire de projection se dessinera sur la plaque radiographique sous la forme d'une ombre *a'a* (voir fig. 139) très marquée qui n'a jamais été démasquée pendant le temps de pose et qui donnera une teinte correspondant à l'opacité spécifique du calcul. A chacune des extrémités de cette ombre *a'a* se trouvera une ombre *aa* répondant aux parties de la plaque qui n'ont été protégées que pendant une partie du temps de pose. Les dimensions de cette ombre seront respectivement de 5 millimètres, c'est-à-dire égales au déplacement subi par le calcul. Elle sera très atténuée.

Le calcul de 1 centimètre de côté donnera une ombre semblable, une partie centrale très marquée, répondant à l'opacité spécifique du calcul et deux extrémités moins marquées.

Le calcul de 5 millimètres de côté se déplaçant sur une hauteur égale à son côté ne donnera plus qu'une ombre dont la valeur photographique sera la moitié de celle répondant à son opacité spécifique. Nous retombons alors dans le premier cas examiné.

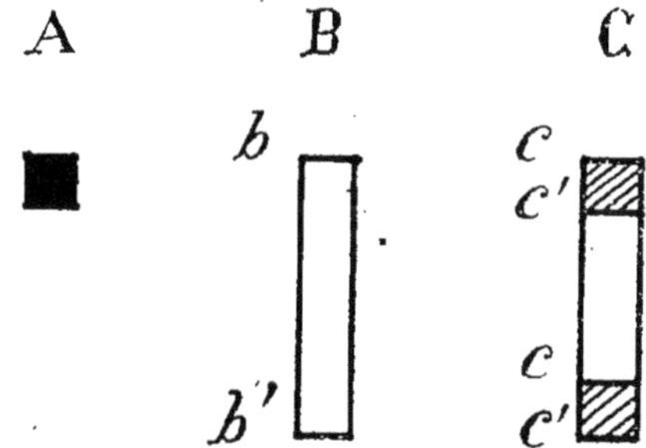

Fig. 140. — A, ombre d'un calcul fixe. — B, ombre d'un calcul se déplaçant d'un mouvement uniforme en *aa'*. — C, ombre d'un calcul se déplaçant en *aa'* avec temps d'arrêt aux deux extrémités de sa course.

Chez un sujet vivant, il y a lieu de modifier légèrement cette conception théorique, le calcul n'est pas animé d'un mouvement uniforme, il a des temps d'arrêt plus ou moins marqués. Mobile pendant les mouvements d'inspiration et d'expiration, il est arrêté au contraire pendant des temps notables à la fin de l'inspiration et à la fin de l'expiration. Pour préciser, supposons un calcul de 5 millimètres de côté se déplaçant de 2 centimètres. Par suite de l'arrêt aux deux extrémités de sa course, ce calcul unique pourra donner deux ombres bien visibles, reliées entre elles par une ombre à peine marquée, répondant à sa période de cheminement d'une place à l'autre. Il peut donc arriver qu'un seul calcul du rein donne deux ombres! Habituellement un examen attentif permettra de se rendre compte de cette illusion; mieux vaut encore l'éviter!

Enfin si nous supposons ces mêmes calculs complètement immobiles pendant tout le temps de pose, chaque ombre projetée aura des contours parfaitement nets, dépourvus de toute espèce de halo. Dans ces conditions, les plus petits calculs comme les plus volumineux, donneront une ombre dont la valeur répondra exactement à leur opacité spécifique.

En pratique, on peut dire qu'un calcul se déplaçant pendant le temps de pose d'une longueur égale ou supérieure à son côté n'est plus reconnaissable sur la plaque. Lorsque le déplacement est moindre, la partie centrale est seule bien visible, ses extrémités se confondent avec les ombres ambiantes. Dans ce cas, la présence du calcul est identifiée, mais il reste très délicat d'apprécier ses dimensions, sa forme. Seule la fixité absolue du calcul permet d'obtenir une ombre à contours nets, de faire un diagnostic précis. Il faut bien retenir que la mobilité des calculs fait disparaître d'autant plus facilement leurs ombres radiographiques qu'ils sont plus petits. Un déplacement de 5 millimètres pour un calcul de 2 centimètres permettra encore d'obtenir une ombre bien marquée à sa partie centrale, mais ce même déplacement pour un calcul de 5 millimètres ne donnera plus qu'une ombre uniformément atténuée de moitié qui, dans la grande majorité des cas, ne révèlera pas la présence du calcul. Cette connaissance est des plus importantes au point de vue pratique. Si un volumineux calcul se dessine avec des contours flous, il faut se rappeler qu'à côté de lui d'autres petits calculs ont pu passer inaperçus par le fait de leur mobilité.

En résumé. — *Seule l'immobilité absolue du segment des voies urinaires radiographié et des calculs qu'il contient permet de faire un diagnostic atteignant le maximum de la précision que que peut donner l'emploi des rayons X.*

II. Dosage des rayons X en radiographie urinaire

La production des rayons X par une ampoule est un phénomène extrêmement complexe que les études les plus minutieuses n'ont pas encore élucidé complètement. Nous ne croyons pas qu'il y ait lieu de résumer ici l'état actuel de la question. Nous ne donnerons que les notions utiles dans la pratique de la radiographie urinaire.

En radiométrie, deux facteurs interviennent : la *qualité*, la *quantité*.

a) La *qualité* du rayonnement nous la mesurons par un appareil très simple : le radiochromomètre de Benoit. Avec cet instrument, nous n'apprécions d'ailleurs que la qualité moyenne d'un faisceau de rayons X. Cette mesure est suffisante lorsqu'il s'agit d'une radiographie urinaire. La qualité du rayonnement produit par une ampoule est sous la dépendance d'un nombre considérable de facteurs. En première ligne, il faut citer : le potentiel du courant produit par le transformateur, l'état de vide de l'ampoule. En faisant varier ces facteurs, l'ampoule peut produire des rayons mous, peu pénétrants, répondant aux n°s 4, 5 du Radiochromomètre Benoit, des rayons moyennement pénétrants répondant aux n°s 5, 6 du même appareil, des rayons durs, très pénétrants répondant aux n°s 7, 8 du même appareil. Les rayons dépassant ces derniers degrés sont inutilisables en radiographie urinaire. Ils ne donnent que des épreuves uniformément grises d'après lesquelles on ne peut faire un diagnostic.

b) La *quantité* de rayons X nécessaire pour obtenir une bonne radiographie, nous l'apprécions sur une installation donnée par la mesure, au moyen d'un milliampèremètre, de la quantité de courant qui passe dans l'ampoule pendant le temps jugé nécessaire. Ces données sont essentiellement propres à chaque installation et nullement comparables d'un laboratoire à un autre.

Par l'utilisation de ces deux procédés de mesure, en tenant compte de la distance de l'anticathode à la plaque, de l'épaisseur du sujet, tout radiographe arrivera après quelque expérience, à obtenir d'excellentes épreuves de radiographie urinaire. Il est bien entendu que toutes les autres parties de son installation seront parfaitement réglées d'autre part : soupapes à vide à point, interrupteur tournant à sa vitesse, etc., etc.

Ces préliminaires étant posés, voici les phases successives par lesquelles nous avons passé, rectifiant successivement, progressivement, lorsqu'il le fallait, notre première façon de voir.

Machines statiques. — Au début de mes recherches, j'ai employé comme producteur de courant une machine statique à 12 plateaux. Les résultats furent excellents, les plaques très riches en détails, les diagnostics précis. Ce procédé présentait cependant un grave inconvénient : la longueur des temps de pose. J'ai écrit qu'il fallait environ une minute par centimètre d'épaisseur de tissu à traverser, que le temps de pose variait de 15' à 30' suivant l'épaisseur des sujets. Ceux dont l'épaisseur au niveau de la région rénale dépasse 25 centimètres sont très rares. Ceux dont l'épaisseur varie de 15 à 20 centimètres sont de beaucoup les plus nombreux. En consultant le registre de mes observations radiographiques, j'ai trouvé que la moyenne des temps de pose employés par moi avec la machine statique était d'environ 17'. L'anticathode était à 50 centimètres de la plaque.

On a également objecté à ce procédé les dangers que présentaient pour le malade ces longues expositions aux rayons X. Je suis bien convaincu que ce reproche est pur enfantillage! Pour impressionner une plaque radiographique dans de bonnes conditions, il faut une certaine quantité de rayons X de tel degré de pénétration. Que cette quantité soit donnée en 20', en 3', en 1', je suis persuadé que son action sur les tissus du sujet sera la même. Pratiquement, je n'ai jamais constaté le moindre accident sur plusieurs centaines de malades que j'ai examinés par ce procédé.

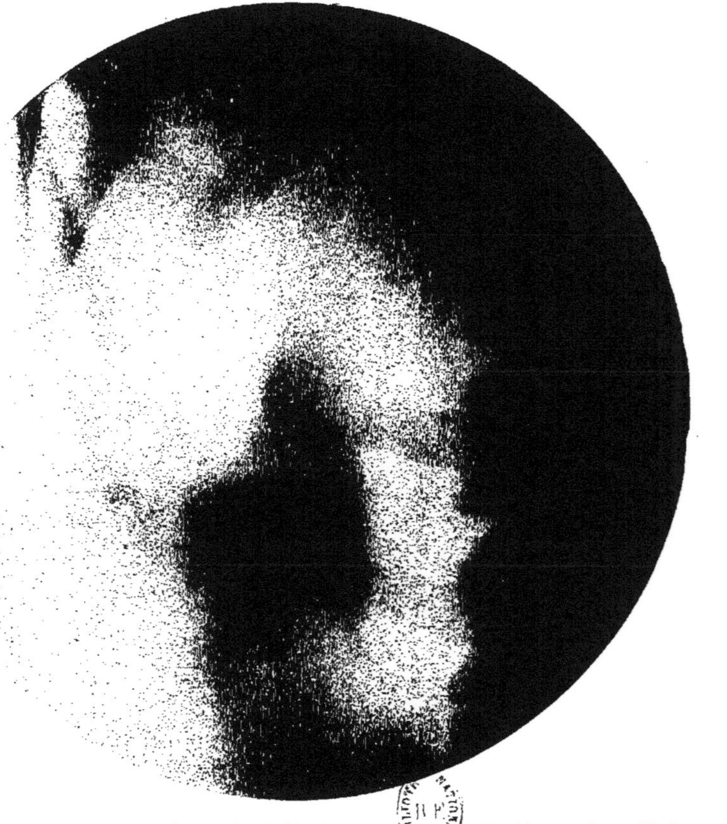

Fig. 141. — Radiographie du rein gauche de Mme B. (obs. 14, p. 28[illegible]). Machine statique, 12' de pose. Le rein n'a pas été immobilisé par le ballon compresseur. Seul le gros calcul du bassinet est visible.

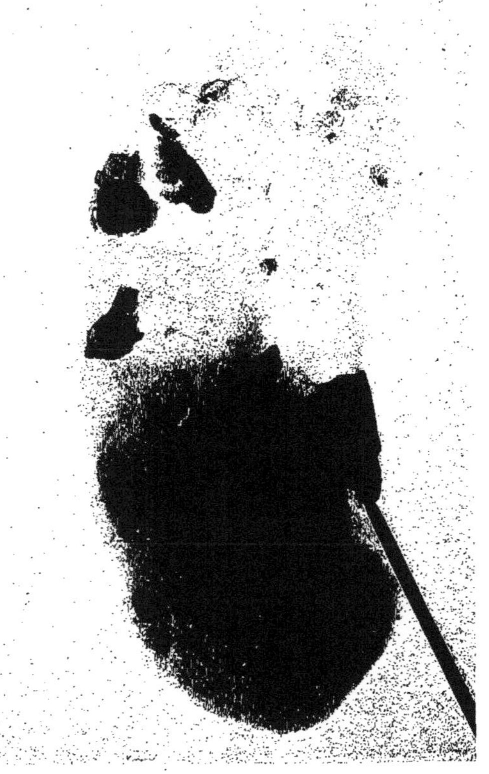

Fig. 142. — Radiographie du rein gauche de Mme B., pièce d'autopsie. Cette épreuve montre toute une série de calculs passée inaperçue dans l'épreuve in vivo, par suite de la mobilité rénale.

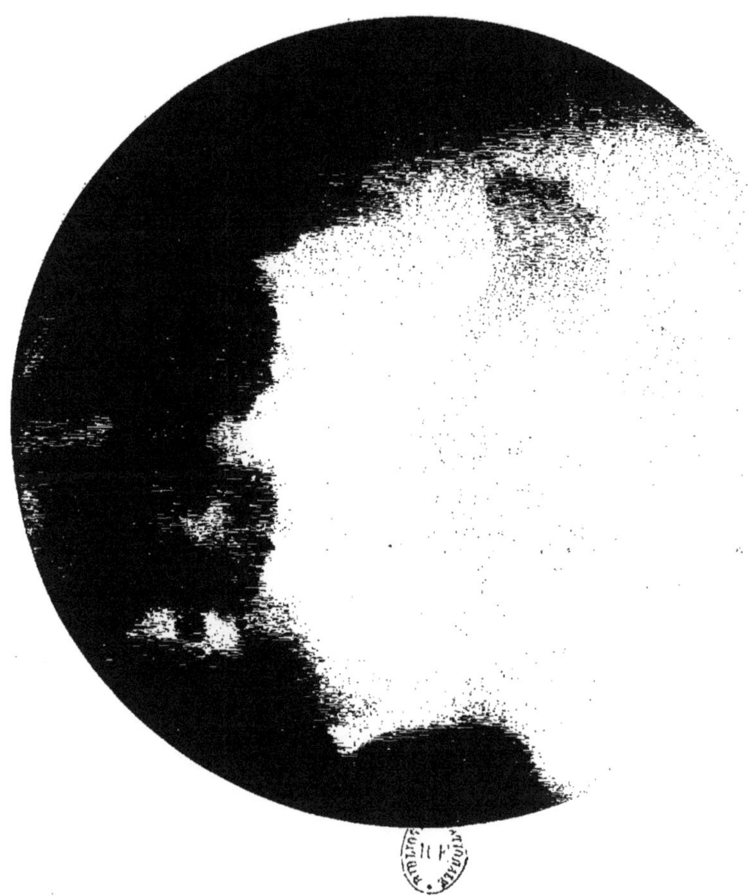

Fig. 143. — Radiographie du rein droit de Mme B. (obs. 11, p. 289). Machine statique 12' de pose. Rein immobile pendant le temps de pose grâce au ballon compresseur et à une périnéphrite considérable immobilisant le rein. Epreuve parfaitement nette. Calculs très friables, brisés en partie pendant l'intervention (voir fig. 57, p. 290).

NOTA. — *Les calques radiographiques sont réduits aux 2/9, les épreuves en phototypie aux 2/3 environ. — Les calculs sont tous figurés grandeur naturelle.*

Nous n'avons utilisé, comme moyen de réglage, que celui préconisé par M. Béclère. Sur le trajet des conducteurs, nous avons interposé un spintermètre à boules. Quoique ce procédé soit tout à fait empirique, il nous a permis d'arriver à la détermination régulière de la qualité des rayons correspondant le mieux avec les résultats que nous cherchions. Pour le plus grand nombre de nos radiographies, nous avons ramené l'ampoule à une étincelle équivalente d'un centimètre et demi à deux. Pour les sujets très obèses, nous sommes allé jusqu'à deux centimètres et demi. Les boules avaient un diamètre de $0^{m}025$. Nous utilisions ainsi des rayons répondant aux numéros 5, 6 du radiochromètre Benoit.

Nous avons abandonné ce procédé en raison de la longueur des temps de pose qui est pénible pour le patient, qui est une perte de temps pour le médecin. D'autre part, rarement nous avons obtenu par cette méthode des ombres de calculs à contours nets. La mobilité rénale nous a engagé à chercher d'autres procédés plus rapides, permettant d'avoir des ombres plus nettes, de voir les petits calculs invisibles par suite de leurs déplacements pendant le temps de pose (fig. 141).

Par contre, chez les sujets dont les reins étaient immobiles pendant le temps de pose, nous avons obtenu des épreuves aussi riches en détails, en contrastes que celles obtenues en une fraction de seconde (fig. 143). Mais c'était la très rare exception.

Bobines d'induction. — Dès la fin de l'année 1907, j'avais renoncé à la machine statique; j'ai utilisé d'abord une bobine de Drault de 30 centimètres d'étincelle à interrupteur motomagnétique.

L'anticathode étant à 50 centimètres de la plaque, avec des rayons n°s 5, 6 du radiochromomètre de Benoit, en faisant passer 2 à 2,5 milliampères dans le tube, le temps de pose se trouve ramené aux données suivantes :

Epaisseur du sujet :

12-15 centimètres, 1' pour 7 cent de tissu;

15-18 centimètres, 1' pour 6 cent. de tissu;

18-21 centimètres, 1' pour 5 cent. de tissu.

Dans les mêmes conditions, en faisant passer de 4 à 5 milliampères dans le tube, le temps de pose se trouve ramené aux données suivantes :

Epaisseur du sujet :

12-15 centimètres, 1' pour 14 cent. de tissu;

15-18 centimètres, 1' pour 11 cent. de tissu;

18-21 centimètres, 1' pour 8 cent. de tissu.

Ces données sont le résultat des observations que j'ai relevées à l'occasion d'un nombre considérable de radiographies rénales. Encore faut-il ajouter que tous les sujets d'une même épaisseur sont loin de présenter la même opacité aux rayons X!

Il semble donc, dans les conditions opératoires indiquées, qu'il soit possible de tirer les conclusions suivantes :

1° Le temps n'est pas directement proportionnel à l'épaisseur du sujet. Le nombre de centimètres traversés en une minute diminue au fur et à mesure que l'épaisseur du sujet augmente.

2° Le temps de pose est inversement proportionnel à l'intensité du courant qui traverse le tube (celui-ci donnant des rayons répondant au même degré radiochromométrique).

Avec cette installation, le temps de pose pour une radiographie rénale variait de 1 à 3 minutes. C'était donc un énorme bénéfice de temps pour l'opérateur et pour le malade! Les épreuves étaient parfaites au point de vue des contrastes et de la netteté des parties squelettiques. Malheureusement, comme avec la machine statique, les reins et les calculs bougeaient pendant le temps de pose, leurs ombres étaient souvent floues, (voir fig. 145), les petits calculs restaient invisibles. Comme avec la machine statique, les reins immobilisés par un processus pathologique donnaient des ombres parfaitement nettes (voir fig. 146). Mais c'était la très rare exception. Elle faisait entrevoir les résultats superbes que devait donner la radiographie lorsque la mobilité rénale ne devait plus compter pour rien.

Je ne dirai rien ici du choix des ampoules, de leur murissage, de leur réglage, c'est une question trop spéciale à chaque opé-

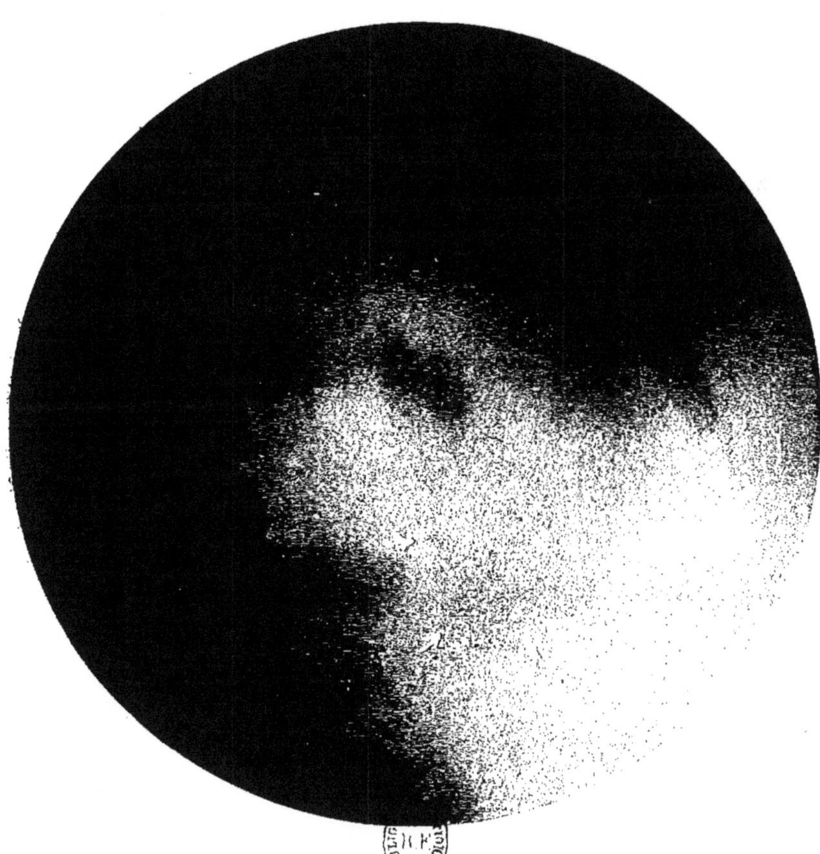

Fig. 145. — Radiographie du rein droit de F. (obs. 15, p. 292). Bobine de Drault. Temps de pose 3'. Calcul non immobilisé, ombre flou, à contours peu nets. On reconnait cependant la forme générale du calcul (voir fig. 59, p. 293).

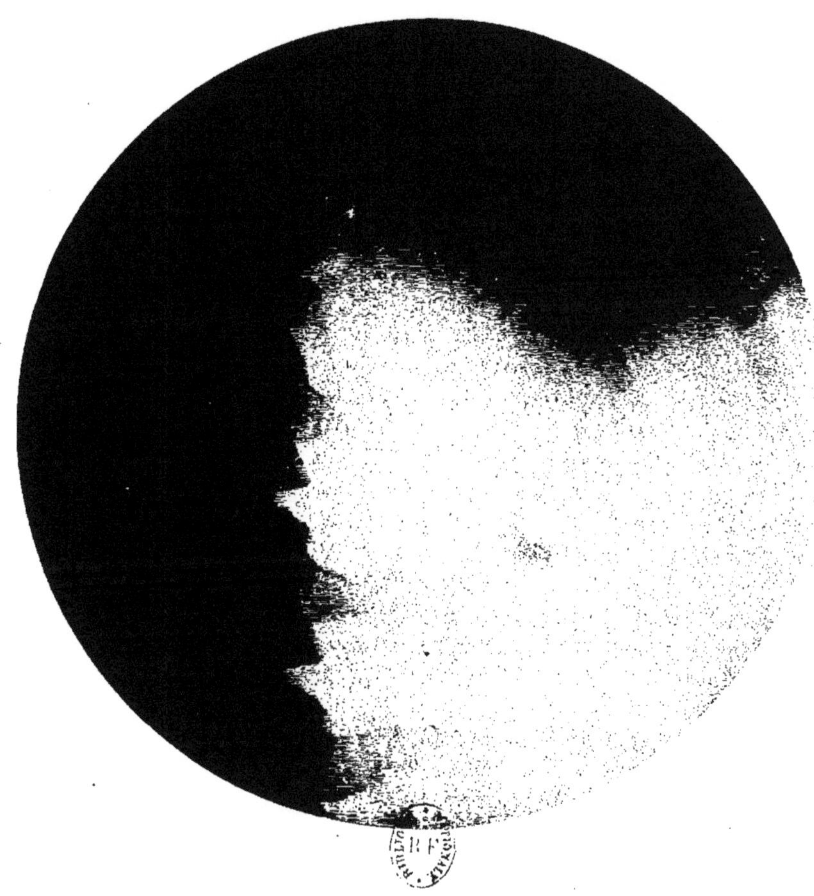

Fig. 146. — Radiographie du rein droit de Mme X. (obs. 23, p. 320). Bobine de Drault Temps de pose 1'. Epreuve parfaitement nette par suite de la position abaissée du rein. Couches du calcul visibles. (fig. 76, p. 321).

rateur, à chaque installation. Ce qu'il importe de savoir, c'est qu'une ampoule neuve est incapable de servir pour la radiographie d'un sujet épais, sans écran renforçateur; il est nécessaire de préparer chaque ampoule au serviee qu'elle doit rendre par une utilisation progressive, de la régler avant la radiographie et pendant, si le temps de pose est un peu long. Pour la radiographie instantanée, en une fraction de seconde, ce réglage préalable de l'ampoule doit être fait méticuleusement, sinon le tube peut être détruit par une seule décharge du transformateur et ne donner aucune image radiographique.

En 1909 la maison Gaiffe me fournissait un transformateur Rochefort-Gaiffe intensif n° 3 que je faisais fonctionner avec un interrupteur Ropiquet. L'anticathode étant à 60 centimètres de la plaque, j'obtenais avec cet appareillage une bonne radiographie rénale en un temps variable de 10 à 30 secondes suivant l'épaisseur du malade. La plupart du temps le sujet était radiographié en période d'apnée. En revoyant tous mes clichés correspondant à l'utilisation de cette installation, je constate que mes épreuves étaient beaucoup plus nettes que celles obtenues antérieurement avec des poses plus longues. Quelques contours d'ombre de calcul semblent tracés au crayon, principalement chez les sujets minces.

Mais dans certains cas, malgré toutes les précautions prises, il était impossible d'obtenir une épreuve nette. Je rappellerai ici le cas d'un confrère lyonnais dont j'ai déjà parlé devant la *Société de radiologie médicale de Paris*. Il s'agissait d'un rein droit douloureux. Le confrère en question vint me demander un diagnostic radiographique, décidé à se faire opérer si la radiographie lui révélait un calcul opérable. Au niveau du flanc droit, l'épaisseur des tissus était de 25 centimètres. J'expliquais au confrère la difficulté du diagnostic radiographique et la nécessité d'une immobilité absolue pendant le temps de pose. Apparemment, cette immobilité fut conservée, mais sur les trois plaques obtenues à quelques jours d'intervalle, je n'avais qu'une ombre à contours flous, estompée à tel point qu'elle ressemblait à s'y méprendre aux ombres que donne souvent une anse intestinale. Dans ces conditions, il m'était impossible de conclure à la présence d'un calcul. Je priais alors le confrère d'attendre quelques mois et de revenir me trouver lorsque je serais en mesure de le radiographier en une fraction de seconde. J'obtins alors une superbe épreuve qui montra un petit calcul. Celui-ci fut opéré par MM. Bert et Rafin, il pesait 1 gr. 20 (voir obs. 37, p. 374).

Cet exemple des plus caractéristiques, et qui n'est pas unique dans ma collection, permet donc d'affirmer que la radiographie rapide pratiquée en quelques secondes ne donne pas encore une certitude absolue et laisse passer certains calculs susceptibles d'être radiographiés par une technique appropriée.

Nous ferons remarquer qu'à partir de l'utilisation de cet appareil, la qualité du rayonnement que nous avons employé a été légèrement modifiée. Au lieu de nous servir de rayons peu pénétrants n°s 5, 6 Benoit, nous avons utilisé des rayons plus pénétrants n°s 7, 8 Benoit environ. Il en résulte que les épreuves étaient obtenues proportionnellement en un temps plus court, mais qu'elles avaient moins de contrastes, qu'en un mot elles étaient plus grises.

En effet, avec les producteurs de courant puissants, si l'on se sert d'une ampoule molle, la quantité de courant qui passe est considérable, l'ampoule chauffe, mollit avant que la plaque soit impressionnée! Pour éviter cet échauffement et la fusion de l'anticathode, on est obligé d'employer une ampoule plus dure dans laquelle il passe un courant moindre. Par suite de la pénétration plus grande des rayons produits, l'impression de la plaque est obtenue en un temps plus court. Mais ce que l'on gagne en rapidité, en économie d'ampoule, on le perd d'une certaine façon dans la qualité de l'image obtenue. Celle-ci présente moins de contrastes. Elle est cependant suffisante pour faire un diagnostic précis.

Transformateurs statiques. — En chirurgie urinaire, l'importance d'un diagnostic radiographique aussi précis que possible n'est plus à discuter. Aussi, sur la demande de M. Rafin, je me suis attaché à maintenir le laboratoire de radiographie de l'hôpital St-Joseph au courant des derniers progrès. Dès l'année 1909, j'étais à la recherche d'un constructeur acceptant de me fournir une installation susceptible de me permettre d'obtenir des radiographies rénales en un temps très court, en une fraction de seconde. Les constructeurs parisiens Gaiffe, Drault ne purent me livrer les transformateurs statiques à circuit magnétique que je cherchais. Le constructeur lyonnais Maury accepta ma commande et c'est à lui que revient l'honneur d'avoir construit pour la première fois en France une installation radiographique sur courant alternatif avec redresseur synchrône.

Malheureusement, les ampoules s'accommodent mal d'une décharge un tant soit peu prolongée de trois transformateurs monophasés d'une puissance de 8 K W A chacun. Lorsqu'on dépasse 1/10 de seconde, l'ampoule est détériorée et dans ce temps si court la quantité de rayons X produite est insuffisante pour obtenir une bonne radiographie rénale.

En utilisant un seul transformateur, il est possible d'obtenir, dans des temps variables de 3 à 6 secondes, d'excellentes épreuves, l'anticathode étant à 60 centimètres de la plaque. Avec ces temps de pose les contours du rein et des calculs sont *presque toujours* parfaitement nets. L'ampoule n'était pas détériorée trop vite. Mais ce n'était pas encore l'instantanéité vraie. Certains calculs paraissaient encore avoir bougé pendant ces temps de pose très courts ! Pour tirer tout le parti possible du diagnostic radiographique, il fallait encore diminuer le temps de pose !

Ecrans renforçateurs. — C'est alors qu'une vieille découverte française, mise au point en Allemagne, est venue contribuer à la diminution du temps de pose. Je veux parler des écrans renforçateurs. Ce n'est pas la place ici de décrire leur emploi, je me contenterai d'exposer les résultats spéciaux qui intéressent les urologistes.

En pratique, avec les installations de radiographie rapide, on peut réduire le temps de pose au 1/10. Ainsi, là où il fallait vingt secondes de pose, avec un écran renforçateur deux secondes seront suffisantes pour obtenir une excellente épreuve. J'ai utilisé cette technique pour plusieurs de mes malades et j'ai obtenu de bons résultats. Voici une radiographie obtenue en 3'' sur laquelle on distingue admirablement le contour du pôle inférieur du rein; au niveau du bassinet se dessine un calcul d'une netteté parfaite. On dirait que cette ombre a été limitée au crayon, tant ses limites sont précises! Un peu au-dessous du calcul principal, on distingue l'ombre de deux petits calculs. Après l'intervention, ceux-ci pesaient exactement 25 milligrammes. Ce sont les plus petits calculs que j'ai diagnostiqués et fait opérer. (Voir fig. 147 et obs. 35, p. 366.)

L'écran renforçateur n'est donc pas un obstacle à la recherche et à la découverte des petits calculs.

Chez un autre malade, la radiographie faite également en 3'' a mis en évidence avec une netteté parfaite les contours du rein, mais par contre les contours du calcul ne sont pas nets, on se rend compte que le calcul a bougé pendant le temps de pose. On peut se demander pour quelles raisons s'est produit cette différence de netteté. L'intervention a donné la réponse. Le calcul était libre dans un bassinet distendu par 100 centimètres cubes d'urine environ. On comprend très bien que ce calcul a pu nager dans le bassinet distendu, pendant que le rein, de son côté, restait parfaitement immobile (obs. 36, p. 370).

En résumé, la radiographie rapide, avec ou sans écran renforçateur, permet d'obtenir des ombres de calculs parfaitement nettes, et cela dans la grande majorité des cas. Mais il existe certains malades, comme je viens de le montrer, chez lesquels les calculs ne resteront pas immobiles, même pendant ces temps de pose très courts. Dans ces conditions, de volumineux calculs seront presque toujours, sinon toujours, visibles; mais de petits calculs, par le fait de leur mobilité, pourront passer inaperçus.

En combinant l'utilisation de notre puissante installation triphasée avec celle des écrans renforçateurs, nous avons enfin pu faire pratiquement de la radiographie rénale instantanée.

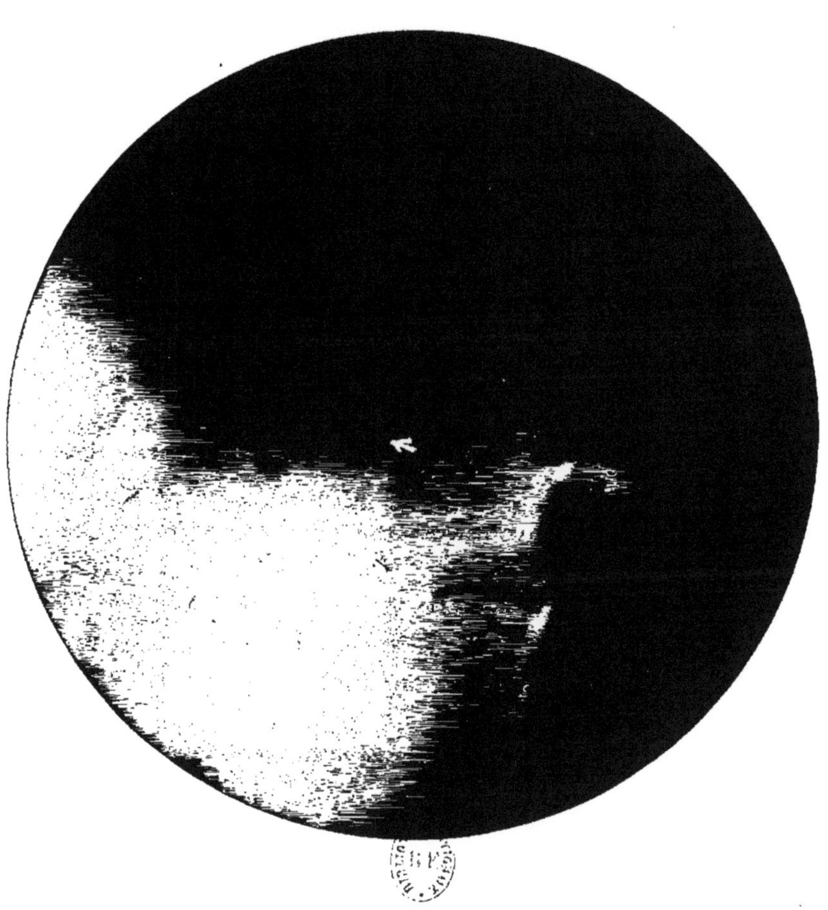

FIG. 147. — Radiographie du rein droit de M. (obs. 35, p. 366). Transformateur Rochefort-Gaiffe. Ecran renforçateur. Temps de pose 3". Calculs parfaitement nets. Les deux petits calculs pèsent 25 milligrammes, les plus petits que j'ai diagnostiqués et fait opérer.

Actuellement, la plupart des malades urinaires qui me sont adressés, sont radiographiés en un temps de pose qui n'excède pas *un dixième de seconde*. Pour les sujets minces, un douzième, un quinzième suffit. Par contre, les malades dont l'épaisseur dépasse 25 centimètres au niveau de la région lombaire ne sont radiographiés que très difficilement en une fraction de seconde.

Dans ces conditions, la mobilité du rein ou des calculs n'entre plus en jeu. La radiographie instantanée donne à ce point de vue spécial une certitude absolue. La netteté dans les contours est parfaite. Et cette netteté s'accentue pour toutes les parties radiographiées. De telle sorte que bien souvent tous les détails des anses intestinales se dessinent sur la plaque avec la même précision que les contours du rein ou que le calcul lui-même. Avec les temps de pose longs, par le fait des mouvements péristaltiques, la masse intestinale ne laissait que des ombres formant une large plage uniformément floue. Le contour d'un rein ou d'un calcul bien immobilisé se détachait alors avec une visibilité remarquable. Aujourd'hui, avec la radiographie instantanée, il n'en est plus de même, tous les détails se dessinent avec la même netteté. Rien n'a bougé. Seule une différence d'opacité, de forme, de position permet de reconnaître les calculs. La radiographie instantanée, tout en augmentant les chances de voir les calculs, complique le diagnostic en faisant apparaître une multitude de détails que la radiographie posée ne montrait pas. En réalité, cet inconvénient n'est que secondaire et la radiographie faite en une fraction de seconde marque un immense progrès.

Quelques exemples confirmeront cette manière de voir. Voici tout d'abord une épreuve obtenue en un tiers de seconde du confrère dont j'ai parlé précédemment et chez lequel la radiographie posée ne m'avait pas permis de faire un diagnostic certain. Sur cette épreuve obtenue en une fraction de seconde, le calcul se dessine avec une netteté parfaite. Le contour du calcul est aussi précis que celui des parties osseuses. Si l'on examine avec soin cette ombre, on voit qu'elle est divisée en deux parties, l'une supérieure, parfaitement marquée, l'autre inférieure, à peine visible. Avant l'intervention, à côté de la radiographie, j'avais montré aux opérateurs un dessin du calcul probable et j'insistais sur les ramifications très minces de celui-ci vers la partie inférieure. Le calcul enlevé répondait en tous points à mon dessin. Pendant l'intervention, le calcul fut brisé et la partie répondant à l'ombre bien visible fut enlevée la première. Sur mes indications on continua les recherches et l'on trouva deux petits fragments répondant aux parties les moins visibles de l'ombre radiographique. Or cette portion du calcul ne fut reconnue et enlevée que grâce à la netteté absolue de la radiographie (obs. 37, p. 374 et fig. 148).

Voici une autre épreuve montrant un calcul du bassinet, de forme elliptique, ses contours sont absoluments nets, le pôle inférieur du rein est parfaitement visible. Tout autour du rein, et par transparence sur cet organe, se dessinent des anses intestinales (voir fig. 149). Quelques-unes d'entre elles montrent le détail des matières qu'elles contiennent. Dans la radiographie instantanée il y a un grand intérêt, plus que dans la radiographie posée, à ce que l'intestin soit vide.

Enfin, voici une autre radiographie particulièrement remarquable sur laquelle on distingue tout le contour du rein. Dans les calices et le bassinet de ce rein on voit un énorme calcul de 33 grammes. *Ce calcul n'est pas plus opaque aux rayons X que le tissu rénal.* C'est un calcul d'acide urique pur. Si la netteté des contours n'était pas parfaite, voilà un calcul qui certainement aurait passé inaperçu. La radiographie instantanée a rendu un immense service à ce malade aujourd'hui opéré et guéri (obs. 38, p. 378 et fig. 150).

Sans aucun doute, la radiographie instantanée permet d'augmenter, dans de très larges mesures, la précision du diagnostic radiographique appliqué à l'examen des voies urinaires. Elle permet de reconnaître des calculs qui, par le fait de leur mobilité, passent inaperçus à la radiographie lente ou rapide. Elle permet de reconnaître des calculs très peu opaques aux rayons

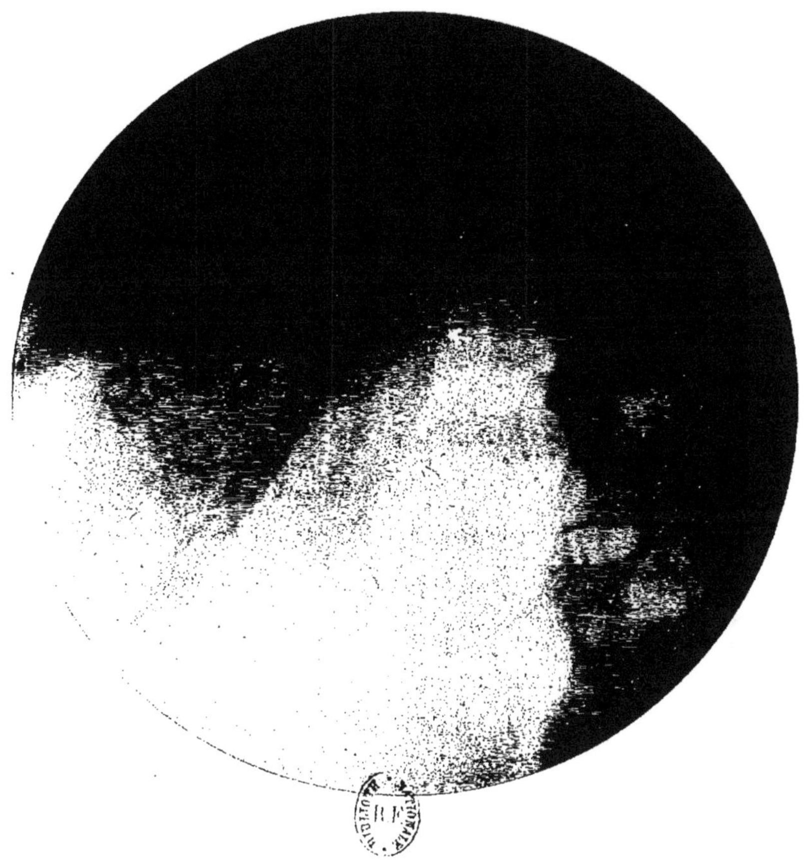

Fig. 148. — Radiographie du rein droit de X. (obs. 37, p. 374).
Epreuve obtenue avec transformateurs triphasés. Ecran renforçateur.
Temps de pose 1/3 de seconde. Plusieurs épreuves faites antérieurement en période d'apnée (20 secondes) n'avaient pas montré le calcul. Epaisseur du sujet 25 cent.

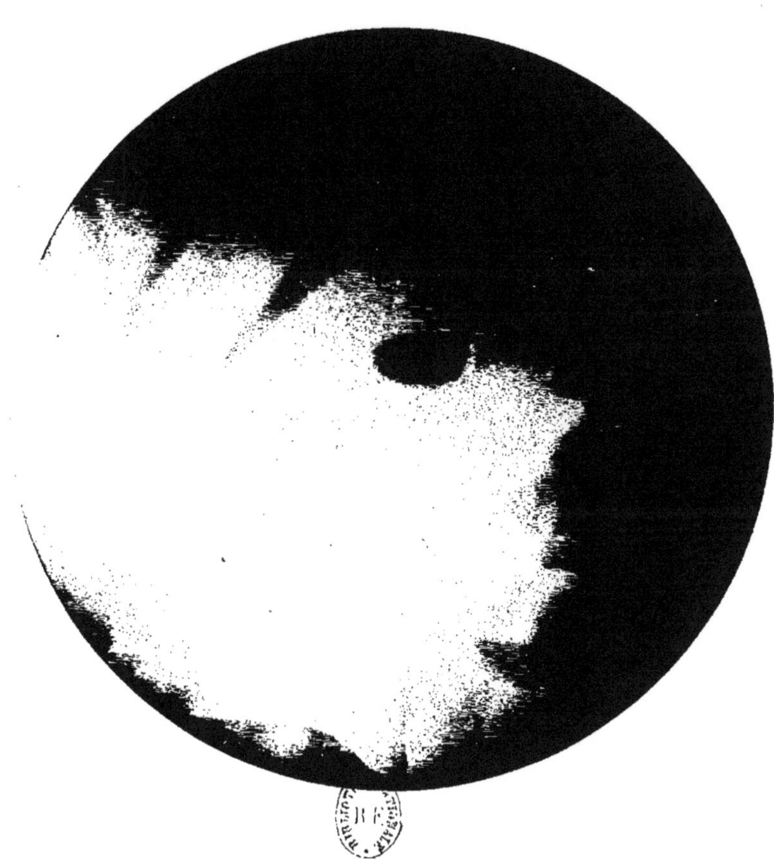

Fig. 149. — Radiographie du rein droit de Mme X (obs. 36, p. 370).
Epreuve obtenue avec transformateurs triphasés. Ecran renforçateur.
Temps de pose 1/10e de seconde. Anticathode à 60 cent. de la plaque. Netteté parfaite
Visibilité des anses intestinales.

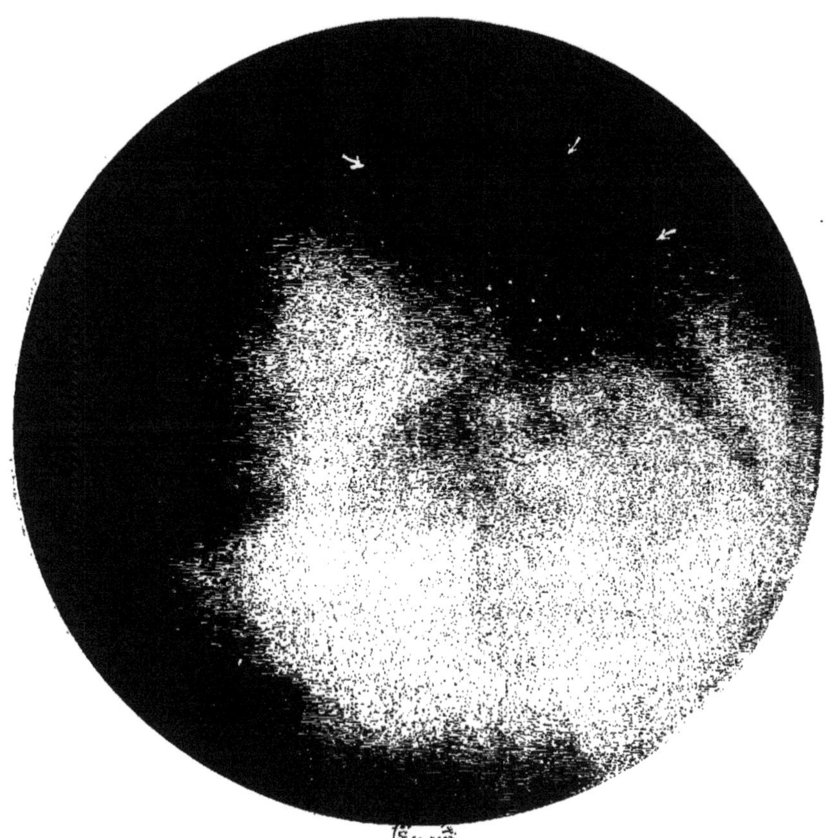

Fig. 150. — Radiographie du rein gauche de l'abbé P. (obs. 38, p. 378). Sujet de 25 centimètres d'épaisseur. Temps de pose 1/10 de seconde, écran renforçateur. Calcul d'acide urique pur visible grâce à son épaisseur considérable, à l'immobilité absolue pendant le temps de pose.

X, dont le moindre déplacement pendant le temps de pose ferait disparaître les contours à peine marqués de l'ombre.

Utilisation et importance des diaphragmes. — Lorsque le radiographe sait régler parfaitement les ampoules et déterminer les temps de pose pour obtenir une bonne radiographie rénale, il lui restera encore à prendre une précaution indispensable. Au devant de l'ampoule il faudra placer un diaphragme en plomb épais limitant un champ relativement restreint.

Non seulement l'anticathode, mais aussi les parois de l'ampoule produisent des rayons X. Pour avoir un faisceau de

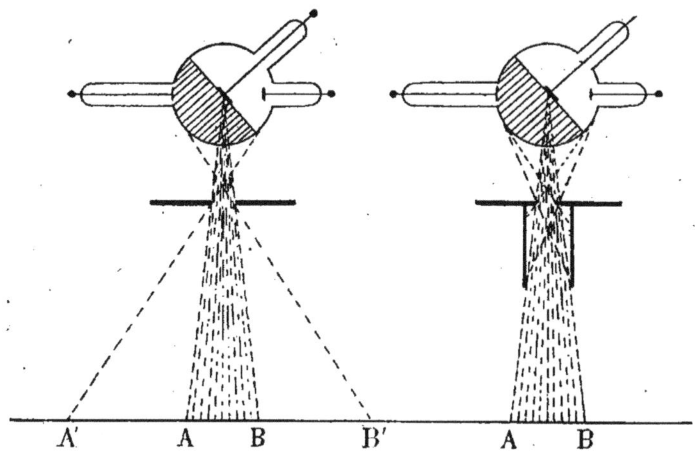

FIG. 152. — A gauche, diaphragme simple. A droite, diaphragme tube.

rayons X donnant une ombre aussi nette que possible, il y a intérêt à employer un faisceau de rayons émis par un point très restreint.

Voici une figure imitée de Blum qui montre comment le diaphragme doit être construit.

Si nous utilisons un diaphragme plan, d'une ouverture donnée, nous voyons se produire un faisceau principal de rayons X A B, puis un faisceau secondaire A' B' qui s'étale sur une surface beaucoup plus grande.

En employant un diaphragme-tube d'une dimension appropriée, nous voyons le même faisceau A B se former, couvrir la même surface que dans le cas précédent, mais, par contre, le faisceau secondaire disparaît par suite du tube ajouté au diaphragme. Nous avons donc une limitation plus exacte du champ irradié par l'ampoule.

Dans cette étude, il faut tenir compte aussi de ce fait, c'est que les tissus des malades, les châssis, tout ce qui avoisine la plaque radiographique produit des *rayons secondaires* qui viennent jeter un voile général sur l'ombre projetée par le faisceau principal émis par l'anticathode. Dans ces conditions, il y a intérêt, pour éviter ce voile, à diminuer dans une large mesure la production de ces rayons secondaires.

Pratiquement, pour arriver à ce moyen, il suffit d'employer le diaphragme-tube dont nous venons de parler, il est nécessaire, pour que son rôle soit efficace, que son épaisseur soit considérable, un diaphragme en cuivre de 1 millimètre d'épaisseur n'est pas suffisant. Il faut employer du plomb de 3 millimètres d'épaisseur, au moins.

La seconde précaution consiste à ne faire que des épreuves de petites dimensions. Si l'on radiographie sur une même grande plaque simultanément les deux reins d'un sujet, on obtient un cliché gris; si au contraire, on radiographie successivement les deux reins de ce même sujet, sur de petites plaques, on obtient des épreuves ayant beaucoup plus de contrastes et de vigueur. En pratique j'utilise un diaphragme-tube couvrant, l'anticathode étant à 60 centimètres de la plaque, un champ circulaire de 24 centimètres.

Avec ce procédé, on obtient des épreuves faciles à interpréter, le rayon normal d'incidence répond au centre de l'ombre circulaire; je ne doute pas que si pendant bien longtemps de nombreux radiographes n'ont pas su voir les calculs urinaires, c'est qu'il ne savaient pas obtenir des épreuves suffisamment claires. L'emploi d'un diaphragme approprié est indispensable en radiographie urinaire. Au contraire, pour la radiographie d'une épaisseur faible, cet appareil n'est pas necessaire, son emploi donnera cependant de meilleurs résultats.

Conclusions. — Par le long exposé précédent, j'ai tenu à montrer les multiples étapes par lesquelles j'ai passé avant d'arriver à tirer de l'exploration radiographique des voies urinaires le maximum de renseignements et de certitudes.

La mobilité rénale est un des principaux obstacles au radiodiagnostic de la lithiase urinaire.

Pour tourner cette difficulté, il faut arriver à faire véritablement de la radiographie instantanée, dont le temps de pose variera de un tiers à un quinzième de seconde selon la distance et l'épaisseur du sujet.

Dans ces conditions, tous les calculs *visibles* à la radiographie seront sûrement diagnostiqués. Mais, comme je le dirai plus loin, certains calculs, trop petits ou trop transparents aux rayons X resteront quand même invisibles avec une radiographie parfaite obtenue dans les meilleures conditions.

Pour arriver à la perfection en radiographie rénale, il y a lieu de déterminer assez exactement la qualité, la quantité des rayons X utilisés. Sur un cliché trop posé, l'ombre d'un calcul peut disparaître. Ce sont les clichés *moyennement posés* qui permettent de faire le plus sûrement un diagnostic.

Avec les poses de plusieurs minutes, il m'a semblé que les rayons n° 6 Benoit donnaient, pour un sujet de moyenne épaisseur, les plus beaux clichés. Pour un enfant, pour un sujet très mince, il est préférable d'employer des rayons n° 5; pour un obèse des rayons n° 7.

En radiographie rapide ou instantanée, j'utilise des rayons 7-8 Benoit, les clichés sont nets, mais présentent moins d'opposition, ils sont plus gris.

L'emploi des écrans renforçateurs ne gêne en rien le radiodiagnostic, ils permettent de reconnaître les plus petits calculs (0 gr. 025) comme les plus transparents (acide urique pur).

Quant à préciser le temps de pose, c'est une question trop personnelle à chaque opérateur, trop variable suivant les installations, pour que je puisse donner la moindre indication utile. Il y a lieu de tenir compte de la distance de l'anticathode à la plaque, de l'épaisseur du sujet, de la qualité et de la quantité de rayons X employés. Chaque opérateur dressera lui-même un tableau de ses temps de pose pour les multiples sujets qu'il aura à examiner. Avec un peu de méthode et d'habitude, on arrivera facilement à une approximation suffisante pour bien faire; j'ai donné page 449 un exemple de ces déterminations de temps de pose.

Enfin, pour obtenir des épreuves nettes, claires, faciles à interpréter, il est utile de placer au devant de l'ampoule un diaphragme limitant un étroit faisceau de rayons X.

III. Lois de formation des ombres radiographiques

L'image radiographique d'un rein ou d'un calcul n'est pas autre chose qu'une ombre portée. La forme, l'étendue de cette ombre est déterminée d'après des lois géométriques. Bien souvent, nous nous sommes rendu compte, en montrant nos radiographies, que ces lois étaient ignorées, qu'une interprétation fausse était donnée à nos épreuves. Il n'est pas rare non plus de trouver dans certains travaux des affirmations qui tendent à induire en erreur les médecins peu spécialisés dans les recherches radiographiques. Nous croyons donc qu'il y a intérêt à rappeler les notions fondamentales.

Dans cette étude, deux facteurs principaux à considérer :

1° La distance anticathode-plaque.

2° L'orientation du calcul donnant naissance à l'ombre portée, sa distance au plan de projection.

Voulant faire ici un travail essentiellement pratique, je ne me livrerai pas à une étude purement géométrique. Je montrerai comment l'on doit combiner les divers facteurs radiographiques pour arriver au maximum de précision dans le diagnostic.

Supposons, pour simplifier la démonstration, que le calcul se réduise à une ligne. Nous pouvons concevoir que la ligne choisie réponde à la plus grande dimension de l'ombre portée soit dans le sens longitudinal soit dans le sens transversal. Nous pouvons appeler cette ligne : *ligne d'ombre du calcul.* Elle est déterminée par les rayons X tangents aux deux extrémités du calcul. Nous supposerons, en outre, que le rayon normal d'incidence passe par le milieu de cette ligne. Pour ne pas allonger outre mesure, nous laisserons de côté l'étude des projections obliques.

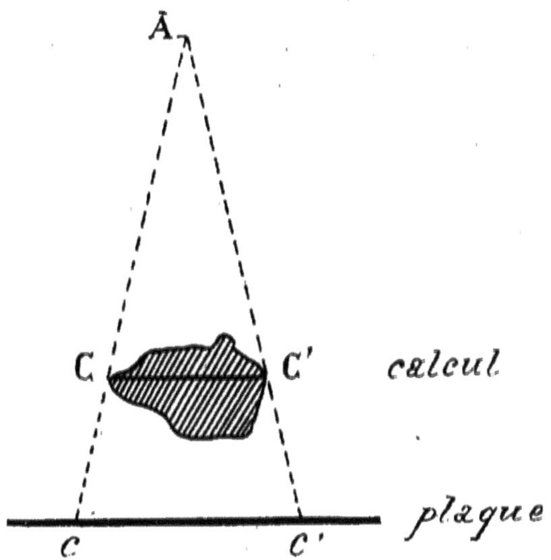

Fig. 153. — Dans le plan de la figure, le calcul se réduit à une ligne d'ombre cc' donnant une ombre portée sur la plaque cc', l'anticathode étant en A.

a) *Distance anticathode-plaque.* — Si le point de l'anticathode produisant les rayons X était situé à l'infini, il se formerait un faisceau de rayons parallèles. Dans ces conditions, l'ombre portée serait toujours de la même dimension que la ligne d'ombre qui lui donnerait naissance, quelque soit la distance de cette ligne d'ombre au plan de projection.

En pratique, nous utilisons une source de rayons X qui est loin d'être à l'infini! Nous obtenons alors une ombre portée agrandie dont la longueur est déterminée géométriquement par la distance de la ligne d'ombre du calcul et par celle de la source lumineuse au plan de projection.

Nous pouvons dire que plus la ligne d'ombre du calcul sera rapprochée du plan de projection, plus la source lumineuse en sera éloignée, moins les dimensions de l'ombre portée seront

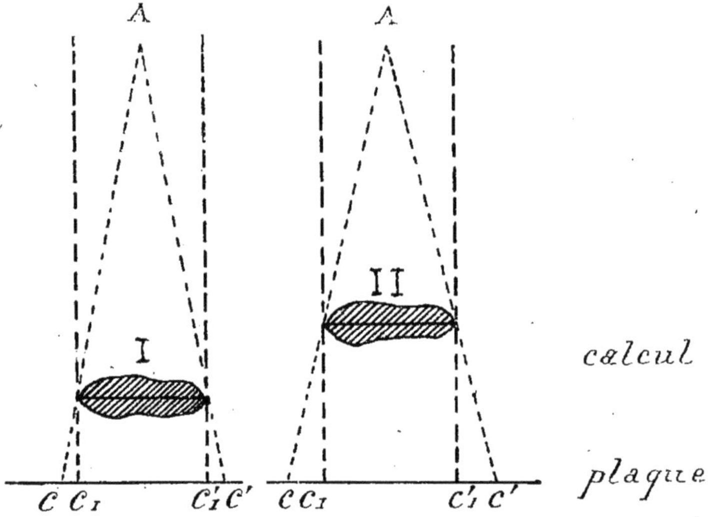

FIG. 154. — Calcul à deux distances différentes de la plaque sensible. Avec des faisceaux de rayons X venant de l'infini dans les deux cas I et II l'ombre portée c,c', est de même dimension. Avec des faisceaux de rayons se produisant en A, l'ombre portée en I cc, est plus petite que l'ombre portée en II cc'.

agrandies (nous supposons cette ligne d'ombre du calcul parallèle au plan de projection). Donc *théoriquement*, il y aura avantage à placer l'anticathode aussi loin que possible de la plaque pour obtenir des ombres portées aussi peu agrandies que possible; mais en pratique, l'éclairage produit par une ampoule à rayons X est soumis à la loi du carré des distances. S'il faut une minute pour radiographier un sujet, l'anticathode étant à 50 centimètres de la plaque, il faudra 4 minutes, l'anticathode étant à 1 mètre. Nous avons déjà montré combien il était important de faire des épreuves aussi rapides que possible pour éviter le déplacement du calcul pendant le temps de pose.

Ce déplacement d'un petit calcul peut rendre son ombre méconnaissable. Nous en avons des exemples dans notre collection.

Pris entre ces deux alternatives, l'opérateur aura à établir une juste moyenne entre ces deux facteurs; agrandissement plus ou moins considérable de l'ombre projetée et durée plus ou moins longue du temps de pose.

Pour ma part, je n'ai jamais hésité à faire incliner la balance en faveur du raccourcissement du temps de pose : *Mieux vaut avoir l'ombre agrandie d'un calcul plutôt que de ne pas l'avoir du tout.*

Quelque soit l'épaisseur du sujet, j'ai adopté une distance fixe anticathode-plaque de 60 centimètres. Par ce procédé, je n'ai qu'à tenir compte de cette épaisseur pour déterminer mon temps de pose, tous les autres facteurs restant les mêmes.

Cette exactitude du temps de pose a une grosse importance: sur une plaque surexposée, l'ombre d'un calcul peu opaque aux rayons X peut devenir méconnaissable. Nous en avons plusieurs exemples.

A cette distance de 60 centimètres anticathode-plaque, suivant la distance de la ligne d'ombre du calcul à la plaque, l'agrandissement de l'ombre portée est plus ou moins considérable. En pratique ces variations ne nous ont jamais géné pour renseigner le chirurgien sur les calculs qu'il allait opérer. Si l'on veut pousser l'exactitude jusque dans ses dernières limites, il est possible de calculer les dimensions réelles de la ligne d'ombre.

Sur une même plaque, le rayon normal d'incidence passant par une des extrémités de la ligne d'ombre, nous faisons une première pose sans déplacer le sujet, nous faisons une seconde pose en déplaçant l'ampoule d'une distance AA' (on peut aussi ne faire qu'une seule pose avec une ampoule à double point d'émission). La plaque étant développée, nous constatons que l'ombre du point choisi s'est déplacée d'une distance *aa'*.

Nous pouvons ainsi déterminer la distance de la ligne d'ombre à la plaque.

Soit D, la distance connue de l'anticathode à la plaque. Soit x la distance de la ligne d'ombre du calcul à la plaque.

Nous pouvons écrire :

$$\frac{AA'}{aa'} = \frac{D-x}{x}$$

De cette égalité nous tirons la valeur de X.

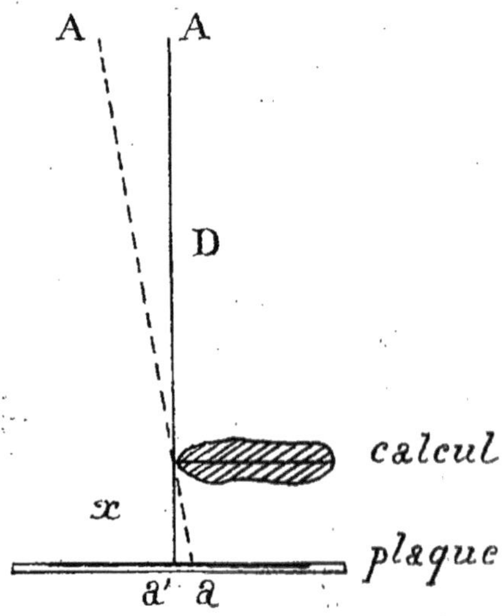

FIG. 155. — Détermination géométrique de la distance de la ligne d'ombre du calcul à la plaque.

Connaissant cette valeur, nous pouvons facilement calculer les dimensions de la ligne d'ombre du calcul d'après celles de l'ombre portée, soit D la distance anticathode-plaque, de la distance de la ligne d'ombre du calcul à la plaque.

Nous pouvons écrire :

$$\frac{CC'}{cc'} = \frac{D-d}{D}$$

De cette égalité, nous tirons la valeur CC' c'est-à-dire la dimension exacte de la ligne d'ombre du calcul.

Lorsque se trouvent réalisées toutes les conditions précédentes, il est donc possible d'arriver facilement, par quelques mesures et calculs, à connaître les dimensions maxima exactes d'un calcul urinaire, soit dans le sens transversal, soit dans le sens longitudinal, seule la notion d'épaisseur nous échappe. Nous obtiendrons ce même résultat que l'anticathode soit à une distance plus ou moins grande de la plaque !

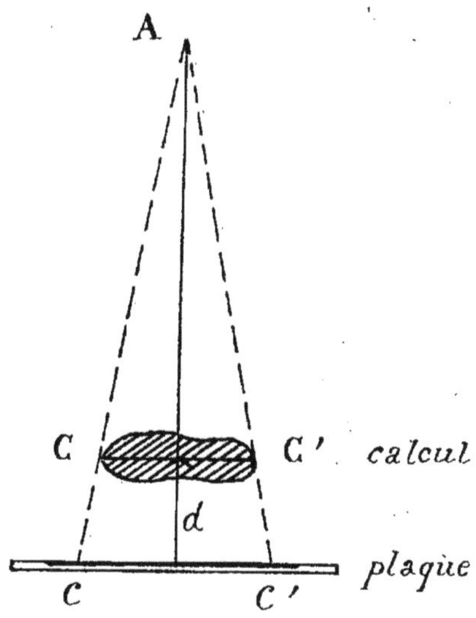

FIG. 156. — Détermination géométrique de la ligne d'ombre du calcul.

b) *Orientation de la ligne d'ombre du calcul par rapport au plan de projection.* — Dans le paragraphe précédent, nous avons supposé la ligne d'ombre du calcul parallèle au plan de projection. Le calcul que nous avons figuré avait ses plus grandes dimensions correspondant à la ligne d'ombre. Mais en pratique, il arrive souvent que cette ligne d'ombre du calcul n'est pas *parallèle au plan de projection.* Dans ce dernier cas, la recherche des dimensions exactes du calcul est beaucoup plus complexe. Je ne montrerai ici que les erreurs d'appréciation relevant de ce défaut de parallélisme.

Reportons-nous à la figure 157, voici le même calcul figuré précédemment, mais orienté différemment par rapport au plan de projection.

Nous constatons les faits suivants :

1° La ligne d'ombre ne répond plus au plan de symétrie du calcul. Elle est plus petite que les dimensions maxima du calcul.

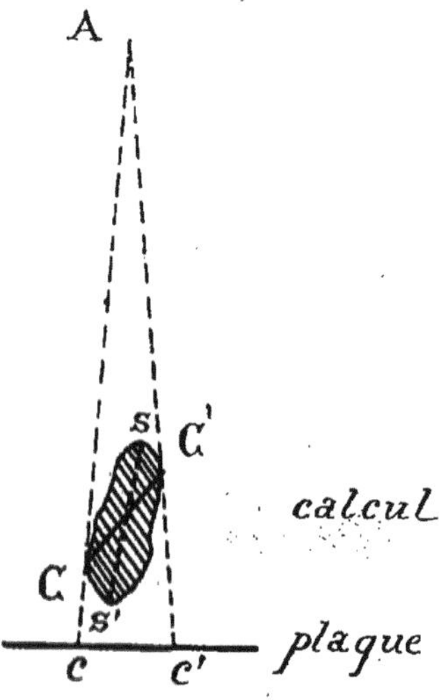

FIG. 157. — Calcul dont la ligne d'ombre est oblique par rapport au plan de projection, l'ombre portée cc' est plus petite que la ligne d'ombre CC' que le plan de symétrie ss'.

2° L'ombre projetée est plus petite que la ligne d'ombre du calcul.

3° En calculant la valeur de la ligne d'ombre CC', nous n'avons pas comme précédemment la dimension transversale maxima du calcul.

En consultant nos observations radiographiques, nous pouvons dire que cette position oblique du calcul n'est pas rare. Nous citerons l'observation 17, l'ombre de ce volumineux calcul de 47 gr. n'avait qu'une longueur maxima de 70 m/m, alors que le calcul avait une longueur réelle de 75 m/m. L'observation 26 nous présente un fait analogue. L'ombre radiographique avait une forme allongée à bords parallèles. Le calcul extrait avait une forme triangulaire plate. Il s'agissait donc d'un calcul triangulaire plat vu de champ. Nous pourrions citer de nombreux exemples. Ces faits montrent que la radiographie ne donne pas toujours, comme on le croit vulgairement, des ombres agrandies. Il faut tenir compte de l'orientation du corps qui donne naissance à l'ombre. Or, en radiographie urinaire, il est très difficile de savoir sous quelle incidence se présente le calcul. Nous sommes amené naturellement à cette conclusion : *Que l'anticathode soit plus ou moins éloignée de la plaque sensible, que le calcul soit plus ou moins rapproché du plan de projection, nous ne pouvons pas déduire à coup sûr, d'après l'ombre projetée, les dimensions maxima exactes du calcul.* L'obliquité possible du calcul par rapport au plan de projection est un obstacle à cette évaluation directe.

Si par hasard nous voulons faire des déterminations exactes, nous ferons toute une série de radiographies du calcul en question, nous laisserons un certain intervalle de temps entre chaque épreuve, variant les incidences si le calcul est fixe. Muni de ces documents, nous pourrons *peut-être* calculer les dimensions exactes du calcul !

Conclusions. — En pratique, les mensurations exactes de l'ombre portée n'ont aucune utilité et nous ne les avons jamais pratiquées. Comme nous le disons, dès le début de nos recherches, nous nous contentons d'évaluer *approximativement le poids, le volume, les dimensions, l'emplacement* du calcul. En nous basant sur l'expérience du passé, en tenant compte des données de la clinique et de la radiographie, nous arrivons à renseigner suffisamment le médecin ou le chirurgien sur le calcul que nous venons de découvrir.

Notre méthode n'a aucune prétention, chacun la jugera à sa juste valeur, mais elle n'expose pas aux erreurs *fatales* de ceux qui prétendent donner des dimensions exactes d'un calcul d'après son ombre portée, avec une erreur d'appréciation de *deux centièmes* au maximum en plus ou en moins (1), l'agrandissement étant d'un *dixième*.

Nous reviendrons plus loin sur cette question à propos de l'interprétation des ombres radiographiques, nous n'avons voulu parler ici que de leur formation.

IV. Support-compresseur pour la radiographie des voies urinaires

Au moment où nous avons commencé nos recherches, il n'existait, en France, aucun appareil véritablement pratique pour la radiographie urinaire. Après de nombreuses tentatives, nous nous sommes arrêté au modèle suivant.

Un support vertical A, monté sur une base lourde, porte un coulisseau de forte dimension. Celui-ci reçoit un bras horizontal B. A son tour, celui-ci porte à l'aide d'un coulisseau une tige C. Celle-ci porte trois bras D, E, F.

Le bras supérieur D, porte l'ampoule, une cupule protectrice en métal épais, qui n'est pas figurée sur ce schéma, un diaphragme-tube.

Le bras moyen E, porte le tambour compresseur constitué par un cercle en bois ayant une ouverture de 18 centimètres de diamètre, sur lequel est tendue une toile ferme.

Le bras inférieur F, porte un cadre susceptible de recevoir un écran au platinocyanure de baryum ou une plaque sensible.

L'ensemble de ces trois bras est disposé de façon que le rayon normal d'incidence tombe au centre de la plaque sensible ou de l'écran. Cet ensemble peut monter ou descendre sur la colonne A, grâce à une chaîne commandée par une manivelle. Un contre-poids placé dans la colonne A, rend les mouvements très faciles. La rotation de l'appareil autour du bras horizontal B, lui permet de prendre une position quelconque, le rayon normal répondant toujours au centre de la plaque.

(1) *Archives d'électricité médicale*, 10 octobre 1909, page 751.

La figure 159 montre comment il est possible de conserver la même distance de l'anticathode à la plaque, quelque soit l'épaisseur du sujet, tout en faisant de la compression.

Le bras E, coulissant sur la tige verticale C, permettra de comprimer le sujet sans déplacer l'ampoule.

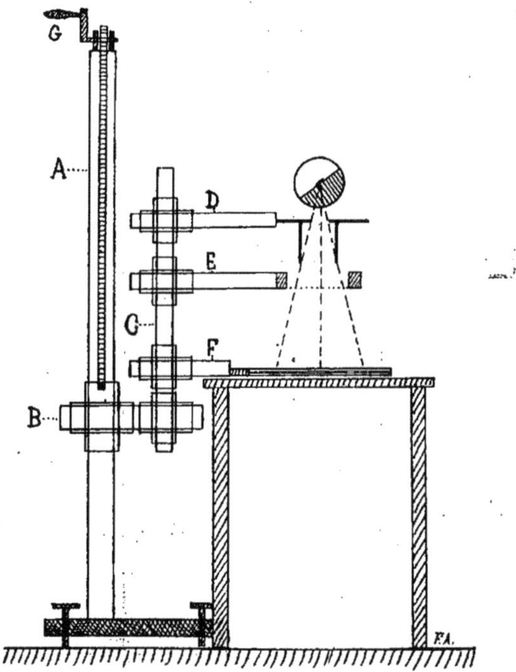

Fig. 158. — Vue schématique du support-compresseur.

Avec ce perfectionnement dans la technique radiographique, je n'ai qu'à tenir compte de l'épaisseur du sujet, tant pour l'appréciation du temps de pose que pour la description du corps étranger répondant à l'ombre radiographique : je supprime ainsi les variables tenant aux variations de distance de l'ampoule.

Mon support-compresseur permet non seulement les incidences normales que j'ai représentées dans les planches précédentes, mais encore toutes les incidences obliques. Dans certains cas, celles-ci sont précieuses en radiographie urinaire.

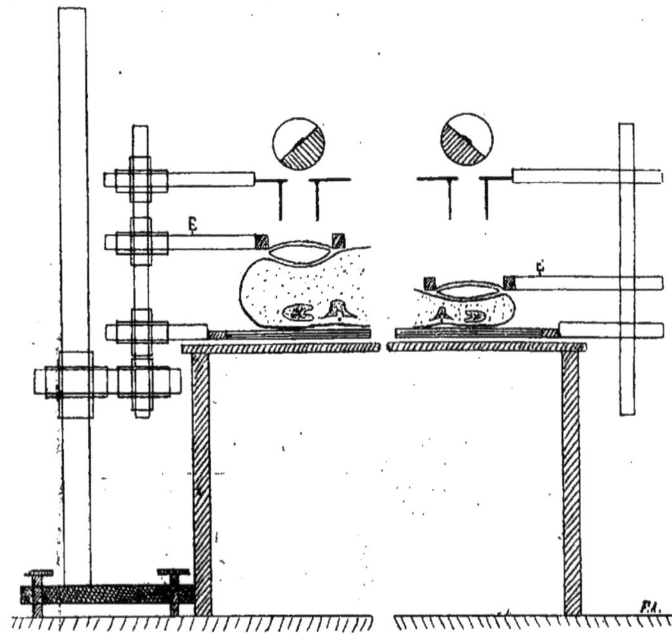

Fig. 159. — Vue schématique montrant le support-compresseur utilisé successivement pour la radiographie d'un sujet épais et pour celle d'un sujet mince.

Lorsqu'il s'agit de se rendre exactement compte d'un calcul fixe, on obtient facilement plusieurs ombres portées sous des incidences différentes. Grâce à la solidarité de l'ampoule et du porte-plaque, on obtient sans recherche la mise en place du sujet, de la région intéressante sur la plaque sensible. Au contraire, avec les appareils dans lesquels la plaque n'est pas solidaire de l'ampoule, il arrive souvent que l'image projetée est en partie en dehors de la plaque sensible.

Chez certains malades, le rebord costal antérieur est calcifié, descend très bas au devant de la région rénale. Il y a alors intérêt à passer au-dessous pour éviter les ombres produites par cette calcification des cartilages. En utilisant les incidences obliques, que permet mon support-compresseur, on évite cette cause d'erreur avec la plus grande facilité.

L'ensemble de l'appareil est donc d'une rigidité parfaite. Aucun mouvement ne se produit pendant le temps de pose. Il permet, par son peu de volume, de placer le malade sur la pla-

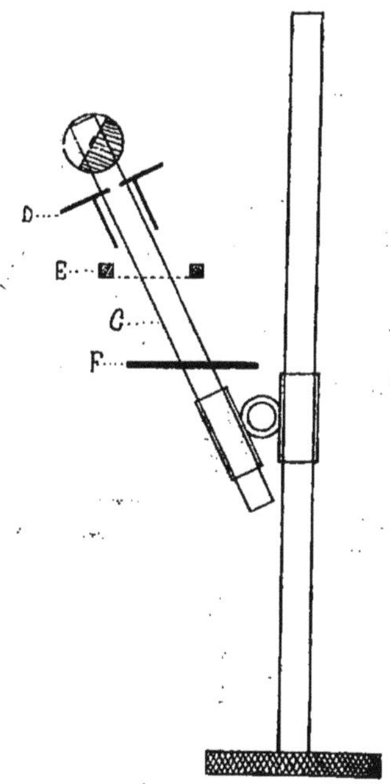

Fig. 160. — Vue schématique de support-compresseur permettant de faire une épreuve avec incidence oblique.

que dans la position voulue. Il n'embarrasse pas le chirurgien obligé de désinfecter le malade, de faire un cathétérisme urétéral combiné à la radiographie, soit pour localiser un calcul, soit pour faire une pyélographie.

Voici, expliquée par deux figures l'utilisation de mon appareil. Le porte-plaque est placé sur une table, à l'endroit répondant à la région que l'on doit examiner. Des coussins forment épaisseur au-dessus et au-dessous du porte-plaque. Lorque le châssis est en place, il n'existe aucune partie saillante susceptible de gêner le malade. Le bras *porte-ampoule* et le *compresseur* sont tournés d'un quart de tour laissant la table libre pour disposer le malade (fig. 161).

Au moment de faire une radiographie rénale, le châssis mobile, contenant l'écran et la plaque sensible, est glissé dans le chassis-porte reposant sur la table et faisant corps avec le

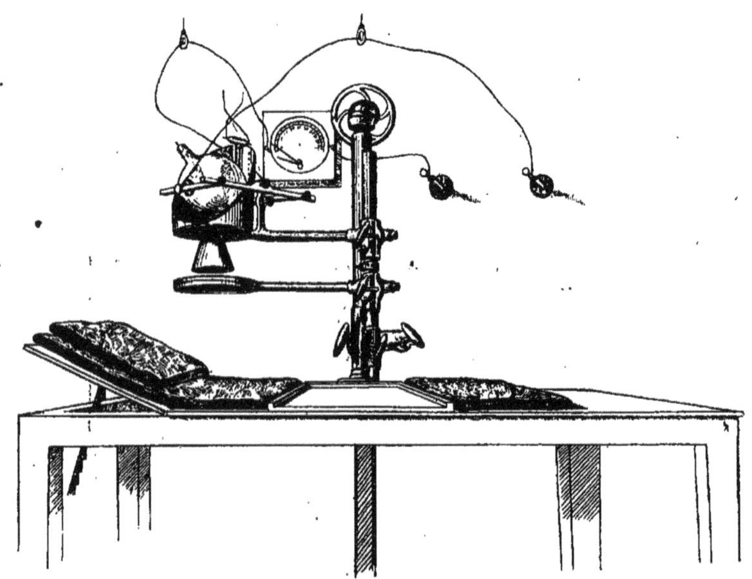

Fig. 161. — Pied porte-ampoule disposé au devant d'une table pour radiographie rénale.

support. Le malade est étendu de façon à ce que la région à radiographier soit sur la plaque, la partie la plus intéressante répondant au centre de la plaque, au rayon normal d'incidence.

Il ne reste plus qu'à ramener d'un quart de tour le porte ampoule et le tambour compresseur. J'ajouterai que le porte-ampoule vient de lui-même, sans aucun tâtonnement, prendre sa place grâce à une butée, on est donc toujours sûr que le rayon normal d'incidence tombe au centre de la plaque, au centre de l'ombre portée. Comme nous l'expliquerons au chapître suivant, on peut alors placer et gonfler le ballon de caoutchouc pour faire de la compression. Tout est prêt, au point de vue instrumentation pour faire une excellente épreuve.

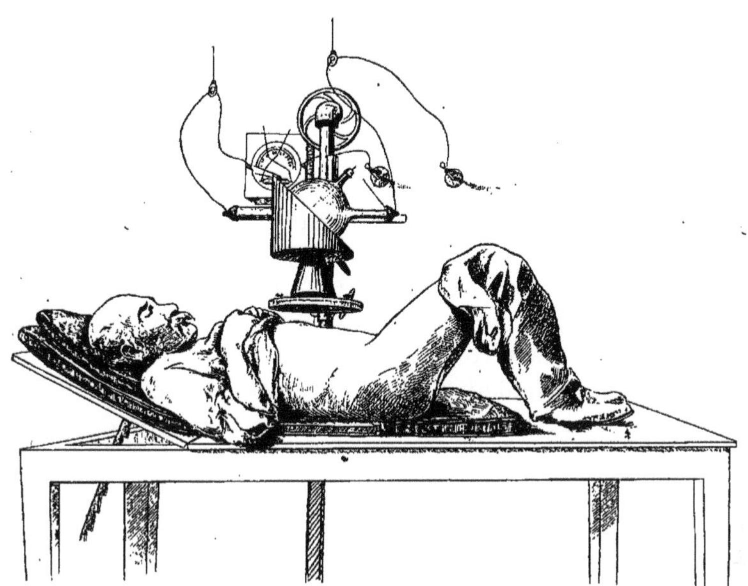

Fig. 162. — Malade et pied-support disposé pour la radiographie rénale.

V. Préparation et radiographie du malade

L'ombre du rein et des calculs devant se projeter sur la plaque sensible en même temps et au même endroit que les ombres des parties molles, il est utile de débarrasser, autant que possible, l'intestin du malade.

En général, avec les radiographies lentes, posées plusieurs minutes, l'ombre des masses intestinales était invisible par suite de leur mobilité. Avec les procédés récents, les temps de pose étant très courts, il arrive souvent que tous les détails des anses intestinales, du gros intestin en particulier, soient bien visibles sur la plaque radiographique. Il y a donc intérêt à vider l'intestin du malade, dans la mesure du possible, pour éviter les ombres parasites. Ces ombres se produisent surtout et prennent une valeur gênante chez les constipés, chez les malades dont l'intestin contient des gaz. Dans certaines circonstances, les scybales entourées de gaz, prennent l'aspect d'un vrai calcul. Un œil exercé saura les reconnaître. Mieux vaut éviter ces causes d'erreur en purgeant les malades la veille de la radiographie.

L'intestin peut contenir des corps étrangers : noyaux, fragments de coquilles d'œuf dont l'opacité est celle des calculs urinaires, dont la forme n'a rien de spécifique. Il est donc prudent d'éliminer ces causes d'erreur. Il est presque inutile de dire que de préférence la radiographie sera faite le matin, le sujet étant à jeun. Ainsi seront réalisées les conditions les meilleures relativement au malade pour obtenir une bonne épreuve. Habituellement nous conseillons à nos malades de prendre 15 grammes d'huile de ricin.

Avant de pratiquer la radiographie, il est indispensable, pour beaucoup de malades, de les avertir de la façon dont on procédera, de les prévenir qu'ils ne ressentiront aucune sensation spéciale. Depuis qu'il est à la mode de parler *urbi et orbi* des dangers des rayons X, il est nécessaire plus que jamais de prendre ces précautions. J'ai pris l'habitude, avant de radiographier le malade, de lui montrer comment fonctionnent mes appareils.

Lorsque le temps de pose doit durer quelques secondes, il est utile de prévenir le malade qu'il aura à suspendre sa respiration pendant la marche de l'ampoule.

Le malade sera déshabillé de façon à ce que tout le champ de la radiographie soit à l'abri des boutons, des cordons, des agrafes. Rien n'est plus désagréable que de trouver sur une plaque développée l'ombre de toutes espèces de corps étrangers. Habituellement nous lui laissons sa chemise qui est remontée et roulée jusque sous les bras. Il garde un pantalon ou un jupon sur les jambes.

La température du laboratoire doit être assez élevée pour que le malade ne refroidisse pas, ne tremble pas.

Toutes ces précautions étant prises, la plaque sensible est introduite dans le porte-plaque, le sujet est placé sur la table, la région lombaire en contact le plus intime avec la plaque sensible. Mais chez certains malades, le décubitus dorsal ne permet pas le contact intime de la plaque et de la région lombaire. Malgré le relâchement des muscles lombaires, l'ensellure lombaire persiste, éloigne le rein du plan de projection.

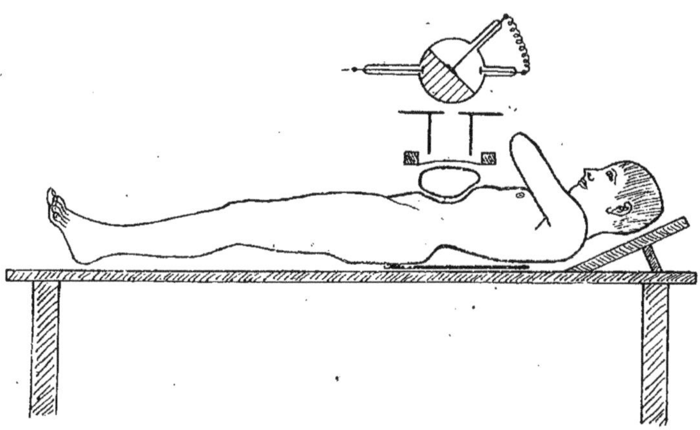

FIG. 163. — Malade dans le décubitus dorsal avec ensellure lombaire.

Dans ces conditions, la plaque est trop éloignée du rein et des calculs qu'il peut contenir; les ombres sont peu nettes. D'autre part, la compression se fait mal sur une région qui porte à faux. Pour obvier à ces inconvénients, nous avons recherché quelle était la position de choix à donner à ces malades. Nous sommes arrivés à reconnaître qu'en pliant les jambes à angle droit par rapport au bassin, l'ensellure lombaire disparaissait presque totalement et que, dans ces conditions, il était possible d'obtenir des radiographies parfaites. La figure 164 montre la position que nous donnons à ces malades; l'ensellure lombaire n'existe plus et la région s'applique exactement contre la plaque sensible.

Chez les sujets qui présentent peu ou pas d'ensellure lombaire, les genoux sont simplement placés en demi-flexion. C'est plus commode et plus vite fait (voir fig. 162, page 473).

Le malade étant placé comme nous venons de l'indiquer, il reste à immobiliser le rein et à déprimer la paroi abdominale au-devant de l'organe.

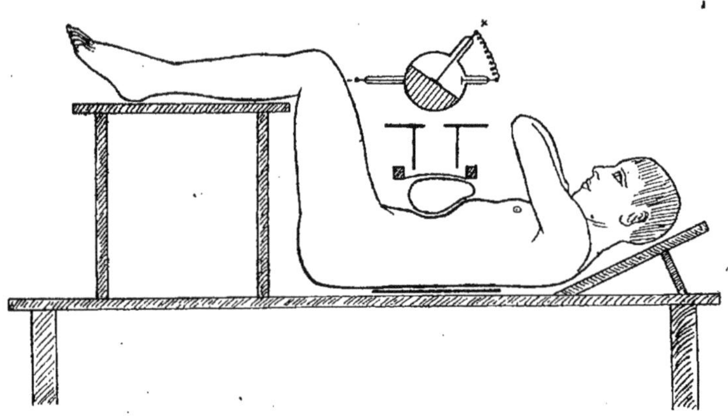

FIG. 164. — Malade dans le décubitus dorsal, les jambes fléchies à angle droit. L'ensellure lombaire a disparu.

Avec la radiographie instantanée, l'immobilisation du rein est inutile, mais la dépression de la paroi conserve toute sa valeur; grâce à elle, le rein et les calculs sont plus visibles. Elle abrège de 30 °/₀ le temps de pose. Voici comment nous procédons.

Le sujet étant en place, sa respiration régularisée, nous interposons entre la toile du tambour et la paroi abdominale un ballon de caoutchouc (en relation avec une soufflerie). Lentement le ballon est gonflé; celui-ci, pris entre le tambour qui est fixé solidement et la paroi abdominale, déprime et immobilise progressivement la région au-devant de laquelle il est placé. Jusqu'à ce jour, je n'ai vu aucun malade se plaindre de ce mode de compression. Il m'a paru que ce procédé était véritablement la solution du problème que je cherchais; il est essentiellement physiologique. Pour agir sur les muscles abdominaux, qui sont des organes élastiques et contractiles, il m'a semblé qu'il fallait opposer un instrument jouissant des mêmes propriétés. Or le ballon de caoutchouc en relation avec une soufflerie réalise à la perfection cette condition. Tout muscle surpris commence à se mettre en état de défense; il se contracte. Mais peu à peu si la force agissante se fait souple et caressante, le muscle cède et se laisse aller à un état de relâchement complet. La main brutale ne saura jamais palper un rein; la

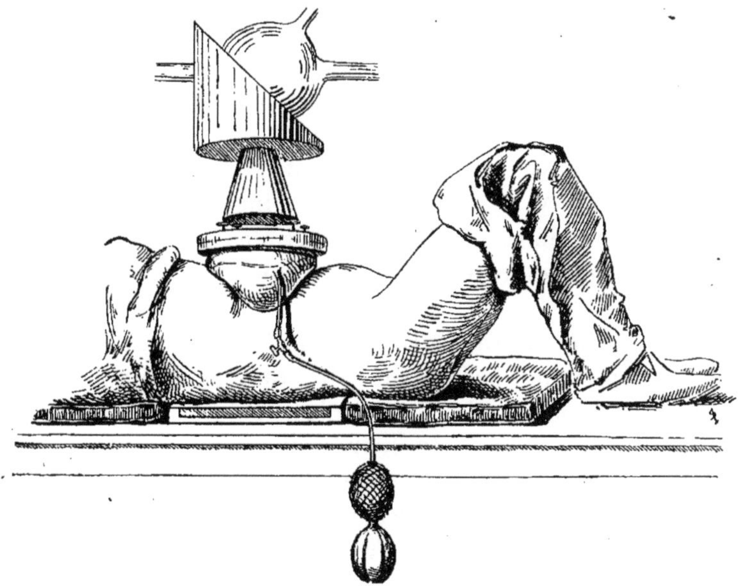

Fig 165. — Le ballon de caoutchouc gonflé lentement par la soufflerie déprime profondément la paroi abdominale au devant du rein, refoule les anses intestinales.

barrière musculaire lui oppose un obstacle infranchissable. Au contraire, la main douce arrive facilement à se faire accepter. Il en est de même pour le ballon de caoutchouc. Gonflé lentement, il déprimera la région et l'immobilisera.

J'insiste sur ce point spécial de mon dispositif, c'est que la compression se fait par un procédé qui laisse l'ampoule et le diaphragme-tube absolument libres. Suivant la forme de la région, j'incline plus ou moins le tambour-compresseur pour l'amener parallèle à celle-ci. Dans ces conditions, le ballon est parfaitement pris et n'a aucune tendance à glisser. On peut alors pousser la compression aussi loin que le patient pourra la supporter. Un autre avantage de cette indépendance, c'est que l'on pourra déplacer l'ampoule et le diaphragme-tube sans modifier la compression du malade et sa position. Comme je l'ai dit plus haut, j'ai l'habitude de faire l'épreuve avec incidence normale, mais bien souvent avec certaines formes de thorax, je suis obligé de faire l'épreuve avec incidence oblique, de façon à éviter le rebord costal antérieur. Chez le même sujet, il y aura dans certains cas intérêt à faire deux épreuves, l'une à incidence normale, l'autre à incidence oblique. Il arrive quelquefois que l'ombre d'un calcul se confond avec l'ombre d'une côte ou avec celle d'une apophyse transverse d'une vertèbre lombaire. Avec le changement d'incidence, la position des ombres se déplace et alors l'ombre des calculs se différencie très nettement de celle des parties squelettiques.

Nécessité de la radiographie totale des voies urinaires. — L'expérience me permet de dire que la douleur *ne localise pas le siège du calcul.* Un malade souffre à droite, son calcul peut être à gauche. La douleur localisée du rein peut répondre à un calcul de l'uretère. Je rappelle ici quelques observations.

Une dame vient me prier de lui radiographier son rein gauche seul, me disant qu'elle n'avait jamais souffert du rein droit. L'épreuve me révèle un énorme calcul et nous en restons là. M. Rafin reconnaît l'absence fonctionnelle du rein droit sans en déterminer la cause. L'intervention vint confirmer mon diagnostic ; l'autopsie quelques jours plus tard fit découvrir un calcul du volume d'une olive à l'extrémité inférieure de l'uretère droit. Si la radiographie avait été bilatérale, la présence de ce calcul à droite aurait été diagnostiquée et la cause de l'absence fonctionnelle reconnue (voir observation 9, page 276).

Autre fait, un jeune homme vient me demander de lui radiographier le rein gauche dont il souffrait depuis plusieurs années. L'épreuve montre très bien le contour du pôle inférieur du rein et l'absence de calcul. Le malade voulait s'en tenir là. Sur mon insistance, il se laissa radiographier le rein droit. L'épreuve au grand étonnement du malade indiqua la présence d'un calcul de 10 grammes environ.

Un autre malade, commandant en second d'un cuirassé, est radiographié à Toulon au niveau du rein gauche dont il souffrait depuis de longues années. M. le professeur Rochet me l'adresse pour la radiographie de ce même rein. L'épreuve reste négative au point de vue calcul. Au moment où le malade allait me quitter, je me ravise et lui demande de me laisser

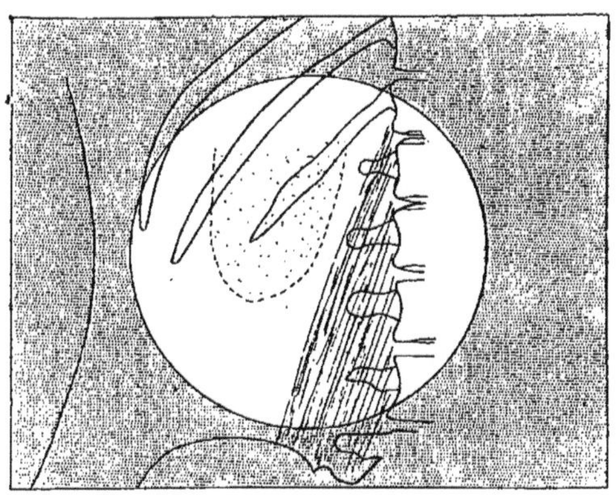

Fig. 166. — Radiographie du rein gauche et de la partie supérieure de l'uretère gauche.

examiner son rein droit. La radiographie montra un énorme calcul de 52 grammes. L'opération pratiquée par M. Rochet confirma le diagnostic. Aujourd'hui le malade est guéri.

Ces exemples mieux que toutes raisons théoriques montrent la nécessité de faire l'examen total des voies urinaires.

Comment pratiquerons-nous cet examen? Il serait très facile et très commode de faire cet examen en une seule fois, sur une grande plaque embrassant l'ensemble des voies urinaires. Malheureusement, pour les régions opaques, les grandes épreuves sont peu nettes, manquent de contrastes, sont difficiles par conséquent à interpréter.

Pour obtenir des épreuves faciles à lire, il est préférable de faire plusieurs petites plaques qui successivement comprendront chacune de ces épreuves avec la portion correspondante de l'uretère lombaire : 1° Le rein droit, 2° le rein gauche, 3° les uretères pelviens et la vessie.

Pour être sûr de bien voir cet ensemble au complet sur les trois plaques, j'ai pris l'habitude de me servir de la crête iliaque comme point de repère.

Sur les deux premières plaques, la crête iliaque répond au bord inférieur des plaques, le malade est disposé de façon que la région rénale soit au centre de la plaque. L'emplacement

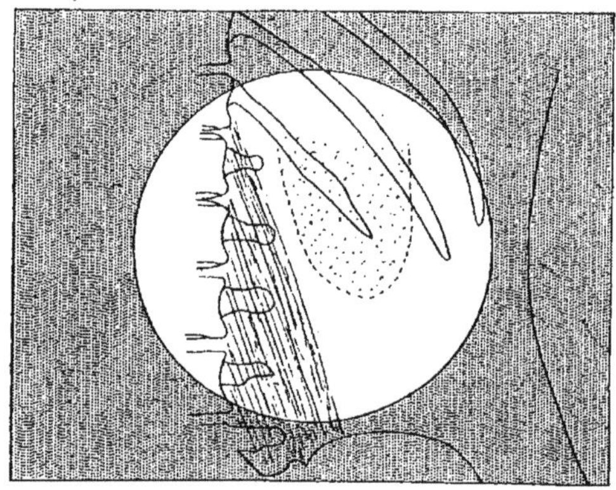

Fig. 167. — Radiographie du rein droit et de la partie supérieure de l'uretère droit.

habituel des calculs répond ainsi sensiblement au rayon normal d'incidence. Il est bien évident que, si une première épreuve montre une ombre douteuse au bord de la plaque, on recommencera l'épreuve en prenant les dispositions voulues pour que cette ombre soit au milieu de la nouvelle plaque.

Pour la troisième épreuve qui comprend l'extrémité inférieure des uretères et la vessie, la crête iliaque répond au bord supérieur de la plaque. Si une ombre suspecte se trouve à la partie supérieure de cette région, comme précédemment, nous ferons une épreuve supplémentaire pour faire tomber cette ombre au centre de la plaque.

Pour chacune de ces épreuves obtenues, l'anticathode étant à 60 centimètres de la plaque, j'utilise un diaphragme couvrant un cercle de 24 centimètres de diamètre sur des plaques radiographiques 24×30. Lorsque le cliché est sec, j'applique à sa surface un cache en papier noir qui ne laisse voir que la partie intéressante du cliché. L'œil, n'étant plus gêné par les parties périphériques, se trouve dans de meilleures conditions d'éclairage pour apprécier les diverses valeurs de l'épreuve. Il ne reste plus alors qu'à la placer devant la source de lumière favorable pour mettre en valeur les diverses ombres.

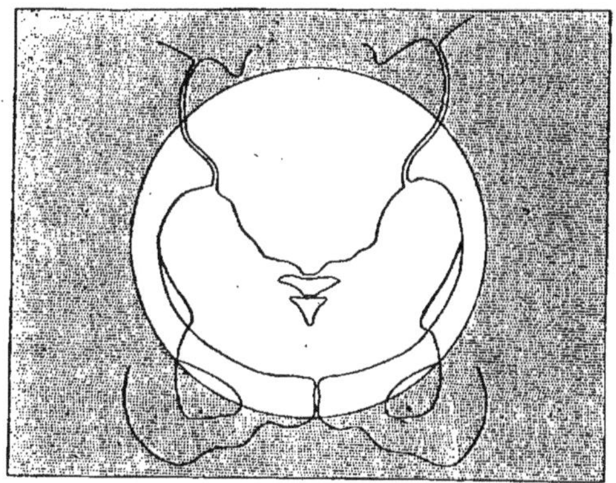

FIG. 168. — Radiographie de la portion inférieure des uretères et de la vessie.

IV

INTERPRÉTATION DES OMBRES RADIOGRAPHIQUES

I. Considérations générales.

Pour formuler un diagnostic, s'il est indispensable d'obtenir des épreuves radiographiques parfaites au point de vue technique, il reste encore à interpréter l'ombre enregistrée par la plaque photographique. Comme l'a écrit un humoriste, une radiographie ne donne que *du noir et du blanc*. Comment le chirurgien, le radiographe vont-ils se reconnaître en présence de cette énigme ?

En règle générale, plus l'épreuve est nette, plus elle est facile à déchiffrer. Nous sommes loin de l'époque où les ombres radiographiques étaient de véritables rébus à trouver. Il y a quelques années encore, même de volumineux calculs passaient inaperçus (obs. 6, p. 267, un calcul de 19 grammes. Obs. 8, p. 273, un calcul de 6 gr. 20). Actuellement, avec la technique 1911, il est impossible de laisser passer de semblables calculs. En utilisant les procédés instantanés, des calculs pareils donnent des ombres parfaitement marquées, à contours comme dessinés au pinceau. Mais il reste à interpréter la valeur de ces ombres. Répondent-elles à un calcul du rein ou à un autre corps opaque de l'organisme ?

Les ombres de volumineux calculs sautent aux yeux dès que l'on examine la plaque radiographique. Mais d'autres sont plus transparentes, plus petites, et demandent un examen attentif pour être reconnues. Une plaque radiographique quelle qu'elle soit, doit être examinée *avec méthode*.

Il faudra d'abord se rendre compte de l'orientation de la plaque, savoir quelle est sa droite, sa gauche, suivant la technique cette orientation change. Si l'on n'emploie pas d'écran renforçateur, la plaque est impressionnée par sa face gélatine regardant le sujet. En examinant ensuite la plaque dans la même position, si la région dorsale du sujet était en contact de la surface gélatinée, *la droite de la plaque par rapport à l'observateur répond au côté gauche du sujet.* Avec l'utilisation des écrans renforçateurs, la plaque est impressionnée par le côté verre. Lorsqu'on a développé une pareille épreuve, qu'on l'examine gélatine en avant, il y a inversion de l'image, la droite du sujet se trouve à la droite de l'observateur. Sur papier, dans les deux cas, c'est exactement l'inverse. En raison de cette variabilité de position, on aura le soin d'inscrire sur toute épreuve l'orientation du sujet, son côté droit, son côté gauche. Sans cette précaution, on arrivera un jour ou l'autre à commettre une erreur.

La plaque orientée, le côté marqué, il faut la placer en bonne lumière pour que tous ses détails soient bien visibles. Surtout en radiographie rénale, l'éclairage de la plaque a une importance capitale. En général, les clichés sont faibles, une mauvaise lumière fait disparaître des détails importants, bien visibles au contraire dans de bonnes conditions d'examen. Il est désastreux de voir encore certains médecins prendre une plaque à bout de bras et l'examiner par transparence directe sur le ciel ou sur une source lumineuse quelconque. Pour bien saisir tous les détails d'un négatif, on peut choisir entre deux modes d'examen :

1° Etude du cliché devant un des multiples appareils du commerce spécialement construits pour cet usage. Le principe de ces instruments consiste à éclairer également un verre dépoli devant lequel vient se placer, à une certaine distance, le négatif. Un système de rideaux limite la surface éclairée aux dimensions de la plaque. A défaut de cet appareil, un verre dépoli interposé entre la source lumineuse quelconque et le cliché, facilite beaucoup l'examen de celui-ci. Dans notre laboratoire, nous faisons tous nos examens à la lumière du jour. Devant l'unique fenêtre est suspendu un cadre en bois avec intermédiaires. L'une des faces du cadre, celle qui regarde la fenêtre, est garnie d'un verre dépoli, l'autre est destinée à recevoir les plaques à examiner. En variant l'orientation du cadre, on arrive à éclairer, juste à point, chaque partie de la plaque.

2° En l'absence de verre dépoli et de cadres spéciaux, un châssis de retoucheur peut rendre de grands services. Mais il existe encore un moyen plus simple et qui est relativement très bon. Il consiste à examiner le cliché par transparence sur une feuille de papier blanc bien éclairée, en éloignant plus ou moins cette feuille du cliché, en faisant varier son inclinaison par rapport au cliché et à la source lumineuse, on arrive très bien à lire un cliché radiographique si faible soit-il.

Quant aux épreuves sur papier, en principe elles ne doivent pas entrer en ligne de compte pour l'établissement d'un diagnostic. Elles servent à satisfaire la curiosité du grand public et c'est tout. Il serait désirable que le médecin-radiographe se contentât de donner son diagnostic radiographique par écrit, quand il le juge bon, comme le fait tout médecin. Une épreuve est-elle livrée ? elle sera salie, froissée, tachée, maculée de mille façons. Un an, deux ans plus tard, on discutera savamment sur les ombres qui sont venues s'adjoindre à celles de la radiographie ! Je n'insiste pas, mais je le répète, *seul le cliché examiné dans les conditions voulues permet d'établir un diagnostic.*

Nous sommes arrivé au point de notre étude où nous avons à nous demander ce que l'on voit sur une radiographie des voies urinaires. Il faut en revenir à la définition de notre humoriste. Une radiographie, c'est du blanc et du noir dont toute la gradation de teinte est déterminée par l'opacité spécifique des tissus et des corps étrangers, calculs ou autres, aux rayons X. Voulant faire un travail très spécial, je ne rappellerai pas les principes généraux. Le lecteur en trouvera les détails dans les ouvrages de radiographie pure.

Les parties squelettiques arrêteront une partie considérable des rayons X et se dessineront en blanc sur le négatif.

Les muscles et les tendons sont plus transparents aux rayons X que les os, mais moins que les tissus graisseux.

Les reins, en raison de leur réplétion sanguine sont, parmi les tissus mous, les plus opaques aux rayons X.

L'intestin a une transparence des plus variables suivant son contenu. Est-il rempli de bismuth ? il devient complètement opaque aux rayons X, et se dessine avec la même valeur que le squelette. Est-il rempli de gaz ? il est alors des plus transparents. Entre ces deux états, tous les intermédiaires dont aura à tenir compte le radiographe.

L'uretère et la vessie, lorsque leurs parois ne sont pas calcifiées, ne laissent pas d'ombre visible.

Sur une bonne radiographie urinaire nous distinguerons :

1°) Le squelette, colonne vertébrale, apophyse transverse, côtes, bassin. L'opposition entre ces parties opaques et les tissus mous transparents aux rayons X est des plus variable suivant l'épaisseur du sujet, suivant la richesse des substances minérales des tissus osseux, suivant la transparence des parties molles. Un sujet épais peut donner une épreuve avec de vigoureux contrastes, tandis qu'un sujet mince, dont le système osseux est décalcifié, peut ne donner que des épreuves grises. Donc rien de plus variable. Même avec la meilleure technique, il est permis au radiographe de ne donner qu'une épreuve uniformément grise !

2°) Habituellement les fibres du muscle psoas se dessinent parfaitement le long de la colonne lombaire. Lorsqu'elles sont masquées chez le sujet par une volumineuse collection purulente, par une énorme tumeur rénale, elles peuvent s'atténuer et même disparaître. En comparant la radiographie du côté droit avec celle du côté gauche, on peut faire dans une certaine mesure le diagnostic de ces lésions.

3°) Les anses intestinales sont facilement reconnaissables à leur forme, à leur contenu. Leur visibilité est infiniment variable, le radiographe qui voudra interpréter une radiographie rénale devra se familiariser avec ces images véritablement troublantes dans certains cas.

4°) Dans 35 °/₀ des radiographies rénales, les contours du rein, au moins au niveau du pôle inférieur, seront visibles. Quelquefois, lorsque le rein est abaissé, son contour entier sera reconnaissable.

Cette visibilité rénale est des plus importantes pour indiquer la position du calcul et orienter le chirurgien vers telle ou telle intervention, nous reviendrons plus loin sur cette question.

Mais il ne faut pas croire que tous les malades laisseront voir leurs reins. Dans 25 °/₀ des malades que j'ai examinés, il m'a été impossible d'indiquer l'emplacement des reins. Il en est ainsi chez toutes espèces de malades qu'ils soient obèses ou maigres. La visibilité rénale repose sur le principe général de la différence d'opacité aux rayons entre l'épaisseur totale du sujet au niveau du rein et celle des régions voisines. Une condition anatomique qui favorisera cette visibilité est la présence d'une capsule adipeuse bien développée autour du rein. La graisse plus transparente aux rayons X que let issu rénal et musculaire donne sur l'épreuve négative un cerné noir tout autour du rein plus clair.

5°) J'arrive maintenant à l'étude de la valeur radiographique des ombres des calculs urinaires. Il serait très intéressant d'étudier leur opacité spécifique aux rayons X suivant leur composition chimique, leur état moléculaire, leur structure, leur densité, sous une même épaisseur.

Nous resterons sur le terrain de la clinique et nous n'exposerons ici que les résultats de notre pratique. Nous pouvons dire qu'avec une technique appropriée, les calculs d'oxalate, de phosphate, de carbonate, d'urate, de calcium donnent une ombre bien reconnaissable quelle que soit la proportion de chacun de ces corps dans le calcul considéré, qu'il soit seul ou associé à plusieurs autres.

L'expérience clinique permet de dire que de très petits calculs sont parfaitement reconnaissables sur une bonne épreuve (obs. 6, 0 gr. 09, obs. 30, 0 gr. 35, obs. 35, 0 gr. 025). D'autres calculs plus petits passent inaperçus sur les épreuves faites même dans les meilleures conditions.

Il est intéressant d'étudier l'opacité des calculs urinaires aux

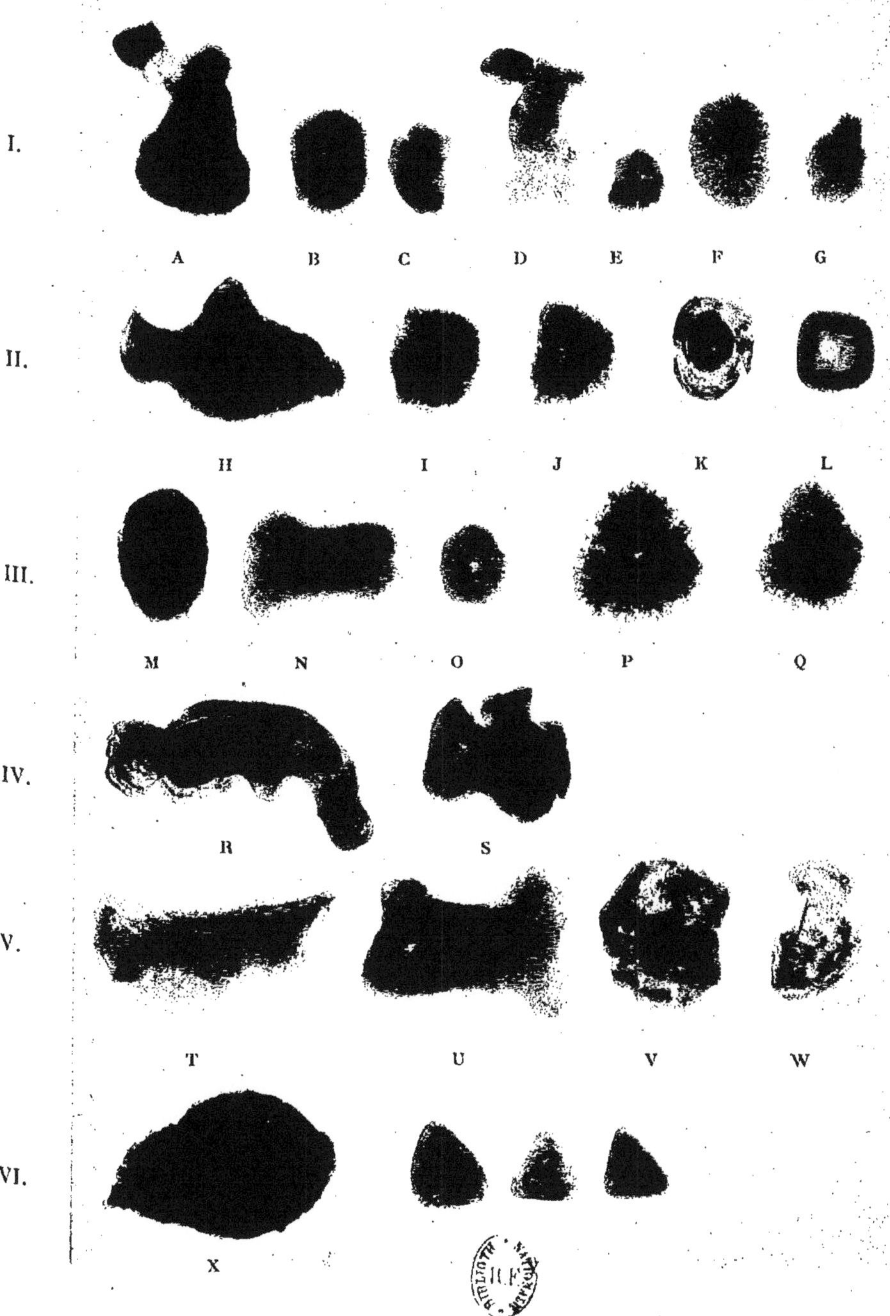

Fig. 169. — Radiographies de divers calculs, rayons n° 6 Benoît. (Les taches rondes visibles sur chaque calcul sont dues aux prises faites pour l'analyse chimique.)

I. Calculs d'oxalate de chaux pur.
II. — d'oxalate de chaux prédominant.
III. — d'oxalate de chaux en quantité égale.
IV. — de phosphate de chaux pur.
V. — de phosphate de chaux prédominant.
VI. — de carbonate de chaux prédominant.

rayons X, suivant leur composition chimique, leur état moléculaire. Sur la même planche, j'ai réuni divers calculs de moyennes dimensions. Ils ont été radiographiés avec des rayons n° 6 Benoit. En se reportant à la fig. 169, le lecteur pourra suivre avec intérêt l'étude suivante.

Calculs d'oxalate de chaux pur. — Nous avons sept calculs de cette nature. Leur poids est généralement minime. Le plus volumineux pèse 3 gr. 70 (obs. 33). Le plus petit 0 gr. 35 (obs. 30).

Macroscopiquement, les uns paraissent amorphes; ils sont de couleur brune, terre de Sienne. Leur surface est constituée par de petits tubercules arrondis, mousses, ce sont les calculs les plus opaques aux rayons X. Voir fig. 169 A (obs. 33), C (obs. 46), D partie supérieure (obs. 37), E (obs. 30). Les autres sont cristallins, de couleur moins foncée que les précédents. Leur surface est constituée par de petits nodules cristallins, très fins, rugueux au toucher. En certains points, il existe de véritables cristaux très piquants. Ces calculs sont moins opaques aux rayons X que les précédents. Voir fig. 169 F (obs. 47), G (obs. 41), D (obs. 37) est amorphe à son pôle supérieur, cristallisé en grands cristaux à son pôle inférieur.

Calculs avec oxalate de chaux prédominant. — Un calcul amorphe, fig. 169 H (obs 7) est très opaque aux rayons X. Deux calculs d'oxalate de chaux associé à du phosphate tribasique de chaux sont un peu plus transparents, fig. 169 I (obs. 12), J (obs. 16). Ces calculs sont blancs, cristallins, au niveau de certains de leurs angles, ils sont anfractueux, irréguliers, ces points étaient adhérents au bassinet.

Un autre calcul, fig. 169 K (obs. 23) est constitué d'un noyau opaque et d'une coque de même. Entre les deux il existe un espace, pour ainsi dire, vide. La radiographie faite sur le vivant montrait admirablement cette alternance de couches (voir fig. 145).

Un autre calcul, fig. 169 L (obs. 22), montre une partie centrale beaucoup plus transparente que la partie périphérique.

Calculs avec oxalate de chaux en quantité égale. — Sur trois calculs amorphes, l'un fig. 169 M (obs. 36) est très opaque, deux autres le sont moins en raison de leur faible épaisseur, fig. 169 N (obs. 15), O (obs. 39).

Deux autres calculs triangulaires plats sont moins régulièrement opaques aux rayons X, mais ils sont nettement cristallins. L'un P fig. 169 (obs. 26) contient du phosphate de chaux en quantité égale, l'autre fig. 169 Q (obs. 5) du carbonate de chaux dans la même proportion. Ces deux calculs garnis sur leur pourtour de cristaux très piquants étaient particulièrement douloureux.

Nous ferons ici une autre remarque. Tandis que les deux catégories précédentes de calculs avec oxalate pur ou oxalate prédominant ne renferment que des calculs de petite dimension et de poids minime, le plus volumineux pèse 4 gr. 32 (obs. 7), nous trouvons, dans cette catégorie de calculs avec oxalate en quantité égale de carbonate ou de phosphate, de très volumineux calculs : 19 gr. 79 (obs. 9), 37 gr. (obs. 31), 42 gr. (obs. 27), 47 gr. (obs. 17).

Il semble donc que plus le calcul est riche en oxalate moins il a de tendance à s'accroître rapidement et à atteindre de grandes dimensions. La présence du phosphate et du carbonate semble être une condition du grand développement des calculs rénaux.

Calculs de phosphate de chaux pur. — Nous n'avons fait figurer que deux calculs de cette espèce, les seuls que nous avons.

En se reportant à la fig. 169 R (obs. 42) et S (obs. 18), on constate que ces calculs non cristallisés ont tendance à avoir une structure moins massive que les précédents, leurs diverses couches sont moins serrées, ils sont plus transparents, leur forme, leur aspect n'a rien de spécial, ce sont des calculs très friables. Le calcul de l'observation 18 s'est écrasé pendant l'intervention, il n'en reste que des fragments.

Calculs avec phosphate de chaux prédominant. — Sur 11 calculs de cette catégorie, 9 contiennent accessoirement de l'oxalate de chaux, 2 du carbonate. Le plus petit pèse 0 gr. 25 (obs. 21), le plus volumineux 34 grammes (obs. 14). Certains de ces calculs sont homogènes, très opaques, fig. 169 U (obs. 35). D'autres sont peu compacts et transparents en proportion, fig. 169 T (obs. 25), W (obs. 34). Un autre possède un noyau central bien opaque, séparé d'une coque de même par une zone transparente, fig. 169 V (obs. 28).

Les calculs riches en phosphates nous fournissent donc des exemples de calculs peu opaques aux rayons X. Ils le sont cependant suffisamment pour être diagnostiqués.

Calculs avec phosphate et carbonate en proportion égale. — Un seul exemple (obs. 19), volumineux calcul très opaque aux rayons X.

Calculs avec carbonate de chaux dominant. — Deux exemples, fig. 169 X (obs. 32) et Y obs. p. 228. Calculs très opaques aux rayons X. L'un et l'autre proviennent d'enfants.

Calculs d'urate de calcium et d'acide urique pur. — Aux malades qui me demandent une radiographie de leurs voies urinaires, j'ai l'habitude de réclamer les calculs qu'ils ont émis par les voies naturelles. La grande majorité de ceux qui m'apportent des calculs me fournissent des radiographies négatives. D'autre part, un nombre considérable de nos opérés n'ont jamais rejeté spontanément des calculs (voir partie clinique, page 20 et page 31). Il semble donc que les lithiasiques se divisent en deux grands groupes : ceux qui gardent et ceux qui expulsent leurs calculs. Un petit groupe intermédiaire conserve et expulse des calculs.

Si l'on examine méthodiquement les calculs recueillis par les malades, on constate que les uns sont transparents, que les autres sont opaques aux rayons X.

Ces derniers sont relativement peu nombreux et appartiennent, pour une bonne part, à des malades conservant un ou plusieurs calculs dans un segment de leurs voies urinaires. Ils sont en général constitués par de l'oxalate pur ou mélangé à des phosphates dans des proportions variables.

Quant aux premiers, transparents aux rayons X, ils se trouvent en proportion beaucoup plus considérable dans ma collection. L'analyse chimique indique des calculs d'acide urique pur. Chez tous les sujets qui m'ont apporté de tels calculs, la radiographie a été négative, c'est-à-dire n'a montré de calcul ni dans le rein, ni dans les uretères, ni dans la vessie.

Si l'on cherche à expliquer ces faits, on se trouve en présence de deux hypothèses :

1° Les calculs d'acide urique pur, en raison de leur forme généralement arrondie et lisse, s'expulsent facilement et ne s'arrêtent pas dans les voies urinaires, dans le rein en particulier. (Il n'est pas rare de trouver des calculs d'acide urique pur dans la vessie.) Au contraire, les calculs d'oxalate et de phosphate, en raison de leur forme angulaire, cristalline, se fixent beaucoup plus facilement; c'est exceptionnellement qu'ils se laissent entraîner par l'urine.

2° Les calculs d'acide urique pur s'arrêtent dans les voies urinaires comme les calculs d'oxalate, de phosphate, de carbonate, mais la radiographie ne les montre pas.

Je ne trancherai pas le problème, mes documents étant en nombre insuffisant, mais voici des faits que je puis produire en toute certitude.

Un sujet avait été radiographié le 15 mars 1909, son épaisseur était de 24 cm. au niveau du flanc gauche. L'épreuve obtenue dans de bonnes conditions me permit de dire : *aucun calcul visible.* L'année précédente le même sujet avait été radiographié à Lyon par un autre radiographe sans plus de résultat. Or le 23 mars, l'autopsie, pratiquée par M. Rafin, fit découvrir dans le rein gauche un calcul de 47 centigrammes et trois autres petits calculs pesant ensemble 20 centigrammes. Les urines de ce malade étaient aseptiques en apparence, au microscope quelques globules de pus.

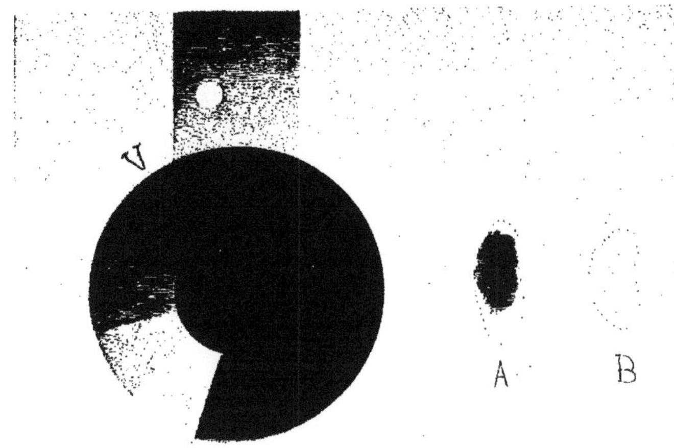

Fig. 170. — A. Calcul constitué par un noyau central (urate de calcium) opaque aux rayons X, et de deux extrémités transparentes aux rayons X (acide urique pur) Obs. p. 423.
B. Calcul d'acide urique pur non diagnostiqué sur le vivant.

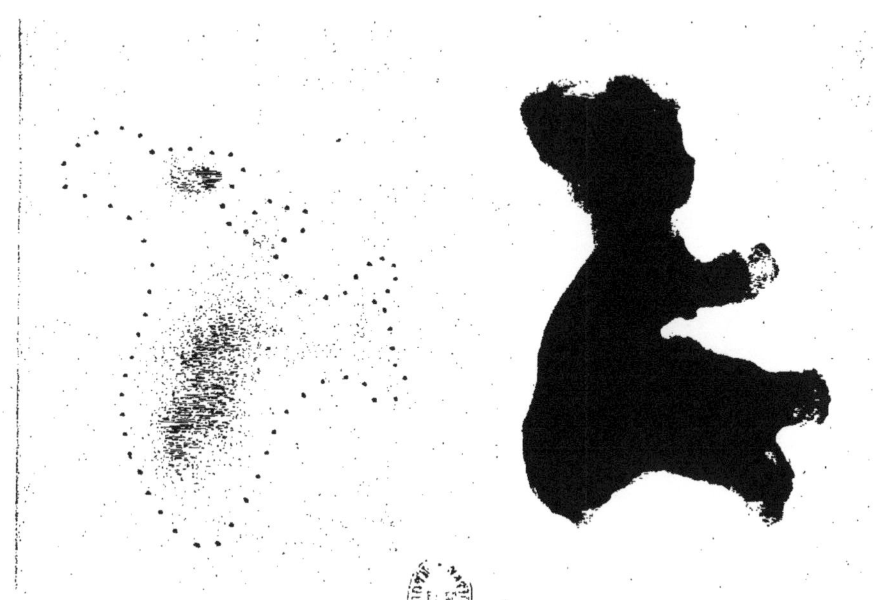

Fig. 171. — Radiographie simultanée avec rayons n° 6 Benoît de deux volumineux calculs. Celui de gauche, constitué par de l'acide urique pur, laisse une ombre à peine visible (obs. 38). Celui de droite, constitué par de l'oxalate et du phosphate de soude, donne une ombre des plus marquée (obs. 27).

Il était donc extrêmement intéressant de savoir pourquoi ce calcul avait passé inaperçu. Le résultat négatif de l'examen radiographique pouvait tenir à plusieurs causes.

J'ai pensé tout d'abord que ce calcul m'avait échappé par le fait d'une mauvaise immobilisation du rein. Or le jour même de l'autopsie, le rein me fut confié. Je plaçais le calcul dans le bassinet et je faisais une radiographie de la pièce. Sur l'épreuve ainsi obtenue, malgré l'immobilité absolue de la pièce, malgré ma connaissance de la forme et de l'emplacement du calcul, il me fut impossible de retrouver l'ombre du calcul à travers celle du rein et de sa capsule adipeuse fortement épaissie d'ailleurs. La mobilité rénale n'était donc pas en cause.

Devant ce résultat cadavérique négatif, je songeais à comparer ce calcul, au point de vue de son opacité aux rayons X, avec un autre calcul qui m'avait donné un résultat positif sur le vivant et que l'intervention m'avait procuré. C'était ce calcul de l'uretère pelvien dont l'observation est rapportée p. 423.

Sur une même plaque, je plaçais un radiochromomètre de Benoit, le calcul de l'uretère et le calcul invisible sur le vivant et le cadavre.

L'épreuve obtenue me révéla des faits du plus haut intérêt (voir fig. 170).

Le radiochromomètre indiquait des rayons n° 5.

Le calcul de l'uretère laissait à sa partie médiane une ombre bien marquée et à chacune de ses extrémités une ombre à peine visible.

Le calcul non diagnostiqué laissait une ombre des plus légères analogue à celles des extrémités du calcul de l'uretère.

Il n'y avait donc plus de doute, j'étais en présence de deux calculs particulièrement remarquables; l'un était partiellement transparent aux rayons X, l'autre complètement.

Le calcul de l'uretère partiellement transparent avait une longueur totale de 17 millimètres. Sur le sujet vivant, l'ombre radiographique de ce calcul avait une longueur de 10 à 13 millimètres, suivant les incidences; sur l'épreuve expérimentale, cette ombre n'avait qu'une longueur de 11 m/m 5 dans sa portion bien marquée. En comparant ces données, il était bien certain que ce calcul, n'avait été diagnostiqué que grâce à sa portion médiane opaque aux rayons X. Elle seule avait été visible. Les extrémités transparentes n'avaient pas laissé d'ombres visibles sur la radiographie faite avant l'intervention.

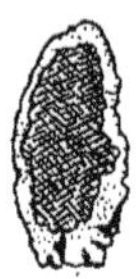

Fig. 172. — Coupe du calcul de l'uretère (obs. 3) visible grâce à son noyau central opaque aux rayons X.

J'avais évalué le poids de ce calcul à 50 centigrammes environ. En réalité, il pesait 70 centigrammes. J'avais été trompé dans ce cas par les deux extrémités que la radiographie ne m'avait pas révélées.

Le calcul transparent aux rayons X dans toute son étendue avait une densité de 1, 56. Il était de forme triangulaire, de couleur jaune-orangé. Sa surface était lisse par endroits, anfractueuse par ailleurs. Scié en deux, on voyait sur sa coupe un noyau central constitué par des couches concentriques et formant une masse compacte. Tout autour de ce noyau s'était déposée une substance de même coloration formant un massif irrégulièrement creusé de petites cavités.

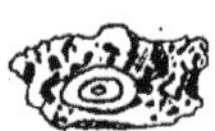

Fig. 173. Coupe du calcul d'acide urique pur.

Pour être fixé sur sa nature chimique, une moitié du calcul fut confiée à M. Mérieux. L'analyse faite avec tous les soins désirables indiqua de l'*acide urique pur*. Quant aux deux extrémités transparentes du calcul de l'uretère, elles ne furent pas analysées; mais d'après leur aspect et leur couleur, on peut dire qu'elles sont constituées par de l'acide urique. Elles ne sont pas compactes, mais creusées de toute une série de petites cavités.

A côté de ces faits très précis, je puis en citer un autre qui a toute sa valeur. En se reportant à l'obs. 38 p. 379 et à la fig. 171, le lecteur trouvera l'exemple d'un calcul d'acide urique pur diagnostiqué par la radiographie. Il s'agissait d'un sujet obèse, d'une épaisseur de 26 centimètres, son rein contenait un calcul d'acide urique pur de 33 grammes. Grâce à l'emploi de la radiographie instantanée, ce calcul s'est dessiné sur la plaque avec toutes ses ramifications. Son ombre était à peine plus marquée que celle du rein qui était visible dans toute son étendue. J'estime que je dois ce diagnostic à la netteté parfaite de mon épreuve. En raison de l'épaisseur du sujet, l'épreuve est uniformément grise. Si le calcul avait subi le moindre déplacement pendant le temps de pose, je ne l'aurais certainement pas reconnu. Mais la netteté de ses contours, sa forme m'ont permis d'être très affirmatif (fig. 150).

Cet ensemble de faits me permet de formuler la proposition suivante : A côté de calculs entièrement visibles par la radiographie, grâce à leur composition chimique qui les rend opaques aux rayons X, il existe d'autres calculs transparents en totalité ou en partie aux rayons X. Les calculs transparents en totalité (acide urique pur) sont invisibles par la radiographie lorsqu'ils sont de petites dimensions. De grandes dimensions, ils peuvent être visibles de la même façon que les contours du rein.

D'autres calculs sont composés de plusieurs substances disposées généralement couches par couches. Les unes opaques, les autres transparentes aux rayons. Grâce à leurs couches opaques, ces calculs sont bien visibles sur la plaque radiographique.

II. Ombres radiographiques au niveau du rein et de l'uretère lombaire

Nous savons par les chapitres précédents ce que peut donner la radiographie. Nous avons étudié la formation géométrique des ombres portées. Il nous reste à voir comment nous interpréterons ces ombres. Pour bien comprendre la question, il faut d'abord chercher à se rendre compte du mode de développement des calculs, de leur morphologie. Autrement dit, les calculs urinaires prennent-ils au fur et à mesure de leur accroissement une forme quelconque ou bien au contraire leur développement est-il soumis à quelques lois?

Cherchons à faire artificiellement ce que la nature fait lentement et progressivement. Si par exemple on injecte du plâtre liquide dans un rein, si on le laisse prendre, en ouvrant ensuite ce rein comme pour une néphrotomie, on a la surprise de

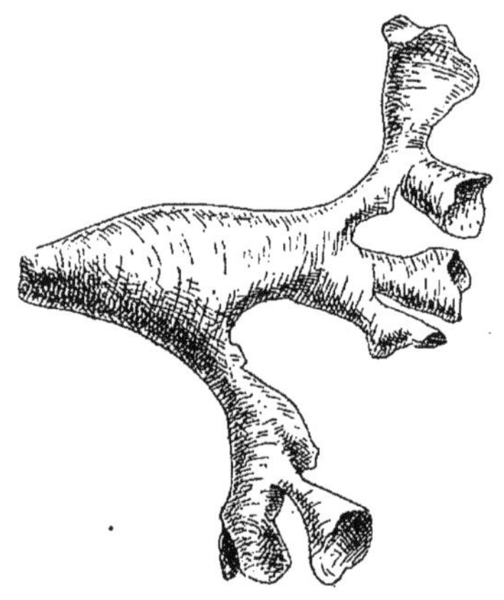

Fig. 174. — Plâtre injecté dans le bassinet et les calices d'un rein cadavérique, retiré par néphrotomie.

trouver dans ce rein un morceau de plâtre qui ressemble singulièrement à un calcul ramifié du rein. Voici un exemple de ces calculs artificiels. Il s'agissait d'une jeune fille de 19 ans, morte accidentellement, indemne de toute lésion rénale. Aussitôt après l'autopsie, l'un des reins fut injecté par l'uretère de plâtre liquide avec une très légère pression. Puis le rein fut massé pour faire pénétrer le liquide épais jusque dans les calices les plus lointains. La pièce (fig. 174) est des plus caractéristique.

On obtient ainsi un véritable moulage des cavités du rein, ressemblant en tous points, mais en réduction, aux volumineux calculs que nous avons figurés au cours de nos observations. On distingue très bien sur la pièce figurée le moulage des *calices* supérieurs, moyens et inférieurs reliés au *bassinet* principal par les bras du *bassinet.* Chaque moulage de calice a sa forme typique de tronc de cône et porte l'empreinte de la papille rénale.

Si au lieu de remplir le rein et de le masser comme dans le cas précédent, on injecte une petite quantité de plâtre par l'uretère, dans le bassinet, on recueille un moulage moins complet, de forme triangulaire sur lequel ne figure que l'ébauche des ramifications répondant aux calices. Ce moulage a encore une véritable ressemblance avec certains calculs du bassinet (fig. 175).

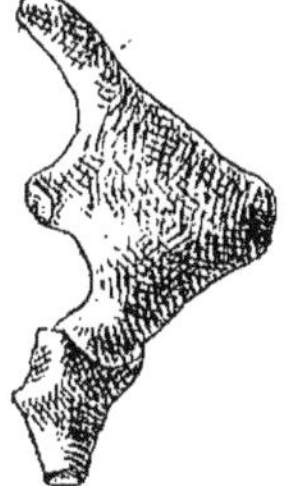

Fig. 175. — Plâtre injecté en petite quantité dans un rein cadavérique et retiré par pyélotomie.

Avec d'autres reins, on obtiendrait d'autres formes se rapprochant plus ou moins de tel calcul véritable. Cette expérience montre que le rein est un véritable moule dans lequel se développent les calculs rénaux. Il en est de même pour tous les autres segments des voies urinaires. En général les calculs de l'uretère prennent une forme cylindrique allongée, les calculs de la vessie cette forme ovoïde bien connue. Il y a des exceptions dont il faut savoir tenir compte.

Si le segment des voies urinaires sert de moule au calcul, il est juste d'ajouter qu'à son tour le calcul en grossissant retentit sur le moule et le déforme en l'agrandissant. Les calices, le bassinet se laissent distendre, l'uretère obstrué double ou triple ses dimensions.

Est-ce la présence du calcul lui-même qui produit cet agrandissement. Est-ce la rétention consécutive à la présence du calcul? Il est bien difficile de répondre en bloc à cette question. Dans le cas de l'observation 38, le malade n'a jamais souffert, n'a pas eu de crise de rétention. Il est infiniment probable que seul le développement progressif du calcul a produit tout le travail de dilatation des calices et du bassinet.

Au contraire, chez la petite fille de l'observation p. 228, il n'est pas douteux que la rétention consécutive aux calculs n'ait déterminé la dilatation de l'uretère et du bassinet. On pourrait citer à l'appui de cette opinion de très nombreuses observations (voir p. 180 et suivantes).

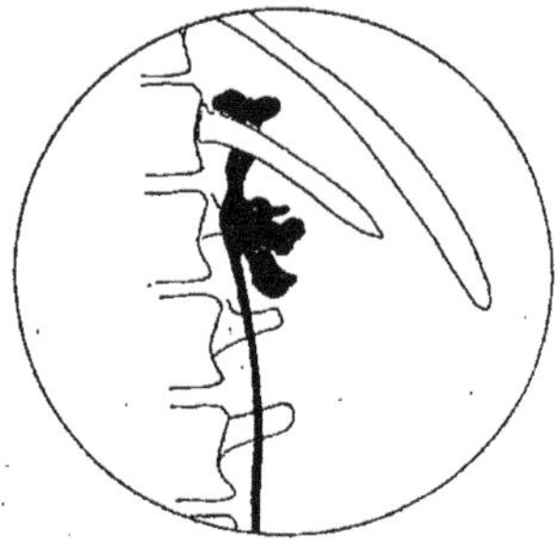

Fig. 176. — Pyélographie N° 569.

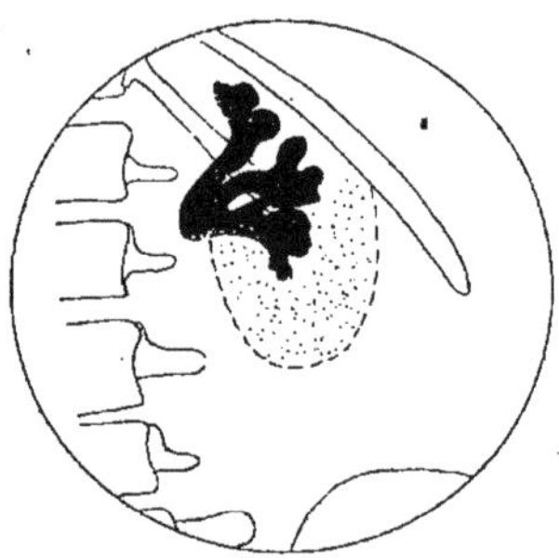

Fig. 177. — Pyélographie N° 664.

Pour rendre encore plus évidentes ces relations de forme entre le segment des voies urinaires et le calcul qu'il contient, je figure quelques calques de nos pyélographies. Ces épreuves ont été obtenues sur le vivant par l'injection d'une solution de collargol à 5 °/₀. Celles-ci ont été poussées jusqu'à l'apparition de la douleur rénale.

Voici tout d'abord (fig. 176 et 177), deux épreuves obtenues chez des malades à bassinets très peu dilatés et de types bien différents. Pour quelqu'un non prévenu de l'origine de ces ombres radiographiques, il y aurait beaucoup de chances pour qu'elles soient considérées comme des ombres de calculs rénaux. Je donne encore une autre pyélographie (fig. 178), en faisant figurer à côté, le dessin d'un calcul du rein (fig. 179). L'analogie de forme est frappante.

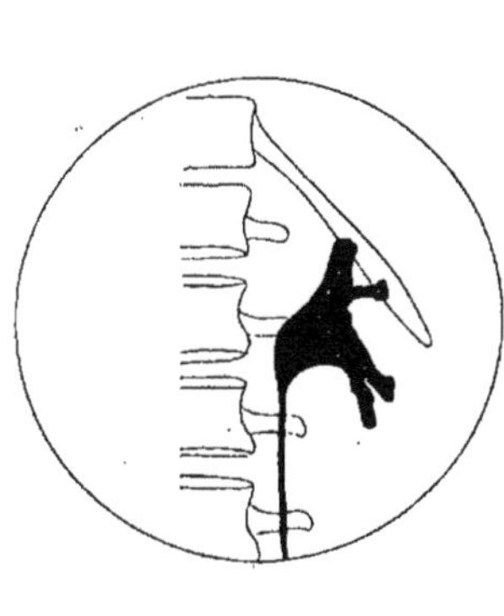

Fig. 178. — Pyélographie N° 673.

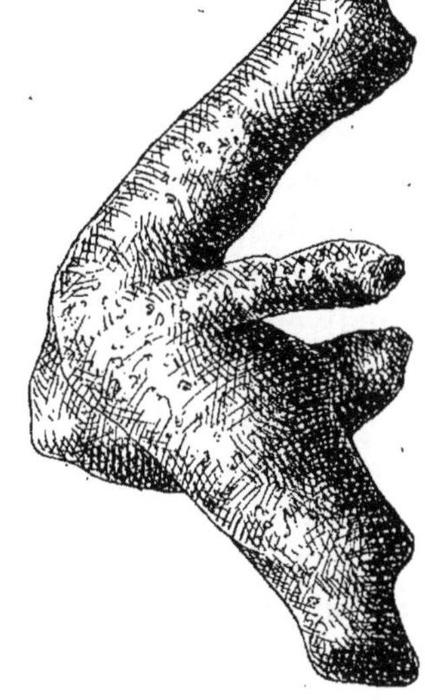

Fig. 179. — Calcul du rein.

Enfin, à côté de ces bassinets peu dilatés, je figure deux pyélographies de bassinets, l'un bien dilaté (fig. 180), l'autre très dilaté (fig. 181). On comprend que dans ces bassinets arrivés

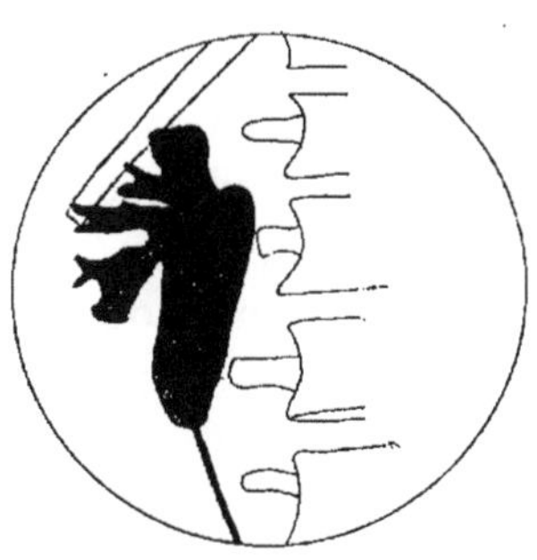

Fig. 180. — Pyélographie N° 571.

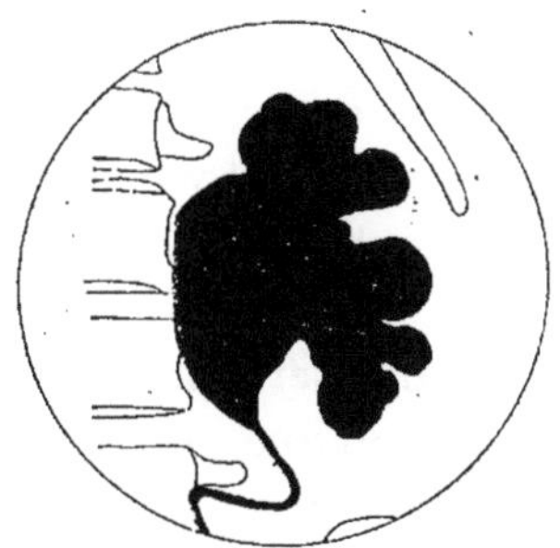

Fig. 181. — Pyélographie N° 565.

ou non à cet état de distension puissent se développer de volumineux calculs.

Il résulte de ces diverses constatations que les calculs urinaires ne sont pas des corps prenant une forme quelconque. *Leur morphologie est sous la dépendance du segment des voies urinaires dans lequel ils se développent.* J'ai tenu à rappeler ici ces lois de développement des calculs, déjà étudiées autrefois par Cathelin, mais beaucoup trop ignorées par la plupart des radiographes.

Ces données sont de toute première importance pour l'évaluation des calculs urinaires d'après leurs ombres radiographiques. Car se sont elles qui vont nous permettre de renseigner, approximativement, le médecin ou le chirurgien, sur tel ou tel calcul que nous avons découvert. Il ne nous suffit pas, en effet, de dire : il y a un calcul. Le malade et son médecin nous demandent quel est ce calcul, s'il est justifiable d'une saison d'eau ou d'une intervention. Le chirurgien tient à savoir où il est placé par rapport au rein, s'il est unique, quel est son volume, sa forme, son poids. Suivant les renseignements fournis par la radiographie, on décidera de telle ou telle opération, pyélotomie, néphrotomie, néphrectomie.

Il reste bien entendu que la radiographie ne donne qu'*une indication*. La ligne de conduite du chirurgien sera dictée par l'ensemble des signes cliniques et par les circonstances opératoires. Ce que je veux dire, c'est que la radiographie est susceptible de diriger l'intervention dans tel ou tel sens. Un calcul est-il unique dans un bassinet extériorisé ? La pyélotomie sera essayée. Au contraire, le calcul se dessine-t-il au centre du rein, dans un point voisin de sa périphérie ? il faudra songer à faire une néphrotomie. Les calculs sont multiples, disséminés dans tout le rein ? l'indication d'une néphrotomie ou d'une néphrectomie sera posée. C'est particulièrement dans la néphrotomie, qu'une excellente radiographie sera indispensable. En identifiant au fur et à mesure de l'intervention les calculs extraits avec les ombres radiographiques, il sera possible de faire une intervention complète (obs. 25, p. 329). Dans la pyélotomie, le rôle de la radiographie est aussi très important, l'exploration digitale des calices n'est pas toujours possible. Seule la radiographie indique si l'opération est complète ou non, si tous les calculs diagnostiqués sont enlevés. *Pendant l'intervention*, le rôle du radiographe est d'identifier les calculs extraits avec les ombres radiographiques. Le chirurgien occupé par les détails de son intervention ne peut quitter son malade. Il se trouve dans l'obligation de confier ce travail d'identification à un aide. C'est là, je le répète, un travail des plus importants pour la bonne réussite de l'intervention. Laisser un calcul dans le bassinet ou dans le rein, c'est condamner le malade à *une récidive prochaine*. La présence du radiographe à l'intervention est donc de première nécessité. Personne n'est mieux qualifié que lui pour ce travail très délicat.

Pour que le radiographe puisse remplir son rôle opératoire, il est nécessaire qu'avant l'intervention il se soit rendu compte aussi parfaitement que possible du nombre, du poids, des dimensions, de la forme, du volume des calculs que le chirurgien va extraire. Depuis longtemps, nous pensons que ces évaluations sont possibles avec une grande approximation. Notre collègue Nogier nous a contesté cette possibilité : « M. Arcelin nous permettra d'émettre des doutes sur l'évaluation du volume et du poids même approximatif » (1).

Théoriquement, les conditions dans lesquelles sont obtenues les radiographies rénales rendraient très difficile, sinon impossible, l'évaluation du poids, du volume des calculs rénaux, surtout si l'on suppose ces calculs d'une forme absolument quelconque, entièrement inconnue du radiographe. En effet, les radiographies rénales ne peuvent guère s'obtenir que dans une *seule* position, la plaque étant contre la face postérieure du corps. Or, M. le professeur Nogier a parfaitement démontré qu' « une seule radiographie ne peut donner d'un objet une notion exacte et suffisante dans la pratique. Même lorsqu'il s'agit de corps de densité égale, on ne peut avoir aucune approximation ni sur la forme, ni sur le volume, ni sur le poids de l'objet radiographié, puisque dans les exemples choisis plus haut le poids et le volume ont pu varier comme un est

(1) *Archives d'électricité médicale*, n° 232, 25 février 1908, p. 152.

à quatre, sans que l'image radiographique changeât de dimensions » (1).

Comme exemple, M. le professeur Nogier avait donné des objets modelés en terre glaise ayant une même base de projection et des formes très différentes; il y avait un tronc de cône, une sphère, un cône, une dent, etc. En fait de conclusion pratique, l'auteur indiquait le nombre de radiographies nécessaires pour qu'un examen fût valable. Il ne parlait pas de la question qui nous intéresse en ce moment et que nous nous proposons de mettre au point.

Il serait bien puéril de comparer les calculs du rein aux objets modelés en terre glaise par le professeur Nogier et de déclarer, puisqu'il n'est possible de les radiographier que dans un seul plan, qu'il est illusoire de chercher à déterminer leur poids, leurs dimensions, leur forme, leur volume, d'après une radiographie obtenue dans de semblables conditions. Non, les calculs urinaires ne sont pas les produits de l'imagination d'un modeleur de terre glaise ! Les calculs du rein sont des corps qui se développent dans de véritables moules représentés par les segments des voies urinaires où ils ont élu domicile. Quoi de plus banal que la forme des calculs de la vessie? Quoi de plus banal que celle des calculs de l'uretère et du bassinet? Certes, il ne m'est pas possible actuellement d'énoncer toutes les lois qui président au développement d'un calcul, mais ce que je puis affirmer, c'est que tous ces calculs se rapportent à un certain nombre de types bien définis. Et pour s'en convaincre, il suffit de jeter les yeux sur une collection un peu nombreuse. Je ne veux pas dire par là qu'il ne se trouvera pas de temps à autre un type étrange comme forme et comme aspect. A certains jours, la nature aime à s'écarter de la voie normale pour donner naissance à un type anormal.

Imprégné de ces connaissances, j'ai soutenu, dès 1907, que l'ombre radiographique permettait d'établir approximative-

(1) *Société médicale des hôpitaux*, séance du 21 décembre 1909. — *Lyon Médical*, T. CXIV, p. 316.

ment le poids, la forme, le volume, les dimensions d'un calcul urinaire. Aujourd'hui, j'apporte la preuve de mes affirmations.

En examinant toutes les planches que je donne ici et d'une manière générale, une radiographie rénale quelconque, on n'oubliera pas que les dimensions *exactes* d'une ombre n'ont pas une grosse importance, l'anticathode fût-elle placée à l'infini. Le défaut de parallélisme du plan de symétrie (je prends le terme plan de symétrie dans un sens très large. Au sens géométrique du mot, ni reins, ni calculs ne sont symétriques par rapport à un plan) du calcul par rapport au plan de projection ne permet pas à première vue de tirer de l'ombre portée les dimensions exactes d'un calcul, mais on peut approximativement se rendre compte des caractéristiques d'un calcul : *ombres semblables, calculs semblables.*

Le rein est un organe dont la situation et l'orientation peuvent varier dans de larges mesures. Le calcul lui-même n'est pas toujours intimement fixé au rein qui le contient. Quelquefois ce calcul est mobile dans un bassinet distendu. Si je m'en tiens à ma pratique, je puis diviser les ombres des calculs en deux grandes catégories. Dans un premier cas, sur toutes les radiographies obtenues d'un même sujet, l'ombre reste pareille à elle-même. Dans un second cas, au contraire, à chaque radiographie correspond une ombre différente par suite de l'orientation différente du calcul pendant le temps de pose. Etudions ces deux cas.

Calculs fixes. — Quelque soit le nombre des épreuves faites, nous obtiendrons toujours une ombre radiographique semblable. Mais d'après cette image ne donnant qu'une seule dimension du calcul, nous pourrons évaluer cependant les autres dimensions, ainsi que son poids, parce que tous ces calculs se développent dans des *moules semblables comme forme et comme dimensions.*

Voici le calque très exact de deux radiographies rénales montrant de volumineux calculs du bassinet ; on remarque à quel point ces deux images se ressemblent. Ayant en main le calcul se rapportant à la figure 182, n'est-il pas possible de renseigner le chirurgien sur le calcul répondant à la figure 183 ? Pour répondre à la question, je représente ici le calque des radiographies de face et de profil des deux calculs opérés par Rafin (fig. 184, 185).

On peut ainsi se rendre compte de la très grande analogie de leur forme. Le maximum de leur épaisseur répond sensiblement à un même endroit des bassinets respectifs. En comparant la valeur de l'ombre radiographique de ces deux calculs, encore en place, on constatait que le plus volumineux (fig. 182)

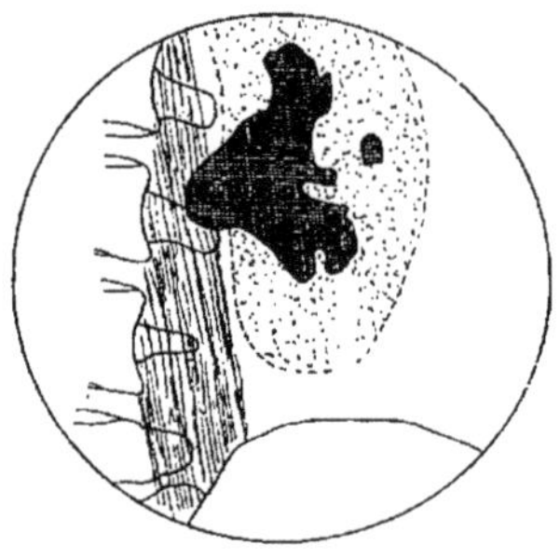

Fig. 182.
Radiographie du rein droit de Mme L., opéré par Rafin, le 11 juin 1909 (obs. 27).

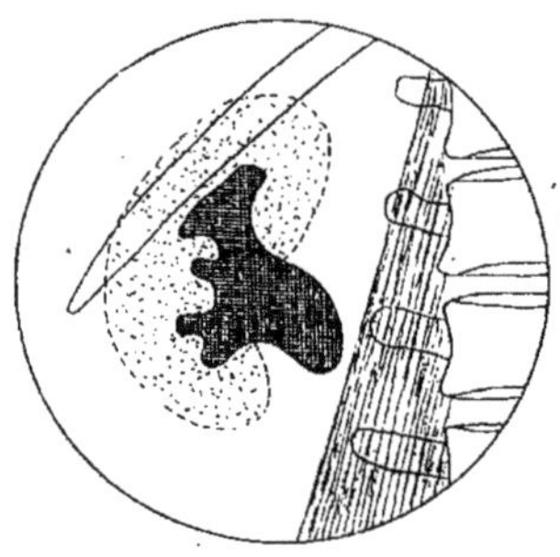

Fig. 183.
Radiographie du rein gauche de l'abbé P., opéré par Rafin, le 30 juillet 1910 (obs. 38).

était très opaque aux rayons X; que le moins volumineux (fig. 183) n'était pas sensiblement plus opaque aux rayons X que le tissu rénal. Le premier était composé d'oxalate et de phosphate de chaux, par parties égales; le second, d'acide urique pur. Aux notions de forme, de poids, de volume, d'emplacement que donne une radiographie bien faite, il faut encore ajouter celle de la composition chimique du calcul. Dans deux cas, j'ai pu ainsi distinguer l'alternance, sur un même calcul, des couches opaques et des couches transparentes aux rayons X (obs. 23, obs. 34).

Prenons maintenant deux autres radiographies de reins calculeux contenant des calculs d'une forme absolument différente.

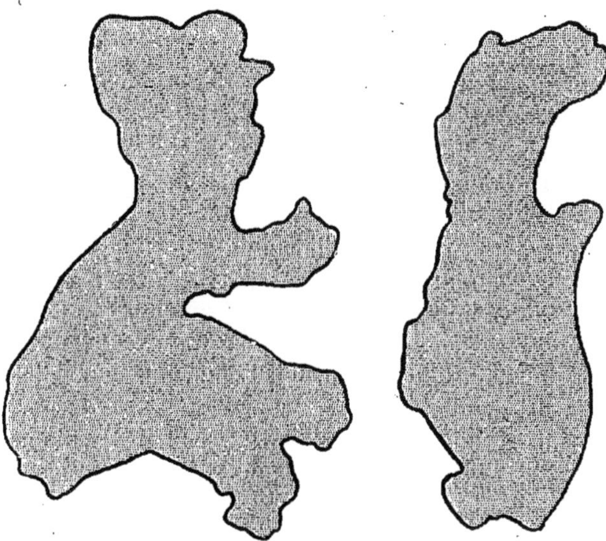

FIG. 184. — Radiographie de face et de profil du calcul répondant à la radiographie fig. 182. — Poids 42 gr., calcul composé d'oxalate et de phosphate de chaux, en parties égales (Mérieux).

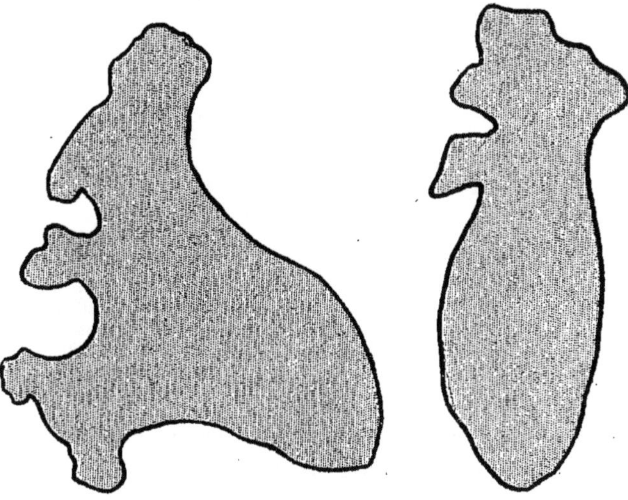

FIG. 185. — Radiographie de face et de profil du calcul répondant à la radiographie fig. 183. — Poids 33 gr., calcul d'acide urique pur (Mérieux).

La figure 186 représente le calque d'une de mes anciennes radiographies à contours peu nets. La figure 187, le calque d'une radiographie instantanée. On est frappé de la similitude de forme de ces deux images radiographiques. Voici mainte-

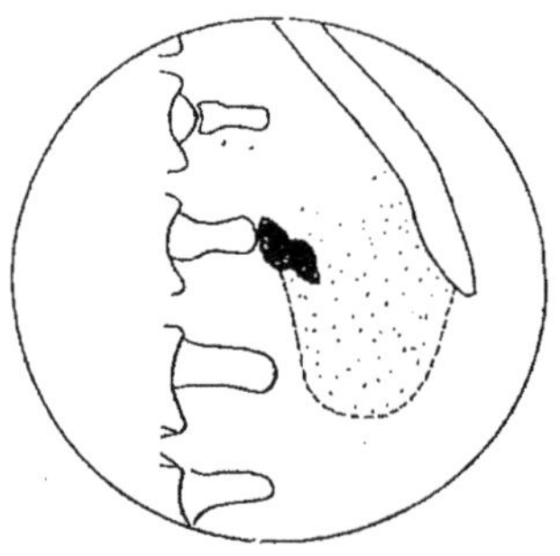

FIG. 186.
Radiographie du rein droit de M. T., opéré par Rafin, le 5 nov. 1907 (obs. 15 et fig. 145).

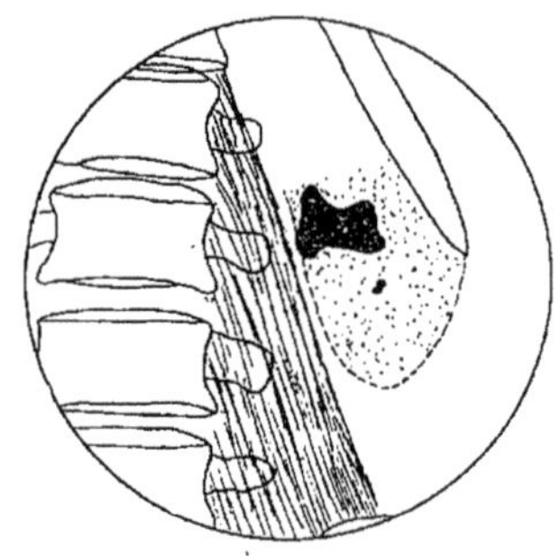

FIG. 187.
Radiographie du rein droit de M. M., opéré par Rafin, le 4 juin 1910 (obs. 35 et fig. 147).

nant le calque de la radiographie de face et de profil de ces deux calculs.

Ne sont-ils pas frappants de ressemblance? Connaissant l'un, ne pouvait-on pas, à la simple inspection de l'image radiogra-

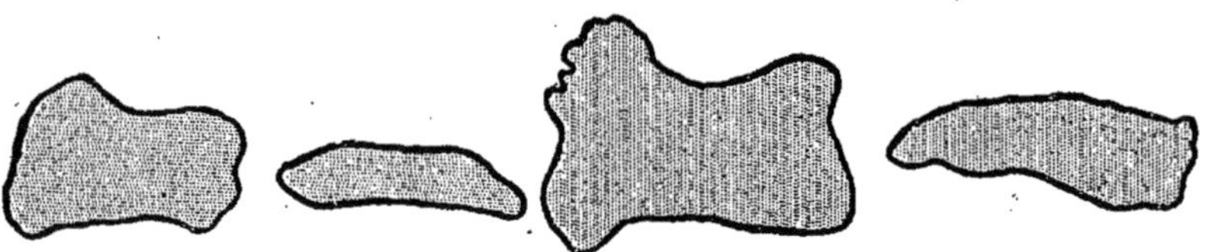

FIG. 188.
Radiographie de face et de profil du calcul répondant à la radiographie fig. 186, poids 1 gr. 50; calcul composé d'oxalate et de phosphate tribasique de chaux en parties égales.

FIG. 189.
Radiographie face et profil du calcul répondant à la radiographie fig. 187, poids 3 gr. 69; calcul composé de carbonate (traces) et de phosphate de chaux.

phique du second, déduire sa forme, ses dimensions, son poids approximatif? Je le demande encore une fois?

Prenons encore les calculs des observations 12 et 16, calculs qui étaient adhérents aux parois du bassinet. Semblables comme aspect extérieur, comme composition chimique (oxalate et phosphate tribasique de chaux), comme poids (1 gr. 59, 1 gr. 32), ces calculs ont donné des ombres qui permettent de les évaluer approximativement.

Les deux radiographies de ces calculs (fig. 192 et 193) ont été obtenues avec de longs temps de pose (machine statique), les ombres sont flou. Malgré cela elles présentent une analogie remarquable. En regardant les clichés on se rend compte que l'un des calculs, le plus mince, a donné une ombre moins marquée que le plus épais. On pouvait donc dire que l'un de ces calculs était plus opaque que l'autre.

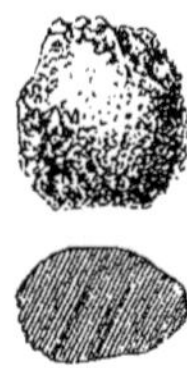

FIG. 190. — Calcul de l'obs. 12. face et coupe.

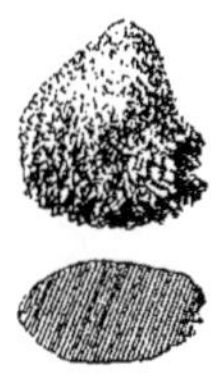

FIG. 191. — Calcul de l'obs. 16. face et coupe.

Ces trois séries de cas entièrement disparates montrent qu'une seule radiographie rénale peut donner une idée très complète de la morphologie d'un calcul... à la condition que le radiographe ait étudié la question.

Pratiquement ces calculs fixes du rein ont tendance à donner une ombre répondant approximativement à leurs plus grandes dimensions.

Cette impression générale demande à être modifiée dans certains cas. Voici les calques radiographiques de l'observation 26, (fig. 194, 195) le calcul plat, triangulaire s'est toujours présenté de champ sous forme d'une ombre allongée, à bords parallèles.

Il ne s'agissait pas d'un rein fixé; d'une radiographie à une autre, l'ombre du calcul se déplaçait dans le sens vertical par rapport à celle de la dernière côte. D'autre part, ce calcul plat triangulaire ne se trouvait pas dans le bassinet, mais dans un calice. Tous nos autres calculs plats triangulaires ont donné des ombres répondant à leurs plus grandes dimensions, ils se trouvaient dans le bassinet (obs. 3 et 5).

Quand on a le souvenir de la morphologie des calculs du rein, on peut penser que dans le cas d'une ombre semblable le calcul n'est pas vu sous sa plus grande dimension, et faire les réserves nécessaires.

Si l'on examine tous les autres calques radiographiques que nous présentons dans ce travail, on ne trouve aucun calcul dont les plus grandes dimensions ressemblent à l'ombre portée des fig. 194 et 195. En regardant la plaque, on remarque que l'ombre laissée par le calcul est parfaitement marquée, qu'elle répond à un corps très opaque ; si l'on compare cette ombre à celle de l'observation 2, on constate que cette dernière est beaucoup moins accusée. Le lecteur comprendra d'après cet exemple qu'il ne suffit pas, pour renseigner le chirurgien, de faire une seule épreuve et de mesurer l'ombre portée. L'interprétation d'une radiographie urinaire demande une connaissance toute spéciale des calculs urinaires, de leur morphologie en particulier. Connaissant l'ombre portée d'une présentation du calcul, il est possible de deviner, pour ainsi dire, les autres dimensions. Celles-ci peuvent être mises en évidence soit par des radiographies faites avec des incidences différentes, soit par

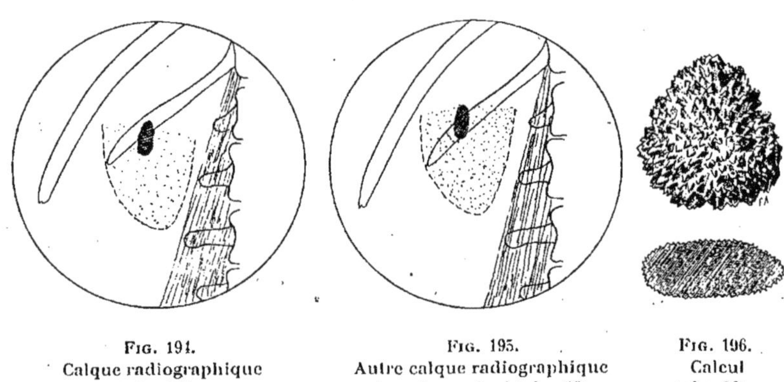

Fig. 194. Calque radiographique (obs. 26).

Fig. 195. Autre calque radiographique du même calcul (obs. 26).

Fig. 196. Calcul (obs. 26).

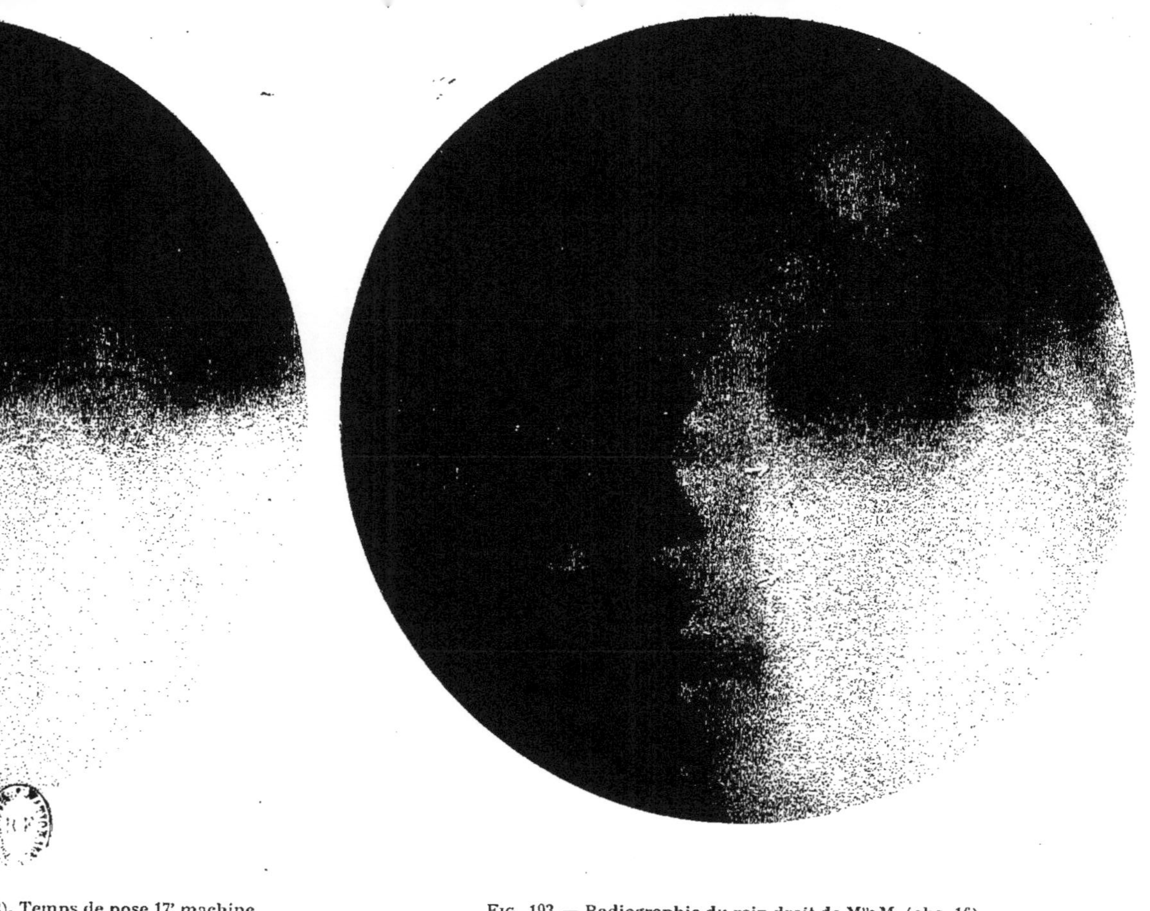

Fig. 192. — Radiographie du rein droit de M. G. (obs 12). Temps de pose 17' machine statique. Le calcul s'est notablement déplacé pendant le temps de pose.

Fig. 193. — Radiographie du rein droit de Mlle M. (obs. 16) Temps de pose 3' (Bobine).

des radiographies successives avec la même incidence lorsque le calcul ne conserve pas la même position.

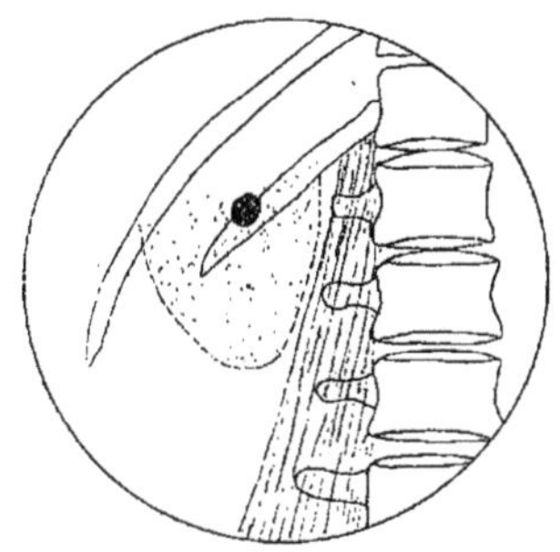

Fig. 197.
Radiographie du rein de Mme M., opéré par Rafin, le 25 octobre 1910 (obs. 39).

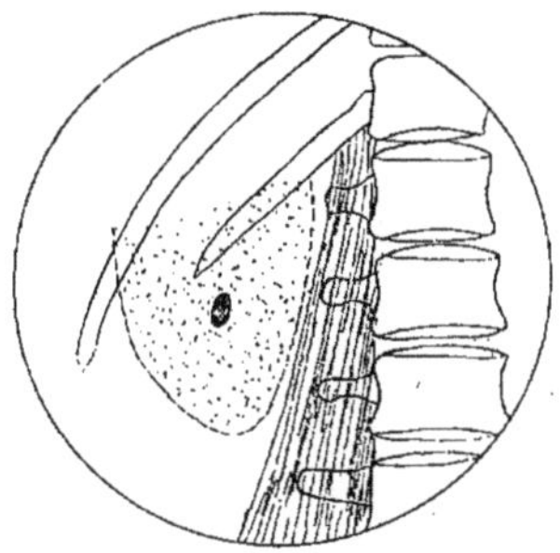

Fig. 198.
Autre radiographie du même rein, faite 2 mois après la première (obs. 39).

Calculs mobiles. — Dans d'autres circonstances, en faisant à plusieurs jours d'intervalle des radiographies successives d'un même rein, on a la surprise d'obtenir des ombres absolument différentes et de radiographier le calcul de face et de profil, le sujet étant cependant dans la même position. A notre avis, cette heureuse circonstance peut se produire lorsque le calcul nage dans un bassinet distendu.

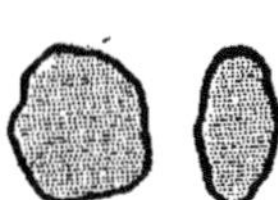

Fig. 199. — Radiographie de face et de profil du calcul répondant aux radiographies fig. 197 et 198; poids 0 gr. 50; oxalate et phosphate de chaux en quantités égales.

Voici, par exemple, le calque radiographique de deux épreuves faites à quelques jours d'intervalle chez un malade qui m'avait été adressé par le docteur Jamin. (Voir les phototypies fig. 200, 201 et les calques fig. 197, 198, obs. 39).

Elles montrent le calcul de face et de profil en plein bassinet.

Après intervention, voici le calcul radiographié de face et de profil (fig. 199).

Voici un autre exemple d'un calcul mobile chez une malade opérée par le professeur Jaboulay. Les figures 202 et 203 montrent les radiographies de face et de profil.

Le calcul enlevé est représenté (fig. 204) de face et de profil.

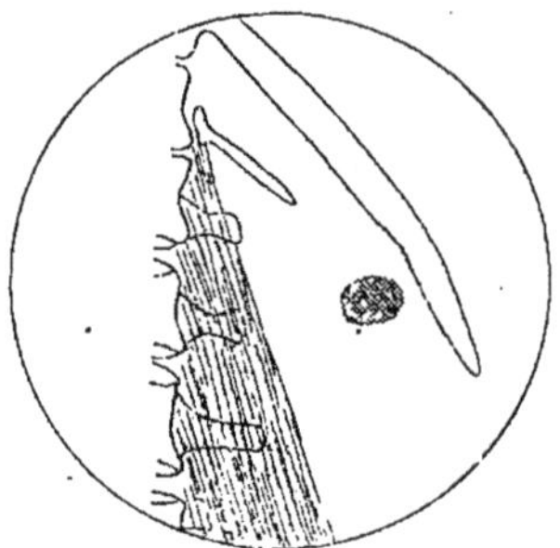

FIG. 202.
Radiographie du rein droit de Mme G., opéré par M. le prof. Jaboulay.

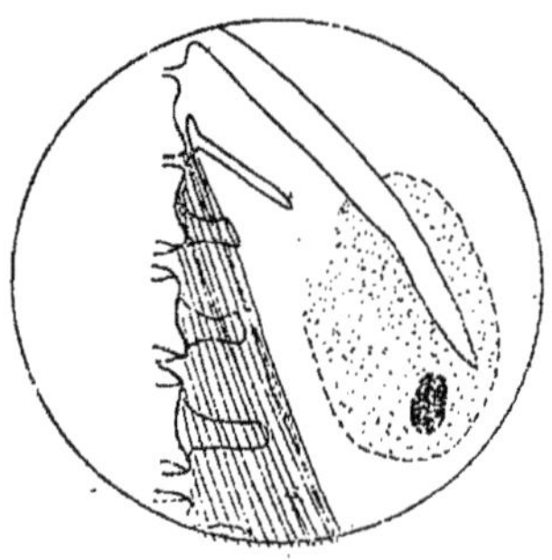

FIG. 203.
Autre radiographie du même rein.

Connaissant les relations d'ombres portées avec le calcul extrait, on possède ainsi une base d'appréciation très précieuse. Lorsqu'on a bien étudié méthodiquement de semblables observations on peut ensuite, par comparaison, évaluer approximativement d'après l'ombre portée un calcul non opéré. En indiquant les bases d'appréciation, on peut très utilement renseigner

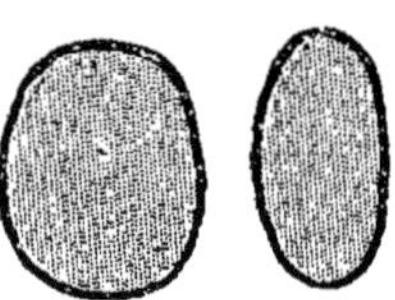

FIG. 204. — Radiographie de face et de profil du calcul répondant aux fig. 202 et 203, poids 1 gr. 92.

le malade et le médecin sur le calcul découvert par la radiographie. Mais il est bien évident que pour arriver à une évaluation un peu précise, il faut de l'expérience, avoir de nombreuses radiographies avec calculs opérés. Il est donc fort important pour un radiographe d'avoir à côté de sa collection radiographique une collection de calculs.

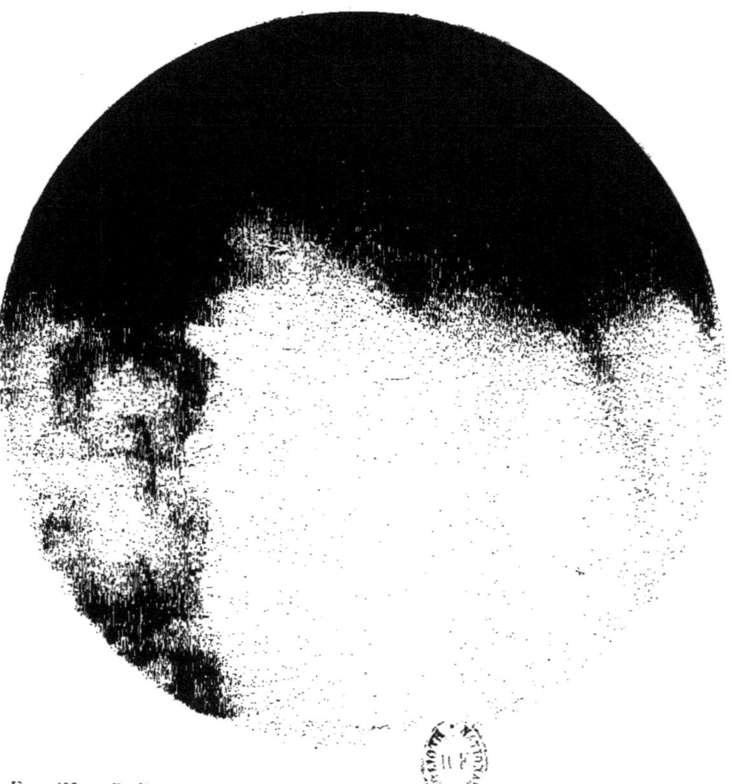

Fig. 200. — Radiographie du rein gauche de Mme M. (obs. 39). Temps de pose 1/10e de seconde. Ecran renforçateur. Alternatif triphasé. Le calcul se montre de face, avec des contours nets.

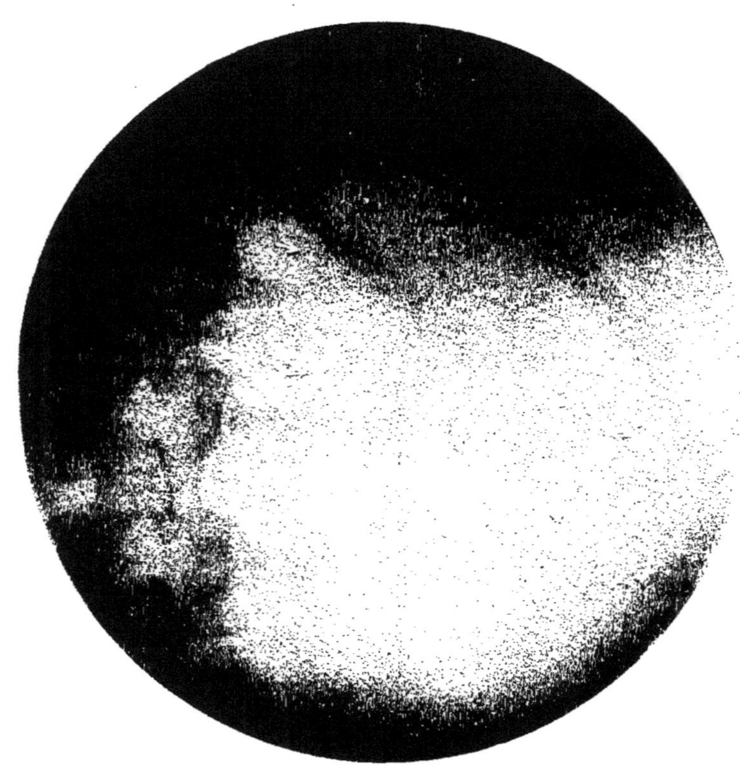

Fig. 201. — Autre radiographie du même rein. Le calcul se montre de profil.

Encore un exemple. Il s'agit d'une malade opérée par Rafin (obs. 39); trois radiographies successives donnèrent trois images différentes. Sur les deux premières (fig. 205 et 206), le calcul

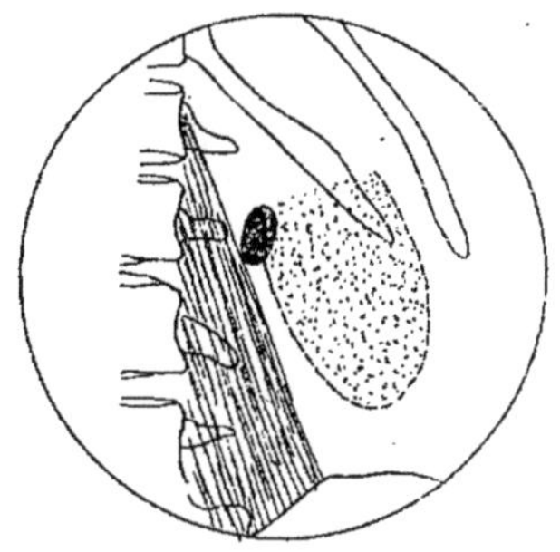

FIG. 205.
Radiographie du rein droit de Mme D., (obs. 36).

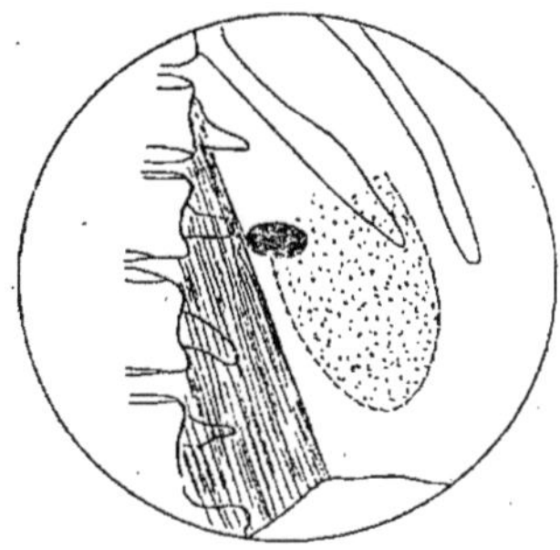

FIG. 206.
Autre radiographie du même rein.

se présentait de face, mais son grand axe tantôt vertical, tantôt horizontal. Sur la troisième, il se présentait de face avec un grand axe vertical.

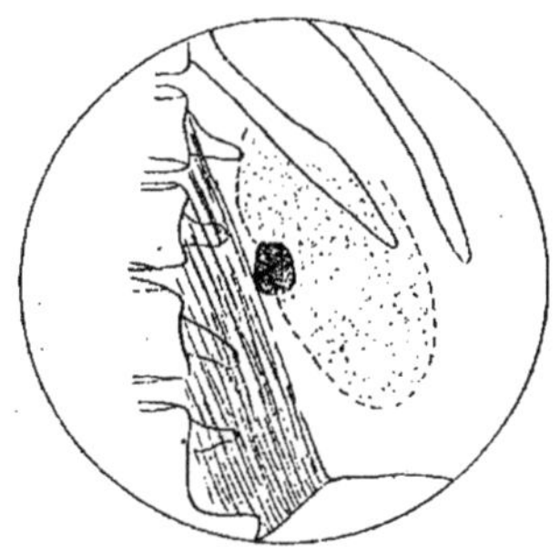

FIG. 207.
Autre radiographie du même rein.

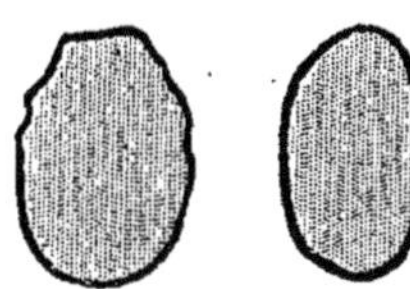

FIG. 208.
Radiographie, face et profil, du calcul poids 2 gr. 18; oxalate et phosphate de chaux.

Si l'on veut bien se reporter au dessin de face et de profil du même calcul enlevé (fig. 208), on se rendra compte que la radiographie *in vivo* avait donné une idée parfaitement nette et précise du calcul.

En comparant ces diverses radiographies et ces divers calculs, on trouve un rapport très étroit entre leurs ombres radiographiques, leur forme, leurs dimensions, leur poids. Je pourrais encore donner de nombreuses figures et de nombreux exemples, mais je n'ajouterais rien de plus à ma démonstration. J'espère que l'on ne mettra plus en doute la possibilité de l'évaluation approximative du poids d'un calcul. Il ne faut pas oublier non plus qu'à toutes ces données vient s'ajouter celle qui est fournie par la valeur de l'ombre radiographique d'un calcul. Certains calculs sont très opaques, d'autres sont très transparents aux rayons X. Ce signe peut indiquer, dans une certaine mesure, soit la nature du calcul, soit son épaisseur.

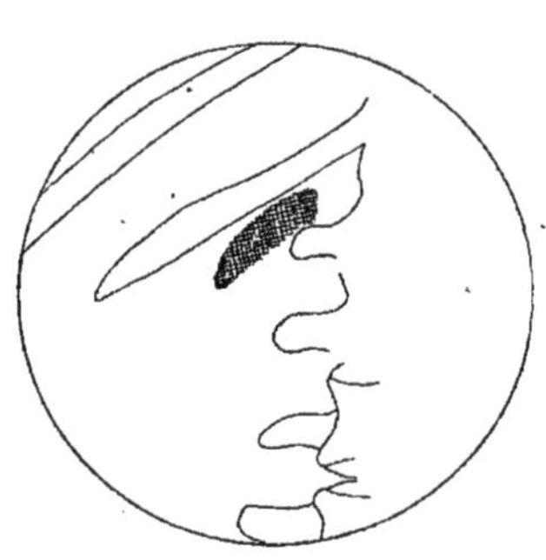

Fig. 209. — Calque de la radiographie. (obs. 2).

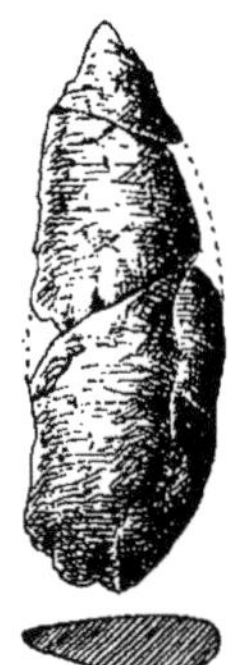

Fig. 210. — Calcul, face et profil (obs. 2).

Lorsque le radiographe se trouvera en présence d'une forme anormale, dont il n'aura pas d'exemple comparatif, il n'aura qu'à être très prudent dans ses estimations. Certaines affections du rein modifient les formes des calculs et donnent des ombres que l'on ne rencontre pas dans un rein atteint de lithiase primitive. Je donne ici le calque de la radiographie et le calcul se rapportant à un rein cancéreux (fig. 209, 210, obs. 2, p. 163).

Ce calcul est remarquable par sa forme allongée, plate, amincie sur un bord comme une lame de couteau. Cet exemple est unique dans ma collection.

L'ombre radiographique est-elle due à un calcul? — D'après des documents méthodiquement recueillis, nous venons d'étudier l'évaluation des calculs urinaires d'après leurs ombres radiographiques. Il reste à examiner une autre question encore plus importante que nous pouvons poser ainsi : l'ombre révélée par la radiographie est-elle bien celle d'un calcul urinaire?

Dans certains cas, la forme de l'ombre a par elle-même une physionomie reconnaissable, la radiographie seule permet de faire un diagnostic certain, je veux parler de ces volumineux calculs ramifiés donnant un moulage du bassinet et des calices (fig. 211, 212).

Dans d'autres cas, la forme du calcul n'a rien de spécifique.

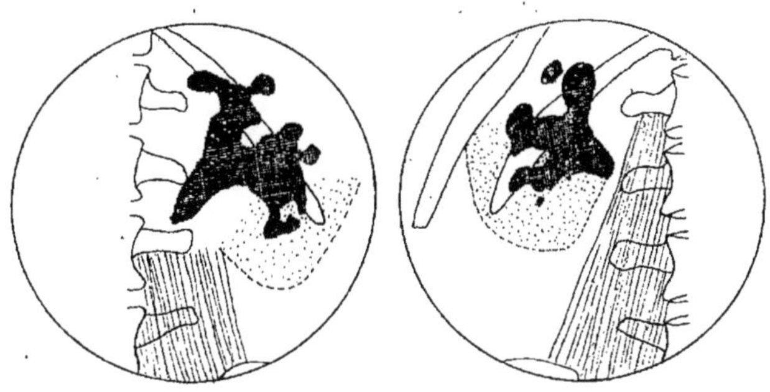

FIG. 211. FIG. 212.
Calculs du rein droit et du rein gauche d'un même sujet (non opéré).

Un noyau de fruit quelconque donnerait la même ombre qu'un vrai calcul. Le diagnostic s'établit alors par une série de radiographies faites à plusieurs jours d'intervalle. Si les contours du rein sont visibles, si l'ombre reste à la même place par rapport au rein et suit ses déplacements, le diagnostic radiographique donne déjà une grande certitude. Mais il ne faut pas oublier que le diagnostic de lithiase et les indications opératoires résultent d'un ensemble de signes cliniques et radiographiques. Il n'est pas permis d'opérer un malade sur les seules indications de la radiographie.

Il existe en effet de nombreuses causes d'erreur dans le diagnostic radiographique. Tout corps opaque situé à l'intérieur de l'organisme, sur le trajet des voies urinaires, est susceptible de donner une ombre qui pourra en imposer pour la présence d'un calcul. On arrivera à éliminer ces causes d'erreur par des examens méthodiques et répétés pour *la connaissance* des ombres dues à de vrais calculs. Nous ne passerons pas en revue tous ces corps étrangers, ce serait fastidieux. Nous n'en citerons qu'un particulièrement remarquable. Il s'agit d'un sujet atteint d'un mal de Pott. Sur le trajet de son uretère lombaire, il présente une ombre allongée, ressemblant en tous points à un volumineux calcul de l'uretère (fig. 213). Il s'agit simplement d'un abcès paravertébral caséeux ou en voie de calcification.

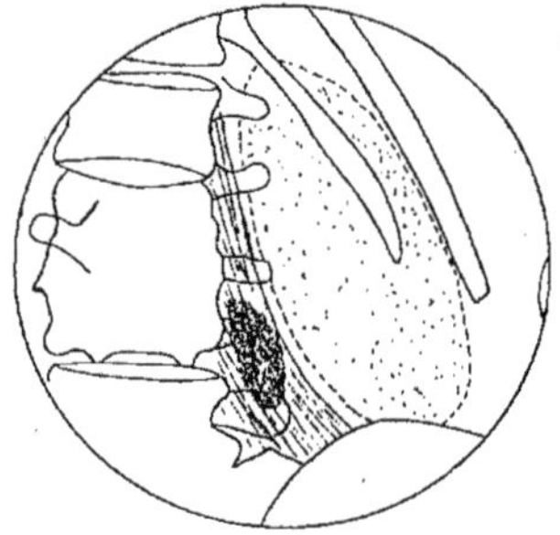

FIG. 213. — Ombre d'un abcès paravertébral chez un tuberculeux, ressemblant à un calcul de l'uretère.

Lorsqu'on a des doutes sur la présence d'un calcul, on pourra fixer son identité au moyen d'un cathétérisme avec une sonde opaque.

Nous donnons ici un exemple de ces examens radiographiques combinés avec le cathétérisme de l'uretère. On constate que la sonde opaque est au contact du calcul, que la sonde a pénétré dans une vaste cavité dans laquelle elle s'est repliée sur elle-même. Le simple examen de la radiographie (voir fig. 215) donnait deux éléments du diagnostic, présence du calcul, dilatation du bassinet. L'intervention a confirmé ces données radiographiques (obs. 22).

Certains nous contesteront peut-être la légitimité de ces examens multiples et complexes. Je leur rapporterai ici quelques cas de justification.

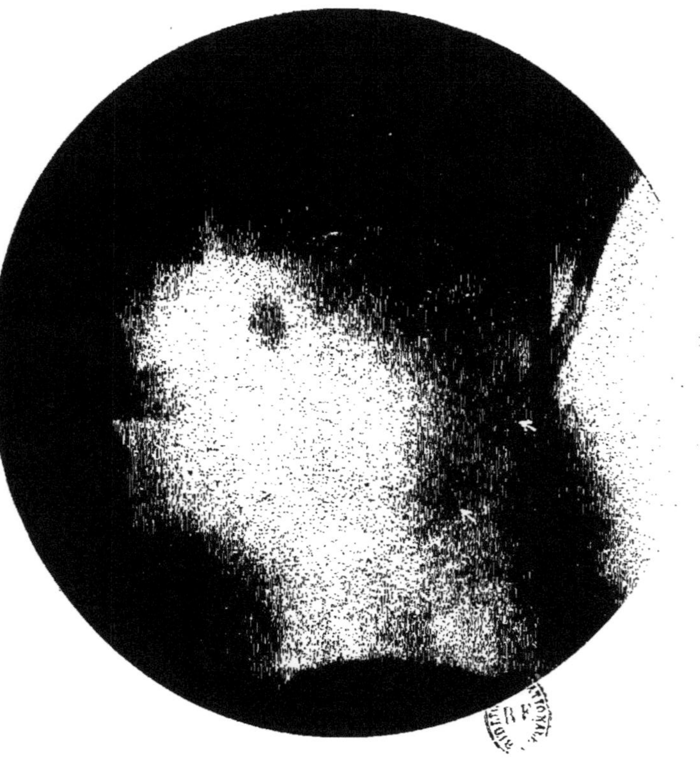

Fig. 216. — Radiographie du rein droit de Mme C. (obs. 22). Temps de pose 3'.
Les contours du calcul ne sont pas nets.

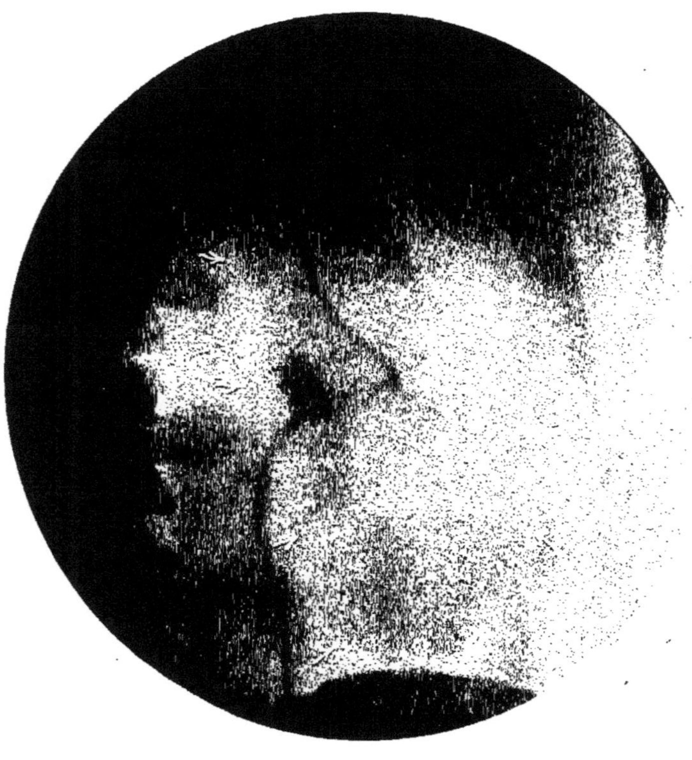

Fig. 217. — Radiographie du même rein avec sonde opaque.

Voici les calques radiographique d'un malade que j'ai fait opérer au début de mes recherches en 1907 sur la foi de la radiographie. Il s'agissait d'un sujet atteint-d'un phlegmon pé-

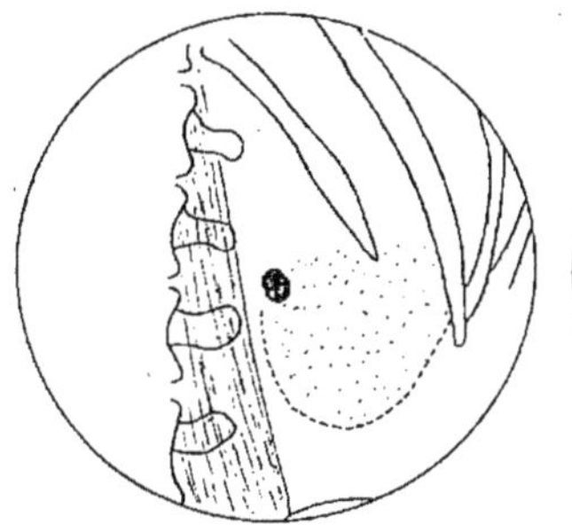

Fig. 214.
Calque de la radiographie de l'obs. 22.

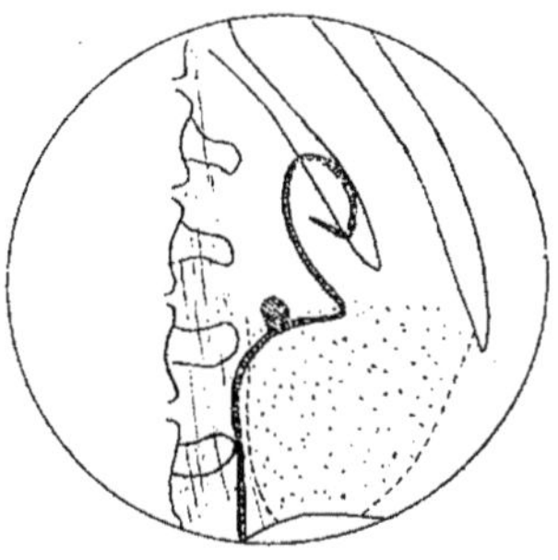

Fig. 215.
Calque de la radiographie du même rein, avec sonde opaque.

rinéphrétique droit; celui-ci est incisé, le malade se remet rapidement. A ce moment, on pratique la radiographie; l'épreuve montre une ombre très nette au niveau de l'apophyse

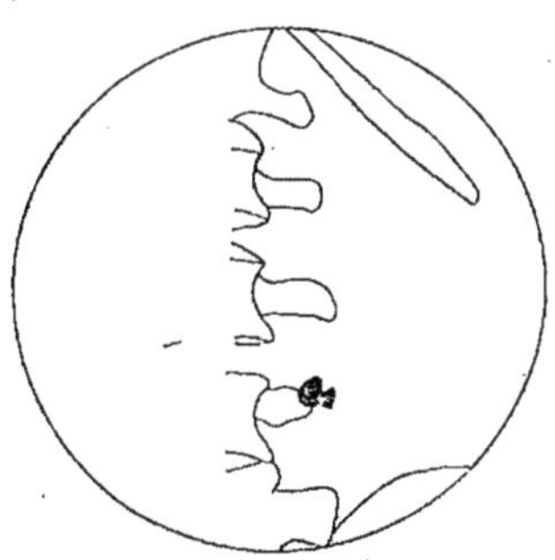

Fig. 218.
Calque radiographique avant l'intervention.

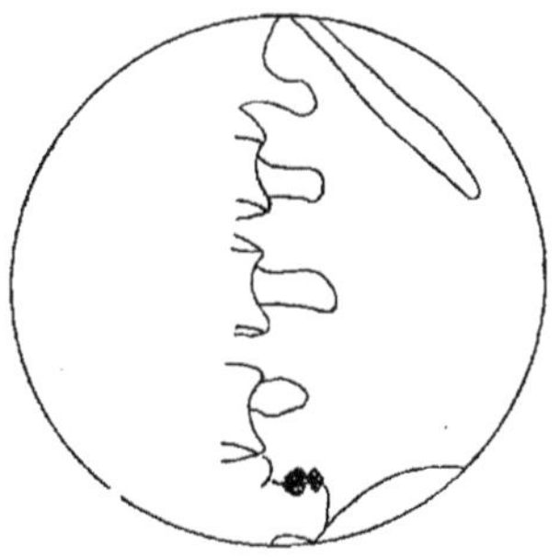

Fig. 219.
Calque radiographique après intervention négative.

transverse de la 4ᵉ vertèbre lombaire, l'intervention est pratiquée. Résultat négatif à ma grande confusion. Quelques jours plus tard, je radiographie à nouveau le malade, la même ombre est visible au niveau de la 5ᵉ vertèbre lombaire. S'agissait-il d'un vrai calcul, d'un faux calcul, je l'ignore encore. Il eût été sans doute moins douloureux, moins dangereux et surtout plus profitable pour ce malade de supporter un cathétérisme explorateur plutôt que de subir une longue et inutile intervention.

En 1910, j'ai eu l'occasion de trouver chez une jeune fille une ombre semblable, ressemblant en tous points, à celle d'un calcul urinaire. La malade souffrait, réclamait une intervention. Je fis toute une série de radiographies, l'ombre était mobile et occupait successivement les diverses positions que j'ai représentées (fig. 220, 222).

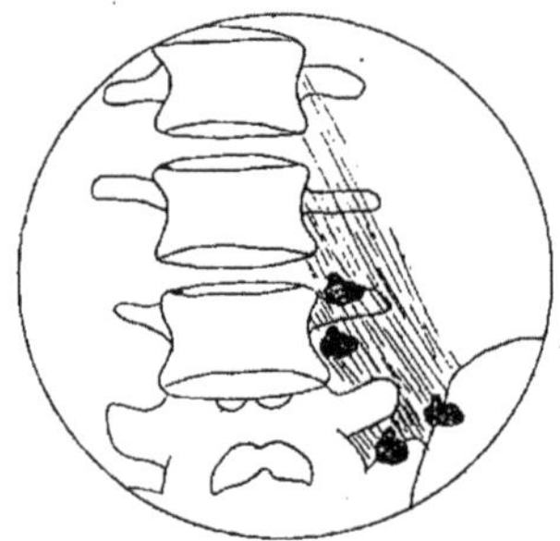

Fig. 220.
Sur ce calque radiographique, j'ai reporté les ombres radiographiques obtenues par plusieurs radiographies successives.

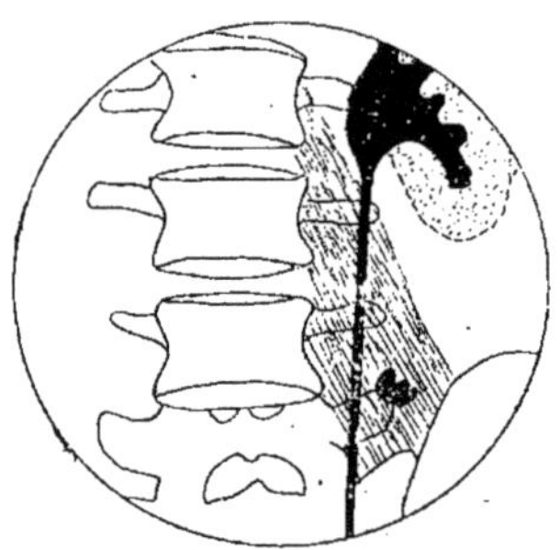

Fig. 221.
Radiographie avec sonde urétérale, celle-ci ne touche pas l'ombre. — Il ne s'agit donc pas d'un calcul.

Un cathétérisme, une injection au collargol ont montré qu'il ne s'agissait pas d'un calcul des voies urinaires. La sonde a passé nettement à côté de l'ombre suspecte (fig. 221, 223). Nous avons pratiqué cet examen dans l'hypothèse d'un diverticule de l'uretère contenant le calcul. La rectitude de l'ombre nous a permis de l'éliminer. J'ajouterai, d'autre part, que les urines de la malade étaient normales.

En 1909, un oriental, M. X., de Port-Saïd, m'est adressé par le Dr Leclerc, médecin des Hôpitaux de Lyon. La radiographie du rein droit (fig. 224) montre l'ombre d'un calcul très net au niveau de l'apophyse transverse de la 4me vertèbre lombaire,

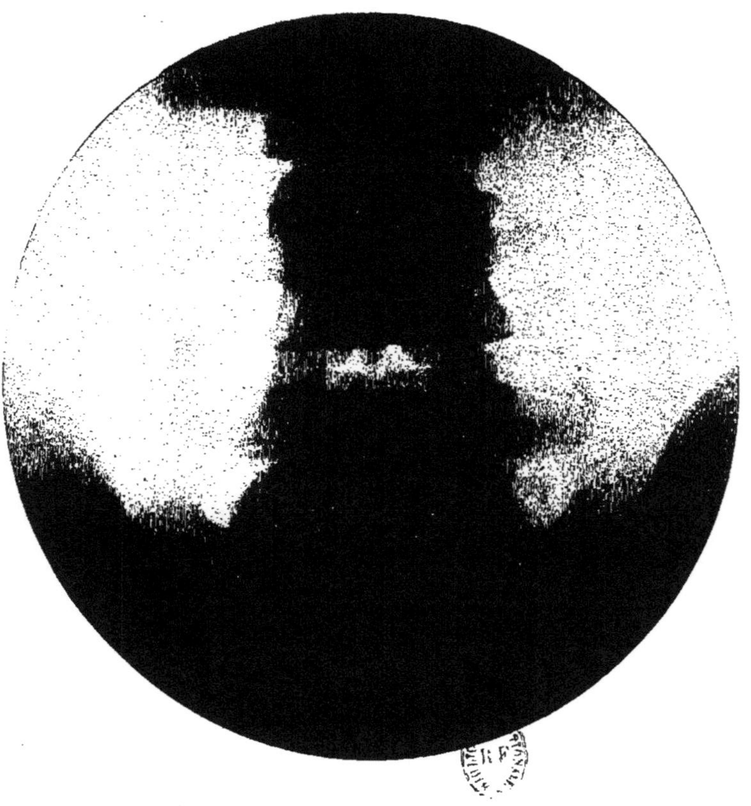

Fig. 222. — Radiographie de l'uretère lombaire droit de Mlle X., montrant l'ombre d'un faux calcul sur le trajet de l'uretère.

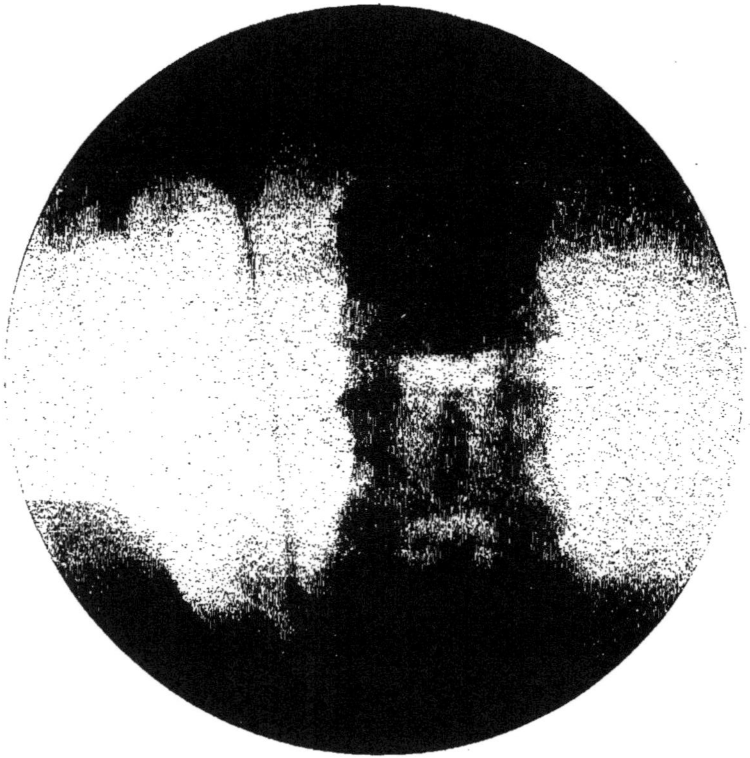

Fig. 223. — Radiographie après injection d'une solution de collargol. — L'ombre du faux calcul est située à près d'un centimètre à côté du trajet de l'uretère.

je lui propose un cathétérisme vérificateur, qu'il refuse. Le malade méfiant va trouver un autre radiographe. Il ne le prévient pas de mon examen. Celui-ci obtient des épreuves par-

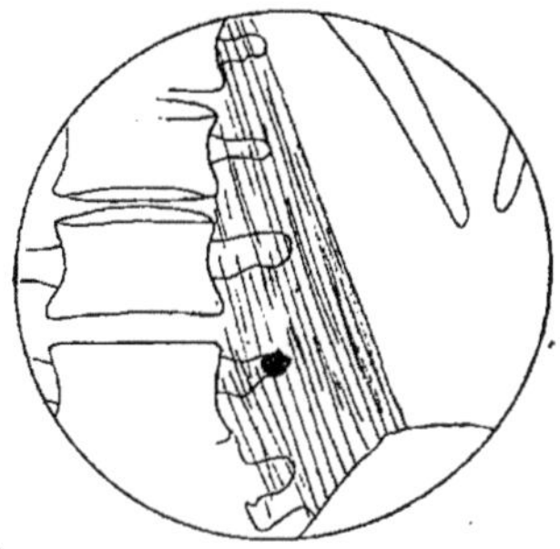

FIG. 224. — Calque radiographique du rein droit de M. X.

faites, mais par suite probablement d'une immobilisation défectueuse, le calcul bouge pendant le temps de pose, l'ombre s'indique à peine sur l'épreuve. Le radiographe en question ne la reconnaît pas et dit au malade qu'il n'a pas de calcul. Cette

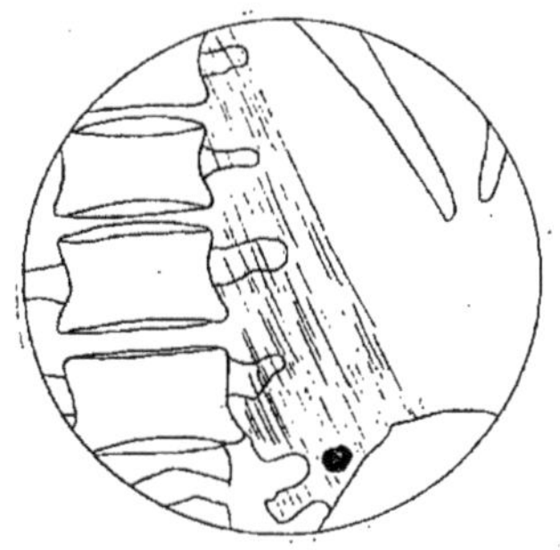

FIG. 225.
Calque de la radiographie faite par le Dr X. Interprétée négativement, elle montre cependant l'ombre du calcul.

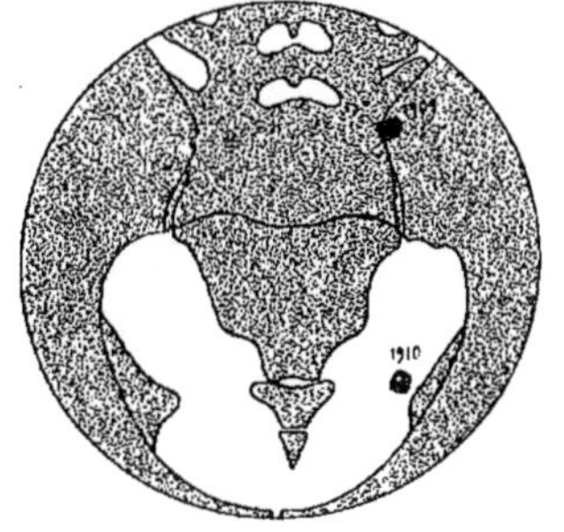

FIG. 226.
Calque des radiographies de M. Infroit, montrant la position du calcul en 1909 et en 1910.

épreuve m'a été obligeamment communiquée par le radiographe en question. Quand on est prévenu de l'existence d'un calcul, de sa forme, on découvre son ombre à peine marquée au niveau de la 5me lombaire (fig. 225).

En présence de ces contradictions, le malade va trouver M. Infroit, l'éminent chef du service de radiographie de la Salpêtrière. Une épreuve montre le calcul par transparence sur les os du bassin au niveau de l'articulation sacro-iliaque droite. Une seconde épreuve faite en 1910, montre ce même calcul descendu au niveau de l'extrémité inférieure de l'uretère(fig. 226).

J'ai cité cette observation intéressante, par ce fait que le diagnostic s'est confirmé de lui-même, par la migration du calcul sans examen instrumental. Tous les malades n'auront pas sans doute, la patience de cet oriental !

La radiographie montre-t-elle tous les calculs opaques aux rayons X ? — Je terminerai ce long chapitre par cette dernière étude qui a un grand intérêt au point de vue opératoire. Nous avons à distinguer plusieurs cas bien différents les uns des autres.

S'il s'agit de calculs du bassinet, aseptiques, généralement le calcul est unique (obs. 4, 5, 11, 16, 21, 26, 37, 38, 39, 40, 41, 46). Quelquefois il existe plusieurs calculs, de volume appréciable, s'articulant les uns avec les autres par des facettes (obs. 3, 13). D'après notre pratique, dans ces cas, la radiographie montre tous les calculs.

S'il s'agit de calculs septiques, ramifiés, multiples, dispersés dans toute l'étendue du rein, il faut savoir qu'à côté des calculs visibles par une radiographie sur le vivant, il en existe d'autres plus petits qui passent inaperçus.

Voici un exemple. Il s'agit d'un malade venant d'une ville du Midi et apportant sa radiographie faite par un de ses compatriotes (obs. 33, p. 187 et fig. 230, 231).

L'épreuve, excellente, avait été obtenue en quelques minutes de pose. Elle montrait un seul volumineux calcul, mais à contours très peu nets. On se rendait compte que le rein avait bougé pendant le temps de pose (fig. 227). Une épreuve faite en notre laboratoire, en une fraction de seconde, nous a permis de voir toute une série de calculs, à contours parfaitement nets, que l'on ne soupçonnait pas sur l'épreuve précédente (fig. 228). Enfin, après la néphrectomie, la radiographie du rein enlevé a mis en évidence *toute une série* de petits calculs que l'on n'avait pu voir sur l'épreuve *in vivo* (fig. 229). Cet exemple permet de dire : à côté des calculs visibles par la radiographie faite sur le vivant, il existe d'autres calculs invisibles par le fait de leur faible transparence, ou de leurs très petites dimensions. Cette notion est des plus importantes lorsqu'on se trouve en présence de calculs multiples disséminés dans les loges rénales. Elle montre avec quels soins le chirurgien doit nettoyer le rein qu'il opère, s'il a l'intention de ne faire qu'une néphrotomie. Oublier un seul calcul, c'est condamner le malade à une réci-

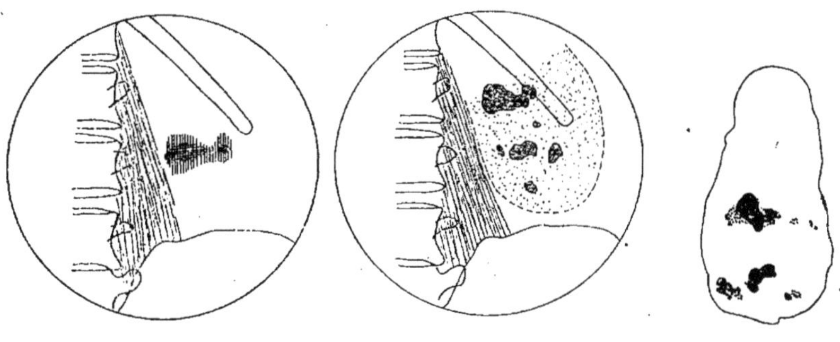

FIG. 227. Radiographie faite avec une pose de plusieurs minutes. Un seul calcul visible, à contours peu nets.

FIG. 228. Radiographie faite en une fraction de seconde (1/10). Plusieurs calculs visibles, à contours nets.

FIG. 229. Radiographie du rein après néphrectomie, toute une série de petits calculs deviennent visibles.

dive prochaine. Ce nettoyage du rein est possible à un chirurgien prévenu de ces faits. Mon confrère et ami Giuliani a publié, dans la *Province médicale* du 23 juillet 1910, l'observation d'une malade opérée en avril 1909, d'un calcul infecté du rein gauche, du poids de 14 grammes. En novembre 1909, ce même rein donnait une urine limpide, contenant 26 grammes d'urée par litre, n'ayant pas de globules blancs, stérile. Ce calcul, très friable, avait été enlevé par fragments, le rein ouvert d'un pôle à l'autre. Chacun des calices avait été lavé avec un soin méticuleux. Après l'intervention, toute une série de lavages du bassinet fut pratiquée (obs. 25).

Mais il n'est pas toujours facile de faire une exploration complète du rein, de se rendre compte si tous les débris de calcul sont enlevés. Voici un exemple de ces difficultés.

Il s'agit de ce volumineux calcul (fig. 232) enlevé d'abord par néphrotomie. Il fut décidé que les recherches des fragments seraient poussées aussi loin que possible, plusieurs calices paraissant durs à la palpation furent incisés. Devant un rein délabré, convaincu de ne pouvoir faire une ablation complète des fragments du calcul, M. Rafin pratiqua la néphrectomie. Le rein me fut confié. Je le radiographiai aussitôt. L'épreuve montra qu'un assez volumineux fragment de calcul avait échappé

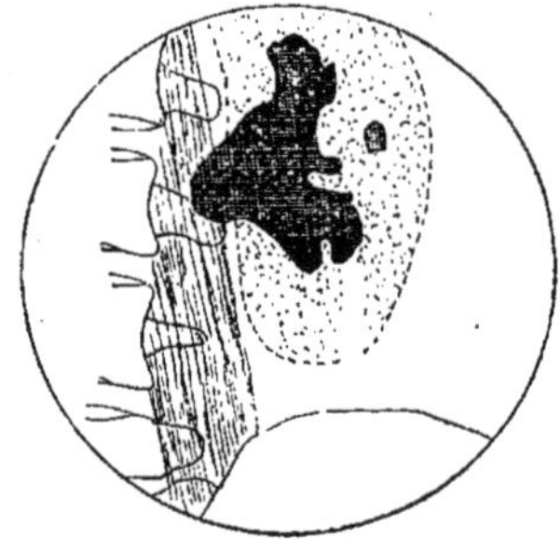

Fig. 232.
Radiographie du rein droit de Mme L., opéré par néphrotomie, puis par néphrectomie, par Rafin.

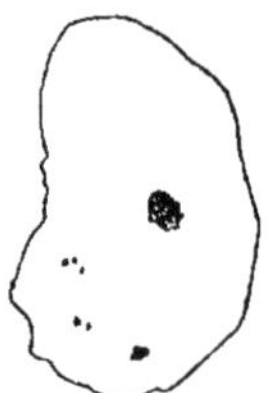

Fig. 233.
Radiographie du rein après néphrectomie montrant les calculs restant après la néphrotomie.

aux recherches, qu'il restait plusieurs petits débris, qu'une pyramide était incrustée de calcaire (obs. 27 et fig. 15, p. 239).

C'est pour cette double raison, nécessité de voir et d'enlever tous les calculs reconnus, difficulté de savoir si l'ablation des calculs est complète, que nous cherchons en ce moment un moyen pratique de radiographier, pendant l'intervention, le rein extériorisé.

Beaucoup de petits calculs invisibles par la radiographie sur le vivant, à travers toute l'épaisseur du corps, se dessinent à merveille sur la radiographie du rein isolé, néphrectomisé ou simplement extériorisé.

Après une néphrotomie laborieuse, après une simple pyélo-

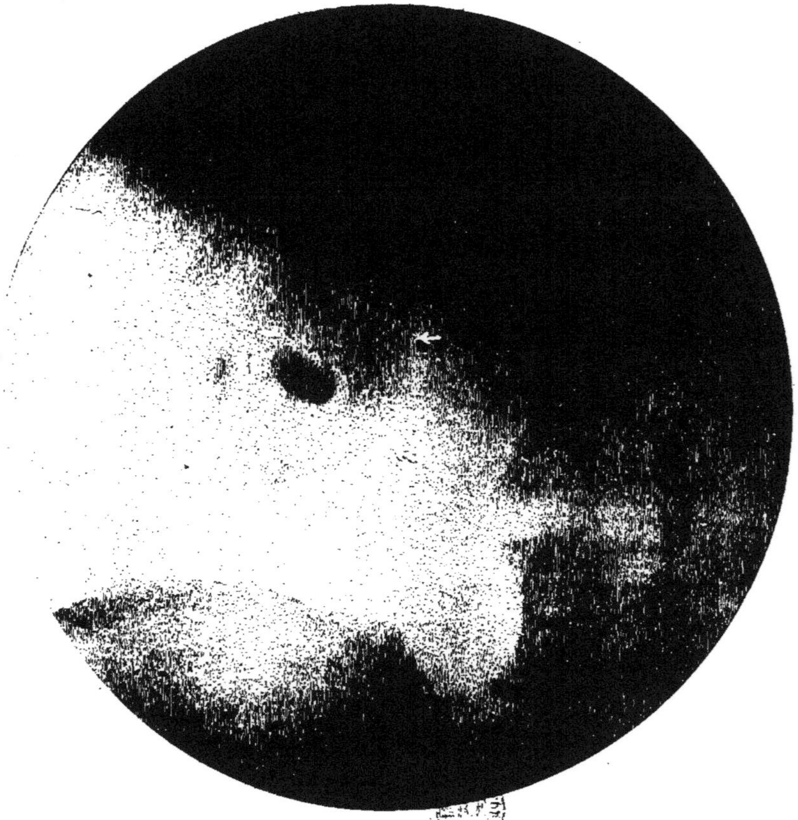

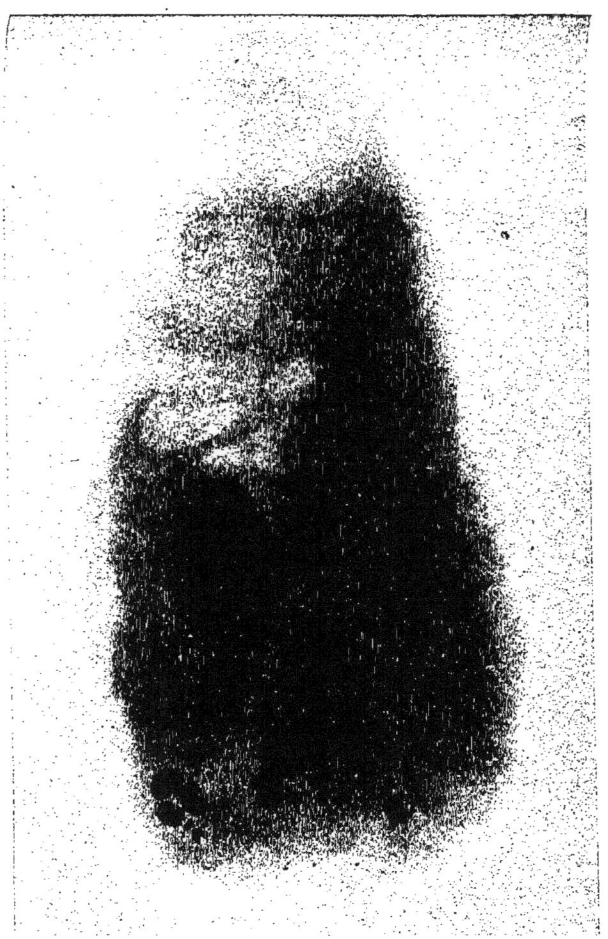

Fig. 230. — Radiographie du rein droit (obs. 33) avec écran renforçateur.

Fig. 231. — Radiographie du même rein après néphrectomie. Toute une série de petits calculs, invisibles sur l'épreuve précédente, donnent une ombre reconnaissable.

tomie, un tel examen fait sur le rein extériorisé, pourrait donner de précieuses indications au chirurgien et lui montrer si son intervention est complète ou non. En quelques minutes, elle indiquerait avec une remarquable précision les derniers fragments de calculs à extraire. Enfin, dans certains cas, cette radiographie opératoire montrera de petits calculs que la radiographie avant l'intervention ne pourra jamais mettre en évidence. Elle permettra ainsi de faire une opération beaucoup plus complète et plus profitable pour le malade.

Une volumineuse poche pyonéphrotique fait-elle disparaître l'ombre d'un calcul. — Pour la malade de l'obs. 24, je n'ai pas fait le diagnostic de calcul. Cette malade m'avait été adressée avec la recommandation de ne pas faire de compression. Le temps de pose avait été long, plus de trois minutes. Dans d'autres cas semblables, malgré la présence de collections purulentes plus ou moins considérables, des calculs de moyenne ou petite dimension ont été parfaitement visibles avec des temps de pose très courts (voir obs. 43, 44, 45).

Si l'on examine méthodiquement ces poches pyonéphrotiques, on se rend facilement compte des faits suivants : Chez certaines d'entre elles, les calculs sont libres, nagent dans le liquide qu'elles contiennent. Chez d'autres, au contraire, les calculs sont fixés et gardent sur plusieurs épreuves successives, la même orientation et la même position. Dans d'autres cas assez fréquents, dans une même poche, certains calculs sont libres, d'autres sont fixés. Ainsi dans les observations 33 et 34, les calculs les plus volumineux que nous avons seuls dessinés (fig. 96, p. 361 et fig. 98, p. 365) étaient solidement fixés. Ces deux calculs présentent l'un et l'autre un véritable col qui était pris dans une bride. Pour les dégager, il a fallu inciser cette bride. A côté de ces calculs principaux, assez volumineux, répondant au bassinet, il existait toute une collection, dans l'un et l'autre de ces reins, de petits calculs libres, arrondis, dont les ombres se déplaçaient d'une radiographie à une autre.

Ces constatations montrent pourquoi, avec un long temps de

pose, certains calculs contenus dans une poche liquide passent inaperçus.

Avec une technique appropriée, une volumineuse poche pyonéphrotique n'empêche pas la radiographie de mettre en évidence les calculs inclus.

III. Ombres radiographiques au niveau des uretères pelviens et de la vessie.

Par les travaux récents et par nos propres recherches, nous savons qu'il existe au niveau de la cavité pelvienne toute une série de corps étrangers aux voies urinaires, susceptibles de donner des ombres en tous points semblables à celles des calculs urinaires de cette région. Les ombres répondant à des corps étrangers aux voies urinaires sont appelées *taches du bassin*.

Nous avons donc à distinguer :

1°) Les ombres des calculs de l'uretère d'avec les *taches du bassin*.

2°) Les ombres des calculs de la vessie d'avec ces mêmes taches.

Caractères différentiels des ombres des calculs de l'uretère pelvien. — Par leur forme, par leur aspect, les taches du bassin ressemblent souvent aux ombres des calculs de l'uretère. Leur emplacement, des plus variables, n'a rien de caractéristique. Les unes sont fixes, les autres mobiles.

Cependant, si l'on prend comparativement toute une série de radiographies de taches du bassin et de calculs de l'uretère, on arrivera à établir dans quelques cas, des différences assez accusées pour orienter le diagnostic, sinon pour le préciser.

Avec l'emploi de la radiographie lente, il semble que le contour des ombres des calculs de l'uretère est moins net que celui des taches du bassin, quand celles-ci sont fixes. Avec des taches mobiles, avec la radiographie instantanée, ce caractère différentiel disparaît.

Voici un exemple de ces taches du bassin mobiles, changeant de place d'une radiographie à une autre. Il s'agissait chez cette malade, d'un kyste dermoïde de l'ovaire contenant un petit fragment osseux. Si l'on examine les plaques, on voit que l'ombre portée a des contours parfaitement nets.

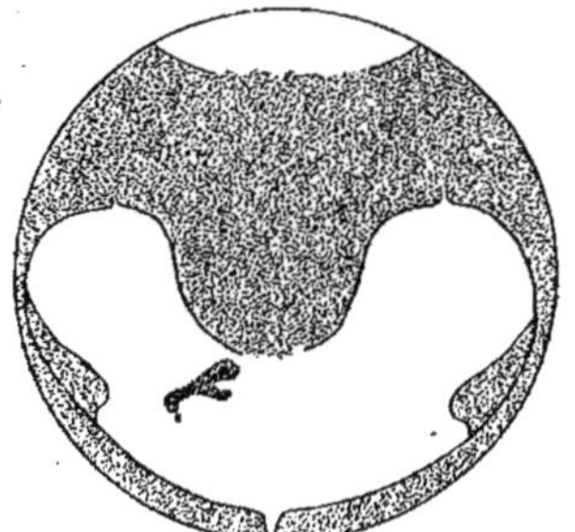

FIG. 234.
Kyste dermoïde de l'ovaire.

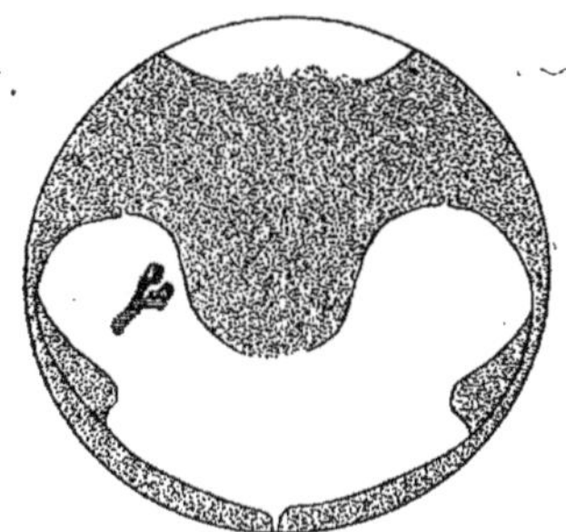

FIG. 235.
Autre radiographie.

Le calque (fig. 234) montre le kyste dans une position basse, le fragment osseux porte son ombre au-dessous de l'épine sciatique. Le calque (fig. 235) le montre dans une position plus élevée. La troisième radiographie (fig. 236) le montre dans une situation intermédiaire, plus en dehors. Cette dernière épreuve a été faite avec l'association du cathétérisme urétéral à l'aide d'une sonde opaque. Celle-ci a passé librement sans le moindre arrêt. La superposition de l'ombre du corps étranger et de celle

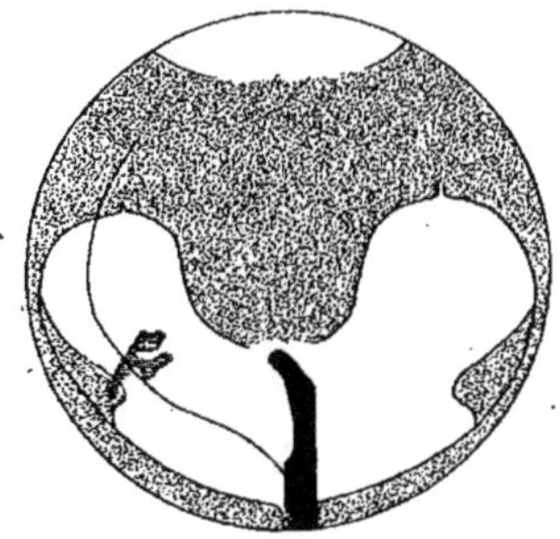

FIG. 236.
Autre radiographie avec cathétérisme de l'uretère.

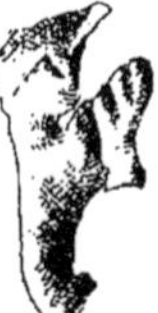

FIG. 237.
Fragment osseux trouvé dans le kyste dermoïde, grandeur naturelle.

de la sonde signifie simplement que les deux corps opaques se trouvaient sous le même faisceau de rayons X, sur des plans différents.

Par contre, je donne deux autres radiographies représentant des taches du bassin absolument fixes, comme position, d'une radiographie à une autre. Ces taches occupant une situation quelconque, peuvent être uniques (fig. 238) ou multiples, unilatérales ou bilatérales. Dans la figure 239, la multiplicité des taches est remarquable. Leur dispersion indiquera qu'il ne s'agit pas d'un calcul de l'uretère, quoique la plus élevée en impose tout à fait comme forme et dimension pour un véritable calcul. Si l'on examine le cliché, on a l'impression que cette

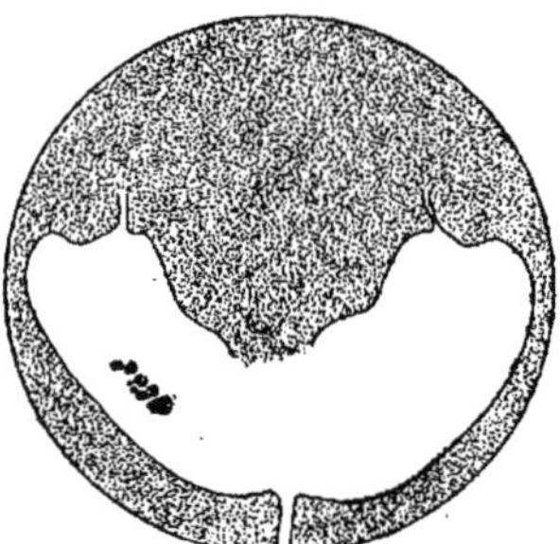

Fig. 240. — Calque d'une radiographie de calculs expulsés spontanément. (Voir aussi fig. 242.)

ombre est infiniment plus nette que n'importe quelle ombre d'un vrai calcul de l'uretère.

D'autre part, certaines radiographies de vrais calculs de l'uretère donnent des ombres qui permettent presque d'affirmer le diagnostic. Voici le calque d'une radiographie montrant au niveau de l'extrémité inférieure de l'uretère toute une série de calculs (fig. 240). On distingue un gros calcul obturant l'extrémité inférieure de l'uretère et, par derrière lui, plus haut dans la cavité pelvienne, toute une série de petits calculs.

Cette radiographie a été obtenue fin juillet 1911, chez un malade que m'avait adressé le Dr Jamin. L'orientation de ce chapelet de calculs permettait d'affirmer qu'il s'agissait bien de l'uretère. Avant de contrôler ce diagnostic, je demandais

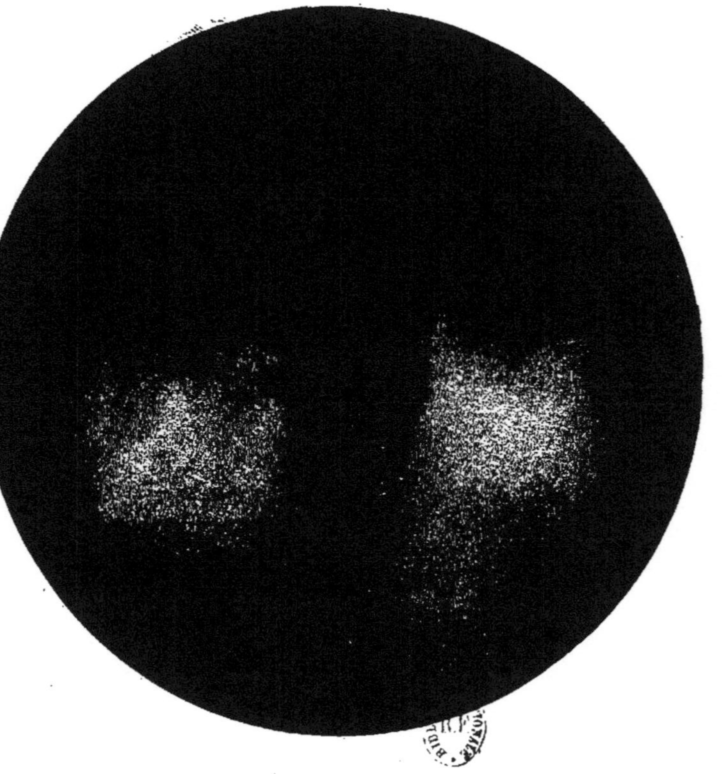

Fig. 238. — Radiographie d'une tache du bassin, unique, située au niveau de l'emplacement des vrais calculs de l'uretère pelvien.

Fig. 239. — Radiographie de taches multiples du bassin. La plus volumineuse ressemble tout à fait à un vrai calcul.

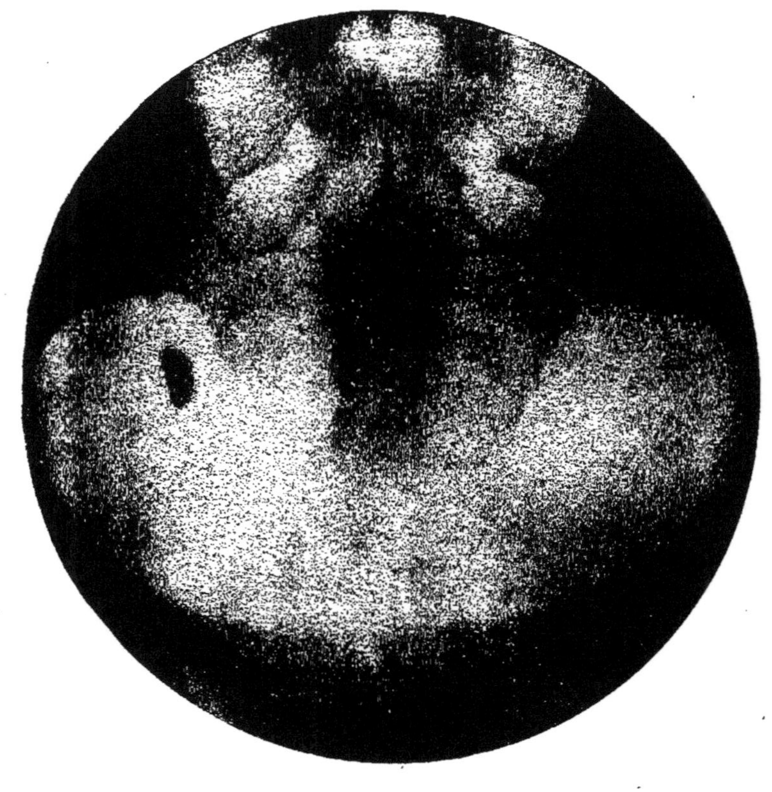

Fig. 241. — Calcul de l'uretère expulsé spontanément par les voies naturelles (obs. 4, p. 428).

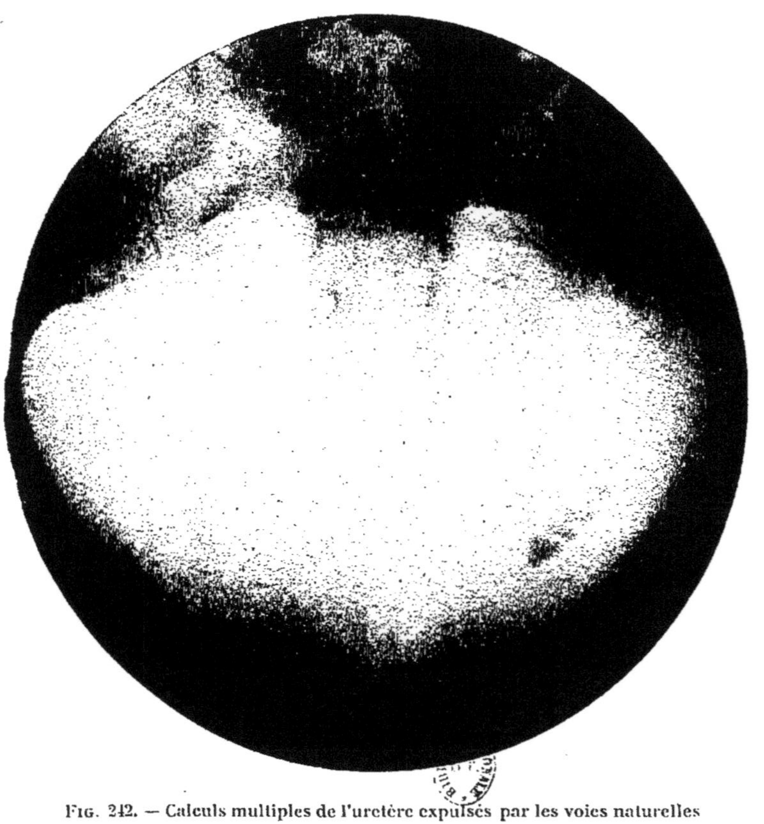

Fig. 242. — Calculs multiples de l'uretère expulsés par les voies naturelles

au malade d'attendre une quinzaine de jours pour voir si les ombres ne changeraient pas de place. Lorsque le malade revint me trouver, il m'annonça qu'il avait eu une crise douloureuse, qu'il avait expulsé ses calculs. Une épreuve de vérification me montra que les ombres avaient disparu.

Cette observation est intéressante à un autre point de vue, elle montre que de volumineux calculs de l'uretère (voir fig. 242) peuvent être expulsés spontanément par le malade. Il en est de même pour l'obs. 4, p. 428 (voir fig. 243), ce dernier calcul avait un diamètre de 8 m/m 4. Ces exemples de calculs expulsés spontanément ne feront pas cependant différer indéfiniment

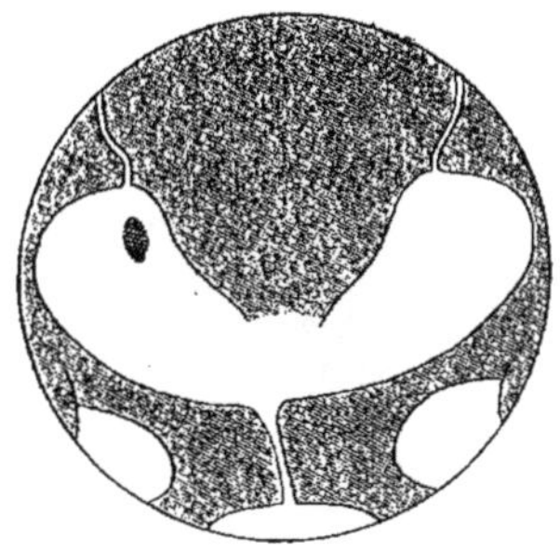

FIG. 243. — Calque de la radiographie du calcul expulsé spontanément (obs. 4, p. 428.) *Le contour du calcul a été altéré à la clicherie,* (Voir la phototypie, fig. 244.)

l'intervention. Il est juste de rappeler ici l'obs. 9, p. 276, chez laquelle un calcul de l'uretère de même dimension, n'ayant jamais provoqué de crises douloureuses, amena la destruction complète du rein (voir fig. 28, p. 252). Il ne faut donc pas se fier aux dimensions de l'ombre radiographique pour décider ou repousser une intervention. Seul l'examen clinique, les phénomènes douloureux, doivent entrer en ligne de compte. Il est bien entendu, cependant, que si la radiographie montre de très volumineux calculs, il n'y a pas à hésiter, il faut conseiller une opération. Mais pour les petits calculs de l'uretère, il y aura lieu de rester dans l'expectative pendant un certain temps (voir obs. 3, p. 423). La forme de l'ombre peut peser sur la décision à prendre. Un calcul rond, ovoïde, allongé, en forme de noyau de date, aura quelques chances d'être expulsé spontanément par les voies naturelles. Si au contraire, la radiographie montre un calcul irrégulier, muni d'aspérités faisant souffrir le malade (obs. 2, p. 419 et obs. p. 526), d'après notre expérience, seule l'intervention pourra débarrasser le malade.

Revenant à la question diagnostic pur, je rapporterai encore ici, l'observation de Mlle X., p. 228. On voit sur le trajet de son uretère, cinq ombres triangulaires disposées également en ligne (fig. 244).

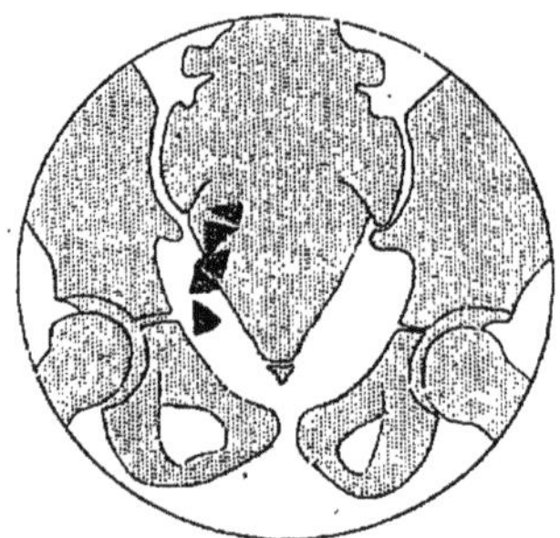

Fig. 244.
Calque radiographique de l'obs. p. 228.

En se reportant à l'atlas d'Haenish, on trouve planche III, un calque radiographique qui ressemble beaucoup au nôtre.

Ces épreuves exceptionnelles mises à part, lorsqu'il s'agit d'ombres arrondies, plus ou moins ovoïdes ou allongées, on ne peut tirer aucun caractère de certitude de la simple radiographie. Il faut alors avoir recours à une autre méthode que nous allons exposer.

Radiographie et cathétérisme de l'uretère. — L'introduction d'une sonde opaque aux rayons X dans l'uretère, son arrêt au moment du contact de son extrémité avec le calcul, la radiographie de cette sonde ainsi placée, telle est la méthode qui permet de faire un diagnostic certain de calculs de l'uretère.

Nous rapportons ici les calques de deux calculs ainsi repérés (voir les obs. 2 et 3). On remarquera que sur les deux épreuves faites avant le cathétérisme (fig. 245 et 247), les calculs occupent une position basse.

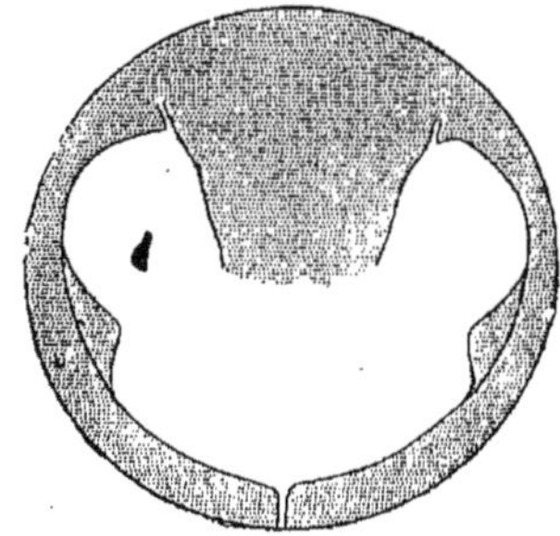

FIG. 245.
Calque de la radiographie de l'obs. 2, p. 419.

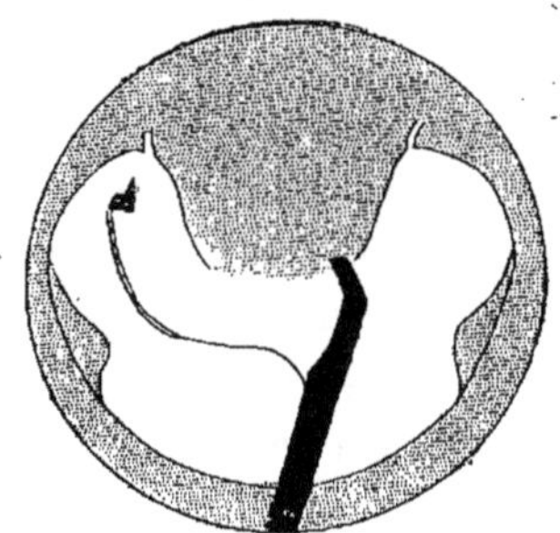

FIG. 246.
Calque de la radiographie du même sujet avec sonde opaque.
(Voir phototypie fig. 251.)

Au contraire, sur les épreuves faites après le garnissage de la vessie et l'introduction de la sonde urétérale, le calcul occupe une position un peu plus élevée par rapport aux parties squelettiques.

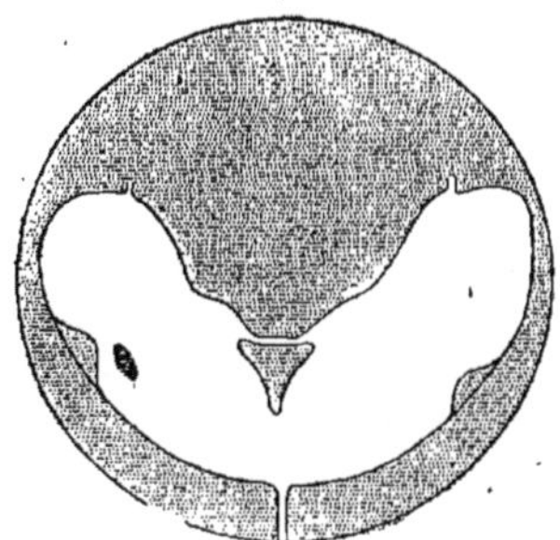

FIG. 247.
Calque de la radiographie de l'obs. 3, p. 423.

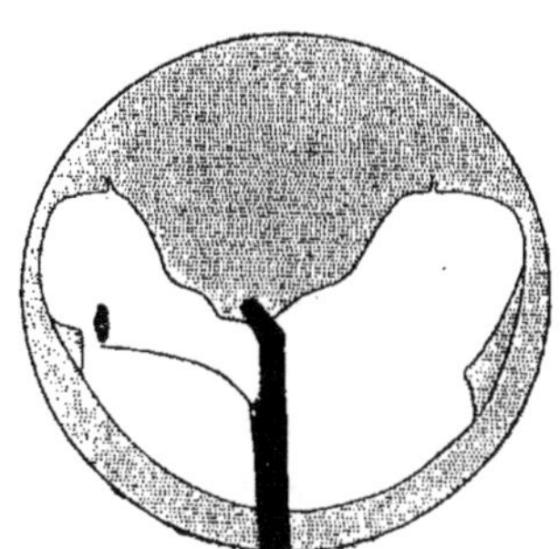

FIG. 248.
Calque de la radiographie du même sujet avec sonde opaque.

Dans ces deux observations, pleinement confirmées par l'intervention, nous considérons que la méthode a donné un ensemble complet de caractères de certitude.

1° Le chirurgien a senti sa sonde butter contre un obstacle.

2° La radiographie a montré que cet obstacle était bien le calcul puisque l'extrémité de la sonde est à son contact.

3° Le garnissage de la vessie et la sonde ont repoussé le calcul vers le haut de la cavité pelvienne.

Mais il n'en est pas toujours ainsi, l'examen combiné donne quelquefois des signes moins probants et moins complets. Il arrive que le calcul conserve la même situation avant et après le cathétérisme. Si la sonde butte au contact du calcul, on a cependant la certitude que l'on a bien affaire à un calcul de l'uretère. Voici une opérée chez laquelle, sur plusieurs épreuves, l'ombre du calcul s'est toujours montrée au même endroit, avec ou sans cathétérisme de l'uretère. Par contre, la sonde s'est arrêtée au contact du calcul. Celui-ci, très découpé, très mince, donnait une ombre très flou sur la plaque.

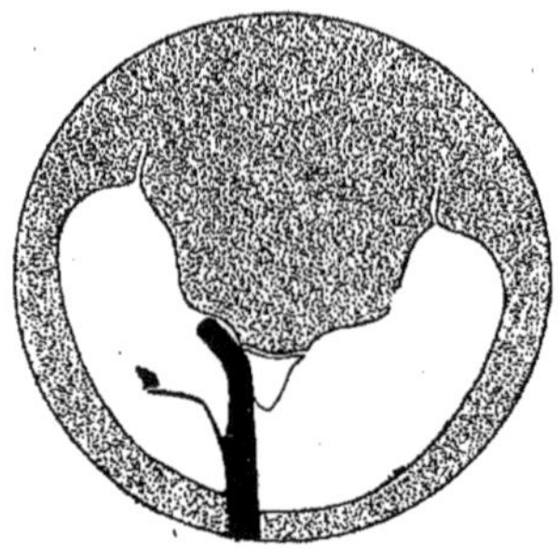

FIG. 219.
Calque de la radiographie de Mme X. avec sonde opaque buttant contre le calcul.

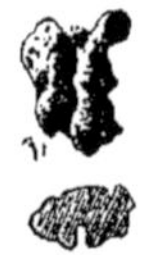

FIG. 250.
Calcul extrait. Poids 0 gr. 23 face et coupe.

Mme X, 24 ans, a eu deux enfants. Il y a 2 ans, étant enceinte, début de la maladie par douleurs dans les reins, sans localisation précise. Elle urine du sang une fois pendant sa grossesse.

Depuis l'accouchement, la douleur siège à gauche, dans la région rénale, en arrière.

Pas de crises très violentes, mais la douleur est parfois augmentée par période de huit jours. La douleur siège alors dans la région pelvienne et s'accompagne d'envie d'uriner. En pareil cas, elle urine du sang le lendemain du début de la crise. Les douleurs ne se sont pas atténuées depuis le début, elles vont même en augmentant, sans qu'elles paraissent en rapport avec la fatigue. (Cependant au repos à l'hôpital, elle a moins souffert.)

Mictions. — 1 la nuit, 5 à 6 le jour, non douloureuses.

Urine. — Albumine, traces.

Culot. — Quelques globules blancs et rouges.

Vessie. — Capacité normale.

Reins. — Non perceptibles, non douloureux à la palpation.

Toucher vaginal. — On sent sur le trajet de l'uretère gauche un petit corps dur.

Séparation des urines. — Pendant la séance qui dure 20 minutes on n'obtient pas une goutte d'urine à gauche.

Cathétérisme de l'uretère gauche avec sonde à mandrin opaque aux rayons X. — On constate que l'extrémité de la sonde, introduite dans l'uretère gauche, butte dès son entrée. Sur la plaque radiographique on se rend compte que cette extrémité touche au calcul.

19 août 1911. — Opération. Laparotomie sous-péritonéale par incision suivant l'arcade crurale et s'arrêtant au bord externe du grand droit. L'uretère est fortement augmenté de volume. Urétérotomie et extraction d'un calcul situé à l'extrémité inférieure de l'uretère au contact de la paroi vésicale et même intra-pariétale.

Suture de l'uretère et de la paroi.

Malade en traitement, opérée par Rafin.

Dans d'autres cas, le diagnostic est plus hésitant encore et le résultat de l'examen conseille l'expectative. Je cite encore un exemple qui vient de se présenter récemment à nous.

Il s'agit d'un de mes voisins de campagne, M. X., qui depuis un an souffre de temps à autre de violentes coliques néphrétiques gauche. Il se fait radiographier, on lui dit qu'il a un calcul de l'uretère. On lui propose une intervention après vérification. Il vient me trouver pour cette vérification par la radiographie et le cathétérisme urétéral.

Une première épreuve faite me montre une ombre au niveau de l'épine sciatique gauche ressemblant beaucoup plus à une tache du bassin qu'à un vrai calcul. Mais j'engage le chirurgien traitant à vérifier néanmoins.

Après une longue tentative, il est impossible d'introduire la sonde dans l'uretère.

Le malade quitte Lyon, fait une cure à Vittel, durant laquelle il a plusieurs crises. Il entre alors à Berne dans une clinique. Nouvelles radiographies, quatre nouvelles tentatives infructueuses de cathétérisme. Puis le malade rentre en France et s'adresse au docteur Rafin.

Le cathétérisme de l'uretère est pratiqué sans aucune diffi-

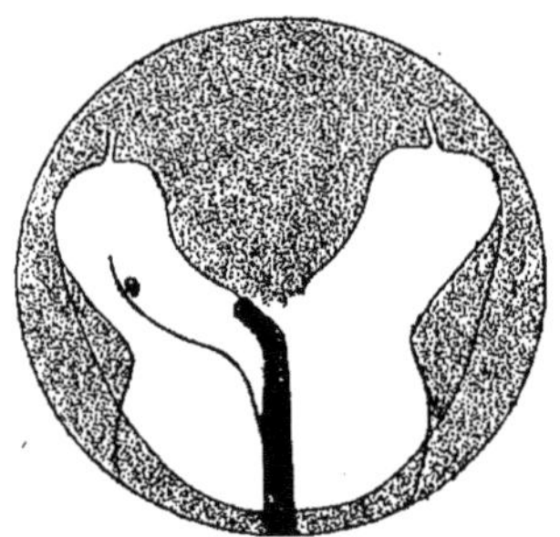

Fig. 252.

Calque radiographique de M. X.
La sonde opaque passe à côté du calcul.
(Voir phototypie fig. 253.)

culté avec une sonde opaque aux rayons X. Celle-ci pénètre et dépasse le calcul en donnant quelques sensations de résistance (d'autant moins nettes qu'il s'agissait d'une sonde peu souple). La radiographie montre les faits suivants : sur plusieurs épreuves, l'ombre douteuse reste à la même place. Le garnissage de la vessie et le cathétérisme ne l'ont pas déplacée. Mais fait plus important, la sonde a pénétré dans l'uretère bien au-delà de l'ombre douteuse. Contrairement aux autres localisations de calculs, la sonde n'a pas butté contre le calcul.

Trois hypothèses sont applicables à cette observation.

1°) Le malade n'a pas de calcul de l'uretère.

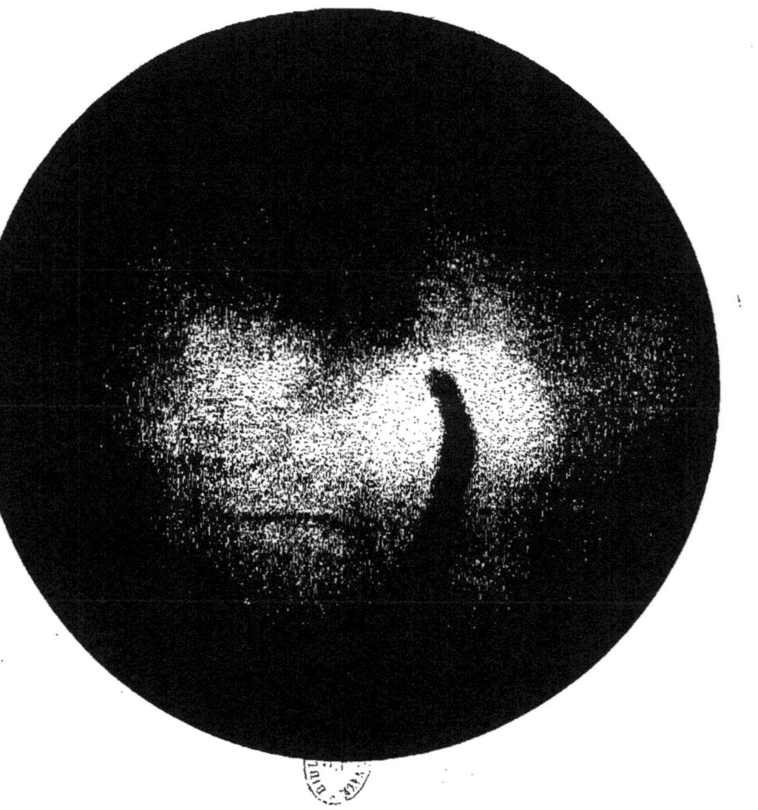

Fig. 251. — Calcul de l'uretère repéré au moyen d'une sonde opaque aux rayons X. L'extrémité de la sonde butte contre le calcul. (Pendant le temps de pose, la sonde s'est déplacée, c'est pourquoi l'on voit deux ombres). Obs. 2, p. 419.

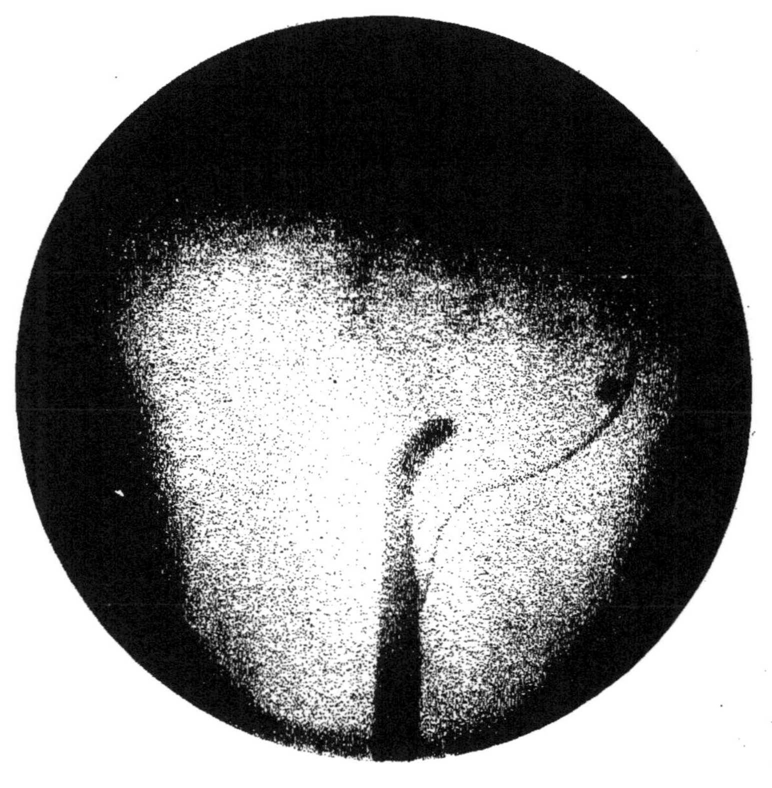

Fig. 253. — L'ombre de la sonde passe à côté de l'ombre douteuse. Examen ne donnant pas de certitude.

2°) Le malade a un uretère dilaté qui laisse passer la sonde à côté du calcul.

3°) Le calcul est dans un diverticule de l'uretère.

En présence de ces alternatives, une intervention pour aller à la recherche de ce calcul douteux n'est pas indiquée. Le malade, si calcul il y a, peut l'expulser spontanément.

Il y a un autre enseignement pratique à tirer de cette observation. Voilà un malade auquel le premier radiographe consulté a affirmé la présence d'un calcul à la *partie inférieure de l'uretère gauche* ayant 7 m/m de longueur sur 5 m/m de largeur. Ce malade reste hanté par cette idée de calcul (qui est peut-être juste?)

En présence des difficultés du diagnostic au niveau de cette région, nous devons être extrêmement prudents, au lieu de dire au malade qu'il a un *calcul de l'uretère*, contentons-nous de lui dire que la *radiographie montre une ombre douteuse* au niveau de son uretère, que le diagnostic exact ne peut être posé que par une série d'examens. En manquant à cette règle de prudence, nous discréditons nos propres méthodes.

Ces exemples mieux que de longues dissertations théoriques indiquent combien ces diagnostics sont délicats et difficiles. Pour arriver à rendre véritablement service aux rares malades qui présentent ces affections, il faut pratiquer des examens rigoureusement méthodiques et précis. Nous croyons qu'il y a intérêt à décrire ici la technique que nous utilisons depuis plusieurs années à l'hôpital St-Joseph.

Technique radiographique. — Pour l'étude des ombres de la cavité pelvienne, il est nécessaire de se servir d'une méthode aussi précise que possible et toujours la même. Il est souvent nécessaire de comparer les radiographies d'un même sujet faites à des époques plus ou moins éloignées. Pour que cette comparaison soit possible, il faut que les épreuves soient faites avec les mêmes distances et les mêmes incidences.

Le support-compresseur que j'ai fait construire répond parfaitement à ces deux conditions. La plaque sensible et le porte-ampoule sont solidaires l'un de l'autre. Le rayon normal répond au centre de la plaque. Le compresseur est indépendant, il s'applique aussi bien aux sujets épais qu'aux sujets minces, tout en laissant l'ampoule à la même distance.

Au niveau de la cavité pelvienne, bien plus qu'au niveau du

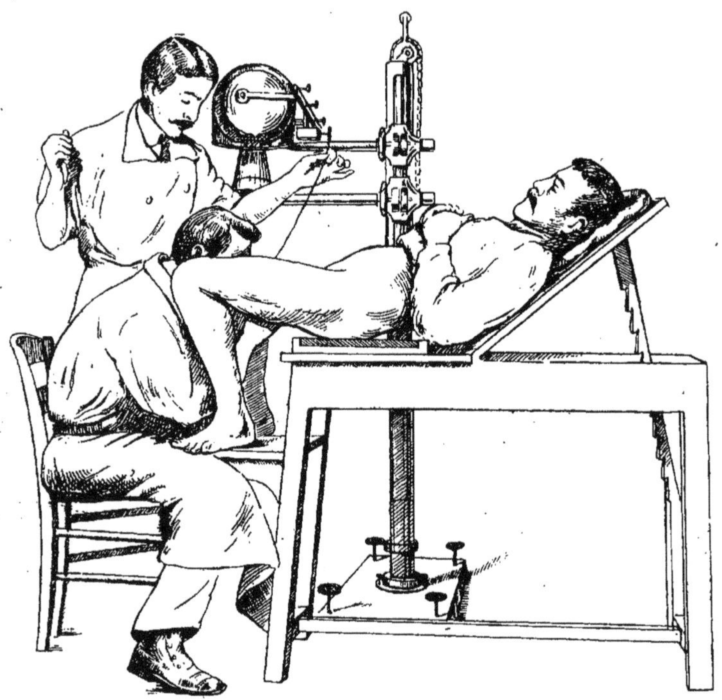

Fig. 251. — Le malade placé sur la table à examen cystoscopique est assis sur la plaque radiographique, l'ampoule et le compresseur sont déplacés d'un quart de tour; le chirurgien introduit la sonde (*d'après photographie*).

rein, il est souvent indispensable d'associer le cathétérisme de l'uretère à la radiographie. Cette opération doit se faire avec une aseptie parfaite. Aussi le chirurgien qui la pratique ne doit être gêné par aucun des appareils de radiographie. Il m'a semblé que la plupart des porte-ampoules ne se prêtaient pas à cette opération, et encore bien moins les lits radiographiques monumentaux que certains constructeurs se plaisent à édifier!

Tout d'abord, pour pratiquer le cathétérisme des uretères, le chirurgien doit être à son aise et placer le malade dans la position de choix. Aussi dans notre dispositif nous nous servons de la table habituelle pour ces examens. Nous la rappro-

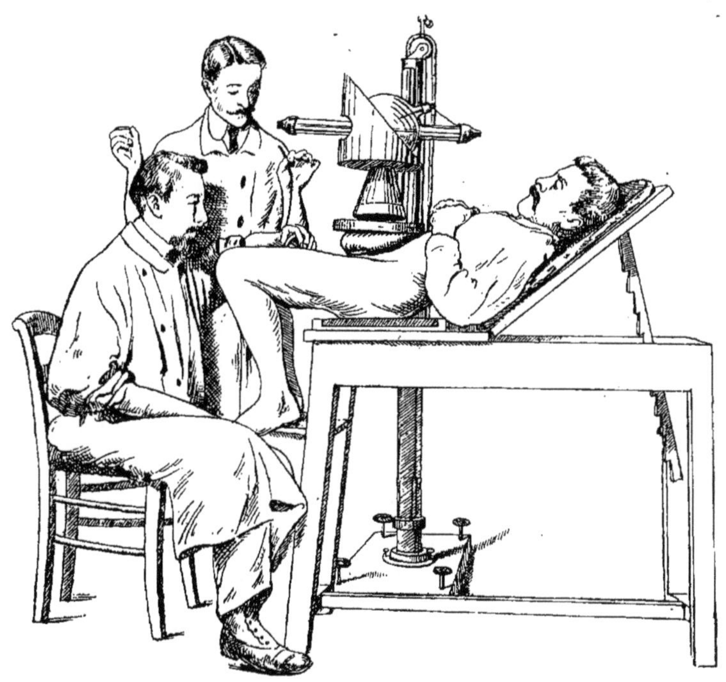

FIG. 255. — La sonde est en place, l'ampoule et le compresseur sont ramenés pour la radiographie. Le malade ni le chirurgien n'ont à se déplacer (*d'après photographie*).

chons simplement de notre *support-compresseur* de façon à ce que le porte-plaque vienne se placer sous le siège du malade. L'ampoule et le compresseur sont éloignés par rotation d'un quart de tour autour de leur axe. Le malade est donc parfaitement accessible; rien ne gêne le chirurgien et ses aides.

L'examen combiné se pratique dans le laboratoire de radiographie. Le malade est placé sur la table à examen cystoscopique dans la position habituelle.

Lorsque le cathétérisme de l'uretère est fait, l'ampoule ainsi que le compresseur sont ramenés au-dessus du malade par rotation d'un quart de tour. Une buttée permet de placer l'ampoule dans sa position exacte, le rayon normal répondant au centre de la plaque, sans aucun tâtonnement ni perte de temps. Le malade n'a pas à subir le moindre déplacement.

La radiographie s'effectue dans des conditions parfaites. Le chirurgien qui tient le cystoscope n'a pas à se déplacer. On peut donc affirmer que, dans de telles conditions, le malade ne court pas plus de risque de traumatisme ou d'infection que dans une salle d'opération. Une légère compression au moyen du ballon de caoutchouc permet d'obtenir des épreuve d'une netteté remarquable.

Caractères différentiels des ombres des calculs de la vessie. — En raison de l'opacité de la région, de la fréquence relative de calculs peu opaques aux rayons X dans la vessie, de la grande facilité de les reconnaître par l'explorateur métallique, l'examen radiographique aura peu d'intérêt. Il sera réservé aux cas où l'exploration instrumentale sera impossible pour une raison quelconque. Il est donc utile, pour ces cas rares, de savoir comment il faut rechercher les calculs vésicaux par la radiographie.

Lorsqu'une bonne radiographie faite dans les conditions ordinaires n'aura pas donné de résultat, nous aurons à notre disposition deux artifices souvent très utiles.

L'un consiste à injecter de l'oxygène dans la vessie : grâce à ce ballon qui se gonfle dans la cavité pelvienne, les organes sont repoussés , la région devient plus transparente, les calculs sont plus nettement visibles. Même avec ce procédé, un calcul d'acide urique pur peut échapper.

Un second procédé consiste à injecter une petite quantité de solution de collargol à 7 °/₀ dans la vessie et à faire une forte compression sur la paroi abdominale du malade. Par ce moyen, nous plaçons le calcul transparent dans un milieu opaque aux rayons. Nous le voyons se dessiner en sombre sur fond clair, en regardant le négatif (fig. 256).

Le procédé est délicat à employer, mais donne des résultats très intéressants quand il réussit. En tous cas il est inoffensif.

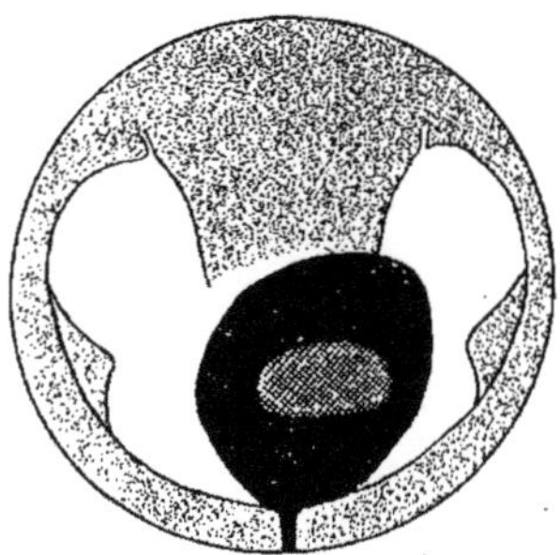

Fig. 256. — Figure schématique montrant un calcul transparent aux rayons X devenu visible par une injection de collargol.

Quant à distinguer les ombres de calculs des taches du bassin, le problème est en général assez facile. Je rappellerai cependant l'erreur que j'ai commise il y a quelques années lorsque j'ai fait opérer par Rafin un kyste dermoïde de la vessie croyant avoir affaire à un calcul de la vessie. Aujourd'hui pareille méprise ne m'arriverait probablement plus. Lorsqu'on a bien dans la mémoire la forme et la situation des calculs de la vessie, on serait surpris de voir un semblable calcul orienter son grand

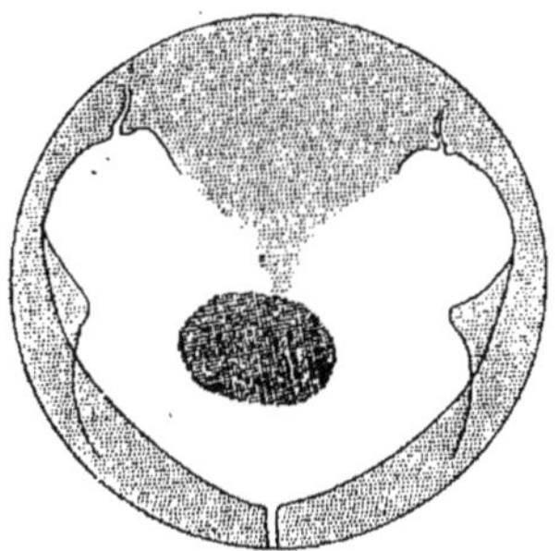

Fig. 257.
Calcul de la vessie à grand axe transversal (aspect normal).

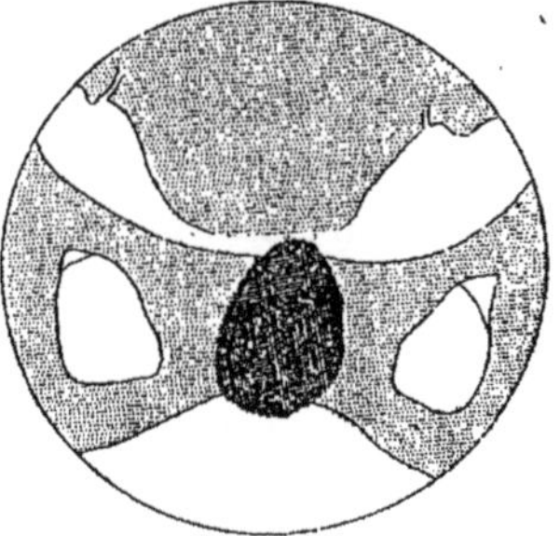

Fig. 258.
Kyste dermoïde de la vessie.

axe dans le sens vertical. Habituellement, un calcul de la vessie a son grand axe transversal, généralement il est situé bien au-dessus du pubis (voir fig. 257) au contraire le kyste dermoïde dont je parle était engagé sous le pubis (voir fig. 258). Mais ces différences ne sont pas absolues, j'ai radiographié des calculs dont le grand axe était vertical (voir fig. 259), j'en ai vu d'autres qui avaient tendance à passer sous le pubis, il est bien entendu que je parle de malades radiographiés tous dans la même position.

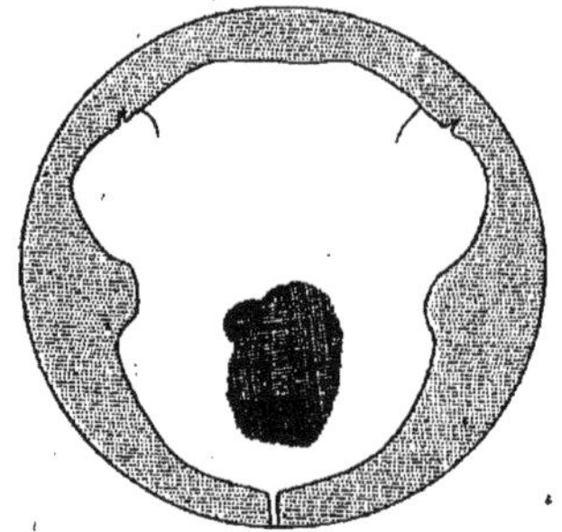

Fig. 259.
Calcul de la vessie à grand axe vertical.

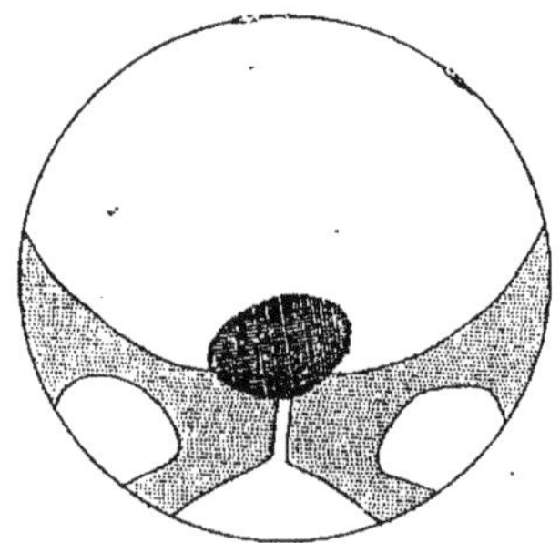

Fig. 260.
Calcul de la vessie ayant tendance à s'engager sous le pubis.

Un savant professeur, M. Nogier, a préconisé au congrès de l'Association française pour l'avancement des sciences, en 1909, une méthode extrêmement ingénieuse pour distinguer les petits calculs de la vessie des taches du bassin. Il recommande de prendre deux épreuves consécutives et, dans l'intervalle des deux, de faire tourner et retourner le malade lentement, de manière à déplacer le calcul; « si, dit-il, sur les deux épreuves, le calcul a changé de place, on a bien affaire à un véritable calcul » (1).

Il est certain que l'expérience est des plus élégantes lorsqu'on la reproduit et qu'elle réussit sur un malade dont le diagnostic est établi. Mais en présence d'un diagnostic inconnu ou douteux, le procédé est sans valeur, en voici les raisons.

(1) *Archives d'électricité médicale*, 10 août 1909, p. 604.

Certains calculs vésicaux, libres dans la vessie, radiographiés à plusieurs jours d'intervalle, reprennent la même place sur les épreuves successives, seule leur orientation varie légèrement d'une épreuve à l'autre. (Voir fig. 261, 262, 263.)

Les calculs vésicaux, enchatonnés, ne se déplacent pas sous l'influence des mouvements.

D'autre part, toute une série de corps étrangers aux voies urinaires donnent une ombre radiographique susceptible d'occuper, sous l'influence des déplacements du sujet, des positions sensiblement différentes. J'ai donné la preuve du déplacement des ombres dues à un kyste dermoïde. Mais on peut facilement concevoir qu'un ganglion calcifié du mésentère, qu'un calcul appendiculaire subira des déplacements semblables.

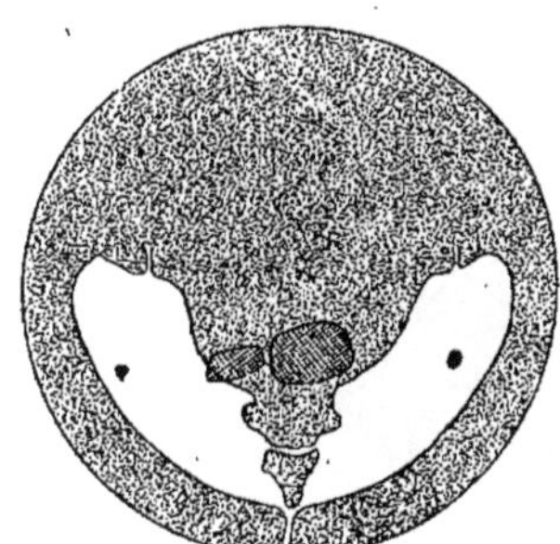

Fig. 261.
Calque d'une radiographie de vessie. — On distingue deux taches du bassin et deux calculs.

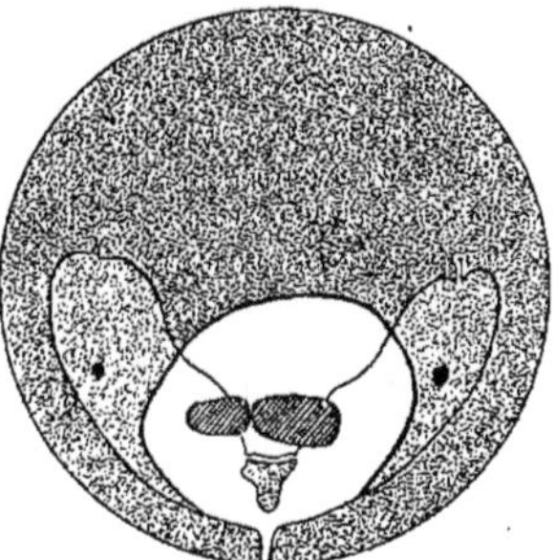

Fig. 262.
Radiographie de la même vessie remplie à moitié par de l'air, ni calculs ni taches ne se sont déplacés sous l'influence des mouvements du sujet.

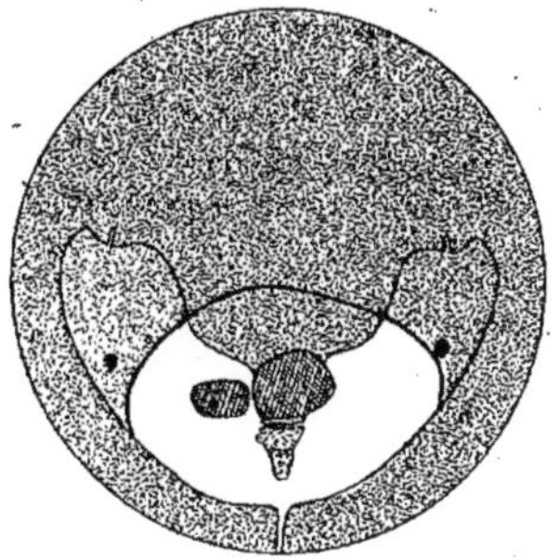

Fig. 263.
Radiographie de la même vessie remplie d'air au maximum, aucun déplacement ni des calculs ni des taches, seule l'orientation des calculs a varié.

Au début de mes recherches, j'avais pensé aussi que la mobilité était un signe distinctif. Mais en présence de faits précis j'ai été obligé d'abandonner l'opinion que j'avais émise lorsque j'écrivais « l'ombre d'un faux calcul est fixe ». Cette opinion n'est vraie que pour certaines taches du bassin répondant, par exemple, aux calcifications du ligament sacro-sciatique.

Le déplacement de l'ombre d'une radiographie à une autre n'est donc un caractère spécifique des calculs vésicaux, pas plus que l'immobilité de cette ombre n'en est un des taches du bassin en général.

Au point de vue radiographique, il reste deux autres méthodes qui permettent plus facilement et plus sûrement de séparer l'ombre d'un calcul de celle d'un faux calcul. Ces méthodes consistent à injecter soit de l'oxygène, soit du collargol dans la vessie. Par ce procédé on délimite les parois latérales de la vessie, on se rend compte si la tache est intra ou extra-vésicale. (Voir fig. 266, 267.)

Comme toutes ces méthodes, le procédé est délicat à employer, ne s'applique pas à tous les cas. Il est particulièrement intéressant pour les ombres situées sur les parties latérales de la cavité pelvienne.

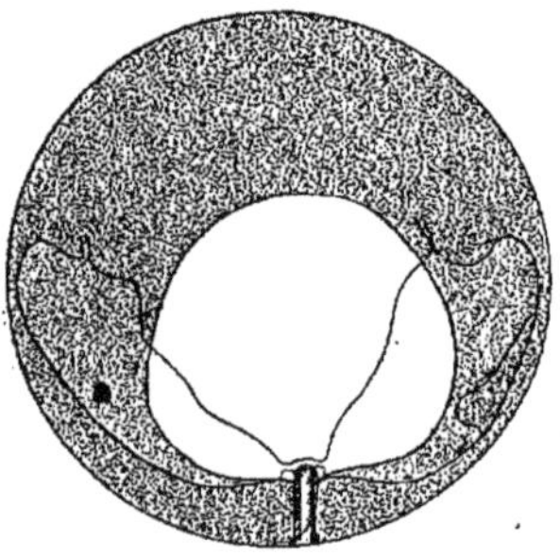

FIG. 266.

La vessie distendue d'air cache une tache du bassin.

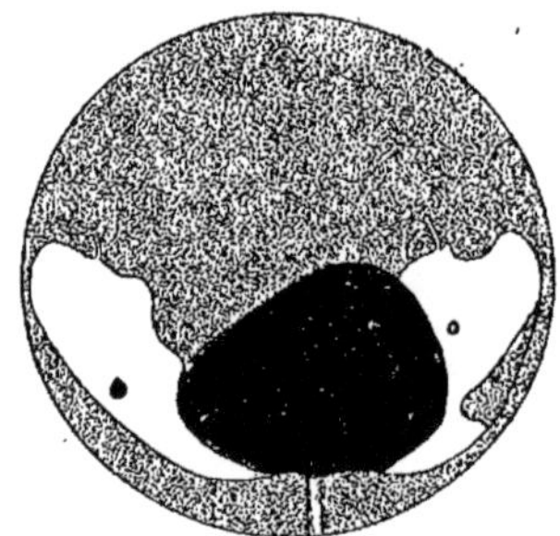

FIG. 267.

La vessie remplie moyennement de collargol montre deux taches extra-vésicales.

En injectant de l'oxygène, on arrive facilement à distendre énormément la vessie, sans provoquer le besoin d'uriner chez le malade, elle empiète largement sur les taches et on ne peut rien délimiter. Il faut injecter une quantité moyenne, l'opération est relativement délicate, car la vessie supporte admirablement l'injection gazeuse et se laisse distendre beaucoup plus par du gaz que par du liquide.

En employant au contraire le collargol, la vessie se contracte rapidement sur le liquide injecté. Une quantité beaucoup plus faible provoque le besoin d'uriner, on obtient ainsi les limites

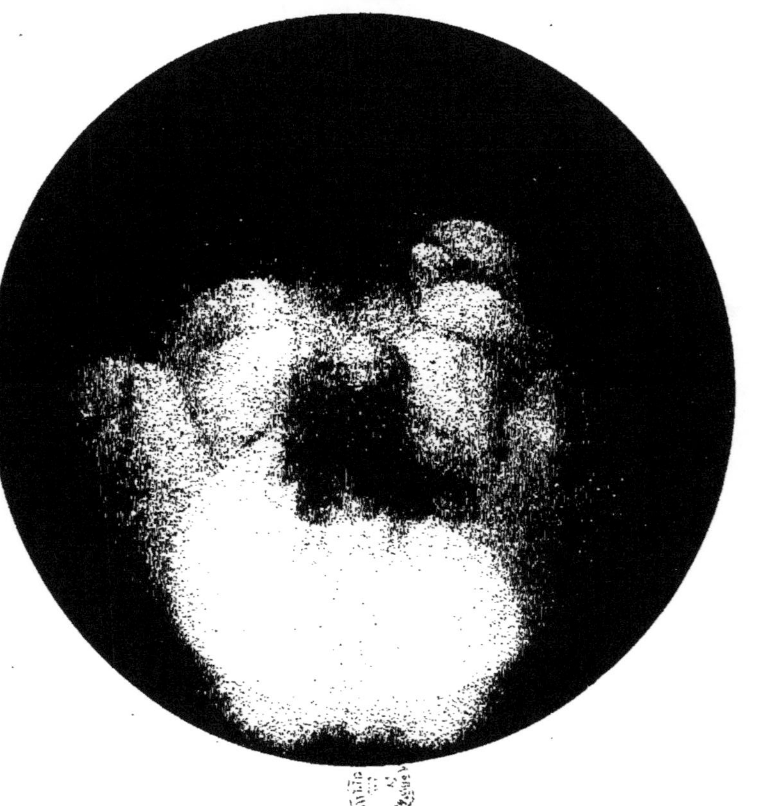

Fig. 264. — Radiographie d'une vessie contenant deux calculs. Tache du bassin à gauche. Gaz contenus dans le rectum dessinent une tache ovoïde.

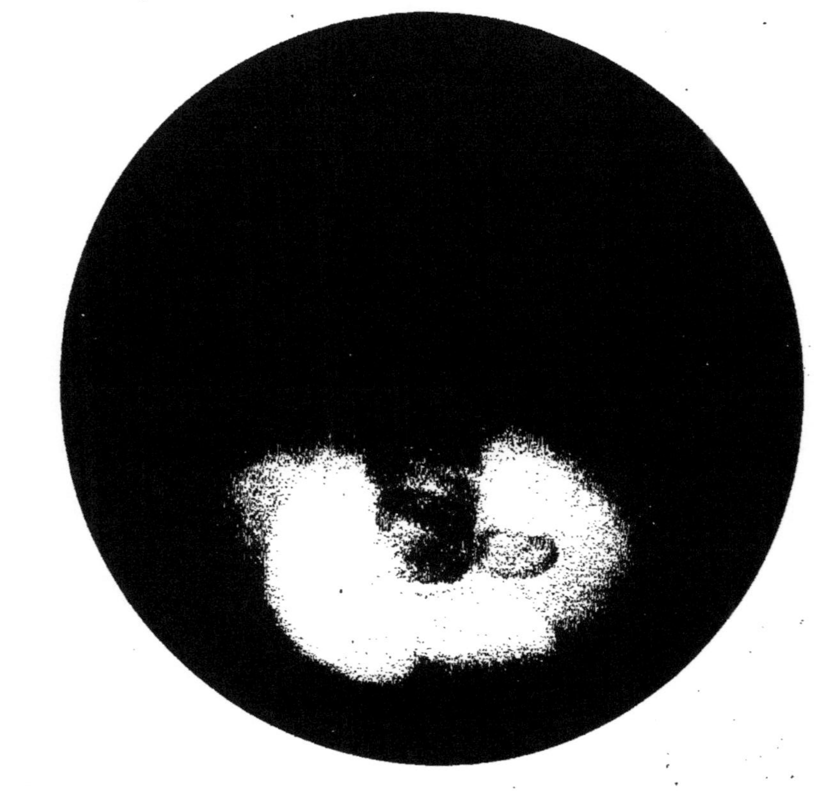

Fig. 265. — Radiographie de la même vessie après injection d'air. Le malade s'est déplacé, s'est retourné, les calculs conservent la même situation réciproque. Taches du bassin en dehors de la vessie.

de la vessie dans un champ plus restreint. Son ombre n'empiète pas sur les taches latérales lorsque celles-ci sont extra-vésicales. Ce procédé est particulièrement recommandable pour les ombres situées au niveau de l'épine sciatique. Il est bien évident que, s'il s'agit d'une ombre médiane sus-pubienne, le procédé ne donne rien.

V

CONCLUSIONS

En médecine, il faut un certain temps pour qu'une utile nouveauté fasse ses preuves et pénètre dans le domaine de la pratique courante. La radiographie appliquée à l'examen des voies urinaires est une des dernières venues, en urologie, parmi les procédés instrumentaux d'examen. A ce titre, elle est encore ignorée de beaucoup, accueillie par un sourire narquois auprès d'un certain nombre, méthodiquement appliquée presque nulle part.

J'ai essayé, par un grand nombre d'exemples, de montrer la valeur de la radiographie dans la recherche des calculs urinaires et d'une façon générale les services qu'elle pouvait rendre à certains malades pour lesquels le diagnostic clinique s'égarait depuis de longues années.

Le lecteur qui aura pris la peine de lire les observations recueillies méticuleusement au jour le jour, par mon éminent collaborateur, se rendra compte des résultats merveilleux que donne, guidée par la radiographie, la chirurgie de la lithiase rénale et urétérale chez les malades *aseptiques*. A tous elle a procuré un soulagement notable, au plus grand nombre une véritable résurrection. Chez les malades *infectés*, le problème est plus complexe, l'intervention plus grave, la résistance organique amoindrie. Pratiquement, mais dans un avenir encore éloigné, les malades et leurs médecins n'attendront plus qu'un calcul soit infecté pour décider une intervention, qu'un calcul secondaire à l'infection ait pris d'énormes proportions ou ait transformé le rein en une poche pyonéphrotique. Même chez ces malades, après un diagnostic méthodique, complet, la chirurgie rendra des services inappréciables. Mais j'avoue qu'il y a quelque tristesse à voir certains malades attendre véritablement la période cachectique pour réclamer un diagnostic radiographique et ensuite une intervention.

Certaines de nos observations ont mis en relief ce fait en apparence contradictoire, peu connu, que la douleur ne localise pas la lésion. C'est pourquoi, un sujet suspect de lithiase sera examiné dans l'ensemble de ses voies urinaires. Un examen local ne signifie rien, j'ajouterai même qu'il est dangereux par la fausse sécurité qu'il donne au malade.

Il faut bien retenir d'autre part que la radiographie ne montre pas tous les calculs urinaires, même lorsqu'elle est faite dans les meilleures conditions. Un examen négatif permet de dire : *La radiographie ne montre pas de calcul;* mais il interdit de dire au malade : *vous n'avez pas de calcul.* En l'absence d'ombres radiographiques précises, il faut laisser à la clinique tous ses droits.

L'application de la radiographie à l'examen des voies urinaires n'est donc pas une révolution en urologie, elle n'est qu'une lumière de plus qui vient s'ajouter aux anciens procédés. Elle ne remplace aucune méthode, elle vient prendre sa place à l'heure voulue dans l'examen systématique d'un urinaire.

Par suite des erreurs d'interprétation auxquelles il faut toujours songer, en général l'examen radiographique seul ne permet pas de fixer un diagnostic et de poser une indication opératoire. C'est par l'association étroite des signes cliniques et radiographiques que la chirurgie de la lithiase urinaire précisera ses indications et perfectionnera sa technique.

Il en est aujourd'hui de la médecine, comme de l'industrie, la division du travail est devenue une nécessité. Un chirurgien ne peut pas faire de la radiographie de précision pas plus qu'un radiographe ne peut pratiquer dans de bonnes conditions une intervention pour lithiase rénale. C'est seulement de l'étroite collaboration de l'un et de l'autre que peuvent sortir de réels progrès.

En écrivant les dernières lignes de mon travail, il me reste le devoir très agréable de remercier mon savant collaborateur d'avoir bien voulu donner quelque confiance à cette pauvre radiographie tant décriée par certains, tant méprisée par d'autres, comme une dernière venue en médecine, inutile, gênante par ses multiples appareils, coûteuse. Grâce à cette confiance, à côté des pages radiographiques qui restent en blanc, j'ai eu la satisfaction d'en esquisser une particulièrement intéressante. A l'aurore de ma carrière médicale, c'était la plus grande joie que je pouvais éprouver !

FIN DE LA DEUXIÈME PARTIE

TABLE DES MATIÈRES

PARTIE CLINIQUE

CALCULS DU REIN

CALCULS DE L'URETERE

OBSERVATIONS

PARTIE RADIOGRAPHIQUE

I

II

III

IV

V

ADDITIONS & CORRECTIONS

p. 12.	*au lieu de*	3 hommes et 1 femme,	*lire* 3 hommes et 2 femmes
p. 12.	—	obs. 31	— obs. 3.
p. 14.	—	1 homme et 2 femmes,	— 4 hommes et 2 femmes.
p. 14.	—	7,	— 8.
p. 111.	—	obs. 45,	— obs. 47.
p. 112.	—	2 ans et 8 ans,	— 2 ans et 8 mois.
p. 247.	—	Voir obs. 8,	— Voir obs. 48.
p. 273.	—	Le calcul pèse 10 gr.,	— Le calcul pèse 6 gr. 20.

p. 479-480 *au lieu de :* Il est préférable de faire plusieurs petites plaques qui successivement correspondront chacune de ces épreuves avec la partie correspondante de l'uretère lombaire : 1° le rein droit, 2° le rein gauche,

lire : Il est préférable de faire plusieurs petites plaques qui successivement comprendront : 1° le rein droit, 2° le rein gauche, chacune de ces épreuves embrassant la partie correspondante de l'uretère lombaire.

p. 485.	*au lieu de*	Dans 35 %,	*lire* Dans 75 %.
p. 536.	—	Fig. 267. La vessie remplie.	— Fig. 267. La même vessie remplie.

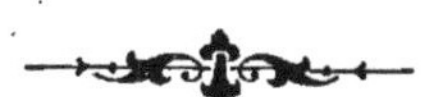

LYON. — IMPRIMERIE JOSEPH VERNAY, 2, RUE DU PLAT

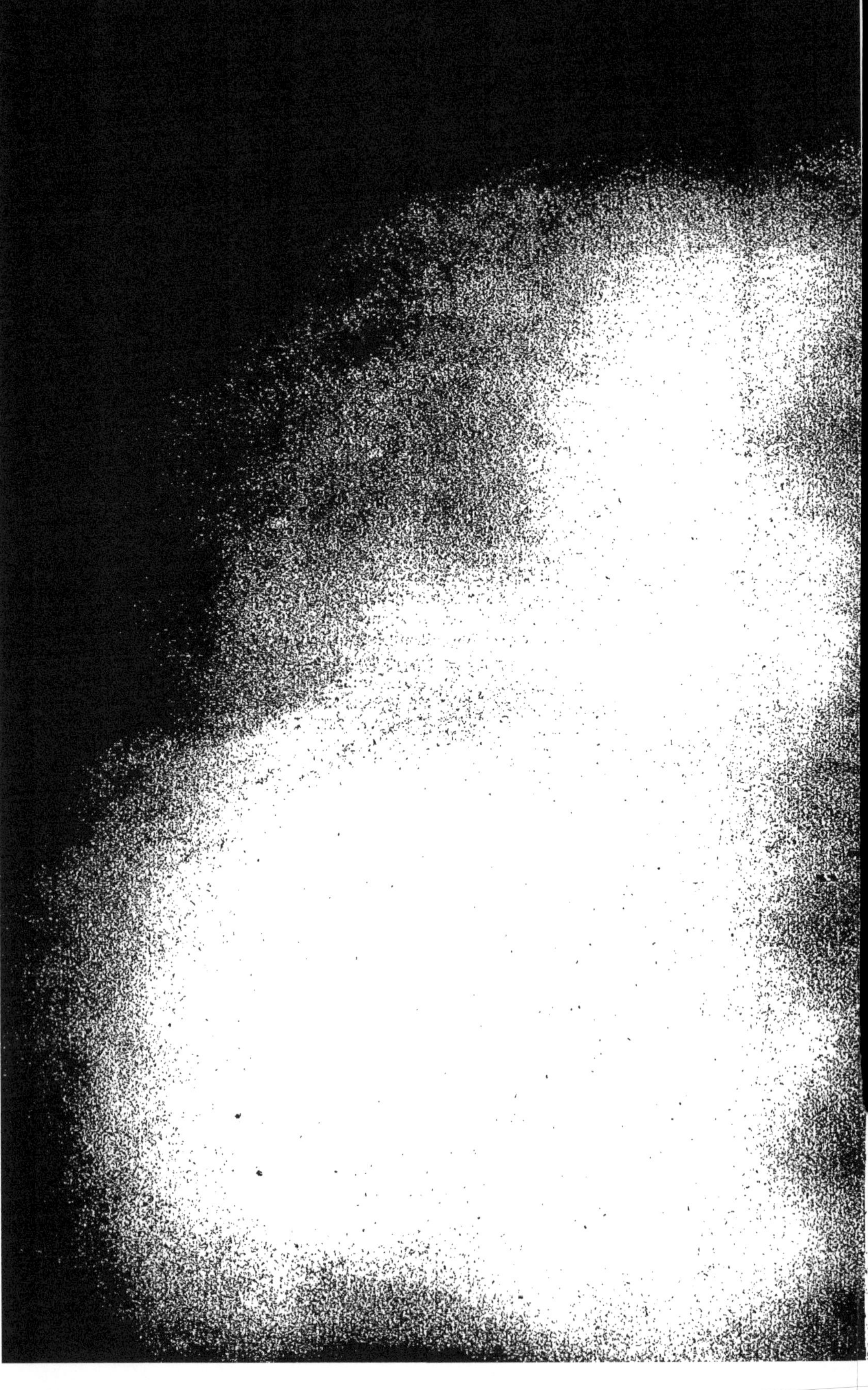

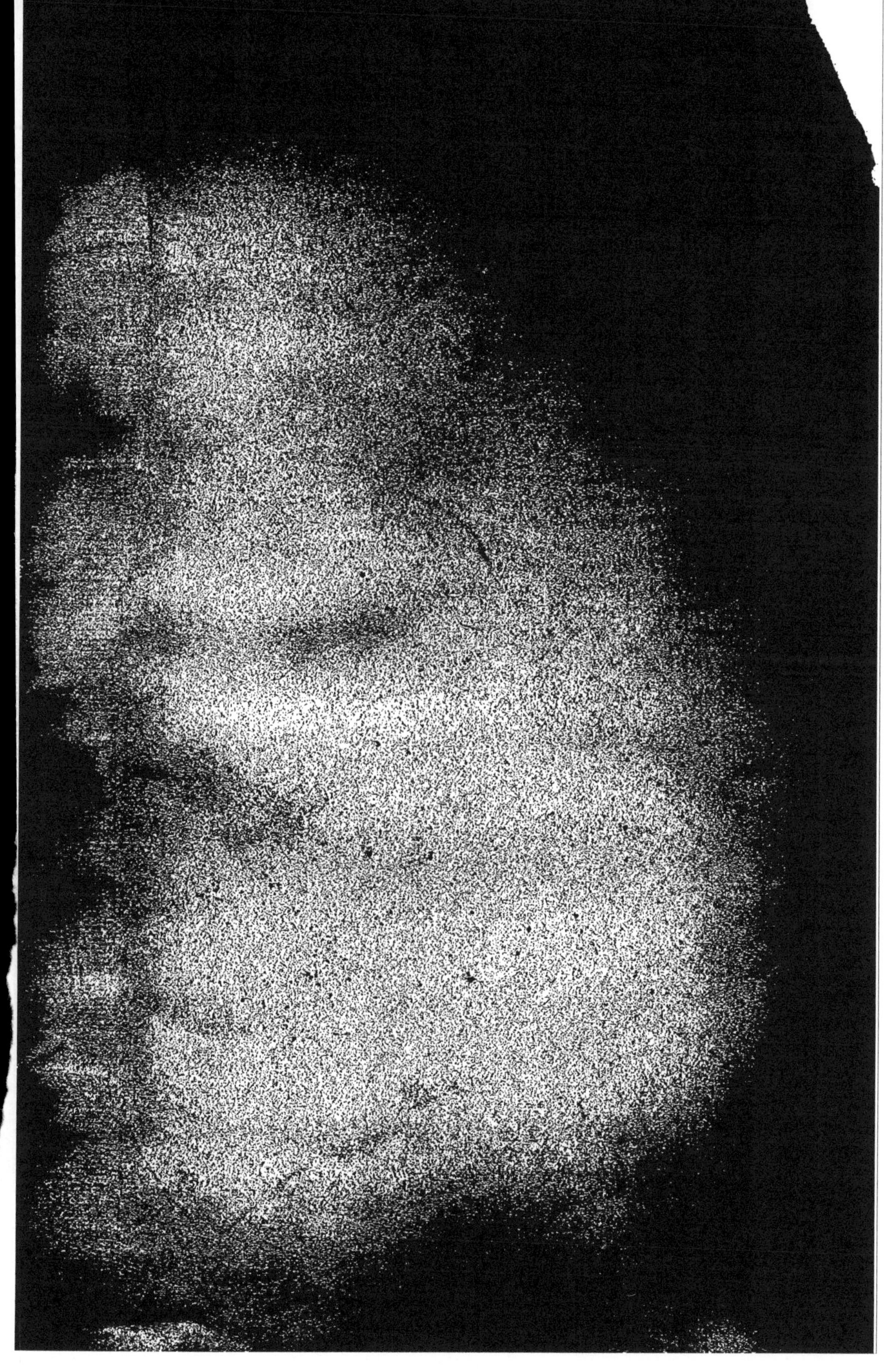

www.ingramcontent.com/pod-product-compliance
Ingram Content Group UK Ltd.
Pitfield, Milton Keynes, MK11 3LW, UK
UKHW020254230726
13925UKWH00001B/46